门诊处方全书

李晓燕　许　琳　徐　军　主编

U0223992

化学工业出版社

·北京·

图书在版编目（CIP）数据

门诊处方全书/李晓燕，许琳，徐军主编. —北京：
化学工业出版社，2012.4（2024.4重印）
ISBN 978-7-122-13576-6

Ⅰ．门…　Ⅱ．①李…②许…③徐…　Ⅲ．常见病-
处方　Ⅳ．R451

中国版本图书馆 CIP 数据核字（2012）第 027249 号

责任编辑：杨骏翼　　　　　　文字编辑：何　芳
责任校对：王素芹　　　　　　装帧设计：关　飞

出版发行　化学工业出版社（北京市东城区青年湖南街 13 号　邮政编码 100011）
印　　刷　北京云浩印刷有限责任公司
装　　订　三河市振勇印装有限公司
850mm×1168mm　1/32　印张 17¼　字数 487 千字
2024 年 4 月北京第 1 版第 25 次印刷

购书咨询：010-64518888
售后服务：010-64518899
网　　址：http://www.cip.com.cn
凡购买本书，如有缺损质量问题，本社销售中心负责调换。

定　　价：35.00 元　　　　　　　版权所有　违者必究

编写人员

主　　编	李晓燕	许　琳	徐　军	
副 主 编	李爱国	晋　群	石　丹	
编写人员	崔凯军	张红明	周　波	刘　勇
	郑振华	王　艳	王　辉	钱宗杰
	徐琳琳	王虚步	曹应江	王春英
	张　峰	郝　明	扈祚文	徐利珍
	张新奇	纪一楠	赵素华	朱　烨
	王　胜	宋　敏	张　艳	纪承寅

前　言

　　目前，我国患者医疗花费大、经济负担重，药源性疾病和耐药致病菌不断增加，药物资源浪费过大等问题，已成为全社会一个不争的共识。门诊一线医疗卫生人员工作繁重、精力投入多、很容易导致身心疲惫。因此，需要医护人员在诊治患者过程中提供高服务质量，以确保临床医疗安全而高效。本书旨在减轻广大一线医护人员工作量、缓解压力，借此免除时常查阅大量医学文献的时间与精力；协助门诊一线医护人员简约而妥当地开出治疗常见疾病的中西药处方或医嘱，从而避免因选药不当带来的资源浪费和不良反应。

　　本书的编撰统一按照现代医学疾病分类，以常见疾病入书，按中医学辨证论治和西医基本治疗原则精选处方和用法，共列16章介绍内科、外科、妇科、儿科、皮肤与性病科、五官科等240种常见疾病中医、西医治疗常用处方，力求简明扼要、通俗易懂、突出特色。也涉及门诊医师较常遇见的"疑、难、杂"病，共提供中西医处方1000余张，旨在突出门诊常见疾病中医、西医临床治疗的有效性、经济性、经验性和特色性。处方多经过教授和专家多方收集、精心筛选，并结合临床经验和医疗文献进行整理。众所周知，中医药学是中华民族文化的宝贵遗产，博大精深，是广大劳动人民乐意接受的治疗方法。随着现代科学技术的进步，中药方剂重组与剂型定制等不断地推陈出新；同时，许多常用的西药治疗处方也有了极大进步。本书所有处方均详列药物名称、基本作用、剂量与方法、注意事项等内容。应说明的是，每一款处方中记载的药物都是以体重60kg成人为标准的剂量，儿童或老年患者用药应酌情减量。

　　本书的参编人员都是长期从事一线临床工作的专家、教授，他们的理论造诣深，中西医结合治疗临床经验丰富，在编写过程中理论联系实际，尽量将经过临床证明是有效、安全、经济的处方推荐给读者。适于基层医疗单位医师、医药调配人员阅读和参考。

由于本书涉及中医、西医两种医学理论和专业，加之编者水平的局限，书中出现某些疏漏在所难免，敬请读者批评指正。

编者
2012 年 2 月

目　录

第三章　呼吸系统疾病/80

第四章　循环系统疾病/100

第五章　血液系统疾病/136

第六章　消化系统疾病/156

第七章　泌尿系统疾病/185

第十五章　外科常见疾病/442

第十六章　五官科常见疾病/494

第一章

常见症状和急症的紧急救治

一、高热

体温达 39℃ 以上称为高热，超过 41℃ 以上称为过高热。出现高热和过高热极易产生严重的并发症。发热的原因有感染和非感染两大类疾病，且以感染后高热的患者更为常见。对此，应及时采取相应的有效治疗措施，必须加强卧床休息、补充能量、维持水与电解质和酸碱平衡，进行合理的物理和药物降温。有条件时，需要采用温水或酒精擦浴和冷湿敷等物理措施进行降温。

西医处方

处方 1 ■ 适用于一般病例的药物降温治疗

　　　　复方阿司匹林　每次 0.3～0.6g　口服　每日 3 次

　或　复方氨基比林　每次 2ml　肌内注射　立即

　或　10%～20% 安乃近　每次 2～3 滴　滴鼻

　或　柴胡注射液　每次 2～4ml　肌内注射　立即

处方 2 ■ 适用于高热病例的支持治疗

$$\left.\begin{array}{l}10\%葡萄糖液\ 500ml \\ 维生素\ C\ 2\sim3g \\ 生理盐水\ 500ml\end{array}\right\}\quad 静滴\quad 立即\quad 也可重复用药$$

处方3 ■ 适用于一般病例的抗感染治疗

  青霉素钠 每次80万U 肌注 每日2次 用前皮试

 或 $\left.\begin{array}{l}头孢唑林\ 2.0g \\ 注射用水\ 20ml\end{array}\right\}$ 静脉注射 每日2~3次 用前皮试

 加 0.4%氧氟沙星100ml 静脉滴注 每日2次

中医处方

处方1 ■ 适用于治疗风热感冒

  复方金银花冲剂 每次10g 冲服 每日3次

 或 维C银翘解毒片 每次3片 口服 每日3次

处方2 ■ 适用于治疗风寒感冒

  感冒清热冲剂 每次1袋 冲服 每日3次

处方3 ■ 适用于表里同病型发热

  防风通圣丸 每次1丸 口服 每日3次

处方4 ■ 适用于解邪固表、风寒发热

  紫苏叶、藿香、防风、荆芥、黄芪各10g，甘草3g；水煎服，每日1~2剂。咽喉疼痛者，加桔梗10g，僵蚕6g；咳嗽痰多者，宜加浙贝母、陈皮各10g；头痛明显者，宜加白芷、川芎各9g同煎。

注意： 大量使用诸如阿司匹林、复方阿司匹林、对乙酰氨基酚（扑热息痛）、吲哚美辛（消炎痛）之类的退热药，也易于导致出血、虚脱、皮疹和白细胞减少。

二、呕血

  这是指发生于屈氏韧带以上的急性上消化道出血，如食管、胃、十二指肠、胰腺、胆道病变出血，或者胃空肠吻合术后出血等。大

量呕血通常是指数小时内失血量超过 1000ml 并使有效循环血量下降 20％以上，出现血样呕吐物和（或）柏油状黑粪，导致急性循环衰竭和休克。

西医处方

处方 1 ■ 适用于需要补充血容量时的治疗

右旋糖酐 40　每次 500ml　静脉滴注　立即

或　羟乙基淀粉（706 代血浆）　每次 500ml　静脉滴注
立即

加　足量全血　静脉输注　经由开通另一条静脉进行

处方 2 ■ 适用于食管、胃底血管破裂后呕血的治疗

5％葡萄糖液 500ml
垂体后叶素 6～8U ｜ 静滴（0.2～0.4U/min）　立即

加　10％葡萄糖液　20ml
奥曲肽（善得定）0.1mg ｜ 缓慢静注　立即

接　10％葡萄糖液 100ml
奥曲肽 0.1～0.2mg ｜ 持续静滴（50μg/h）　立即

处方 3 ■ 适用于急性胃十二指肠溃疡呕血的治疗

生理盐水 20ml
奥美拉唑（洛赛克）40mg ｜ 静脉注射　每日 1 次

接　5％葡萄糖液 500ml
法莫替丁（倍法定）40mg ｜ 缓慢静滴　每日 2 次

或　生理盐水 20ml
雷尼替丁 0.15g ｜ 静脉注射　每日 2 次

加　去甲肾上腺素 8mg
冰冻生理盐水 150ml ｜ 混匀分次口服或胃管灌输

处方 4 ■ 三七粉 0.5～1.5g　口服　每日 2～3 次

中医处方

处方 1 ■ 三七合剂：三七粉 6g，阿胶口服液 20ml，卡巴克洛 4ml，酚磺乙胺 8ml；取上药，于空腹下用冷开水 100ml 送服，

每日 3～4 次。等患者大便隐血转阴后，宜将三七粉用量减至 3g，续服 5～7 天。能止血消瘀；主治各种原因引起的消化道出血。此方经治 80 例显示，治愈者 48 例，占 60%，好转者 29 例，约占 36%，总有效率约达 96%，不曾见不良反应。

处方 2 ■ 大黄白及方：大黄粉 1 份、白及粉 3 份；上药共研细粉，按照 1∶3 的比例混匀，制成口服胶囊，也可直接进行冷开水调服，维持用药至检测粪便隐血 3 次转阴之后。用药时间通常要 1～3 天，最长不可超过 1 周。该方能清热、化瘀、止血；主治各种上消化道出血。此方也可制成生大黄白及胶囊，每次 3～5 粒，每日 3 次。该方经治 139 例显示，服药 1 天大便隐血转阴者 14 例、服药 2 天转阴者 40 例、服药 3 天后转阴者 29 例，其总有效率约 60%。

处方 3 ■ 血宁冲剂：大黄 1000g，黄连 330g，黄芩 500g；取上药做成颗粒状冲剂，分装成 100 包备用，每包约含生药 18g。治疗时，每次 1 包口服，每日 3～4 次。能泻火、解毒、止血；主治上消化道出血、邪火内炽、迫血妄行，如表现呕血、吐血、便秘、尿赤等。此方治疗 103 例出血显示，痊愈者 93 例、显效者 7 例、好转者 1 例，总有效率可达 98%。此外，还可用泻心汤加味：生大黄 30g、黄连 6g、黄芩 9g、生赭石 18g、花蕊石 12g，每剂水煎 2 次，分为 2 次口服，每日煎服 1 剂。

处方 4 ■ 五倍子煎：五倍子 6g，加水 400ml 煎汁，浓煎至 100ml，每日分 3 次口服。患者血红蛋白＜7g 时，须及时配合输血。此外，加服五白止血散（五倍子、白及等份），烘干后共研末，每袋分装 20g；每日取出 1 袋，加冷水 150ml 煎沸，待凉后分为 4 次口服。能收敛止血；可作为上消化道出血的辅助治疗，经治 33 例，包括慢性胃炎、溃疡病、复合性溃疡、胃癌、食管胃底静脉曲张出血等，治疗 1 周后大便隐血转阴者 29 例，约占 88%；治疗第 9 天和第 11 天后转阴者各 1 例。此外，口服五白止血散治疗 159

例显示，痊愈者 129 例，显效者 21 例，平均大便隐血转阴时间为 2 天，最短为 8h，最长为 6 天。少数病人煎服此方尚可出现恶心、便秘，须加缓泻药实施对症处理。

注意：严密观察其病情和仔细评估呕血量，以便进一步采用合理而有效的综合处理措施。奥曲肽（善得定）是一种合成性长效激素释放抑制药，具有选择性的内脏血管收缩作用，维持静滴止血效果尚为可靠；必要时，须及时补充血容量，维持水与电解质以及酸碱平衡。

三、咯 血

这是指源于喉和喉以下呼吸道的血管破裂出血，可伴咳嗽、咳痰而排出。咯血量微小只表现为痰中略带血丝，大咯血时容易导致窒息、休克、昏迷而死亡。常见病因为二尖瓣狭窄、支气管扩张症、肺结核、支气管肺癌、肺脓肿、肺梗死、出血型钩端螺旋体病、流行性出血热、子宫内膜异位症、肺动脉高压等。治疗时应首先叮嘱患者采取侧卧位，安静休息，酌情给予镇静、止咳及止血药物。对大量咯血不止者，须结合纤维支气管镜检查确定咯血的发生部位，采取局部肾上腺素海绵堵塞治疗。

西医处方

处方1 ■ 适用于大量咯血的止血治疗

10％葡萄糖液 50ml
垂体后叶素（加压素）10U　｜　缓慢静注　每日 2 次

接　5％葡萄糖液 500ml
　　垂体后叶素 10～20U　｜　缓慢静滴　每日 1 次

处方2 ■ 适用于相对少量咳血时的治疗

5％葡萄糖液 500ml
酚磺乙胺（止血敏）4g　｜　静脉滴注　每日 2 次

或　云南白药胶囊　每次 0.5g　口服　每日 3 次

处方3 ■ 适用于伴凝血机制障碍的治疗

　　25％葡萄糖液 40ml

　　乙酰甘氨酸乙二酸（新凝灵）200mg ｜ 静脉注射　每日1次

接　5％葡萄糖液 250～500ml

　　乙酰甘氨酸乙二酸 200～600mg ｜ 静脉滴注　每日2次

　　对大多数肺内小血管组织出血，都可使用垂体后叶素（加压素）或普鲁卡因 5～10mg 稀释后缓慢静注；一般认为，仅靠应用酚磺乙胺（止血敏）、氨甲苯酸（止血芳酸）止血的疗效不够理想。

中医处方

处方1 ■ 适用于治疗风热犯肺型咯血者

　　蛇胆川贝液　每次1支　口服　每日3次

或　雪梨膏　每次 10ml　口服　每日3次

处方2 ■ 适用于治疗阴虚火旺型咯血者

　　知柏地黄口服液　每次1支　口服　每日3次

或　百合固金口服液　每次1支　口服　每日3次

处方3 ■ 适用于治疗气血亏虚型咯血者

　　八珍糖浆　每次1支　口服　每日3次

或　阿胶补血浆　每次1支　口服　每日2次

四、急性腹痛

　　这是一种基层医疗单位十分常见的急症，多见于急性胃肠疾病、穿孔或出血、急性胰腺炎、急性胆囊炎、肠梗阻或阑尾炎、急性腹膜炎等。对此，除了进行内科治疗以外，还需要马上实施紧急手术治疗，以挽救患者的生命。否则，极有可能延误病情，导致感染性腹膜炎、急性胃肠道坏死、感染性休克、弥散性血管内凝血而死亡。

西医处方

处方1 ■ 适用于解痉和止痛时的治疗

山莨菪碱（654-2）　每次 10mg　肌注或静注　立即

或　阿托品　每次 0.3～0.5mg　肌内注射　立即　必要时重复用

或　盐酸屈他维林　每次 40mg　肌内注射　立即

处方 2 ■ 适用于本病急性化脓或穿孔感染的治疗

头孢唑林 2.0g ｜ 静脉注射　每日 2～3 次　用前皮试
注射用水 20ml ｜ 连用 7 天

加　0.4％氧氟沙星　每次 100ml　静脉滴注　每日 2 次

接　5％葡萄糖盐水 1000ml
维生素 C 2.0g
维生素 B_6 200mg ｜　静脉滴注　每日 1～2 次
10％氯化钾 20ml

处方 3 ■ 适用于厌氧菌感染时的治疗

0.2％甲硝唑　每次 250ml　静脉滴注　每 12h 1 次

或　0.4％替硝唑　每次 100ml　静脉滴注　每 12h 1 次

加　0.4％氧氟沙星　每次 100ml　静脉滴注　每日 2 次

中医处方

处方 1 ■ 适用于肝气犯胃型腹痛的辅助治疗

柴胡疏肝丸　每次 9g　口服　每日 3 次

或　枳术宽中胶囊　每次 3 粒　口服　每日 3 次

处方 2 ■ 适用于瘀血停滞型腹痛的辅助治疗

元胡止痛片　每次 5 粒　口服　每日 3 次

注意：及时确定患者有无外科治疗手术指征，严防内科保守措施拖延治疗。

五、慢性腹泻

此病是指长达 2 个月以上的大便性状、次数及便意失控的改变，其病因十分复杂，多见于功能性腹泻、溃疡性结肠炎、肠易激综合征、过敏性肠炎、药物性肠炎、菌群失调综合征等。临床上，西医可以采取消炎、抗菌和对症处理。中医学称本病为"泄泻"、"痢疾"等，源于情志失和、脏腑虚弱、脾不运化、肾不固摄，治疗时应选取健脾抑肝、祛邪扶正、调气行血的中药。

西医处方

处方1 ■ 适用于一般病例营养补充治疗

　　复方维生素B　每次2片　口服　每日2～3次

　或　施尔康　每次1粒　口服　每日1次

　加　维生素C　每次2片　口服　每日3次

处方2 ■ 适当选用微生态药治疗

　　乳酸菌素片　每次3片　口服　每日2～3次

　或　金双歧合剂　每次1.0g　口服　每日3次

处方3 ■ 适用于可疑性感染时的治疗

　　甲硝唑　每次0.4g　口服　每日3次　连用7～10天

　加　万古霉素0.125～0.25g　口服　每日3次　连用10天

　或　青霉素钠　每次80万U　肌注　每日2次　用前皮试

　或　0.4%氧氟沙星100ml　静脉滴注　每日2次

处方4 ■ 适用于腹泻严重时的药物治疗

　　复方地芬诺酯片　每次2片　口服　每日2～3次

　　盐酸洛哌丁胺（易蒙停）　每次2mg　口服　每日2～3次

处方5 ■ 适用于可疑性过敏或肠易激时的治疗

　加　氢化可的松100～200mg ｜ 静滴　每日1次　连续静

　　5%葡萄糖盐水250～500ml ｜ 滴6天

　加　阿米替林　每次10～25mg　口服　每晚1次

　或　氟西丁（百忧解）　每次20mg　每日1次

中医处方

处方1 ■ 参苓白术散：人参（去芦）90g，炙甘草、白茯苓、白术、山药各120g，白扁豆90g，莲子（去皮）、薏苡仁、缩砂仁、桔梗各 60g。上药共研细末，每次 9g 口服，每日早、晚餐后以大枣汤或温开水送服，连服 30 天为 1 疗程。此外，也可水煎后内服。肾阳不足者，加熟附子、补骨脂各 10g；肝气郁结者，加柴胡 10g、白芍 15g；兼有湿热内蕴者，加黄芩 10g、黄连 5g；伴有食欲下降时，宜加神曲 10g、谷芽 30g、麦芽 30g 同煎。能健脾益气、和胃渗湿；主治脾虚型慢性腹泻、慢性结肠炎、过敏性肠炎、肠易激综合征，如大便溏稀、伴黏液或脓血、腹部胀痛、肠鸣音亢进等。此方研成细末，以温水冲服，治疗 30 例显示，显效者 3 例，好转者 19 例，总有效率约 73%。

处方 2 ■ 调理气血汤：乌梅、葛根、炒白芍、茯苓、太子参各 15g，川木香、当归、炒枳实、炒白术各 10g，炙甘草 6g；取上药，加水，文火煎煮 20min，每剂水煎 2 次，混合后分为 2 次温服；每日 1 剂，连用 5 天为 1 疗程。能调气行血、涩肠止泻；主治顽固性腹泻，如有脘腹痞闷、纳少乏力、面色黄白、舌淡暗、苔腻、脉弦缓而滑。该方重用乌梅，而川木香、枳实、芍药、当归可调气行血，加太子参、茯苓、炒白术、炙甘草，能健脾、升清、止泻。

处方 3 ■ 升阳除湿汤加减：苍术、柴胡、羌活、防风、升麻、黄芩、陈皮各 10g，神曲、山药、炙黄芪各 20g，炙甘草 4g。每剂水煎 2 次，取汁后分早、晚各服 1 次；每日 1 剂，20 天为 1 疗程。结束 1 个疗程后，停药 5 天，未愈者进行第 2 疗程，通常须服药 3 个疗程。腹胀明显者，宜加郁金、煨木香各 10g；腹部隐痛，可加炒白芍 15g、延胡索 10g；有纳差、乏力者，加用炙鸡内金 12g、炒薏苡仁 20g；有肠鸣音亢进者，宜加姜半夏、益智仁、大枣各 10g；若合并脱肛时，可加太子参 20g；粪便黏液增多时，宜加黄柏 10g、蒲公英 20g。能益气升阳、和中除湿；主治慢性腹泻，诸如纳差、腹胀、四肢乏力、舌质淡红、苔薄白、脉沉细等。

处方4 ■ 温肾止泻汤：制附片、淫羊藿、苍术、白术、石榴皮、木香各10g，党参、山药、茯苓、神曲各15g，炮姜、黄连、五味子各6g；每剂水煎2次，取汁分早、晚各1次温服，每日1剂。出现水样便时，宜加车前草；有黏液便时，重用白术、肉豆蔻；腹痛甚重时，加白芍、延胡索；肛门灼热时，加白头翁。能温肾健脾、涩肠止泻；主治老年慢性腹泻，尤对60岁以上的老年人、大便次数增加超过3～4次/天、便状无形、呈黏液或水样便者。用此方经治82例显示，痊愈者58例，好转者20例，其总有效率和治愈率均优于单用黄连素或思密达的疗效。

处方5 ■ 复方四神汤：补骨脂20g，防风、炒白术15g，五味子、肉豆蔻、吴茱萸、炒白芍各10g，炒陈皮6g，大枣15g，生姜3片；水煎2次滤汁，分为2次口服，每日1剂。对伤脏型病例，宜重用四神丸；对伤气型患者，须重用痛泻要方。该方能温肾抑肝、健脾止泻；主治"五更泻"，如早晨腹泻、不适，发生长期吸收不良、营养缺乏、消瘦等，服药1～3个月后的痊愈率为96%。

六、便 秘

这是指大便排泄困难或超过3～4天以上未能便解者，可能与肠道分泌功能不足、过度吸收水分、结肠平滑肌运动无力、蠕动减弱、肛门和直肠动力下降、局部黏膜神经功能障碍等有关。主要表现便秘、便结、排便困难，伴有腹胀、腹痛、肛门胀痛、便血或黏液，甚至脱肛等。中医学认为，便秘是由于胃肠燥热、心情郁闷、气血不足。单纯便秘有以下两种情况：①一时性便秘即为急性便秘，多属阳实；②习惯性便秘称为慢性便秘，或虚或实，或为虚实夹杂证。

处方1 ■ 加味理胃承气汤：党参60g，杏仁、芒硝（后溶）各15g，大黄、甘草各7g；加水600ml后，煎后取药汁200～300ml，分成2次口服。通常在煎服2～3剂后能使大便变软；病情较重者，须加党参60g，杏仁10g，芒硝（后溶）7g，大黄、甘草各5g，续服3～5剂，并巩固其临床疗效。能益气通便；主要防治老年性便秘，已经治疗85例，多于煎服2～3剂后奏效。

处方2 ■ 芍草枳实汤：生白芍30g，生甘草20g，枳实15g；将上药加水1500ml，以文火煎至400ml，分2次口服，每日服1剂。能敛阴生津、行气和中；主治各种类型便秘。此方治疗95例，包括习惯性便秘54例、晚期癌肿患者16例、脑血管意外后遗症14例、原因不明便秘者11例；疗效观察显示煎服1剂即可生效者59例、2剂能生效者33例、3剂生效者3例，总有效率达100％。

处方3 ■ 白术煎：生白术60g，生地黄30g，升麻3g；每剂水煎2次，取药汁分服，每日1剂。能补气益阴、润肠通便；主用于防治各类便秘。此方治疗妇产科术后便秘50例，总有效率约为92％；治疗21例习惯性便秘，有16例于服药第2日即可排出软便，临床总有效率为76％。

处方4 ■ 三仁通便煎加减：黄芪15g，桃仁、瓜蒌仁、火麻仁、肉苁蓉、苍术、当归、白芍各12g，生地黄、槟榔、炒莱菔子各1g，炙甘草6g；每剂水煎2次，每日早、晚2次分服，每日1剂。能宣降肺气、润肠通便；主治习惯性便秘。以此方治疗64例，服后次日即可排便者51例，连服3剂后开始排便者12例，总有效率可达98％。

处方5 ■ 滋补润肠膏：黄芪、白术各30g，当归、肉苁蓉、桑椹各15g，黑芝麻、火麻仁各12g。先将上药制成膏药，每次25ml口服，每天早、晚各服1次；连续治疗1个月为1疗程。能补气益血、润肠通便；主治习惯性便秘，如虚坐努责、便结难解、舌淡、苔微黄、脉细弱。此方经治81 例显示，症状控制者 12 例，显效者 32 例，有效者 32 例，总有效率约为 94%。

处方 6 ■ 肃肺通结汤：白术 20g，杏仁 15g，枳实 10g，麻黄 5g，甘草 6g；每剂水煎 2 次，每日早、晚各温服 1 次，每日 1 剂。能宣肺降气；主治各种类型的便秘。此方经治 94 例显示，痊愈者 78 例，好转 12 例，有效率为 96%。

处方 7 ■ 参杞冲剂：玄参、麦冬各 9g，枸杞子 12g；用开水 500ml 左右进行冲泡，分次餐后口服。能滋阴润燥；主治肠燥型便秘，如大便秘结、口舌苔燥、津少等。此方治疗 80 例，能在口服次日排便者 73 例，连服 3 剂仍无排便者 7 例。口服此药一般能在 6h 完成解便。

七、中暑

这是在烈日暴晒或高温下作业而引发的人体体温调节功能障碍，主要临床特征为皮肤汗腺功能衰竭、水与电解质丢失过多，可分为脱水型、高热型以及轻、中、重三度。首先应立即将患者转移到阴凉通风处休息、多饮用含盐清凉饮料。轻症中暑仅在前额部涂搽清凉油或进行刮痧等，即可自行缓解；重症中暑须因地制宜，及时用井水、冰水或乙醇进行擦浴等物理性降温。

西医处方

处方 1 ■ 用于重症中暑、有循环衰竭时的治疗

维生素 C 2.0g

维生素 B_1 100mg ｜ 静脉滴注 立即

5% 葡萄糖盐水 1000ml ｜

或 口服补盐液 先用 1000ml 冷水化开 适量饮服

处方 2 ■ 适用于中暑抽搐时的治疗

地西泮（安定） 每次 10mg 肌内注射 立即

或　苯巴比妥钠　每次 100mg　肌内注射　立即

处方3 ■ 适用于重症高热者的药物降温治疗

5％葡萄糖盐水 250ml
氯丙嗪（冬眠灵）50mg ｜ 静脉滴注　于 1~2h 滴完

或　5％葡萄糖盐水 250ml
氯丙嗪（冬眠灵）25mg
异丙嗪（非那根）25mg ｜ 静脉滴注　立即
哌替啶 50mg

处方4 ■ 适用于有急性肺水肿时的治疗

生理盐水 20ml
呋塞米（速尿）20mg ｜ 缓慢静注　立即

加　生理盐水　20ml

中医处方

处方1 ■ 适用于病症的中成药治疗

藿香正气水　每次 5~10ml　口服　立即

或　十滴水　每次 2~5ml　口服　立即

或　六一散　每次 2~5ml　口服　立即

处方2 ■ 适用于暑热重症的中药治疗

解暑片（朱砂、冰片、硼砂、硝石、雄黄、珍珠等）　每次 4~6 片　口服　每日 3 次

或　行军散（姜粉、冰片、硼砂、硝石、雄黄、牛黄、珍珠等）　每次 0.3~0.6g　口服　每日 3 次

注意：在物理降温的过程中，若皮肤冷却很快，冷刺激可引发周围血管收缩、血流缓慢，本病须密切关注患者的体温、血压、脉搏、呼吸等生命体征，一旦收缩压下降至 90mmHg 时，应提高葡萄糖盐水静脉输注速度，并选用某些提升血压药物或控制急性肺水肿治疗措施。

八、烧伤

烧伤系由火焰、灼热气体、液体、固体、电与放射线或化学物

质作用于人体而产生的一种损伤。准确地评断烧伤的病情，须首先了解烧伤面积和深度。烧伤面积常按"九分法"、"手掌法"、"儿童烧伤计算法"进行评估；烧伤深度可采用三度四分法予以推断，例如Ⅰ度、浅Ⅱ度、深Ⅱ度和Ⅲ度烧伤。中医治疗时，宜使用清热解毒、凉血止痛、敛疮消肿或润肤生肌的中药。

西医处方

处方1 ■ 适用于抗休克输液疗法

右旋糖酐40　500ml　静脉滴注　立即

5％葡萄糖盐水 500～1000ml　静脉滴注　立即

20％甘露醇 125～250ml　快速静脉滴注　立即

加　肝脑清氨基酸注射液 200ml　静脉滴注　立即

处方2 ■ 适用于抗感染治疗

头孢唑林 2.0g｜静脉注射　每日2～3次　用前皮试

注射用水 20ml｜连用7天

加　0.4％氧氟沙星　每次100ml　静脉滴注　每日2次

接　5％葡萄糖盐水 1000ml｜

维生素C 2.0g

维生素B_6 200mg　静脉滴注　每日1～2次

10％氯化钾 20ml｜

或　生理盐水 250ml｜

维生素C 1.0g

三磷腺苷（ATP）40mg　静脉滴注　每日1次

辅酶A 100U

肌苷 0.5g｜

中医处方

处方1 ■ 紫霜：紫草 90g，白芷、金银花、大黄各 60g；必要时，可加诺氟沙星或氯霉素 5g。先将上药分别制成水包油性乳化剂，主要用于较大面积Ⅱ度烧伤。搽药前，须细心清创和引流，彻底剪掉腐皮，紫霜涂敷厚度不低于5～

8mm，然后包扎好四肢，每隔2～3日换药1次，直到创面表皮化、药层干燥、与患部较紧密联结起来为止。能清热、凉血、解毒；此方经治Ⅱ度烧伤120例显示，创面愈合平均时间浅Ⅱ度为13天、深Ⅱ度为24天。紫草性味苦寒，有凉血活血、清热解毒之功效，与等量白芷、忍冬藤和少量冰片伍用，可产生更显著的治疗作用。

处方2 ■ 烧伤Ⅰ号油膏：紫草、儿茶各30g，大黄、黄连、黄柏、地榆、白及各20g，薄荷、冰片各10g，麻油1000ml，医用凡士林150g。先取前7味药加入麻油浸泡24h，经文火煎约30min，过滤去渣，兑入凡士林；将薄荷、冰片研极细末，过90目细筛，加到兑好的药汁内，调匀，冷却，密封备用。把创面清创，剪除水疱，均匀涂药后进行暴露治疗；在治疗的前3天，每日换药3～4次，之后每日换药1～2次。必要时也可配合补充血容量和抗生素治疗。能清热凉血、敛疮生肌；主治Ⅱ度或Ⅲ度烧伤。借此治疗烧烫伤32例显示，在3天后创面疼痛消失、渗出明显减少、逐渐结痂，其中浅Ⅱ度烧伤10天以内愈合，深Ⅱ度烧伤3周内愈合，Ⅲ度烧伤可在4周内愈合。

处方3 ■ 复方虎杖酊：虎杖、黄柏各1份，地榆、榆树皮内层皮各2份。将上药粉碎，经80目过筛，混匀；按每克药粉兑入95％乙醇2ml的比例浸泡1周，滤出药汁，再以同法兑入乙醇浸泡1周，经加压滤汁混匀后，装入无菌瓶备用。治疗中先予局部清创，再把此药喷洒于创面，每隔2～4h1次；次日后，减少喷药次数，每日3～6次即可。能清热解毒、敛疮生肌；主治Ⅱ～Ⅲ度烧伤。以此方外洒治疗120例，包括浅Ⅱ度98例、深Ⅱ度及Ⅲ度烧伤22例，其疗效令人十分满意。

处方4 ■ 冷藏复方烫伤酊：儿茶、虎杖各250g，地榆、大黄各120g，冰片、五倍子各90g，细辛60g；同时另取80％乙醇1000ml。将中药共研碎末，然后兑入80％酒精，进行搅拌，密封5天以后，滤出药液，装瓶置入4℃冰箱内藏用。首次用药，先以生理盐水反复冲洗、清创；再用灭菌棉球拭干后涂药，实施暴露疗法；每日换药 1～2 次。能清热凉血、敛疮生肌；主治Ⅱ度烧伤。用此方治疗 150 例，创面共 316 处，疗效观察显示治愈者浅Ⅱ度烧伤创面 108 处，平均愈合时间为 6 天；深Ⅱ度烧伤创面 93 处，平均愈合时间为 13 天；Ⅲ度烧伤创面 115 处，平均愈合时间为 32 天。

九、 冻 伤

冻伤又可称为意外低温，是由于在寒冷地带野外时间过长、体温过度下降、显著的代谢降低等导致的全身性严重损伤，主要表现为神志不清、周身关节与肌肉僵硬，若不及时处理，时常危及患者生命。对此，须迅速脱离冻伤现场，搬到室温 20～25℃ 的房间；初步实施复温治疗，是将被冻患者置于 34～35℃ 温水中，为防止出现剧烈疼痛和心室颤动，通常待 5min 过后才可将水温不断升高至 42℃ 以上，以测量患者直肠温度 34℃ 为宜；倘若被冻患者出现呼吸、心跳、知觉恢复，发生寒战，肢体皮肤软化、开始变红润后，开始渐停复温。局部冻伤容易发生在人体的暴露部位，如手背、手指、足趾、足跟、耳郭、面颊等处。中医治疗时，须选用"温经散寒、活血通络"的中药。

西医处方

处方 1 ■ 适用于休克时的液体输注疗法
　　　　右旋糖酐 40　500ml　静脉滴注　立即
　　　　5％葡萄糖盐水 500～1000ml　静脉滴注　立即
处方 2 ■ 适用于脑水肿的脱水治疗
　　　　20％甘露醇 125～250ml　快速静脉滴注　立即
　　加　肝脑清氨基酸注射液 200ml　静脉滴注　立即
处方 3 ■ 适用于需要补给能量和维生素的治疗

生理盐水 250ml

维生素 C 1.0g

三磷腺苷（ATP）40mg

辅酶 A 100U　　　　　　　　静脉滴注　每日 1 次

肌苷 0.5g

脑活素（脑蛋白水解物）20ml

10％葡萄糖液 500ml　静脉滴注　每日 2 次

接　10％脂肪乳剂 500ml　静脉滴注　每日 1 次

或　水乐维他 10～20ml

凡命 250～500ml　　　　静脉滴注　每日 1 次

加　维他利匹特 10ml　入液壶内静滴　必要时

中医处方

处方 1 ■ 桂枝当归饮：当归 12g、桂枝、芍药各 10g，生姜、甘草各 5g；上药加水 800ml 煎服，先用武火、后用文火续煎 30min，取其汁 1 次口服，每日 1 剂；加入大枣 50g 同煎，疗效更好。此方能温经散寒、活血通络；主治元气虚伤或寒气外袭型，迄今治疗数百例，均获得较满意的疗效。

处方 2 ■ 桂枝汤：桂枝、芍药、生姜各 9g，甘草 6g，大枣 50 枚；上药加水 850ml 后同煎，先用武火、再改用文火续煎 20min，滤出药汁 1 次服下，每日 1 剂。该方能调节营卫、解表散寒；主治冻伤、寒邪外袭证，如耳郭紫红、遇热瘙痒。

处方 3 ■ 黄芪桂枝五物汤：黄芪 12g，桂枝、芍药各 10g，生姜 12g，大枣 15g；上药加水 800ml 同煎，先用武火、后用文火续煎 30min，滤药汁 1 次口服，每日 1 剂。能益气温经、通痹散寒；主治冻伤、元气虚弱、复感外邪证。

处方 4 ■ 当归疗冻验方：当归 12g，桂枝、芍药各 10g，通草 3g，细辛 1.5g；上药加水 600ml 浸泡 15min，先经武火煎沸，随后改为文火续煎 30min，取药汁 1 次口服，每日 1 剂。

能温经散寒、养血通络；主治冻伤，元气虚伤、寒气外袭，如出现面部暗紫红斑、灼痛瘙痒等。用此方治疗 62 例，其治愈率为 98％，总有效率几乎达 100％。

注意：冻僵患者在复温和复苏之后，须加强抗感染治疗；局部伤口，可使用 0.1％苯扎溴铵（新洁尔灭）清洗，再搽用莫匹罗星（百多邦）或者冻伤软膏等。

十、 晕动症

此病又称运动病，发作时多因乘坐车、船和飞机的不规则颠簸，从而导致患者内耳前庭神经接受重大的刺激；与此同时，也会出现一系列的自主神经功能失调症状。当患者情绪紧张、忧郁或嗅到异常气味时，则更容易使本病发作，出现为头晕、心悸、恶心、呕吐、腹部不适；严重者还可出现虚脱、脱水和代谢性酸中毒等。

西医处方

处方 1 ■ 可选用的止晕或安定药治疗

茶苯拉明（乘晕宁、晕海宁）　每次 25～50mg　口服

或　苯海拉明　每次 25mg　口服　每日 3 次

或　地西泮（安定）　每次 5mg　口服　每日 2 次

处方 2 ■ 可以选用的解痉或止吐治疗

山莨菪碱（654-2）　每次 10mg　口服　每日 3 次

或　阿托品片　每次 0.3mg　口服　每日 3 次

或　甲氧氯普胺（胃复安）　每次 10～20mg　口服　每日 3 次

或　多潘立酮（吗丁啉）　每次 20mg　口服　每日 2 次

中医处方

处方 1 ■ 适用于肝阳证晕动时的辅助治疗

天麻钩藤颗粒　每次 10g　外出司乘前口服

或　牛黄上清丸　每次 1 丸　口服　每日 2～3 次

处方2 ■ 适用于气血亏虚证晕动时的辅助治疗

人参健脾丸　每次10g　口服　每日3次

或　归脾丸　每次10g　口服　每日3次

注意： 在乘坐车、船和飞机之前15～30min口服上述药品，一旦出现头晕、心悸、恶心、呕吐和腹部不适症状者，宜就地平卧、双眼目视前方的固定物体、解开领扣和腰带，用手指按压或针刺内关、合谷、百会和足三里穴等。

十一、疲劳综合征

此征可称为"过劳症"，多见于生活和工作在城市、不善于加强自身保健的文案人员，如城市科技、新闻、机关、文艺等单位的从业者，这类人员长时间处于紧张的工作状态而缺乏必要的休息，容易发生一系列生理、病理的改变，严重时可以发生心脑缺血或猝死，一般表现为疲乏、无力、机体抵抗力下降、精神不振、记忆力降低、上班打哈欠、食欲缺乏、夜尿增多，以至于心肌梗死或脑血管意外等。

西医处方

处方1 ■ 适用于改善疲劳、增强脑力活动的治疗。

脑活素（脑蛋白水解物）20ml｜静滴　每日1次　连用
5％葡萄糖盐水500ml｜10天

处方2 ■ 适用于改善患者紧张情绪的治疗

氟西汀（百优解）　每次20mg　口服　每日1次

加　维生素B$_1$　每次20mg　口服　每日3次

加　谷维素　每次30mg　口服　每日3次

处方3 ■ 适用于改善患者记忆力的治疗

γ-氨基丁酸（氨酪酸）　每次1.0g　口服　每日3次　连用1个月

加　维生素B$_1$　每次20mg　口服　每日3次

处方 1 ■ 适用于气血亏虚时的治疗

　　　　健脾增力丸　每次 10g　口服　每日 3 次

　或　补中益气口服液　每次 1 支　口服　每日 3 次

处方 2 ■ 适用于肝郁脾虚时的治疗

　　　　开郁舒肝丸　每次 10g　口服　每日 2 次

　或　柴芍六君丸　每次 10g　口服　每日 3 次

处方 3 ■ 适用于肝肾阴虚时的治疗

　　　　牛蒡螺旋藻颗粒　每次 1 袋　冲服　每日 3 次

　或　杞菊地黄口服液　每次 1 支　口服　每日 3 次

处方 4 ■ 适用于心脾两虚时的治疗

　　　　健脾生血颗粒　每次 10g　冲服　每日 3 次

　或　酸枣仁合剂　每次 10ml　口服　每日 3 次

注意：要求患者合理地安排好自身的工作，做到张弛适度、劳逸结合、定期进行。脑活素或氟西汀禁用于合并严重肝肾功能障碍者；γ-氨基丁酸静脉滴注时，用量不可过大或过快。

十二、空调病

　　长时间工作或居住在有中央空调或家用空调的环境中，因空间小、通风不良或室内外温差大、室内阳离子增多而阴离子缺乏，故易于发生空调病，并导致一系列的生理或病理变化，临床表现为眼痛、咽喉干痛、头晕、胸闷、疲乏无力、心烦、注意力不集中、食欲缺乏、工作效率低。时间一长还会出现血压增高、视物模糊、神经精神症状、记忆力下降等。对此，需要及时脱离现场，做好自我保健和对症处理，摄食富含维生素食品，如新鲜水果、瘦肉、牛奶、动物内脏等。

西医处方

处方 1 ■ 适用于本病神经功能障碍的治疗

氯米帕明（氯丙米嗪）　每次 25mg　口服　每日 3 次

或　地西泮（安定）　每次 2.5～5mg　口服　每日 3 次

加　谷维素　每次 30mg　口服　每日 3 次

处方 2 ■ 适用本病耳聋、记忆力下降时的治疗

维生素 B_1　每次 10～20mg　口服　每日 3 次

加　尼麦角林（爱得生）　每次 10mg　口服　每日 3 次

处方 3 ■ 适用本病的热量维持和维生素补充治疗

10％葡萄糖液 500ml　静脉滴注　每日 2 次

或　维生素 C 1.0g

5％葡萄糖盐水 500ml　｜　静脉滴注　每日 2 次

接　10％脂肪乳剂 500ml　静脉滴注　每日 1 次

或　水乐维他 10～20ml　入液壶内静滴　必要时

中医处方

处方 1 ■ 适用于暑热动风时的辅助治疗

三甲复脉汤（牡蛎、鳖甲、龟甲各 30g，熟地黄、麦冬各 10g，阿胶 9g）　加水煎服　每日 1 次

处方 2 ■ 适用于气阴耗脱时的治疗

参附汤（黄芪 30g，红参、附子、五味子、麦冬各 20g）取药加水煎服　每日 1 次

注意：在本病相应的场所，应定期检修和清洗相关的空调设备，有条件者应在空调室内配合使用负离子发生器，并不宜使空调房间与室外的温差超过 10℃。

十三、电脑身心综合征

　　这是因长期使用电脑而引起的一系列生理、病理改变，由于电脑微波对人体的影响或者操作人员自身的思维定势错位所致。主要表现视力障碍、电脑身心失调、眼睛发干、酸痛、疲劳、充血、流泪、头痛、失眠、心悸、多汗、思维迟钝、内心紧张等。

处方 1 ■ 适用于电脑所致的视力障碍

　　　润舒滴眼液　点双眼　每日 4～6 次

　　　萘敏维滴眼液　点双眼　每日 4～6 次

处方 2 ■ 适用于头痛、失眠和情绪低落者的治疗

　　　谷维素　每次 20mg　口服　每日 3 次

　　　多维元素片（金施尔康）　每次 1 粒　口服　每日 3 次

处方 3 ■ 适用于焦虑、抑郁或心神不定者的治疗

　　　脑活素（脑蛋白水解物）20ml
　　　10％葡萄糖液 500ml　｜　静脉滴注　每日 1 次

　　或　吗氯贝胺　每次 100～200mg　口服　每日 2～3 次

中医处方

处方 1 ■ 适用于肾精不足时的辅助治疗

　　　复方首乌地黄丸　每次 9g　口服　每日 3 次

　　或　金匮肾气丸　每次 10g　口服　每日 3 次

处方 2 ■ 适用于气血亏虚时的辅助治疗

　　　龟芪参口服液　每次 1 支　口服　每日 3 次

　　或　参术健脾丸　每次 10g　口服　每日 3 次

处方 3 ■ 适用于肝肾阴虚时的辅助治疗

　　　柏子养心丸　每次 9g　口服　每日 3 次

　　或　大补阴丸　每次 9g　口服　每日 3 次

注意：电脑操作者须严格按照操作规程进行，做好自我保健；此外，吗氯贝胺过量或长期使用，也可引起兴奋、躁狂、尿频、便秘、恶心、呕吐、口中异味等，其上限用量不可超过每日 600mg。

十四、毒蛇咬伤

　　这是一种对我国劳动人民危害十分严重的咬伤性疾病。据不完

全统计，我国约有 60 余种毒蛇，主要分布在华南地区。被咬伤后，局部见有粗大的"毒牙咬痕"，银环蛇、金环蛇咬伤后，有微痛，一时不会发生局部红肿和渗液，淋巴结迅速肿大或明显触痛，称为神经毒毒蛇咬伤；蝰蛇、竹叶青、蝮蛇等咬伤后，产生剧痛，很快发生肿胀和水疱，有淋巴结、淋巴管发炎，甚至产生坏死和溃疡等，称为血循环毒毒蛇咬伤，处理不当均将发生急性心力衰竭或中毒性休克，以至于死亡。中医学须选用活血化瘀、清热解毒、凉血止血、活血祛风中药治疗。

西医处方

处方1 ■ 可以选用的成品药物治疗

　　　上海蛇药　每次 10～20ml　口服　立即　每 6h1 次

或　南通蛇药　每次 10～20 片　口服　立即　每 6h1 次

加　南通蛇药　打碎后外用　立即

处方2 ■ 可以选用的抗蛇毒素血清治疗

生理盐水 20ml
抗蝮蛇血清 10ml｜静注　皮试阴性使用

或　生理盐水 20ml
五步蛇抗毒血清 10ml｜静注　皮试阴性使用

处方3 ■ 适用于蝮蛇咬伤的抗毒血清治疗

5％葡萄糖液 500ml
精制蝮蛇抗毒血清 8000U｜静滴　皮试阴性使用

处方4 ■ 适用于尖吻蛇、眼镜蛇、银环蛇咬伤的血清治疗

5％葡萄糖液 500ml
精制尖吻-镜-环蛇抗毒 1 万 U｜静滴　皮试阴性使用

处方5 ■ 适用于海蛇、印度眼镜蛇咬伤时的治疗

5％葡萄糖液 500ml
精制海-印镜蛇抗蛇毒素 100ml｜静注　皮试阴性使用

处方6 ■ 适用于咬伤后皮试阳性者的治疗

10％葡萄糖液 250ml
地塞米松 10mg｜静脉滴注　立即

加　氯苯那敏（扑尔敏）　每次 10mg　肌注　每日 3 次

处方 7 ■ 须予采取的对症处理

破伤风抗毒素（TAT）1500U　肌注　立即　皮试阴性时使用

0.25% 普鲁卡因　150ml　于患肢近心端进行套式封注

中医处方

处方 1 ■ 疗蛇伤煎：蛇王藤、七星剑、半边莲、三桠苦各 25g；上药加水 800ml 先用武火、后改文火续煎 30min，滤药汁 1 次口服，每日 1 剂。同时，须注重加强伤口清创和消毒治疗。该方能活血祛风、清热解毒；主治毒蛇咬伤，如不肿不红、渗液不多，仅为轻微疼痛。

处方 2 ■ 双花解毒煎：白菊花、金银花各 25g，甘草 10g；取上药加水 700ml，先用武火、后改文火续煎 20min，将药汁 1 次口服，每日 1 剂。服药期间同时注重伤口清创和消毒处理。能清热、解毒、凉血；主治毒蛇咬伤、风火毒型，如局部伤口剧痛和迅速产生溃烂。

处方 3 ■ 蛇药丸：雄黄、细辛各 2 份，白芷 4 份；上药共研细末，水泛成丸；每次 3g 口服，每日 3 剂；同时加强局部伤口清创。此方能解毒消肿、祛风止痛；主治毒蛇咬伤、风火毒型，如不肿不红，渗液不多，但有轻度疼痛。此方经治 22 例，其总有效率几乎为 100%。

处方 4 ■ 牛角蛇咬方：水牛角、芍药各 30g，生地黄 80g，牡丹皮 20g；先取生地黄加水 500ml 煎沸，之后改用文火续煎 20min；最后，再加入余药续煎 30min，滤出药汁 1 次服下，每日 1～2 剂。须注意及时实施伤口彻底清创和消毒处理。该方能清热解毒、活血祛风；主治毒蛇咬伤、风火毒型病人，伤口疼痛，伴明显肿胀及肢体麻木。用此方治疗 14 例，其疗效可令人满意。

注意：须保持安静、限制伤肢活动、绝对卧床休息，及时结扎伤口上方近心端肢体，每间隔 15～30min 放松一次，每次放松约 1min。

对重症患者，须防治休克，呼吸、血液循环或肾功能衰竭。

十五、 蜈蚣咬伤

蜈蚣咬伤，其毒液毒爪尖端注入体内，毒液主要含溶血蛋白和组胺物质，被咬伤后，大多数患者可发生显著的局部反应，偶见过敏性休克或急性中毒等，若处理不当将危及生命。首先应妥善处理伤口，防止毒液扩散，及时准备后送治疗。

西医处方

处方1 ■ 可以采取的就地取材性药物治疗

　　　3％氨水 1000ml　伤口外用　立即

或　5％碳酸氢钠　伤口外用　立即

处方2 ■ 适用于剧痛病例的治疗

　　　哌替啶　每次 50mg　肌内注射　立即

处方3 ■ 适用于过敏反应明显时的治疗

　　　生理盐水 20ml ｜
　　　　　　　　　　　静脉注射　立即
　　　地塞米松 10mg ｜

加　0.1％肾上腺素　咽喉局部喷雾　立即

加　苯海拉明　每次 20mg　肌内注射　立即

或　西替利嗪（伊维妥）　每次 10mg　口服　每日 2 次

或　氯苯那敏（扑尔敏）　每次 4mg　口服　每日 3 次

中医处方

处方1 ■ 南通蛇药加六神丸　制膏后外用　立即

处方2 ■ 适用于解毒消肿的外敷治疗

　　　新鲜佩兰敷剂（取鲜佩兰 100g，洗净捣泥）　在经拔火罐吸毒法处理后，将此药直接敷于局部即可

或　新鲜蒲公英　制泥外敷　立即

或　新鲜鱼腥草　捣烂外敷伤口　立即

注意：用碱性液冲洗咬伤处和周围的皮肤，以及进行负压吸吮治疗。关注蜈蚣咬伤后心跳、呼吸、血压等生命体征的监测；对即刻过敏反应严重者，一定要及时纠正急性肺水肿或过敏性休克等。

十六、 有机磷农药中毒

目前，我国农业生产中使用最广、用量最大的杀虫剂为有机磷农药，其种类和制备也十分繁杂。本类杀虫剂管理和使用不善均易导致人、畜中毒而死亡。通常，可按照此类农药毒性的强弱，将其分成高毒、中毒、低毒三大类。高毒的一次性致死量：对硫磷（1605）为 3.5～15mg、内吸磷（1059）为 4～10mg、甲拌磷（3911）为 2.1～3.7mg、乙拌磷为 4mg、硫特普为 5mg、磷胺为 7.5mg。次毒农药一次性致死量：敌敌畏为 50～110mg、甲基对硫磷（甲基1065）为 14～42mg、甲基内吸磷（如甲基1059，4044）为 80～130ng。低毒农药一次性致死量：美曲膦酯（敌百虫）为 450～500mg、乐果为 230～450mg、马拉硫磷（如 4049，马拉松）为 1800mg、二溴磷为 430mg、杀螟松（如杀螟硫磷）为 250mg。经口中毒时常较一般浓度呼吸道吸入或皮肤吸收中毒的症状更为危重或"迅猛"。应迅速将患者搬离中毒现场、除去污染的衣物，立即催吐、洗胃和导泻，力争实现和保持阿托品化并实施解毒治疗。

西医处方

处方1 ■ 适用于口服中毒后 2～3h 以内的抢救
2%～5%碳酸氢钠液 500～1500ml　洗胃　立即
[注：美曲膦酯（敌百虫）中毒时，须改用温清水洗胃，禁用碳酸氢钠]

处方2 ■ 适用于轻度中毒的救治
阿托品　每次 1～2mg　皮下或肌注　每 1～2h 1 次
接　阿托品化后　每次 0.5mg　皮下注射　每 4～6h 1 次

　　　　　生理盐水 20ml ｜
　　加　碘解磷定（解磷定）0.4g ｜ 静脉注射
　　或　氯解磷定（氯磷定）　每次 0.25～0.5g　肌内注射

处方 3 ■ 适用于中度中毒的救治

　　　　　阿托品 2～4mg ｜
　　　　　5％葡萄糖液 20～30ml ｜ 静脉注射　每 6min 1 次
　　接　阿托品化后再给 0.5～1.0mg　皮下注射　每 4h 1 次
　　加　5％葡萄糖液 20～30ml ｜
　　　　碘解磷定首剂 1.2g ｜ 静注　之后 60min 补注 0.4g
　　或　氯解磷定　首次 0.5g　肌注　随后可每 2h 1 次

处方 4 ■ 适用于重度中毒的救治

　　　　　生理盐水 20ml ｜
　　　　　阿托品 3～10mg ｜ 首次静脉注射　立即
　　接　生理盐水 20ml ｜
　　　　阿托品 2～5mg ｜ 静脉注射　每 30min 1 次
　　接　阿托品化后　每次 0.5～10mg　皮下注射　每 4h 1 次
　　加　5％葡萄糖液 20ml ｜
　　　　碘解磷定 1.5～1.6g ｜ 首次静注　之后每小时 0.25g

处方 5 ■ 适用于躁动时阿托品过量的救治

　　　　　地西泮（安定）　每次 10mg　肌内注射
　　或　10％水合氯醛　每次 10ml　保留灌肠

注意：促吐，以 1 : 5000 高锰酸钾或 2％碳酸氢钠溶液洗胃，直至洗出的胃液颜色与注入液一致，且无蒜臭味为止。在对硫磷中毒时，须禁用高锰酸钾溶液洗胃；在美曲膦酯（敌百虫）中毒时，须禁用 2％碳酸氢钠溶液进行洗胃。

十七、百草枯中毒

　　百草枯又称"对草快"或"克芜踪"，属于联吡啶类灭草剂。目前，在基层医疗单位发现严重中毒病例连年增多。人和动物均可经由呼吸道和皮肤吸收中毒，重症中毒者是因口服后中毒。经口服食中毒致死量为 1～3g。呼吸道中毒以胸痛、咳嗽、呼吸困难、双肺闻及干湿啰音表现更为明显。重症患者常于 1～2 天内产生急性肺水肿或 1～3 天内死于 ARDS，本病须及时催吐并用清水洗胃，或加用硫酸镁、硫酸钠或甘露醇灌肠予以导泻。

西医处方

处方 1 ■ 适用于一般性病例的处理

　　　　1％～2％碳酸氢钠液 1000～3000ml　彻底洗胃

　　　　呋塞米（速尿）　每次 40～60mg　静脉注射　每 40min 1 次

　　　　维生素 C　每次 0.2g　口服　每日 3 次

　　　　复合维生素 B　每次 2 片　口服　每日 3 次

处方 2 ■ 适用于中重度病例的救治

　　　　普萘洛尔　每次 10～20mg　口服　每 3～6h 重复 1 次

　或　地塞米松　每次 10mg　肌内注射　立即

　或　5％葡萄糖液 500ml

　　　　维生素 C 2.0g　　　　静脉滴注　立即

　　　　地塞米松 10mg

注意： 此病须避免吸氧，意在减轻氧自由基对于肺组织的损害，然而，发生 ARDS 或 $PaO_2 < 5.3kPa$ 者例外。对重症中毒者，还应尽早酌情使用肾上腺糖皮质激素或免疫抑制药治疗，如地塞米松、环磷酰胺、博来霉素、硫唑嘌呤等。

十八、灭鼠药中毒

　　多因误食或他人投毒所致，在基层医疗单位十分常见，应当引起足够的重视。常用灭鼠药主要包括敌鼠、氯鼠酮、杀鼠酮、杀鼠醚、毒鼠硅、毒鼠强、氟乙酸钠、氟乙醇、安妥、抗鼠灵、捕灭鼠等。一旦发生中毒，可突然出血、晕倒、阵发性痉挛、伴有中枢和自主神经系统障碍，重症中毒可导致突发性死亡。对此，须紧急查找中毒原因，抓紧时间离开现场和抢救，立即催吐、洗胃和导泻，迄今尚缺乏特异性解毒药物，故应加强对症救治，条件许可时宜实施血液净化治疗。

西医处方

处方1 ■ 适用于中毒病例伴有出血时的治疗

维生素 K_1　每次 10～20mg　肌内注射　每日 3 次

或　5％葡萄糖液 250ml ┐
　　　　　　　　　　　 ├ 静脉滴注　每 8h 1 次
维生素 K_1 20mg ┘

处方2 ■ 适用于头痛、头晕时的治疗

阿司匹林　每次 0.5g　口服

或　地西泮（安定）　每次 10mg　肌内注射

处方3 ■ 适用于相伴痉挛或抽搐时的治疗

地西泮（安定）　每次 10～20mg　肌内注射　每日 2～3 次

或　苯妥英钠（大仑丁）　每次 0.1～0.25mg　肌注　每日 2～3 次

或　10％水合氯醛 200ml　保留灌肠

处方4 ■ 可采用的脲类灭鼠剂取代治疗

5％葡萄糖液 250ml ┐
　　　　　　　　　 ├ 静脉滴注　每日或隔日 1 次
烟酰胺 200～400mg ┘

注意：及时补液催吐、洗胃，立即用 0.5％～1％硫酸铜 10ml 或 1：5000 高锰酸钾予以洗胃，服用 50％硫酸镁 60ml 进行导泻。如并发脑出血或出血性休克，结合地塞米松治疗的同时，须配合静滴全血或冷冻血浆治疗。

十九、砷中毒

此病多见于北方农业生产的播种季节，使用砷化物拌种时。

例如，误服或误食三氧化二砷（砒霜）中毒等；砷中毒通常作用于酶蛋白巯基，使之失掉正常活性，从而导致组织细胞代谢异常和死亡。对急性中毒者，须立即采用生理盐水或温清水彻底地洗胃，紧接着灌服生鸡蛋清或鲜牛奶，择优应用解毒药救治。

西医处方

处方1 ■ 适用于一般性的紧急处理

12％硫酸亚铁 200ml ｜ 混匀后口服　每5～10min 重复
20％氧化镁 200ml ｜ 服 10ml

处方2 ■ 可以选择用的解毒剂治疗

二巯丙醇　每次 200～300mg　肌注　每4～6h 1次

或　生理盐水 20～40ml ｜
二巯丁二钠 2g ｜ 静注（10～15min 注毕）　每日1次

或　二巯丁二钠 0.5g　肌内注射　每日2次　连用4天

处方3 ■ 适用于剧烈腹痛时的治疗

哌替啶　每次 50mg　肌内注射　立即

或　曲马多　每次 50mg　肌内注射　立即

处方4 ■ 适用于肌肉痉挛性疼痛的治疗

10％葡萄糖酸钙　每次 10ml　静脉注射　立即

处方5 ■ 适用于剥脱性皮炎的治疗

促肾上腺皮质激素 25U ｜
5％葡萄糖液 500ml ｜ 静脉滴注　必要时

处方6 ■ 适用于皮肤黏膜损伤的治疗

25％二巯丙醇油膏　涂搽患处　每日2～3次

或　地塞米松软膏　涂搽患处　每日2～3次

注意：在使用之前，2％硫酸亚铁溶液和20％氧化镁混悬液这两种药必须分别保存，只待临用时才可取其等量予以混合、摇匀后口服，以免发生不良的化合反应。

二十、 河豚中毒

河豚毒素主要包括在该鱼的内脏中，是一种神经性毒素，在熟食制作过程中不会将其破坏，因此易在食后发生中毒。中毒后主要作用于脑干、中枢神经或周围神经等，患者出现感觉障碍，紧接着为运动神经麻痹，致使脑干麻痹而产生呼吸和循环衰竭等。主要解救方法是反射性催吐，用手指或筷子放于舌根处产生刺激反射，条件许可时应立即进行洗胃和导泻。

西医处方

处方1 ■ 常用的洗胃或导泻药治疗

5％碳酸氢钠 10000ml　彻底洗胃　立即

接　50％硫酸镁 60ml　口服导泻　立即

处方2 ■ 常用的催吐药治疗

1％硫酸铜　50～100ml　口服

处方3 ■ 适用于呼吸困难或衰竭的治疗

山莨菪碱（654-2）　每次 20mg　静脉推注　每小时 1 次

加　半胱氨酸　每次 100mg/kg　肌内注射　立即

处方4 ■ 适用于本病的支持性治疗

10％葡萄糖液 1000ml

维生素 C 2.0g

地塞米松 10mg　｜　静脉滴注　每日 2 次

加　维生素 B$_1$　每次 50～100mg　肌内注射　每日 2 次

加　弥可保　每次 500μg　肌内注射　每日 1 次

注意： 迄今尚无河豚中毒的特殊解毒剂，救治的关键是尽早帮助排出毒物和加强全身支持性疗法。

二十一、毒蕈中毒

毒蕈又称毒蘑菇、毒菌、毒茸等，它是经摄食后容易产生中毒的高等级真菌，如捕蝇蕈、斑毒蕈、瓢蕈、白毒伞蕈、秋生盔孢伞、褐鳞小伞、毒粉褶菌、鹿花菌等。毒蕈中含有胃肠毒素、毒蕈碱、毒肽、毒蕈溶血素、类光过敏毒素等，而且相互之间还可发生交叉性中毒作用。急性毒蕈中毒时，能引发胃肠道反应和人体内脏不同组织器官的损伤，临床表现为恶心、呕吐、腹痛、腹泻、多汗、流涎增多、头痛、头晕、昏迷、谵妄、幻觉、迫害妄想、乏力、血尿、少尿、全身皮肤潮湿、黄疸、出血点、瞳孔缩小、心律失常，若抢救不及时，仍有部分可在1～2天内突然死亡。对此，须立即采取催吐、洗胃、导泻或灌肠治疗，然后及时应用鞣酸或药用炭（活性炭）进行毒素吸附治疗。

西医处方

处方1 ■ 适用于一般中毒病例的常规治疗

　　1：5000 高锰酸钾液 2000ml　彻底洗胃　立即

或　0.5％鞣酸溶液 2000ml　彻底洗胃　立即

加　温淡盐水 2000ml　高位灌肠　立即

或　蓖麻油 15～30ml　口服导泻或高位灌肠

处方2 ■ 适用于需要进行抗胆碱治疗的病例

　　阿托品　每次 0.5～1mg　皮下或肌内注射　立即

或　阿托品 1～2mg　缓慢静注或静滴，以迅速达到阿托品化

处方3 ■ 适用于对白毒伞、毒伞或鳞柄白毒伞中毒的救治

二巯丁二钠 0.5～1g
5％葡萄糖盐水 40ml ｜ 静脉注射　每6h重复注1次

或　5％二巯丙磺钠液　每次5ml　肌注　每6h重复注1次

或　10％葡萄糖液 1000ml
　　5％二巯丙磺钠液 5ml $\left.\vphantom{\begin{matrix}1\\1\end{matrix}}\right\}$ 静脉滴注　每日3次

处方4 ■ 适用于补液与支持性的治疗

　　10％葡萄糖液 1000ml
　　维生素 C 2.0g $\left.\vphantom{\begin{matrix}1\\1\end{matrix}}\right\}$ 静脉滴注　每日2次

加　维生素 B₁　每次50mg　肌内注射　每日2次

加　地塞米松 10mg
　　生理盐水 20ml $\left.\vphantom{\begin{matrix}1\\1\end{matrix}}\right\}$ 静脉注射　每日2～3次

注意：此病极易产生多个重要脏器的损害，如溶血性贫血、肝脏损害、神经精神症状、中毒性心肌炎、中毒性脑炎、颅内压增高、脑水肿、呼吸和循环衰竭等。必要时应酌情选用肾上腺糖皮质激素治疗，如氢化可的松、地塞米松等。另有少数患者也可能出现迟发性毒草中毒，必须提高警惕。

二十二、 四季豆中毒

　　四季豆又称芸豆、菜豆、梅豆角、扁豆、刀豆等，其内含有毒蛋白，如皂素生物碱、亚硝酸盐和胰蛋白酶抑制物等。倘若烹调方法不善，食后容易引起中毒，即造成胃肠道充血、肿胀和出血等炎性反应等。主要临床表现以胃烧灼不适、恶心、呕吐、腹痛、腹泻等消化道症状为主；其次另有一部分患者还可有头晕、头痛、胸闷、软弱无力等；严重中毒时将导致四肢麻木、呕血、心率增快、腹部微痛或压痛、严重脱水、电解质平衡失调与代谢性酸中毒等。由此，要立即实施催吐、洗胃、导泻、静脉输液等对症治疗。

西医处方

处方1 ■ 适用于中毒的常规洗胃和导泻治疗

　　　　　1：5000 高锰酸钾液　彻底洗胃　立即

　　加　10％硫酸镁 60～500ml　口服导泻或高位灌肠

处方2■适用于中毒脱水或烦躁不安时的治疗

　　　　地西泮 5～10mg　肌内注射　立即

　　加　维生素 C 0.5～1.0g　｜

　　　　10％葡萄糖液 500ml　｜　缓慢静滴　每日2次

　　接　右旋糖酐 40 500ml　缓慢静滴　每日2次

处方3■适用于中度以上中毒和发生溶血时的治疗

　　　　生理盐水 500ml　　　　｜

　　　　10％葡萄糖液 500ml　　｜　静脉滴注　每日2次

　　　　维生素 K_1 20mg　　　　｜

注意：需要提醒人们的是，摄食四季豆或饮用豆汁时一定要煮熟煮透，针对于那些集体就餐人群的预防尤为重要，"大锅菜"通常不易把四季豆或黄豆汁煮熟煮透，从而可导致大批量的集体人员中毒。四季豆中毒尚无特效的解毒制剂，应当加强自身排毒和保护重要脏器不受损害的对症处理。腹痛明显时宜用阿托品或山莨菪碱解痉止痛。

第二章

传染性疾病

一、 感冒与流感

普通感冒全称为上呼吸道感染，通常不易发热，数日以内即可自愈。护理治疗不当时也可合并病毒或细菌感染。流感即指流行性感冒，系由流感病毒引起的一类急性呼吸道感染性染病，将导致发热、头痛、咳嗽、明显卡他症状、全身不适，重症患者还可出现虚脱、急性气管-支气管炎、肺炎甚至死亡。中医学将感冒或流感统称为"时行感冒"，属"外感"之病，主要出自"表卫与肺经"，从而产生恶寒发热、周身酸痛、咳嗽、鼻塞流涕等症。对风寒束表证，治宜辛温解表、宣肺散寒；对肺卫风热证，应选用辛凉解表、清热宣肺药；对暑湿外感证，宜选用清暑解表及和中化湿的中药。

西药处方

处方1 ■ 适用本病一般性对症处理

　　　　银翘解毒丸　每次1粒　化水后口服　每日2次

　加　复方甘草合剂　每次10ml　口服　每日3次

　或　氯化铵　每次300mg　口服　每日3次

　或　氨茶碱　每次0.1g　口服　每日3次

处方2 ■ 适用于本病抗病毒治疗

$$\left.\begin{array}{l}10\%葡萄糖液\ 500ml\\利巴韦林\ 1.0g\end{array}\right|\quad 静脉滴注\quad 每日2次$$

处方3 ■ 适用于本病抗菌加抗病毒治疗

青霉素钠　每次40万～80万 U　肌内注射　每日2次
用前皮试

或　琥乙红霉素（利君沙）　每次0.5g　口服　每日3次

或　氧氟沙星　每次0.2g　口服　每日3次

加
$$\left.\begin{array}{l}10\%葡萄糖液\ 500ml\\利巴韦林\ 1.0g\end{array}\right|\quad 静脉滴注\quad 每日2次$$

处方4 ■ 适用于退热治疗

$$\left.\begin{array}{l}10\%葡萄糖液\ 500ml\\维生素\ C\ 2.0g\end{array}\right|\quad 静脉滴注\quad 每日2次$$

续
$$\left.\begin{array}{l}10\%葡萄糖液\ 500ml\\利巴韦林\ 1.0g\end{array}\right|\quad 静脉滴注\quad 每日2次$$

中医处方

处方1 ■ 退热灵：金银花、连翘各15g，荆芥、薄荷（后下）各10g，板蓝根、半边莲各30g；每剂加水煎过2次，分为2次口服，每日1剂。若患者兼有鼻塞、咳嗽，宜加用杏仁、桔梗、苍耳子、前胡；若相伴头痛、咽喉红肿，还可加用牛蒡子、山豆根、重楼、僵蚕等。能疏风散邪、清热解毒；主治流感和一般上呼吸道感染。经治疗100例，总有效率可达95％，其平均退热时间为48h。可与辛散之药薄荷、荆芥配伍，能合奏疏风祛邪、清热解毒、疏表解热之功效。

处方2 ■ 正柴胡饮：柴胡6～9g，防风、陈皮、芍药各6g，甘草3g，生姜3片；取上药水煎2次，分成2次口服，每日1剂。能解表退热、镇痛、镇静、抗炎；主治普通感冒，如患者出现流涕、鼻塞、喷嚏、轻微头痛、咽干等。以本方加减治疗660例，临床总有效率约为80％；患者大致在服药48h后使其临床症状消失或缓解。

处方3 ■ 麻杏石甘汤加味：生石膏45g，麻黄、薄荷、生甘草各6g，杏仁12g，羌活、荆芥、前胡、炒牛蒡子（后下）各10g，板蓝根30g；取上药加水800ml同煎，水煎2次分服，每日1～2剂，连服2～3天，直到退热以后停服。能解表宣肺、清热解毒；宜主治风热型感冒。以此方治疗152例，治疗平均时间为3天，总有效可达93%以上。

处方4 ■ 银翘香薷饮：香薷6g，金银花、板蓝根各15g，连翘、青蒿各12g；取上药加水600ml同煎，每日1剂，水煎2次；分为2次温水送服、取汗。患者偏寒时，宜加淡豆豉；偏热时，可加薄荷、野菊花；患者出汗多，须去香薷；咳痰显著时，须加杏仁、佛耳草；倘若暑湿更甚时，须加鲜藿香、鲜佩兰、半夏、竹茹、厚朴、六一散等。能发表解暑、清热解毒；主治暑湿型夏季流感。经上方治疗暑湿型96例，平均退热时间为1.5天，临床症状消失时间不超过2.5天。香薷辛温芳香，具有解表散寒、祛暑利湿之功效；青蒿能清泄暑热；板蓝根、金银花、连翘可清热解毒，主要防治继发性感染。

处方5 ■ 暑令感冒合剂：香薷6～10g，藿香、佩兰、厚朴各10g，炙枇杷叶12g，鸭跖草15g；上药加水浸泡30min，文火煎煮20min，滤取药液口服。每剂水煎2次。患者出现高热不退时，须酌情增加1剂，通常分为2次口服。患者体温升高，超过39℃以上时，宜加黄连5g；若伴有咽红肿痛，须加入板蓝根12～16g同煎。能发表解暑、除湿清热；主治夏季感冒，患者出现高热、头痛、全身酸痛、胸脘痞闷、咳嗽咽痛、身痛无汗、舌苔薄腻或微黄、脉濡数。经此方治疗49例，总有效率可达92%以上，通常能在服药48h后退热。

处方6 ■ 风热合剂：柴胡、黄芩、羌活各20g，板蓝根、蒲公英各60g，生甘草10g；取上药加水煎至200ml；治疗时每次50ml口服，每日3～4次，每日1剂。能解表、清热解毒；主治风热型感冒，如感冒初期患者有发热、鼻塞、头痛。以此方治疗 100 例，有显效者 50 例，可在服药 24h 内退热，全身症状消失或基本消失，有效 38 例，可于服药 48h 以后退热，全身症状基本消失，总有效率为 88%，平均退热时间 1.5 天。

处方7 ■ 荆防疏表汤：荆芥、防风、秦艽各 10g，前胡、紫苏叶、薄荷各 6g，甘草 3g。取上药加水同煎，每剂水煎 2 次，分早、晚 2 次服用，每日 1 剂。患者表闭无汗时，宜加用豆豉、葱白；汗出不解而形寒时，须加用葛根、桂枝、芍药，减薄荷、秦艽、紫苏叶等。能祛风寒、解表邪；主治风寒型感冒。须防止用药后出汗过多而发生虚脱。

处方8 ■ 复方葛芷夷汤：葛根、白芷、连翘、太白菊、杏仁、浙贝母各 15g，辛夷 9～12g，板蓝根 24～30g；上药加水后浸泡 20min，同煎 30min；每剂水煎 2 次，分为 2 次口服，每日 1 剂。能辛凉解表、宣肺除湿；主治风寒或风热夹湿型感冒。

处方9 ■ 笼苦汤：灯笼草、三桠苦、岗梅根各 30g，甘草 9g，取上药加水后同煎，每剂水煎服 2 次，每日 1～2 剂，连服 3 天为 1 疗程。能清热解毒；主治暑热型、风热型流感。经此方加减治疗 100 例，有治愈者 79 例、生效者 14 例，平均退热和症状消失时间不到 48～72h。灯笼草味苦淡、性微寒，具有清热、行气、止痛之功效，可起抗病毒和抗细菌的治疗作用。

处方10 ■ 葛根汤：葛根 10～15g，麻黄 3～6g，桂枝、芍药各 6～10g，大枣 1～3 枚，生姜 3～9g，甘草 3g；每剂水煎 2 次，分为 3～4 次温服，每日 1 剂。能发汗解表、升津解肌；主治外感风寒之表证，如患儿发热恶寒、头痛无汗、项背强直。以此方加减治疗 110 例，临床疗效甚为明显。

处方11 ■ 清解汤：金银花、连翘各 10～15g，僵蚕、杏仁、蝉蜕、黄芩、麦冬各 6g，生石膏 20～60g，大黄 2～5g；将上药煎汁 100～200ml。3 岁以下每小时口服 10～15ml，4 岁以上每 2h 口服 20～40ml。患儿体温下降至正常以后，再续服 1～2 天，每日 3 次。此方能疏风解表、清热生津；主治小儿外感高热。曾治疗 100 例，均可获得满意疗效，观察 3 日以上未再复发。

二、麻疹

这是由麻疹病毒引起的一种急性呼吸道传染病，多发于冬春两季，以小儿多见。须及时加强对症处理、基础护理，以防发生各种并发症，如疹后肺炎、脑炎等。中医学认为"可因内蕴疫毒、外感时疫、热毒侵肺侵脾"所致。在初热期，发热、干咳、泪多、羞明，口腔颊黏膜柯氏斑为散在分布的灰白色小点，舌质淡红、苔微黄、脉浮数。在见形期，发热加重，皮肤上有稀疏而不规则的红色斑丘疹，最早始于耳后、颈部，很快沿着发际继续发展，逐渐遍及面部、躯干、四肢和全身，同期还伴有发热口渴、尿赤、舌干舌红、苔黄、脉数滑。在收没期，通常于出疹后 3～4 天，疹出热退，患者皮肤上仍留有糠皮样脱屑或棕色色素沉着，伴肢倦体乏、舌淡、苔黄或白腻、脉细数等。

西医处方

处方 1 ■ 适用于一般病例的对症治疗

　　　　氯丙嗪　每次 25mg　口服　每日 2～3 次

　或　氯化铵　每次 150～300mg　口服　每日 3 次

　或　银翘解毒丸　每次 1 粒　化水后口服　每日 2 次

　加　维生素 A　每次 1.25 万 U 或 2.5 万 U　肌内注射　每日 1 次　连用 7 天

处方 2 ■ 适用于伴发支气管肺炎时的治疗

　　　　青霉素钠　每次 40 万～80 万 U　肌注　每日 2 次　用前皮试

<table>
<tr><td>加</td><td>氢化可的松 200mg
10%葡萄糖液 500～1000ml</td><td>静滴　每日 2 次　连用 3 天</td></tr>
</table>

处方 3 ■ 适用于伴发心肌炎、心力衰竭时的治疗

<table>
<tr><td>10%葡萄糖液 40ml
毛花苷 C（西地兰）0.1mg</td><td>缓慢静注　每日 1～2 次</td></tr>
</table>

中医处方

处方 1 ■ 银翘透疹汤：金银花、连翘各 10g，牛蒡子、蝉蜕各 6g，桑叶片 g；上药加水 800ml 略泡，先用武火煎沸，改为文火续煎 30min；每剂水煎 2 次，取药汁 1 次服完，每日 1 剂。能疏风透疹、清热解毒；主治麻疹，用于初热期或见形期，如患者有发热、羞明，颊膜上出现灰白色小点或皮肤出现稀疏的红色麻疹。

处方 2 ■ 银前透疹汤：金银花、连翘各 6g，前胡 3g，蝉蜕 2g；取上药加水 300ml 略泡，先用武火煎沸，后改文火续煎 30min，取药汁 1 次口服；每剂水煎 2 次，每日 1 剂。能清热宣表、透疹解毒；主治麻疹，于见形期用药，如患者发热、出疹始于耳后，呈稀疏不规则的红色皮疹，随后遍及躯干和四肢，略高起皮肤，压之退色。

处方 3 ■ 葛防荆葱汤：葛根、荆芥各 6g，防风 4g，葱头 4 个；取上药加水 300ml 后略泡，先用武火煎沸后，改为文火续煎 30min，每剂水煎 2 次，取药汁 1 次口服；每日 1 剂。能疏风透疹、宣表退热；主治麻疹初热期，如患者出现发热、羞明，于颊膜上散布有灰白色小点，舌质淡红、苔微黄、脉浮数等。

处方 4 ■ 地沙知母汤：地骨皮 10g，桑皮 6g，沙参、知母各 3g；将上药加水 400ml 同煎，先用武火煎沸，再用文火续煎 30min；每剂水煎 2 次，取药汁 1 次口服；每日 1 剂。能养阴清热、扶正驱邪；主治麻疹，于收没期用药，患者此时有肢倦乏力、口干、疹出热退，已出现皮屑或棕色色素沉着，大便干、小便赤少等。

注意：对麻疹萌发期之前高热患儿的治疗，只限于酌情采用小剂量的退热药处理，切记不应采取急骤的手段降温，要严防因体温降低过快而导致麻疹萌发不全或虚脱。

三、风疹

这是由风疹病毒引起的一种常见急性传染病，冬春两季发病较多，好发于5～9岁的儿童，于流行期间也可见于中青年和老年人。出现轻度上呼吸道炎性症状、低热、特定的斑疹，以及伴有耳后、枕部或颈后淋巴结肿大。中医学将本病称为"风痧"或"瘾疹"等，因为"风热邪毒经鼻而入"、侵及肺卫、郁于肌肤、与气血相搏而致。故可分为"邪热肺卫证"、"邪热炽盛证"、"气血两虚证"等。

西药处方

处方1 ■ 适用于本病抗病毒治疗

10%葡萄糖液 500ml ｜ 静脉滴注 每日2次
利巴韦林 0.5g

处方2 ■ 适用于本病抗菌加抗病毒治疗

10%葡萄糖液 500ml ｜ 静脉滴注 每日2次
利巴韦林 0.5g

加 氧氟沙星液 每次0.2g 静脉滴注 每日2次
或 环丙沙星 每次0.2g 口服 每日3次

中医处方

处方1 ■ 麻梅甘草汤：麻黄3g，乌梅肉6g，甘草9g；取上药加水300ml同煎，先用武火煎沸后，再改文火续煎10min，取药汁1次口服；每剂水煎2次，每日1剂。能疏散风热、发表散邪；主治邪郁肺卫证风疹，如发热恶风、头痛、咽痛、乏力等。

处方 2 ■ 卢氏风疹汤：鲜牡蒿嫩叶 120g；先将上药洗净切碎，外加油盐适量，炒熟后当菜食，每日早、晚分 2 次用，每日 1 剂。能疏风解表、祛风退热；主治邪郁肺卫证风疹，如发热恶风、头痛、咳嗽、流涕、打喷嚏、咽部疼痛等。经此方治疗 10 例，于 1 天以内治愈者 6 例，2 天以后治愈者 3 例。

处方 3 ■ 蝉蒺僵蚕丸：蝉蜕、僵蚕各 10g，刺蒺藜 20g；将上药共研细末，炼蜜为丸，每丸约重 9g；治疗时每次 1 粒口服，温开水送下，每日 3 次。能清热解毒、透邪外达；主治邪热炽盛证风疹，如有发热、咳嗽、躯干和四肢布满细点状淡红色皮疹。

处方 4 ■ 二仙汤：淫羊藿 15g，仙茅、巴戟天各 10g；上药加水 400～500ml 同煎，先用武火煎沸，再改用文火续煎 20min，每剂水煎 2 次；取药汁 1 次口服，每日 1 剂。能调补气血、祛邪外达；主治气血两虚证风疹，如患者反复发病，延续数月或数年不愈，劳累后发作或加重，伴有心悸、胸闷及神疲无力等。以此治疗 20 例显示，治愈者 11 例，症状减轻者 7 例，临床总有效率为 90%。

四、白喉

　　这是由于白喉棒状杆菌引起的急性呼吸道传染病，传染源主要为患者和带菌者，可通过飞沫经由呼吸道传播，好发于冬季，且以儿童发病率最高，患者治愈后可以出现终生免疫。主要临床特征为轻中度发热、咽喉疼痛、声音嘶哑以及全身的毒血症。检查中亦发现咽部有灰白色假膜，强行剥离后出血。重症病例还会很快导致呼吸道阻塞进而窒息，处理不当即可死亡。但是，此病还须与急性腭扁桃体炎、咽峡炎、急性喉炎、气管异物等进行鉴别。另外，倘若对本病贻误诊治的时间过长，也会发生心肌炎和末梢神经麻痹等。治疗时应以尽早使用抗病毒抗体和进一步加强对症处理为重点。中医辨证通常将其分为风寒型和风热证两大类型。对风寒证，治宜辛温解表；对风热证，治宜辛凉解表。挟痰者须佐以宣肺化痰；挟食滞者须佐以消食导滞；挟惊者应佐以安神镇惊、息风之药。

西医处方

处方1 ■ 适合于本病应用的抗感染和免疫治疗

　　白喉抗病素　每次5万U　肌内注射　立即

　或　10%葡萄糖液200ml
　　　白喉抗毒素8万U｜静脉滴注　立即

　加　青霉素钠　每次80万U　肌注　每日2次　用前皮试

　或　红霉素　每次0.3～0.6g　口服　每日4次　连用7天

处方2 ■ 适合于本病患者的对症治疗

　　生理盐水500ml
　　5%葡萄糖液500ml｜静脉滴注　每日2次
　　维生素C 1.0g

　接　5%葡萄糖液500ml
　　　10%氯化钾液15ml｜静脉滴注　每日2次

中医处方

处方1 ■ 柴葛解肌汤：柴胡、葛根各5～15g，黄芩6～12g，羌活、白芷、白芍、桔梗各5～10g，生石膏10～30g，甘草3～6g；每剂水煎2次，分为3～4次口服，每日1剂。咽痛明显时，加山豆根、板蓝根；食滞纳少时，可加用槟榔、鸡内金；腹泻明显时，可加黄连、车前子；大便干结者，须加大黄、杏仁同煎。能解肌清热、宣肺和营。临床总有效率为92%。

处方2 ■ 大柴胡汤加减：柴胡10g，炙枳实、黄芩、芍药、半夏各6g，大黄4g，大枣5枚；每剂水煎2次，分为3～4次口服，每日1剂。能和解少阳、内泄热结；主治小儿高热、气喘、寒热往来、胸胁苦满等。治疗总有效率为90%。

处方3 ■ 银翘蒿藿汤：青蒿10g，鲜芦根15g，金银花、连翘、僵蚕、竹沥、半夏、杏仁、神曲各 6g，黄芩、前胡、藿香各 5g，薄荷（后下）3g，蝉蜕 2g；每剂水煎 2 次，分为 3～4 次口服，每日 1 剂。此方能清热解毒、轻宣透表；主治风热夹湿型病例。持续服药 1～5 天，临床总有效率为 91％。

处方 4 ■ 经验组方一：野菊花、蒲公英、黄芩各 20g，薄荷、荆芥穗各 10g，青蒿、赤芍、半夏各 6g；每剂水煎 2 次，分成 3～4 次口服，每日 1 剂。能疏风解表、清热凉血；主治小儿外感发热、气喘等。此方经治 260 例显示，临床总有效率可达 92％。

注意： 此病一旦确诊，必须加强隔离治疗、卧床休息、保持口腔卫生、流质饮食，为患者提供充足的营养和热量。及时清理呼吸道和脱落的假膜，给予吸氧，避免窒息，如有必要也可实施气管插管或气管切开通气。本病除使用大量青霉素治疗外，尚须及时注射白喉抗毒素治疗，选择二者治疗，缺一不可。此外，在严格隔离治疗的基础上，卧床休息时间不能少于 3～6 周，旨在谨防本病有可能伴发心肌炎或导致猝死的危险。

五、百日咳

这是由百日咳杆菌感染引起的急性呼吸道传染病，其传染源主要是患者，并通过飞沫经由呼吸道进行传播，以儿童更为常见。此病病程较长，可达 2～3 个月之久，故一向俗称为"百日咳"。患儿前驱期症状是干咳、流涕、喷嚏、发热及全身不适等；当发展至痉咳期时，即可呈现阵发性痉挛性咳嗽，一次痉挛性咳嗽可持续数声或十数声不等，咳嗽之终末伴有"鸡鸣样"吸气吼声，使得患儿的夜间睡眠欠佳。本病要注意与气道异物和支气管炎进行鉴别。治疗时应以加强有效的抗生素治疗、对症处理和谨防发生重要并发症为主。中医学称百日咳之为"顿咳"、"鹭咳"等，通常分为初咳期、痉咳期和恢复期三期，治疗时要以化痰降气、疏利肺气为主，对初咳期患者要注意宣肺，对痉咳期应重视泻肺止痉，对恢复期须侧重于润肺之法。

西医处方

处方 1 ■ 适合于此病抗感染治疗

红霉素　每次 0.2g　每日 4 次　口服　连用 7 天

或　阿奇霉素　每次 50mg　口服　每日 1 次　连用 7 天

加　甲氧苄啶（TMP）　每次 80mg　口服　每日 2 次

处方 2 ■ 适用于本病咳嗽和呼吸困难时的治疗

泼尼松　每次 3～6mg　口服　每日 3 次　连用 3～5 天

沙丁胺醇（舒喘灵）　每次 1.2～2.4mg　口服　每日 3 次　连用 7 天

中医处方

处方 1 ■ 百子平咳汤：百部、莱菔子各 5～10g，葶苈子、地龙、蝉蜕、桑白皮各 5～15g，芥子、青黛（包好）各 3～5g，僵蚕、枳实各 3～9g，天竺黄 2～5g，甘草 2g；每剂加水 300ml 煎，浓缩至 60ml，分成 3～4 次温服；每日 1 剂，服 4 天为 1 疗程。能清肺化痰、止痉平咳；主治痉咳期的百日咳。以此方治疗 80 例痉咳期患者，且与单用氨苄西林另加沙丁胺醇、氯丙嗪治疗 66 例进行对照。观察结果表明，在 3 个疗程以后，痊愈者分别为 75 例和 53 例，有效者分别为 2 例和 6 例，本方总有效率可达 93.75％。

　　此病痉咳现象，常与"木火刑金"有关，故于方内宜伍用青黛，以肝火下泻；若救肺金，本方可伍用僵蚕、蝉蜕，以止痉咳。

处方 2 ■ 解痉止咳汤：紫菀、杏仁、百部、半夏各 10g，赭石 30g，橘红、蜈蚣、甘草各 3g；上药水煎 2 次，分为 3～4 次口服，每日 1 剂。痰多气逆时，可加葶苈子、枇杷叶各 6g，伴有鼻衄、目赤、咳血时，宜加白茅根 12g、侧柏叶 10g。此方能解痉、止咳、化痰；主治百日咳的痉咳期。用上方加减治疗 124 例，痊愈者 102 例，好转者 13 例，临床总有效率约 93%。

处方 3 ■ 林氏解痉汤：僵蚕、全蝎、蝉蜕、杏仁、地龙、胆南星、天竺黄各 3g，青黛（包）、甘草、黄芩、地骨皮、瓜蒌、百部各 4g；每剂水煎 2 次，分为 3～4 次口服，每日 1 剂。呕吐明显者，宜加旋覆花 3g，赭石 10g；白睛溢血、痰中带血者，应加白茅根、藕节各 6g，菊花 3g。此方能清热化痰、解痉止咳；主治百日咳痉咳期，如痰热交结证等。此方加减治疗 50 例，服药 4 天痊愈者 37 例，显效者 13 例，总治愈率为 74%，总有效率约 100%。方内僵蚕、全蝎、蝉蜕能产生良好的止痉作用；青黛能清肝火；黄芩、地骨皮能清肺热；方内杏仁、地龙、胆南星、天竺黄、瓜蒌、百部、甘草，能产生清热化痰、止咳之功效。

处方 4 ■ 顿咳止汤：桑白皮、栀子、黄芩、鱼腥草、枇杷叶（布包煎）、百部、北沙参、天冬、麦冬各 10g，生甘草 6g；上药加水 500ml，煎至 200ml，为一日用量。治疗时，每日 1 岁以内 50ml、1～2 岁 100ml、3 岁以上 200ml，分为 3～4 次口服，连服 3 剂为 1 疗程。此方能清热化痰、解痉止咳；主治小儿百日咳，如出现痉咳为主。用此方治疗 137 例，平均年龄<7 岁，均在 6 天以内痊愈。

处方 5 ■ 胆汁百部丸：鲜猪胆汁 2 份，百部 3 份，白糖 25 份；先把百部研成细粉，将白糖置入沙锅内，加热熔化；接着加入百部粉、猪胆汁，以文火煎煮 2～3min，移去火源，稍凉后制成药丸，如梧桐子大小。治疗时，1～3 岁每次 1g，4～6 岁每次 2g，每日 3 次。此方能润肺止咳；主治百日咳痉咳。煎服治疗 250 例，服药 2 周后治愈率为 95%。

注意： 此病一旦确诊，广谱抗生素应用越早越好。有时解痉镇咳药沙丁胺醇可引起肌颤、心悸、心动过速、头晕等不良反应。对咳嗽剧烈者，除进行有效化痰止咳外，有必要选用适量的镇静药，如地西泮或苯巴比妥等，地西泮静脉注射宜按每次 0.1～0.3mg/kg 计算用量，苯巴比妥钠注射可按每次 5mg/kg 计算用量。

六、 流行性腮腺炎

这是因病毒感染所致的急性腮腺炎，潜伏期为 3～7 天，以儿童和青少年更易于发病，常在冬、春两季流行。其特征是以耳下腮腺的非化脓性肿胀为主，局部以耳垂为中心，向前、向后或向下肿胀，边缘不太清楚，略有触痛；同时伴有发热、头痛、咽痛、食欲缺乏、耳下腮腺肿痛、恶心呕吐、浑身肌肉酸痛等。中医学称此病为"痄腮"、"蛤蟆瘟"、"大头瘟"等，好发生于学龄前儿童，在年长儿童还可同时伴发睾丸肿痛。中医学称此病为大头伤寒等，多因肺胃热毒、上攻头面所致。辨证论治须选用透卫清热、解毒消肿类中药。治宜选解毒软坚、消肿止痛法。若有必要，还可配合中药外敷疗法，则更有益于加快局部肿痛的消散。

西医处方

处方 1 ■ 适用于本病的抗病毒的治疗
　　　　板蓝根冲剂　每次 1 包　温开水冲服　每日 3 次
　加　10％葡萄糖液 500ml ｜
　　　利巴韦林 1.0g ｜　静滴　每日 1 次　连用 5 天
处方 2 ■ 适用于合并睾丸炎、卵巢炎的治疗
　　　　25％葡萄糖液 20ml ｜
　　　地塞米松 5～10mg ｜　静注　每日 1 次　连用 5 天
　加　板蓝根注射液　每次 2ml　肌注　每日 3 次
　加　复合维生素 B　每次 1～2 片　口服　每日 3 次

中医处方

处方 1 ■ 板蓝根汤：金银花 10～15g，大青叶、板蓝根、连翘各
　　　　　6～10g；取上药加水 600ml 略泡，先用武火煎沸后，改

文火续煎 20min，每剂水煎 2 次；取药汁 1 次口服，每日 1 剂，以连服 6 剂为宜。能透卫清热、解毒消肿；主治流行性腮腺炎，如患者有发热、头面红肿、咽喉肿痛、口渴欲饮、烦躁不安等。由此方治疗 52 例患者，均获得较为满意的疗效。

处方2 ■ 银归天贝汤：金银花 30g，当归、天花粉、浙贝母各 10g；取上药加水 600ml 同煎，先用武火煎沸，再改文火续煎 20～30min，取药汁代茶，频服即可。能解毒消肿、活血散结；主治流行性腮腺炎，例如恶寒发热、头面红肿、咽部疼痛，继之恶寒口渴、烦躁不安等。以此方加减治疗 125 例，显示痊愈者 112 例，明显好转者 13 例，总有效率几乎为 100%。

处方3 ■ 夏枯草煎茶：夏枯草 36g；取上药加水 200ml 略泡，用武火煎沸后，再用文火续煎 10min；取其药汁，代茶频饮，直到病情缓解为止。能透卫清热、解毒消肿；主治流行性腮腺炎，如有恶寒发热、头面肿胀、病情不断加重、口渴欲饮、头面胀痛等。

处方4 ■ 忍冬根蓝汤：忍冬花、板蓝根各 30g；取上药加水 600ml 同煎，先用武火煎沸后，改用文火续煎 20min，每剂水煎 2 次；取药汁 1 次服完，每日 1～2 剂。能透卫清热、解毒消肿；主治流行性腮腺炎，如有恶寒发热、头面红肿、病情不断加重、口渴欲饮、烦躁不安、头面胀痛等。

处方5 ■ 马氏验方：金银花、紫花地丁、浙贝母、炒牛蒡子、玄参各 9g，夏枯草、蒲公英、板蓝根各 12g，柴胡、薄荷、制僵蚕各 5g，升麻、蝉蜕各 3g；每剂水煎 2 次，分成 2～4 次口服，每日 1 剂。与此同时，可结合中药局部外敷疗法，取青黛 15g，加入食醋后调敷，每日 2～4 次换药。能清热疏风、解毒消肿；主治流行性腮腺炎。

处方6 ■ 黄氏解毒汤：连翘、金银花、防风、黄芩、甘草、荆芥、淡竹叶、夏枯草、大青叶各 10～13g；每剂水煎 2 次，分为 3 次口服，每日 1 剂；对 4～8 岁患儿，宜取用低剂量，

8岁以上的患儿须用高剂量治疗。能清热解毒、疏风退肿；主治流行性急性腮腺炎，用药越早，疗效越好。以此方治疗204例，全部治愈，包括煎服1剂治愈者73例，煎服2剂治愈者119例，煎服3剂治愈者11例，煎服4剂治愈者1例。

处方7 ■ 加减大柴胡汤：柴胡、黄芩、大黄各5～10g，碧玉散（包）10～15g；僵蚕、玄参各10g；上药水煎取汁，分为3次温服，每日1剂。热甚口渴者，宜加生石膏；咽红肿痛，宜加用射干。有必要时，还可结合中药局部外敷疗。能疏表清里、解毒消肿；主治流行性腮腺炎。此方治疗40例，就退热、消肿等而言，均明显优于仅用西药治疗。

注意：起病初期宜尽早试用利巴韦林治疗，儿童的每日用量可按15mg/kg加以计算，采用肌注或静滴用药的疗程不可少于5～7天。对头痛和腮腺胀痛明显的患者，方要使用镇痛药等予以对症治疗。对成年人腮腺炎合并睾丸炎的患者，也可结合使用干扰素治疗，此药将有益于迅速减轻腮腺炎和睾丸炎的临床症状；对重症病例或合并脑膜炎或心肌炎的患者，应给予地塞米松每日5～10mg静滴，对高热或昏迷病人，应注重采用物理降温和静脉输液，必要时可酌情给予适量氢化可的松静滴；针对脑水肿和呼吸衰竭的病例，必须尽早采取快速静滴20％甘露醇予以脱水。此外，仍有一部分患者可在临床症状被控制之后出现程度不同的复发；于是，则要求在实施上述治疗过程中的每一步骤及环节上均应同期采用抗复发的防治措施。

七、 猩红热

这是由A组乙型溶血性链球菌引起的急性呼吸道传染病，传染源是患者或带菌者，经由呼吸道、皮肤伤口感染。患者通常表现为发热、咽峡炎、全身散在性鲜红色皮疹，以及皮疹消退后出现脱屑；此外，还有少数患者产生变态反应性心、肾、关节的并发症。此病早期作出诊断，要采取隔离治疗，并且进一步加强控制感染的处理，旨在缩短病程和降低患者的重大并发症。

西医处方

处方1 ■ 适用于一般的对症治疗

　　　　维生素 C　每次 200mg　口服　每日 3 次

　加　复合维生素 B　每次 1～2 片　口服　每日 2 次

　或　多维元素片（金施尔康）　每次 2 粒　口服　每日 1～2 次

处方2 ■ 适用于本病的抗感染治疗

　　　　青霉素钠　每次 120 万 U　肌注　每日 2 次　用前皮试

　或　青霉素钠 360 万 U ｜
　5％葡萄糖液 500ml ｜ 静滴　每日 2 次　用前皮试

处方3 ■ 适用于因为存在青霉素过敏时的治疗

　　　　罗红霉素　每次 150mg　餐前口服　每日 3 次

　或　头孢唑林（先锋霉素 V）3.0g ｜ 静脉滴注　每日 2 次
　5％葡萄糖液 500ml ｜ 用前皮试

注意： 此病需治疗 6～10 天后再解除隔离。使用青霉素治疗的效果比较明显，应当将此药作为控制溶血性链球菌感染的首选，如果患者出现中毒型或脓毒症的改变，还可以把青霉素的用量进一步加大至每日 400 万～600 万 U。倘若患者出现青霉素过敏或耐药性，也可改换使用其他抗生素抑或采取多种抗生素联合应用，旨在于加大控制急性乙型溶血性链球菌感染的力度，以及减轻该病有可能伴发心、肾和关节等组织器官的损害。临床中可以替代青霉素试用的抗生素有螺旋霉素、林可霉素、阿莫西林、第 1 或 2 代头孢菌素类抗生素制剂。

八、流行性脑脊髓膜炎

　　这是由脑膜炎双球菌感染引起的一种起病急、有全身散在出血点或瘀斑的急性化脓性脑膜与脊髓膜的炎症，须及时采用大量有效抗生素治疗，以防病情恶化成为暴发型流脑。中医学认为此病由经脉痹阻所致，治疗要以除痹通络为主，并按瘀血内阻型、湿热风蕴型、寒湿痹阻型等分证论治。

西医处方

处方1 ■ 适用于本病的主要抗感染治疗

　　　　磺胺嘧啶　每次 1.6g　口服　每日 2 次

　或　复方磺胺甲噁唑　每次 2～4 片　口服　每日 2 次

　加　青霉素钠 480 万 U
　　　10％葡萄糖液 500ml ｜ 静滴　每日 2 次　用前皮试

　接　5％碳酸氢钠 250ml　静脉滴注　必要时

　或　氯霉素 1.5g
　　　10％葡萄糖液 500ml ｜ 静脉滴注　每日 2 次

　　　头孢噻肟　每次 2g　口服　每日 2 次

　或　头孢曲松　每次 2g　口服　每日 2 次

处方2 ■ 适用于重症或暴发型患者的治疗

　　　　右旋糖酐 40　每次 1000ml　静滴　每日 1～2 次

　接　氢化可的松 100～200mg
　　　25％葡萄糖液 40ml ｜ 静脉注射　每日 1～3 次

　接　山莨菪碱（654-2）20～40mg
　　　5％葡萄糖盐水 500～1000ml ｜ 静脉滴注　每日 2 次

处方3 ■ 适用于本病的支持疗法

　　　　复合维生素 B　每次 2 片　口服　每日 3 次

　加　维生素 C　每次 0.2g　口服　每日 3 次

　加　10％氯化钾合剂　每次 10ml　口服　每日 3 次

中医处方

处方1 ■ 石龙知白汤：生石膏 120g，龙胆、知母、甘草各 30g，白茅根、大青叶、玄参、生地黄、忍冬花、蒲公英各 60g；取上药加清水 400ml，煎至 1000ml；治疗时成人每次

100ml 口服，间隔 4h 服药 1 次；小儿须酌情减量。出现咯血、鼻出血时，宜加水牛角；发生神昏、谵语、高热时，可选加紫血丹、安宫牛黄丸或至宝丹；发生抽搐时，可加用钩藤、全蝎、地龙；呕吐明显时，可加用藿香、竹茹。能清热解毒、清热凉血；主治急性流行性脑炎，如有壮热口渴、头痛、烦躁不安、肌肤发斑、吐血或衄血等。方内龙胆、大青叶、生石膏、知母、忍冬花、蒲公英具有抑杀脑膜炎双球菌等多种微生物的作用；方内生石膏、知母还具有退热、镇静的功效。

处方 2 ■ 栀子豉汤：栀子、香豆豉各 10g；取上药加水 400ml 略泡，先用武火煎沸后，改为文火续煎 30min，每剂水煎 2次；取药汁 1 次口服，每日 1 剂，连服 6～8 剂。能解表透邪、清宣郁热；主治邪在气分型，如表现身热、心烦、坐卧不宁、舌苔微黄、脉数等。

处方 3 ■ 黄连阿胶汤：黄连、黄芩各 6g，白芍、阿胶各 8g；鸡蛋黄 2 个，先取前三味加水 600ml 同煎，用武火煎沸，后用改文火续煎 30min，加入阿胶烊尽，再加上鸡蛋黄搅匀，随后滤出药汁 1 次服完，每日 1 剂。能育阴清热、润燥生津；主治热灼真阴型流行性脑炎，如有身热不甚、久留不退、心躁不卧、手足心热等。以上方加减治疗 16例，均已获得满意的疗效。

处方 4 ■ 玉女煎加减方：生石膏 100g，知母、玄参各 10g，生地黄、麦冬、细生地黄各 18g；首取上药加水 600ml，用武火煎沸后，再改用文火续煎 30min，每剂水煎 2 次；取其药汁 1 次服下；每日 1 剂。能清营解毒、透热外达；主治邪入营血型流行性脑炎，如患者有壮热口渴、头痛、烦躁不安、肌肤发斑、吐血或衄血等。

处方 5 ■ 参麦散：人参 10g，麦冬 9g，五味子 5g；取上药加水600ml 同煎，先用武火煎沸后，再用文火续煎 30min，每剂水煎 2 次；取其药汁 1 次口服；每日 1 剂。能清心开窍、开闭固脱；主治血入心包型流行性脑炎，如发热、神昏谵语或昏聩不语、躁动不安、手足厥冷、大便闭等证。以此方治疗 60 例，痊愈者 31 例、显效者 12 例、好转者 11 例，总有效率约为 90％。

注意： 此病确诊后一定要采取隔离治疗，直到患者临床症状完全消失后为止；并且对所有可疑和发生密切接触的人群给予磺胺类药物口服 5～7 天。

九、 活动性肺结核

这是由结核杆菌所引起的一种呼吸系统的慢性传染病，该病普遍人群易感，主要表现有长期低热、倦怠、疲劳无力、食欲缺乏、晚间盗汗、月经不调等全身中毒症状。急性播散型肺结核可突发出现高热不退，可呈现弛张热，伴有畏寒、呼吸急促、咳嗽、咳痰等，一旦发生空洞形成，出现咳痰量明显增加以及咯血等。中医学称本病为虚劳、骨蒸、传尸、痨瘵等，通常分为阴虚型、气阴两虚型等。

西医处方

处方 1 ■ 适用于初治型，病灶小、痰培养阴性的治疗

　　　异烟肼　每次 300mg　口服　每日 1 次

　加　利福平　每次 600mg　口服　每日 1 次

　加　乙胺丁醇　每次 750mg　口服　每日 1 次

　或　异烟肼　每次 300mg　口服　每日 1 次

　或　对氨基水杨酸（PAS）　每次 2.0g　口服　每日 1 次

　或　链霉素　每次 0.5g　肌内注射　每日 2 次

处方 2 ■ 适用于初治型，病灶大、痰培养阳性的治疗

　　　异烟肼　每次 300mg　口服　每日 1 次

　加　链霉素　每次 0.5g　肌内注射　每日 2 次 用前皮试

　加　利福平　每次 600mg　口服　每日 1 次

　加　吡嗪酰胺　每次 500mg　口服　每日 3 次

处方3 ■ 适用于复治型，调整后的 12 个月治疗方法

异烟肼　每次 300mg　口服　每日 1 次

加　利福平　每次 600mg　口服　每日 1 次

加　乙胺丁醇　每次 750mg　口服　每日 1 次

加　吡嗪酰胺片　每次 250mg　口服　每日 1 次

中医处方

处方1 ■ 结核灵：壁虎粉 500g，百部、白及、百合各 100g，川贝母 50g；先取壁虎焙干，与百部、白及、百合等共研细末，混匀后装入口服胶囊；治疗时，成人每次 3～4 粒，每日 3 次。能养肺生津、抗痨杀虫；主治阴虚型活动性肺结核，有干咳、少痰、痰中带血、口燥咽干、五心烦热、潮热颧红、骨蒸盗汗等。以此加减治疗 50 例，结果证明有 49 例显效，其中 41 例被彻底治愈。

处方2 ■ 复方白及散：生百部、煅牡蛎、白及，须按 1：2：3 的比例进行配伍；取药后，随即将三味研成细粉，每次 4g 温开水送服，每日 3 次。能养阴润肺、杀虫抗痨；主治阴虚型肺结核，如干咳少痰、咯血或痰内带血、潮热颧红、虚烦不宁等。

处方3 ■ 黄蛤丸：黄连 19g，蛤蚧 13g，白及 40g，百部 200g，枯矾 8g；取上药共研细末，水泛成丸；治疗时，成人每次 10g 口服，每日 3 次。能扶正补虚、抗痨杀虫；主治气阴两虚型肺结核，表现干咳、痰少、不易咯出、痰中带血、气短胸闷、口燥舌干、手足心热等。

处方4 ■ 葎草合剂：葎草 1500g，百部、夏枯草、白及各 500g，食糖 2000g；将上药加水 9000ml，经由蒸馏，浓缩至 5000ml 后备用。治疗时，成人每次 25ml 口服，每日 2～3 次。能抗痨杀虫、养肺生津；主治阴虚型肺结核，如有干咳少痰、咯血、痰中带血、口燥咽干、五心烦热、潮热颧红、骨蒸盗汗等。

注意：在整个化学治疗过程中，必须遵守"早期、联合、规律、全

程"的治疗原则。

十、急性病毒性肝炎

此病是由肝炎病毒引起的常见的消化系统疾病，其传染性强、传播途径复杂、流行面广、发病率高，通常可分为急性黄疸型和急性无黄疸型。根据被感染肝炎的病毒不同，分成甲型、乙型、丙型、丁型、戊型5种。甲型病毒性肝炎起病较急，其中大部分病例可产生黄疸；乙型、丁型、丙型病毒性肝炎是经由与患者血清接触而发生传播和感染，从而产生严重的肝细胞损害和显著肝功能障碍，主要表现为食欲下降、恶心、呕吐、疲乏无力、关节酸痛等，检测表面抗原阳性和血清转氨酶升高。急性黄疸型肝炎，中医学称为阳黄，多因"湿热蕴结、胆汁外溢"所致。急性无黄疸型肝炎，尽管尚无胆汁外溢现象，但可因"湿热"所致，二者均属于湿热蕴结之证。慢性病毒性肝炎，中医学称为肝郁、胁痛、癥积等，患者肝气郁滞、湿热困脾或肝阴亏损。宜采取清热利湿、芳香化浊、疏肝解郁、健脾和中、活血化瘀、养血柔肝、滋养肝肾、清热解毒等治疗。

西医处方

处方1 ■ 适用一般病例的保肝治疗

　　　　维生素C　每次0.2g　口服　每日3次　连用2个月

　加　维生素K₄　每次8mg　口服　每日3次

　加　维生素E　每次0.1g　口服　每日1次

　加　复方益肝灵　每次2片　口服　每日3次　连用2个月

　或　5%葡萄糖盐水250ml｜
　　　甘草酸二铵30ml　　｜静滴　每日2次　共用1个月

处方2 ■ 适用于出现黄疸时的治疗

　　　　10%葡萄糖250ml　｜
　　　　茵栀黄30ml　　　 ｜静滴　每日1次　共用1个月

接　10％葡萄糖 250ml
　　门冬氨钾镁 30ml ┃ 静滴　每日 1 次　共用 1 个月

或　10％葡萄糖 250ml
　　还原型谷胱甘肽 1.2g ┃ 静滴　每日 1 次　共用 1 个月

处方 3 ■ 适用于急性丙型肝炎的治疗

　　干扰素　每次 300 万 U　肌注　每日 1 次　共用 8 个月

加　维生素 C 2.0g
　　10％葡萄糖 250ml ┃ 静脉滴注　每日 2 次

中医处方

处方 1 ■ 藿朴夏苓柴陈丹草汤：藿香、厚朴、姜半夏、茯苓各
10g，柴胡、茵陈、丹参、车前草、白花蛇舌草各 15g，
大黄 6g；先取上药加水 300ml 浸泡 20min，用武火煎沸，
再改用文火续煎 30min，取药汁 1 次服完；每日 1 剂，
宜连服 6～8 剂。能清热利湿、解毒退黄；主治湿热并重
型急性甲型肝炎，如身目黄染、小便黄赤、右季部胀痛、
脘痞纳呆、肢倦乏力、恶心口苦、大便不爽或干或溏、
舌苔黄腻、脉弦滑或濡数。方内茵陈具有清热、利湿、
退黄的功效；大黄可泻实清热，与茵陈同用，能使退黄
作用增加；藿香、厚朴、半夏具有芳香化浊、除湿化痰、
宽中降逆的功效；柴胡能疏肝，丹参可行血，利于清除
患者血分之热，起到保肝利胆的作用。

处方 2 ■ 芳化愈肝汤：茵陈 40g，薏苡仁 20g，茯苓 15g，厚朴、
半夏、杏仁各 10g，白豆蔻 6g；取上药加水 400ml 浸泡
20min 后，先用武火煎沸，再改为文火续煎 30min，每剂
水煎 2 次；1 次服完，每日 1 剂，连服 6～8 剂。当热重
于湿，宜加用龙胆、黄连、滑石；如湿重于热，须加用
藿香、佩兰、车前子；恶心呕吐明显时，宜加用竹茹、
砂仁；胁痛明显时，可加延胡索、丝瓜络、青皮、白术、
沙参、麦冬等。能清热利湿、行气化浊；主治急性病毒
性黄疸型肝炎。三仁汤基础加减，具有宣通气机、清利

湿热的功效。经治 72 例患者，有 64 例已被治愈。

处方 3 ■ 三草汤：白花蛇舌草 312g，夏枯草 312g，甘草 156g；将以上中药制成糖浆 500ml。治疗时成人用量每次 25ml，每天 2 次口服，连服 28 天为 1 疗程。能清热利湿、清肝散结；主治急性病毒性黄疸型肝炎。已治疗急性黄疸型肝炎 72 例，其治愈率为 63％；检测转氨酶（ALT）的平均恢复时间为 21.5 天。因此认为，此方具有保肝作用，可抑制因四氯化碳而引起的转氨酶（ALT）升高，以及发挥显著的利胆作用。

处方 4 ■ 青矾散：青黛（水飞，去灰净）1 份，明矾 6 份。共研细末为散，装入口服胶囊；治疗时，成人每次 1g，温开水送服，每日 3 次。能泻肝退黄；主治急性黄疸型肝炎。本方治疗 1000 例急性黄疸型肝炎，其临床疗效令人十分满意，平均治疗时间仅为 25 天，黄疸指数和尿三胆（尿胆原、尿胆红素、尿胆素检验）恢复至正常的平均时间为 14 天。

处方 5 ■ 鸡骨草汤：鸡骨草 30g，板蓝根、茵陈各 45g，红糖 50g；取上药加水 600ml 略泡，先用武火煎沸后，再改文火续煎 30min，取药汁 1 次口服；每剂水煎 2 次，每日 1 剂。能清利湿热、解毒退黄；主治急性黄疸型肝炎。以本方加减治疗 150 例，共治愈率可达 93％。此方味微苦，性凉，归肝、胃经，具有清热利湿的功效，宜治急性传染性肝炎。

处方 6 ■ 三金清肝汤：金钱草、金荞麦各 30g，郁金 12g；取上药加水 500ml 浸泡 20min，先用武火煎沸后，再改文火续煎 30min，取其药汁 1 次口服；每剂水煎 2 次，分早、晚 2 次口服，每日 1 剂；患者病情较重时，可每日煎服 2 剂，以连用 3 个月为宜。能清热化湿、疏肝利胆；主治急性病毒性肝炎。

处方 7 ■ 茵陈汤：茵陈 50g，生大黄粉（后下）50g，栀子 30g；取上药加水 500ml 略泡，先用武火煎沸后，再改文火续煎

30min，取其药汁1次口服；每剂水煎2次，分早、晚各1次口服，每日1～2剂。能通腑泄热、化湿解毒；宜治急性重症病毒性肝炎。

处方8 ■ 虎杖汤：虎杖、板蓝根、茵陈、蒲公英各30g，陈皮10g；取上药加水200ml同煎，先用武火煎沸后，再改文火续煎10min，取其药汁，分早、晚2次口服，小儿用量酌减，连服30天为1疗程。能清热利湿、利胆退黄；主治急性病毒性肝炎，如患者身热、面目俱黄、坐卧不宁、舌苔黄腻、脉数。以本方治疗1703例，治愈者1623例，好转者80例，平均治愈天数为28天，总有效率可达100%。

处方9 ■ 益肝散：青黛4g，甜瓜蒂2g，冰片1g；先将甜瓜蒂焙干研末，与青黛、冰片混合成散。患者黄疸明显时，宜加茵陈末0.5g；伴有肝痛时，宜加木香末0.5g。治疗前，预先准备好口径3cm、深度1cm的干净圆形容器并高压消毒备用。把益肝散1g、黄芥子干粉2g、陈醋适量，调成泥状，放入容器内，倒扣在上臂三角肌下缘皮肤上（臂臑穴），以绷带固定；每间隔2～3周换药1次，但须防止局部灼伤。能解毒退黄；主治HBsAg阳性的慢性乙型肝炎。单用本法治疗38例，可使16例患者可转为阴性，其转阴率约42%。现代医学研究证明，瓜蒂散吹鼻有益于增强人体的细胞免疫功能、激活T细胞、提升淋巴细胞转化率，故而加速肝功能的恢复。

处方10 ■ 益气活血方：黄芪、丹参、赤芍、生山楂各30g，大黄15g。小儿药量酌减。取上药加水500ml略泡，先用武火煎沸后，再改文火续煎30min，取药汁1次口服；每剂水煎2次，每日1剂，连用30天为1疗程。能益气活血；主治气虚血瘀型慢性病毒性肝炎，如纳差、乏力、腹胀、肝脾肿大、肝区不适等。以此方治疗慢性病毒性肝炎84例，临床症状可在3周内改善，HBeAg阴转率为 46%，HBV-DNA 阴转率为 63%。黄芪、茯苓、丹参可补气养血、固本扶正，赤芍可以凉血活血、祛瘀生新，生山楂能消食、软坚，大黄可产生通腑攻下、活血破瘀的功效。

处方 11 ■ 扶正清毒活血汤：黄芪 24g，灵芝、丹参各 20g，重楼、贯众、夏枯草、半边莲、五味子、露蜂房各 15g，乌梅 10g；加水 1000ml 煎至 300ml，每日早、晚各服 150ml，每日 1 剂，连服 3 个月为 1 疗程。舌苔厚腻、胁脘胀闷时，宜加用藿香、佩兰；胁痛尤甚时，宜加用川楝子、延胡索、白茅根；黄疸明显时，须加郁金、栀子等。能补气护肝、清热解毒、活血化瘀；主治慢性乙型病毒性肝炎。用此方治疗 52 例，显效者 18 例，总有效率为 34.6%；血清谷丙转氨酶（ALT）、谷草转氨酶（AST）转复率分别为 86%、90%；HBeAg、HBV-DNA 的转阴率分别为 48%、51%。

处方 12 ■ 加味一贯煎：沙参 15g，枸杞子、白芍各 12g，麦冬、郁金、当归、川楝子、生地黄各 10g；取上药加水 300ml 浸泡 20min，用武火煎沸后，改为文火续煎 30min，每剂水煎 2 次；滤其药汁 1 次口服，每日 1 剂。兼有瘀阻时，须加用丹参、鳖甲，以软坚化瘀。但患者湿热内盛时，须禁服此方。能滋阴柔肝、疏肝达郁；主治肝肾阴虚型慢性肝炎，如头昏、两肋隐痛、面色黧黑或不泽、口干而渴、大便秘结、睡眠较差，舌赤或暗红、苔薄黄、脉弦细或数。治疗 234 例阴虚型，包括慢性肝炎 183 例、迁延性肝炎 12 例，总有效率大约为 91%。

处方 13 ■ 疏肝健脾汤：党参、茯苓各 20g，白芍、郁金各 10g，当归、麦芽各 15g，板蓝根、垂盆草各 30g，柴胡 8g，甘草 6g。加水 600ml 缓煎，每剂水煎 2 次，混合后分 2 次口服，每日 1 剂，连服 1 个月为 1 疗程。脾虚湿困时，宜加用半夏、薏苡仁；若伴气滞血瘀，宜加丹参、泽兰、桃仁、红花、牡丹皮等。能健脾和胃、疏肝活血、利湿清热；主治肝郁脾虚型慢性乙型肝炎，如出现脘腹痞满、舌苔厚腻等。以此方治疗 48 例，显效者 25 例，有效者 21 例。方中麦芽具有保肝作用，适用于肝郁脾虚型肝炎的治疗。

注意： 本病可选用的保肝药物甚多，如复合维生素、肌苷、齐墩果酸片、肝炎灵注射液、茵栀黄注射液、强力宁注射液等。但对于每一种保肝药物的选择均需要慎重。倘若选用过多或不当，则适得其反，既增加肝脏负担，又不利于患者的恢复。为避免急性甲型病毒性肝炎的传播和流行，应给密切接触者和儿童注射丙种球蛋白或注射乙型肝炎免疫球蛋白加以预防。

十一、 慢性病毒性肝炎

此病多因乙型、丁型、丙型肝炎病毒感染所致，并分为慢性迁延性和慢性活动性，系指从发病开始持续 6～12 个月以上未治愈者。患者主要表现疲乏无力、食欲缺乏、厌油、腹胀、肝区隐痛、肝脾肿大、肝病面容、肝掌、蜘蛛痣，或同时伴有肝外器官损害的临床症状；此外，本病可有大部分病例于病变晚期发生肝硬化或肝细胞癌。

西医处方

处方 1 ■ 适用于一般病例的保肝治疗

| 生理盐水 100ml | 静脉注射 每日 1 次 |
| 黄芪注射液 20ml | |

加 | 生理盐水 100ml | 静滴 每日 1 次 连用 2 个月 |
| 小牛胸腺肽 400mg | |

或 联苯双酯 每次 6 粒 口服 每日 3 次

或 葡醛内酯（肝泰乐） 每次 0.2g 口服 每日 3 次

加 | 10％葡萄糖液 500ml | 缓慢静滴 每日 1 次 |
| 门冬酸钾镁 100ml | |

处方2 ■ 适用于抗病毒和干扰素治疗

拉米夫定（贺普丁）每次100mg 肌注 每日1次 共用12个月

干扰素 每次300万U 肌注 每日1次 共用8个月

注意：劝导患者保持乐观的人生态度、树立战胜疾病的信心，并做到劳逸结合，增加休息，禁烟酒，选择清淡饮食，摄入新鲜、易消化、富含蛋白和维生素的食物；杜绝使用四环素类、氯丙嗪、异烟肼、利福平、水杨酸类、硫酸亚铁、对乙酰氨基酚、放线菌素D等药物。

十二、急性重型肝炎

本病又称为暴发性肝炎、亚急性肝坏死、急性肝萎缩等。一旦发病十分紧急，常在头10天以内使肝坏死不断恶化而病情迅速加重，出现极度疲乏无力、突然呕血、脑水肿、昏迷、昏睡、腹水、急性肾功能衰竭，随后不久即可死亡；也可在发病第14天前即可产生肝萎缩、黄疸明显加深、合并重度感染、肝肾综合征等，血液总胆红素明显升高，达 $171\mu mol/L$ 以上。对此，须密切关注病情的发展，加强支持性治疗，以维持水、电解质和酸碱平衡，静输充足的葡萄糖液、新鲜血浆或白蛋白等。

西医处方

处方1 ■ 常用于本病基础的保肝治疗

牛胸腺肽 400mg
生理盐水 100ml ｜ 静滴 每日1次 连用2个月

接 前列腺素 E_1（凯时）20μg
10％葡萄糖液 100ml ｜ 静脉滴注 每日1次

加 新鲜血浆 每次200ml 静脉滴注 隔日1次

或 20％白蛋白 每次50ml 静脉滴注 每周2次

或 甘草酸二胺 150mg
5%葡萄糖盐水 250ml ｜ 静脉滴注　每日1次

加 联苯双酯　每次6粒　口服　每日3次

处方2 ■ 适用于合并有肝性脑病时的治疗

乳果糖　每次10~20ml　每日3次　连用1个月

或 复方氨基酸（肝安，肝醒）　每次250ml　静滴　每日
1次

加 醋谷胺　每次0.3~0.6mg　肌注　每日1次

或 10%葡萄糖液 500ml
谷氨酸钠 23g ｜ 静脉滴注　每日1次

或 10%葡萄糖液 500ml
精氨酸 20g ｜ 静脉滴注　每日1次

加 10%葡萄糖 500ml
左旋多巴 100~150g ｜ 静脉滴注　每日1次

处方3 ■ 适用于合并有出血倾向时的治疗

生理盐水 20ml
酚磺乙胺（止血敏）2.0g ｜ 静注　每日2次

或 氨基乙酸 4.0g
生理盐水 20ml ｜ 静脉注射　每日2次　连用2周

加 生理盐水 20ml
雷莫替丁 20mg ｜ 静脉注射　每日2次　连用2周

或 生理盐水 20ml
法莫替丁 20mg ｜ 静脉注射　每日2次　连用2周

处方4 ■ 适用于伴有胃与食管下段出血时的治疗

生理盐水 20ml
酚磺乙胺（止血敏）2.0g ｜ 静注　每日1~2次

续 生理盐水 20ml
奥美拉唑（洛赛克）40mg ｜ 静脉注射　每日1~2次

或 生理盐水 20ml
奥曲肽（善得定）0.1ml ｜ 静脉注射　必要时

或 10%葡萄糖液 250ml

处方5 ■ 适用于促进肝细胞再生时的治疗

10%葡萄糖液 250ml
普通胰岛素 10U ｜ 静滴　每日 1 次　连用 2 周
胰高血糖素 1mg

或　10%葡萄糖液 500ml
促肝细胞生长素 200mg ｜ 静滴　每日 1 次

处方6 ■ 适用于肝肾综合征病例的防治

　　螺内酯（安体舒通）　每次 40mg　口服　每日 3 次
加　氢氯噻嗪（双氢克尿噻）　每次 25mg　口服　每日 1 次
或　呋塞米（速尿）　每次 20mg　静脉注射　每日 1 次
加　10%葡萄糖液 250ml
　　酚妥拉明（立其丁）10mg ｜ 静滴　每日 1 次

处方7 ■ 适用于需要控制感染时的治疗

　　氧氟沙星　每次 0.2g　口服　每日 3 次
加　生理盐水 20ml
　　头孢呋辛（西力欣）1.5g ｜ 静注　每日 2 次　用前皮试
或　生理盐水 20ml
　　头孢曲松（罗氏芬）2.0g ｜ 静注　每日 1 次　用前皮试
或　生理盐水 20ml
　　头孢他啶（复达欣）2.0g ｜ 静注　每日 2 次　用前皮试

注意：倘若出现严重急性黄疸性肝炎，应予紧急输注新鲜血浆和（或）血浆白蛋白，必要时应当配合实施免疫调节治疗。给予甘草酸二胺静滴，意在减轻肝细胞变性坏死、抑制纤维化形成、促进肝功能恢复；还可酌情应用糖皮质激素，如地塞米松每次 20mg，静脉滴注，每日 1 次。

十三、细菌性痢疾

　　此病可简称"菌痢"，系由痢疾杆菌引起的一种普通肠道传染病，多发生在每年的夏秋两季，通过患者、非典型患者、带菌者感染，经由生活接触、水源、食物、苍蝇等传播。轻症患者表现为腹痛、腹泻、里急后重、排黏液脓血便；重型患者可同时伴有高热和严重全身毒血症状；极重患者也可产生感染性休克和（或）中毒性脑病等，表现为高热、惊厥、昏迷、昏睡、面色苍白、四肢发冷、心率加快、脑水肿甚至脑疝等，若救治不当仍可能导致死亡。中医学称此病为"痢疾"，主因外感湿热疫毒、内伤饮食生冷所致，通常分为湿热痢、疫毒痢、寒湿痢、虚寒痢和休息痢，治宜"清肠化湿"及"健脾和中"。

西医处方

处方 1 ■ 适用于一般病例的抗感染治疗

小檗碱（黄连素） 每次 0.4g 口服 每日 4 次 连用 5 天

加 诺氟沙星 每次 0.3g 口服 每日 4 次 连用 5 天

或 环丙沙星 每次 0.2g 静脉滴注 每日 2 次 连用 5 天

或 复方磺胺甲噁唑 每次 2 片 口服 每日 2 次

或 庆大霉素 每次 16 万 U 口服 每日 2 次

处方 2 ■ 适用于中毒性菌痢的治疗

10％葡萄糖液 500ml
环丙沙星 0.2g ｜ 静脉滴注 每日 2 次

加 5％碳酸氢钠 每次 250ml 静脉滴注 每日 2 次

加 10％葡萄糖液 40ml ｜ 静脉注射 立即 必要时重
山莨菪碱（654-2）15mg ｜ 复用

加 氢化可的松 200mg 静脉注射 立即

处方 3 ■ 适用于本病降温、抗惊厥的治疗

氯丙嗪 每次 25～50mg 肌注或静滴 每日 3 次

或 异丙嗪 每次 25～100mg 肌注或静滴 每日 3 次

处方 4 ■ 适用于中毒性脑炎或脑水肿时的治疗

20％甘露醇 每次 200ml 快速静滴 每 6h 1 次

或 50％葡萄糖液 每次 40ml 静脉注射 每日 3 次

加 右旋糖酐 40 每次 500ml 缓慢静滴 每日 2 次

中医处方

处方1 ■ 蓼苋地锦汤：水蓼 15g，马齿苋 30g，地锦草 20g。上药均取全草，晒干，加水 500ml 同煎，每剂水煎 2 次，每日上、下午分服，每日 1 剂即可。病情甚重时，每日增服 1～2 剂。能清热、利湿、解毒；主治急性细菌性痢疾。现代医学研究，已证实此方具有抑杀痢疾杆菌的作用。因水蓼和马齿苋可促进子宫收缩，故禁用于妊娠期妇女。

处方2 ■ 加味白头翁汤：白头翁 20g，葛根、槟榔各 15g，秦皮、芍药、黄柏、黄芩各 10g，黄连、木香、甘草各 5g；取上药水煎 2 次，混合后，每日上、下午两次分服，每日 1 剂。里急后重明显者，宜加用大黄、枳壳、厚朴；出现恶寒发热、头痛时，须加用荆芥、金银花、连翘等。能清热解毒、行气止痛；主治急性细菌性痢疾。以此方加减治疗 250 例，治愈者 245 例。

处方3 ■ 柏马汤：黄柏 100g，鲜马齿苋 200g，陈皮、大蒜各 50g；取上药加水 800ml 同煎，浓缩至 600ml；治疗时每次取 100ml 口服，每日 3 次。能清热解毒、宽肠止痢；主治湿热风蕴型细菌性痢疾。以此方治疗 73 例患者，多于煎服 2～4 剂后即可治愈，总有效率可达 95%。

处方4 ■ 香参汤：木香、山楂各 15g，苦参 30g，地榆 20g；取上药加水 600ml 同煎，先用武火煎沸后，改用文火续煎 20min，滤其药汁分为 2 次口服，以姜汤送服为佳，每日 1～2 剂。能清肠化湿，行气活血；主治湿热内蕴型痢疾，已治疗 40 例，大约 90% 以上可在服药 2～4 天治愈。

处方5 ■ 清肠饮：葛根、黄芩各 10g，黄连、广木香各 6g，白芍、藿香、焦槟榔各 10g，车前草 15g，炮姜 1.5g，生甘草 6g。每剂加水 600ml 煎煮 2 次，浓缩至 150ml，瓶装密封、冷藏备用。每次温服 50ml，每日 4 次，连服 7 天为 1 疗程。服药当日若体温不降，宜加复方柴胡注射液肌注一次；若腹痛加重、热势较盛、舌苔黄厚时，须加大黄以通腑泄热；若患者赤痢多血，宜可加用生地榆、金银花炭等。能疏肌达表、清热化湿、行气导滞；主治湿热型的急性细菌性痢疾，如伴有高热，体湿上升至 39℃ 以上者。经上方加减治疗 163 例，治愈者 129 例，约占 79%，好转者 21 例，约占 13%，总有效率可达 92%。此方加入木香、槟榔，还能行气导滞。

处方 6 ■ 香参丸：苦参 1200g，广木香 600g，生甘草 150g。取上药共研细末，水泛为丸；治疗时每次 6.5g 口服，每日口服 3 次。能清热解毒、燥湿行气；主治急性细菌性痢疾。经此方治疗 86 例，显示口服 4 剂后痊愈者 79 例，治愈率大致为 92%。现代医学研究已证明苦参对痢疾杆菌、大肠杆菌、变形杆菌、乙型链球菌及金黄色葡萄球菌具有显著的抑菌作用。

处方 7 ■ 泻痢合剂：地锦草、凤尾草各 60g。水煎滤汁，分早、晚 2 次口服，每日 2～3 次。能清热利湿、解毒凉血；主治湿热型细菌性痢疾或肠炎。用此方治疗 75 例，均能达到较满意的疗效，退热时间平均为 2.1 天；患者腹泻、里急后重、粪常规恢复正常的时间分别为 3.6 天、3.15 天和 2.17 天。但须忌用于脾胃虚寒或妊娠期。现代医学研究，已表明在 1∶8 的浓度下就能抑菌大肠杆菌、宋氏杆菌、福氏杆菌、铜绿假单胞菌及金黄色葡萄球菌。

处方 8 ■ 二白苦艾汤：白头翁、苦参各 100g，白芍 60g，艾叶 30g；将上药洗净，先用蒸馏水浸泡一夜，首次用武火煎 30min，滤出药汁；随即加入适量冷水，以文火煎 40～60min，滤汁后予以混合，续用文火煎至 250ml；再加入 1% 苯甲酸钠 0.2ml，然后放置 12h，密封后备用。治疗时，成人每次口服 50ml，儿童每次口服 2ml/kg，每日 2 次。此药也可选择高位保留灌肠治疗，连用 3～4 天。能清热解毒、缓急止痛；主治急性细菌性痢疾。以此方治疗急性菌痢 150 例，痊愈者 130 例，好转者 15 例，平均治愈天数为 3.1 天。

处方 9 ■ 附子厚朴汤：制附子 8g（先煎 1h），厚朴、木香各 30g，黑地榆 20g，白术、枳实、藿香各 10g，白头翁 9g，生姜 6g；水煎 3 次取汁，分为 2 次口服，每日 1 剂，连服 7 天为 1 疗程。呕吐明显者，宜加用半夏；发热明显时，宜去附子、黑姜，另加葛根、黄芩；伴有气虚时，可加用党参、黄芪等。能温脾化湿、清热解毒、行气导滞；主治寒热错杂型细菌性痢疾。以此方治疗 140 例，多为曾用西药治疗 1 周而无效者，痊愈者 115 例，好转 25 例，平均服药时间为 3～8 天。

处方 10 ■ 四君芍药汤：党参、炒白术、茯苓各 15g，甘草 9g，炒白芍、秦皮、黄芩、诃子各 12g，黄连、当归、木香各 9g。每剂水煎 2 次，口服，每日 1 剂。能健脾补气、清热燥湿、和血行气；主治脾虚湿热阻滞型慢性菌痢。用此方加减治疗 56 例，53 例治愈，3 例好转，总有效率可达 100%。

注意：菌痢杆菌极容易产生耐药性，在选择抗生素时，应该结合当地菌株感染后药物敏感的状况，进一步选择或调整更为理想的抗生素治疗。倘若病情严重，应注重处理患者的全身中毒症、重度脱水和休克等。

十四、阿米巴痢疾

这是由溶组织阿米巴原虫引起的肠道疾病，以腹痛、腹泻、大便呈暗红色果酱样为主要特征，反复发病，镜检可发现阿米巴滋养体或囊包。病情轻重不一，一般可有发热、腹痛、腹泻，每日数次至数十次大便，粪质较多，有血性黏液，伴腥臭。少数暴发型阿米巴痢疾，患者突发高热，大便在十余次或以上，仍可发生脱水、酸中毒或周围循环衰竭，容易继发肠出血或肠穿孔。慢性阿米巴痢疾，长期迁延不愈，多伴贫血、肝肿大。此病属中医学"痢疾"的范畴。主因湿热侵袭肠道，以致气滞血瘀，从而产生脓血便。治疗应以清利湿热、解毒杀虫为主，选择益气养血、健脾补肾的中药。

西医处方

处方1 ■ 适用于阿米巴滋养体的直接杀灭治疗
　　　　甲硝唑（灭滴灵）　每次0.4g　口服　每日3次
　或　替哨唑　每次2.0g　口服　每日1次　连服5天
　或　依米丁（吐根碱）　每次30～60mg　口服　每日1次
处方2 ■ 适用于慢性阿米巴或排包囊期治疗
　　　　双碘喹啉　每次0.6g　口服　每日3次　连服15天
处方3 ■ 适用于轻型或无症状带包囊期治疗
　　　　糠酯酰胺　每次0.5g　口服　每日1次　连服10天
注意： 急性阿米巴痢疾治疗，主要选用甲硝唑或替硝唑；为了彻底清除包囊、防止复发，尚须加用双碘喹啉治疗10～16天。

十五、 轮状病毒肠炎

这是由轮状病毒引起的。甲组轮状病毒引发婴幼儿感染，其发病高峰多在秋季，也俗称"秋季腹泻"；乙组轮状病毒容易引起成人腹泻，以水样便为主要症状，大便次数极频，每日可达10～20次，同时伴有发热、呕吐，并易于导致不同程度的脱水、电解质平衡失调，整个病程5～7天。轮状病毒感染后，容易发生病毒性心肌炎等。中医学称为"泄泻"、"暴泻"等，多因为感受湿热外邪、脾失健运所致，治宜清热解毒、行气利水、健脾利湿、和胃行气等。

西医处方

处方1 ■ 适用于一般病例对症治疗
　　　　口服补盐液　每次1包　开水冲服　每日3～4次

或　小米汤加用补盐液　对半饮服　每日 3 次

或　双八面体蒙脱石（思密达）　每次 3.0g　口服　每日 3 次
连用 3 天

处方 2 ■适用于病毒感染的防扩散治疗

拉米夫定　每次 50mg　肌注　每日 1 次　连用 3 周

或　10％葡萄糖液 500ml｜
利巴韦林 1.0g　　　｜静滴　每日 1 次　连用 7～14 天

中医处方

处方 1 ■银翘清肠饮：金银花、板蓝根、白头翁各 30g，车前子、连翘各 15g，云木香、黄连、枳壳各 10g。每剂水煎 2 次，分为 2 次口服，每日 1 剂，连用 4～6 天。能清热解毒，行气利水；主治病毒性肠炎。用此方治疗 186 例，服药 2～4 剂即可治愈，疗效十分满意。

处方 2 ■胃苓汤：猪苓、茯苓、泽泻、苍术、白术、桂枝、半夏、陈皮、甘草各 10g。每剂水煎 2 次，将药液浓缩至 60ml。治疗时，年龄 6 个月以内者每次 5ml 口服，超过 6 个月以上者每次 10ml 口服，每日服 3 次，一日 1 剂。能健脾利湿、和胃行气；主治轮状病毒性肠炎等。用此方治疗 60 例患者，如有缺水，可行适量补液，平均退热时间为 1.5 天，平均止泻时间为 2.6 天，总有效率可达 94％。

处方 3 ■腹泻验方：黄连 3g，煨葛根、苍术、厚朴各 5g，板蓝根、茯苓、泽泻、藿香、石榴皮、炒神曲各 10g。每剂水煎 2 次，每日 1 剂，叮嘱患者少量频服。虚寒明显者，须去板蓝根、黄连，加用干姜等。能清热化湿、行气和胃；主治婴幼儿秋季腹泻。以此方治疗 40 例，全部被痊愈，最长者疗程为 4 天、最短者疗程只有 1 天。

注意：此病为一种自限性疾病，现今依然缺乏特异性治疗方法。急性期叮嘱患者充分卧床休息、采取流质饮食，加强液体的营养补充治疗。

十六、 流行性乙型脑炎

此病可简称乙脑，系由乙型脑炎病毒感染引起的中枢性传染病，主要经蚊子叮咬后传染，故有比较明显的季节性，以7～9月份发病率最高，10岁以下小儿更为常见，发病急骤、高热不退、头痛、呕吐、嗜睡或烦躁不安等，重症患者可迅速出现昏迷、惊厥或呼吸衰竭、凝视、惊厥等。中医学认为本病是由暑热疫毒侵袭所致，故称为暑热、暑厥、暑痫等，通常分为暑伤卫气证、气营两燔证、热陷营血证、正虚邪恋证等。

西医处方

处方1 ■ 适用于本病的药物降温治疗

    吲哚美辛　每次25mg　口服　每日3～4次

  或　复方氨基比林　每次2ml　肌注　立即

  或　50%安乃近液　每侧鼻孔滴入1滴　每日3～4次

处方2 ■ 适用于高热、惊厥时的治疗

    地西泮　每次10mg　肌注或缓慢静注　立即

    （儿童用量：地西泮按每次0.2mg/kg计算）

  或　10%水合氯醛　每次50mg/kg　加入等量蜡油后灌肠

  或　氯丙嗪　每次0.5mg/kg　肌内注射　立即

  加　异丙嗪　每次0.5mg/kg　肌内注射　立即

处方3 ■ 适用于脑水肿时的脱水治疗

    20%甘露醇　每次250ml　快速静滴　每日3次

  接　呋塞米（速尿）　每次40mg　静脉注射　立即

处方4 ■ 适用于呼吸衰竭时的治疗

    尼可刹米　每次0.375g　肌注或静滴　立即

    （儿童用量：尼可刹米按每次10mg/kg计算）

  或　洛贝林　每次5mg　肌内或静脉注射　立即

    （儿童用量：洛贝林按每次0.15mg/kg计算）

加　α-糜蛋白 5mg
生理盐水 10ml｜混匀后雾化吸入　每日 2～3 次

处方5 ■ 适用于中枢呼吸衰竭时的治疗

山莨菪碱 20mg
5％葡萄糖液 20ml｜静脉注射　每 2～3h 1 次

（儿童用量：山莨菪碱按每次 1mg/kg 计算）

或　阿托品 0.5mg
5％葡萄糖液 20ml｜静脉注射　每 2～3h 1 次

（儿童用量：阿托品按每次 0.02mg/kg 计算）

中医处方

处方1 ■ 清瘟败毒饮加减：生地黄 30g，川黄连、栀子各 10g，黄芩、连翘、玄参各 20g，生石膏 60g，知母、牡丹皮、郁金、石菖蒲各 10g，犀角 2g（水牛角 30g 代，磨水对服），止痉散 5g（对服）。取上药加水 400ml 同煎，每剂水煎 2 次；取药汁 1 次口服，每日 1 剂。出现神昏者，也可经由鼻饲注入。能清营凉血、解毒息风；治疗重症热入营血证患者。已治疗极重型乙型脑炎 33 例，痊愈者 13 例，好转者 5 例，中断治疗者 3 例，死亡者 12 例。

处方2 ■ 经验组方：大青叶、板蓝根各 60g，金银花、紫花地丁、贯众各 30g，连翘、生石膏、薏苡仁、粳米各 15g，知母 10g，黄芩 12g；将上药加水 300ml 浸泡 10min，先用武火煎沸后，再改为文火续煎 30min，每剂水煎 2 次。无汗、恶寒者宜加用薄荷、荆芥；呕吐明显时，宜加竹茹、藿香、芦根；有苔腻夹湿时，可加用佩兰、厚朴、滑石或大黄、枳实等。能清气解毒、辛凉泄热；主治暑伤卫气证患者。以此方治疗 45 例，均可获得痊愈。方内石膏、知母、黄芩清气分之热，薏苡仁、粳米化湿和胃，为卫表和气分并治之药。

注意：须及时隔离在有防蚊虫和降温设施的室内治疗，将室内温度控制在 30℃ 以下；给患者补充充足的营养和水分，但静脉输液时不应过多过快，严防加重病人的脑水肿，成年人的每日输液量以1500～2000ml为宜。一般而言，出现高热、抽搐、呼吸衰竭是危及患者生命的三大重要临床特征。

十七、蛲虫病

蛲虫病是由于蛲虫寄生于肠道所致的慢性疾病。临床症状是以肛门周围及会阴部瘙痒为主，并且影响患者的夜间睡眠，夜间局部检查经常能在肛门或会阴部发现一些白色细小的蛲虫。中医学也称此病为蛲虫，可因虫居肠腑所致，患者自述肛门和会阴部瘙痒、睡眠不安、食欲下降、恶心呕吐、腹泻，严重时尚见肛周围破溃及尿道感染等。

西医处方

处方1 ■ 适用于驱除蛲虫的单药疗法

阿苯达唑（肠虫清）　每次 400mg　一次顿服

或　磷酸哌嗪　每次 1.00～1.25mg　口服　每日 2 次

或　甲苯达唑（安乐士）　每次 200mg　一次顿服　连服 3 天

处方2 ■ 适用于驱除蛲虫的综合用药治疗

或　甲苯达唑（安乐士）　每次 200mg　一次顿服　连服 3 天

或　阿苯达唑（肠虫清）　每次 400mg　一次顿服

加　维生素 C　每次 0.2g　口服　每日 3 次

加　地西泮　每次 0.5mg　口服　每晚 1 次

加　复方芦荟胶囊　每次 2 粒　口服　每晚 1 次

中医处方

处方1 ■ 百部煎液：生百部 30g（切碎，适用于小儿 1 天的口服量，成人加倍使用），取上药加水 200ml，煎沸后改文火煎 30min，熬成约 30ml，于夜间 11 时左右实施保留灌肠，连用 10～12 天为 1 疗程。能驱虫；经局部灌肠，主治蛲虫病。以此法治疗 7 例，结果表明灌肠 10 次痊愈者 5 例，灌肠 15 次痊愈者 1 例，灌肠 24 次后痊愈者 1 例。

处方 2 ■ 槟丑君鸡蛋煎：槟榔（炒）15g，黑白丑（炒）各 50g，使君子仁（炒）10g。取上药共为末。用芝麻油煎蛋 1 枚，摊成饼状，只煎其一面。乘热将药末适量撒在蛋面上。蒸熟后卷成筒状，于早晨空腹 1 次服完。用药量：6～9 岁每次 4g；10～14 岁每次 6g，15～19 岁每次 8g。每隔 2 天服 1 次，3 次为 1 疗程。若 1 疗程不愈者，间隔 20 天后开始实施第 2 疗程。能驱虫；经局部灌肠，主治蛲虫病。用此方治疗 300 例，经 1 个疗程痊愈者 290 例，经 2 个疗程痊愈者 10 例。

处方 3 ■ 玉竹黄精饮：黄精、玉竹各 10～15g（切片）；取上药加水 400ml 浸泡 60～80min，置于锅内隔水蒸 20～30min，去渣滤液；再接着加水续蒸第 2 次，然后，混合在一次分次口服，每日 1 剂，连用 3 天为宜。能驱虫止痒、益气滋阴；主治蛲虫病，如瘙痒明显、影响睡眠，或伴有恶心呕吐、腹泻。用此法治疗 54 例，有 2 例完全治愈，其疗效十分满意。

十八、绦虫病

这是由猪肉绦虫或牛肉绦虫感染，通常寄生在小肠引起的一种难治性寄生虫病。病初临床症状轻微，多数患者可主诉肛门瘙痒，偶尔于粪便内发现白色绦虫节片。少数患者有时也可产生腹部隐痛、腹泻、食欲异常、消化功能降低、恶心，伴有周身乏力、头昏、失眠、体重减轻等。

西医处方

处方 1 ■ 临床常用驱单药驱绦疗法

或 吡喹酮 每次 50～100mg 连续空腹口服 1～2 次

或 阿苯达唑（肠虫清） 每次 200mg 每日 3 次 连服 3 天 孕妇禁用

或 氯硝柳胺（灭绦灵） 成人每次 2～3g（儿童每次 1～2g）分为 2 次空腹服

处方 2 ■ 临床常用驱绦综合疗法

氯硝柳胺（灭绦灵） 成人每次 2～3g，14 岁以下儿童每次 1～2g 分为 2 次空腹服

加 生南瓜子 每次取 60～80g，捣碎 晨间空腹一次顿服

或 槟榔 每次取 60mg，煎药汁约 100ml 一次口服

加 硫酸镁 每次取 10g，加水 100ml 后溶解 一次顿服

中医处方

处方 1 ■ 雷丸散：雷丸 500g；此药研成细末，过筛装入褐色瓶内备用。治疗时，成人每次 30g 空腹口服，极量为 50g，服前以凉开水调服；注意此药有毒，须根据年龄和体质强弱略加增减。服后注意观察粪便，从服第 1 次开始，可在大便内找到白色虫团或节片，但须仔细寻找绦虫头，因其并不能证明全虫已排出。此药能驱虫；主要防治牛肉绦虫、猪肉绦虫和犬绦虫病。此方经治 64 例显示，均于服药 1～2 次治愈。注意此药须忌高温，不宜入汤，不能与酸性食品一起口服。

处方 2 ■ 驱绦煎剂：槟榔片 50～100g，使君子仁、苦楝皮各 9g，广木香、大黄、雷丸（研末）各 15g。先取前五味水煎 2 次，滤药汁 200ml。治疗时用药汁冲服雷丸粉；必要时于第 2 天晨起再煎服 1 剂。服药 2～3h 后，绦虫即可随粪便排出；若虫体嵌在肛门口，可蹲于温水盆上，将虫体置于温水（约 37℃）盆中，帮助绦虫缓慢泻下；若虫体在未全排出前已被断开，要用肥皂水灌肠帮助排泄，及时洗冲绦虫以找到虫头为止。此方能驱虫；主治绦虫病。经治 30 例患者显示，服药 1 剂排虫者 22 例，服药 2 剂排

虫者 8 例，排虫 3 条者 3 例，排虫 1 条者 27 例。此方须注意，君子仁、苦楝皮有小毒，服药后一旦出现头晕、呕吐，应立即停服。

处方 3 ■ 南瓜仁槟榔煎：南瓜子（炒熟后，再去壳）30～120g，槟榔 40～120g。先取槟榔加水 500ml，煎缩至 200ml。服药前一天晚上可以进餐，次日晨起须空腹嚼服南瓜仁，60min 后槟榔煎剂吞服，待 2h 以后加服硫酸镁 20g 和饮水 600～800ml，午餐时仍可照常进食。此方能驱虫；主治绦虫病。此方经治 23 例显示，驱出该虫虫头者 5 例，驱出大部分虫体者 14 例。现代药理学研究表明，南瓜子仁含南瓜子氨酸，能产生麻痹绦虫的作用，若与槟榔酸伍用还将产生协同作用。

十九、 钩虫病

这是由于钩虫感染后并寄生在人体小肠所致的一种寄生虫病，传染源多是本病患者，虫卵随其粪便排出体外，其他人再摄食由此而污染的水与食物，经口传染后致病。发生长期钩虫感染的患者，便可导致营养不良和慢性失血性贫血或胃肠功能失调的症状等。治疗时，通常要定时采取驱除钩虫、加强营养和补充铁剂治疗为主。皮肤感染钩蚴后，再经由微循环或淋巴管，也可随着血流进入细支气管，再经咽部进入胃腔，定居在小肠中而发育成成虫。因此，最初患者表现为局部皮肤炎症、咽部发痒或轻咳。钩虫成虫时期，患者开始出现胃肠功能紊乱、营养不良、慢性贫血，严重者还会导致贫血性心脏病等。中医学曾将本病记载为"黄肿"、"黄胖"或"脱力黄"等，主因湿阻内热、蕴湿化热、气滞血瘀所致。

西医处方

处方 1 ■ 适用于驱除钩虫的单药疗法

阿苯达唑（肠虫清）　每次 400mg　一次顿服

或　甲苯达唑（一片灵）　每次 100mg　口服　每日 2 次

或　甲苯达唑　每次 200mg　一次顿服　连用 3 天

或　噻嘧啶（抗虫灵）　每次 500mg　每日 1 次顿服　连用
3 天

（儿童用量：须按 5～10mg/kg 计算，每日 1 次）

处方 2 ■ 适用于重症伴有缺铁性贫血的治疗

维生素 C　每次 0.2g　口服　每日 3 次

加　硫酸亚铁　每次 0.3g　口服　每日 3 次

或　10％枸橼酸铁胺液　每次 10ml　口服　每日 3 次

中医处方

榧子驱虫丸：榧子（连壳）21g，大血藤、百部、槟榔子（宜不泡不切）各 21g，苦楝皮（去粗皮）12g，雄黄 1.5g，大蒜 9g，先将前六味共研细末，然后加入大蒜汁，分作 27 等份，和面成丸。治疗时，每次 1 丸，空腹以稀米汤送服，每日 3 次，连服 9 次为宜；服药时须忌食荤油，意在防止药效下降。能驱虫，以治疗钩虫病为主。用此方药丸或煎剂治疗 669 例患者，结果显示有 568 例大便涂片为阴性，阴转率高达 84.9％；大便漂浮法检查为阴性，阴转率为 43％。

注意：用阿苯达唑（肠虫清）或甲苯达唑驱除钩虫，均能有效杀灭肠道线虫和钩虫卵的作用，则有益于预防本病复发和传播。然而，这些药物口服的驱虫作用比较慢，虫体被驱除的时间要经过 3～4 天才可排出体外。阿苯达唑和甲苯达唑的特点是毒性作用低、儿童与成人用量基本相同，对重症感染者可以反复口服。噻嘧啶是一种神经肌肉阻滞药，它对钩虫可以产生痉挛性麻痹，虫体被驱除后则很快排至体外，毒性作用也较轻，但在妊娠早期时须禁止服用。对严重性贫血，宜在驱虫后使用铁剂，或者同时加服适量维生素 C，以助铁的吸收；另外，还应适当增补富含优质动物蛋白和多种维生素的饮食。

二十、 蛔虫病

此病是由于蛔虫寄生在人体小肠内而引起的一种慢性肠道病。传染源是本病患者，其排泄物中的虫卵污染了水和食物，再摄食之后即经口腔发生传染。在感染早期，蛔虫幼虫若经体内移行也可引发呼吸道和过敏反应的症状。蛔虫成虫于小肠内寄生数量较大，患者容易产生诸如腹痛、腹胀、腹泻、呕吐等肠道功能失调症状。此外，蛔虫有钻孔习性，能使部分病例产生胆道蛔虫病和蛔虫性肠梗阻等，对此，须采取有效的紧急措施处理。蛔虫于肠道长时期寄生，还影响人体营养的摄取和吸收。有时本病也易于发生胆道感染、胰腺炎、阑尾炎或机械性肠梗阻等。中医学称此病为虫蹟或蛔虫病等。①虫蹟肠腑型，如表现脐周疼痛和轻微压痛，或可触及条索状物。②虫厥型，多突然出现右上腹剧痛，呈钻顶样，大汗淋漓，恶心呕吐，舌质淡，苔薄白、后转黄腻，脉弦数或滑数。

西医处方

处方 ■ 适用于本病的驱除蛔虫治疗

阿苯达唑（肠虫清） 每次 400mg 一次顿服

或 甲苯达唑（一片灵） 每次 500mg 一次顿服

或 哌嗪（驱蛔灵） 每次 3g 空腹或晚间 1 次顿服 连用 2 天
（儿童：用量可按 80～100mg/kg 计算）

或 噻嘧啶（抗虫灵） 每次 500mg 1 次顿服
（儿童：用量可按 10mg/kg 计算）

加 左旋咪唑 每次 150～200mg 1 次顿服
（儿童：用量可按 2.5mg/kg 计算）

中医处方

处方 1 ■ 乌君汤：乌梅 20g，使君子 15g，花椒、生姜各 6g，黄连、大黄各 9g，槟榔、川楝子各 12g；每剂水煎 2 次，混匀分为 3 次口服，每日 1 剂；儿童用药须酌情减量。能驱蛔、行气、止痛；主治蛔虫感染性急性腹痛。此方治疗 64 例，包括肠蛔虫病 34 例，胆道蛔虫病 30 例，显示腹痛在服药后最短 4h、最长 72h 消失。方内使君子有小毒，过量易引起呃逆、头晕、精神不振，重者还会可导致恶心、呕吐。

处方 2 ■ 安蛔汤加减：乌梅 30g，槟榔 15g，川楝子、使君子各 12g，细辛 6g，川椒、生大黄（后下）各 10g，苦楝皮 9g；水煎 2 次取汁，每日 1 剂煎服；发生厥逆者，须重用川椒、细辛，加半夏；胸闷腹胀、恶心呕吐、痛连胸背、脉弦劲或沉实者，应重用槟榔、川楝子，加佛手；出现高热、便秘尿黄、皮肤黄染、口苦而干、舌红苔薄、脉滑数者，应重用大黄、苦楝皮，外加竹茹等。能安蛔、温经止痛；主治胆道蛔虫症、胆囊炎，如汗出肢冷、呕吐清水、口渴不饮、苔薄白、脉沉弦或紧。方内苦楝皮有小毒，切不可过量或连用，此方慎用于活动性肺结核、胃溃疡、心脏病者，禁用于妊娠期或肝肾功能障碍者。

处方 3 ■ 贯众汤：贯众、苦楝皮、土荆芥、紫苏子各 10g；上药加水略泡后同煎，常须水煎 2 次，混汁 1 次服下，每日 1 剂，连服 2～3 剂即可。能驱蛔杀虫、调理脾胃；主治虫踞肠腑型蛔虫病。以此方治疗 24 例，均已获得令人满意的效果。

处方 4 ■ 米醋承气汤：厚朴 15g，枳实 12g，生大黄 25g（后下），茵陈、玄明粉（冲服）各 30g，米醋 5ml（注意小儿宜酌减）。先取厚朴、枳实、茵陈、大黄一起煎汤，若治便溏时，应先煮沸再用小火续煎 5～8min，玄明粉用药汤冲服，每日 1 剂；治疗胆道蛔虫症，应先饮米醋每次 0.5～0.7ml/kg，再服汤药 100ml，每日 3 次，连用 2～3 剂。能通下泄热、安蛔；主治腑热实证型病例。此方经治 20 例，显示腹痛缓解时间短者 4h、长者 5 天，平均 2.8 天。

注意：用阿苯达唑或甲苯达唑，能够抑制蛔虫对葡萄糖的摄入，致使糖原被耗竭与ATP减少、虫体麻痹。但是，这两种药物驱虫作用慢，须经服药后第2～4天才能将虫体排出。使用哌嗪治疗，具有一定抗胆碱能作用，服药者偶发恶心、腹泻、腹部不适等不良反应，而且须忌用于癫痫发作和肝、肾疾病等。噻嘧啶能阻滞蛔虫肌肉传导，致使蛔虫麻痹，而且驱虫作用较快；然而，大量顿服也可出现轻微头痛、头昏、恶心、腹痛等副作用，并且慎用于妊娠或有心、肝、肾功能障碍者。左旋咪唑有抑制琥珀酸脱氢酶的作用，服药后偶尔导致中毒性脑病，服药期间要仔细观察和及时停药。

第三章

呼吸系统疾病

一、急性支气管炎

此病指的是发气管-支气管黏膜病毒或细菌感染，以及理化因素刺激或过敏反应等作用下的急性炎症，在秋冬两季容易发病。患者起病急，主要表现鼻塞流涕、咽喉部炎症、声音失哑、气急、咳嗽、咳痰等。咳嗽以刺激性或阵发性为主，咳痰稀、量少、呈白色，当病情加重也会咳黄痰，时常伴有畏寒、发热、头痛、浑身酸痛等。治疗不当，可演变成慢性支气管炎。本病中医学称为"外感风寒"、"干咳"等，通常要按风寒袭肺、风热犯肺、燥热伤肺等类型进行辨证论治。

西药处方

处方1 ■ 适用于本病急性期口服药治疗

氧氟沙星　每次 0.2g　口服　每日 3 次

或　氨苄西林胶囊　每次 0.5g　口服　每日 3 次

处方2 ■ 适用于急性期静滴药治疗

生理盐水 200ml
青霉素钠 480 万 U　　静滴　每日 2 次　用前皮试

或　头孢曲松 2.0g
生理盐水 200ml　　静脉滴注　每日 1 次　用前皮试

加　氨茶碱 0.25～0.5g
　　5％葡萄糖液 500ml ｜ 缓慢静滴　每日 1～2 次

接　氧氟沙星　每次 200mg　静脉滴注　每日 2 次

处方3 ■适用于本病急性发作的对症治疗

复方甘草合剂　每次 10ml　口服　每日 3 次

或　溴己新（必嗽平）　每次 16mg　口服　每日 3 次

中医处方

处方1 ■麻杏地鱼汤：麻黄 3～10g，北杏仁、地龙各 6～12g，鱼腥草 12～15g；上药加水 600ml 同煎，每剂水煎 2 次，分为 2 次口服，每日 1 剂，连服 6 剂为 1 疗程。此方能解表散寒、清热解毒、止咳除痰；主用于治疗急性或慢性气管炎急性发作。用此方治疗 100 例患者，临床治愈率为 68％，有效率为 24％，总有效率为 92％。

处方2 ■二百汤：百部、百合各 20g，全瓜蒌、白茅根各 30g；上药加水 600ml 同煎，药渣复煎 1 次，分为 2 次口服，每日 1 剂，连服 8 剂为 1 疗程。能清热利肺、化痰止咳；主治急性支气管炎，如痰少质黏、不易咳出、痰中带血、舌红、脉细数。百部有抗菌、抗病毒和降低呼吸中枢兴奋性、抑制咳嗽中枢等作用；百合有镇咳、化痰或祛痰功效。

处方3 ■参贝散：沙参 15g，贝母 30g；上药共打成细粉、混匀，分成 6 包。治疗时，成人每次 1 包，温水送服；儿童每次 1/3 包或者 1/2 包，温水送服；每日口服 2 次；连服 3 天为 1 疗程。此方能养阴润肺、止咳化痰；主治急性支气管炎，如有低热、咳嗽、舌红而干、少苔或无苔等。此方经治 45 例显示，治愈者 33 例，显效者 12 例，总有效率可达 100％。

处方4 ■款冬花膏：款冬花、冰糖各 9g；用开水冲泡，每日频饮即可。此方能散寒、止咳；主治风寒咳嗽、声重、痰白黏稠，如伴有鼻塞、流涕、恶寒发热等。现代药理学研究证明，款冬花自身就可产生明显的止咳化痰作用。

处方5 ■ 锄云止咳汤：荆芥、白前、杏仁、橘红、桔梗各10g，前胡、浙贝母、连翘、百部、紫菀各15g，甘草6g；上药水煎2次，混后分为2次口服，每日1剂，连服6～8剂为宜。能解表散寒、温肺化痰；主治风热袭肺型支气管炎。此方加减治疗120例显示，治愈者104例，显效者14例，总有效率可达98.3%。

处方6 ■ 急支验方：麻黄9g，款冬花15g，紫苏子、杏仁、半夏各10g；将上药水煎2次；每日1剂，早晚各服一半。此方能温肺、止咳化痰；主治急性支气管炎，如咳嗽频频、咳白色稀痰或泡沫痰等。用此方治疗46例，均能获得比较满意的疗效。

二、 慢性支气管炎

这是由长期反复感染或非感染等因素所导致的气管、支气管及其邻近组织的慢性炎症。患者通常每年秋冬季节反复发作并有逐年加重的趋势，随着天气转暖也可逐渐减轻或缓解，病情反复发作最终将产生肺气肿、肺心病、右心衰竭、心律失常、呼吸衰竭等。本病通常在发作期可产生发热、咳嗽咳痰，部分病例有喘息症状等；临床检查时能闻及双肺干湿啰音和（或）哮鸣音；X线检查揭示双肺纹理粗乱，偶尔在肺下野呈现索条状、网格状或斑点状阴影。中医学称本病为"痰饮"、"咳喘"等，反复发作而不愈，可能与肺、脾、双肾相关，疾病若长期不愈，即会发生"本虚标实，其标在肺、其本在肾"，对此，应按不同类型辨证论治。

西医处方

处方1 ■ 适用于急性期抗感染的口服药治疗

　　　　罗红霉素　每次150mg　口服　每次2次

　或　琥乙红霉素（利君沙）　每次0.5g　口服　每日3次

或　氧氟沙星　每次 0.2g　口服　每日 3 次

或　氨苄西林胶囊　每次 0.5g　口服　每日 3 次

处方 2 ■ 适用于本病急性期的静滴药治疗

生理盐水 200ml
青霉素钠 480 万 U ｜ 静滴　每日 2 次　用前皮试

或　头孢拉定 2.0g
生理盐水 200ml ｜ 静脉滴注　每日 2 次

或　阿奇霉素 0.5g
生理盐水 500ml ｜ 静脉滴注　每日 1 次

或　头孢曲松 2.0g
生理盐水 200ml ｜ 静脉滴注　每日 1 次　用前皮试

加　氨茶碱 0.25～0.5g
5% 葡萄糖液 500ml ｜ 缓慢静滴　每日 1～2 次

接　氧氟沙星　200mg　静脉滴注　每日 2 次

处方 3 ■ 适用于本病急性发作的对症处理

复方甘草合剂　每次 10ml　口服　每日 3 次

或　氨茶碱　每次 0.1g　口服　每日 3 次

加　沙丁胺醇（舒喘灵）　喷雾剂　每次 2 喷　必要时重复喷

或　溴己新（必嗽平）　每次 16mg　口服　每日 3 次

中医处方

处方 1 ■ 小青龙汤：炙麻黄、桂枝、白芍、半夏、五味子、甘草各 10g，干姜 2.5g，细辛 3g；每剂水煎 2 次，分 2 次口服；每日 1 剂，急性发作时连用 7 天为 1 疗程。痰湿阻肺者，可加用陈皮 15g、厚朴 5g；痰热郁肺者，宜加桑白皮 15g、黄芩 15g。此方能解表散寒、温肺化饮；主治慢性支气管炎急性发作。用此方治疗 41 例，服药 1 个疗程能使咳喘症状消失、肺部啰音消失者 33 例，服药 2 个疗程能使咳喘症状及肺部啰音消失者 4 例，服药 2 疗程后能使咳痰喘症状明显缓解。

处方 2 ■ 归芍地龙汤：当归、桃仁、赤芍、地龙各 10g，丹参 15g，川芎 5g。上药水煎滤汁 200ml，每日分早、晚 2 次服，每日 1 剂，连用 4 周为 1 疗程。痰热壅盛、咳吐黄痰者，宜加用黄芩、桑白皮、浙贝母、杏仁；寒痰阻滞、痰多清稀者，可加法半夏、陈皮、紫苏子；肾不纳气、动则喘甚者，加用补骨脂、紫河车、五味子；表现肺阴虚、干咳无痰者，可加南北沙参、麦冬等同煎。此方能活血化瘀；主治迁延期喘息型，如有咳嗽咳痰、气促、唇甲色暗、舌质暗滞、舌底静脉淤滞。现代医学研究认为，炎症反复将使肺血管内皮损害加重、胶原组织暴露、刺激血小板附着聚集，从而激活凝血反应链，致纤维蛋白及免疫蛋白应激增高，血凝机制增强。此方能活血化瘀、调节机体免疫功能，从而改善人体微小循环和降低血黏稠度。此方加减经治 36 例显示，服药后症状被控制者 11 例，显效者 18 例，好转者 7 例，总有效率约 100%。

处方 3 ■ 慢支灵散：瓜蒌皮 15g，麻黄、杏仁、陈皮、北沙参、板蓝根各 10g，茯苓 20g，半夏、炙甘草、芥子、紫苏子、莱菔子各 6g；每剂水煎 2 次、混合，分为 2 次口服；每日 1 剂，　连用 10 天为 1 疗程。能宣肺化痰、止咳平喘，兼能清热降逆；主治慢性支气管炎，如剧烈咳嗽、咳痰黄稠、胸闷、喘憋、不能平卧、喉中哮鸣，检查舌红、苔白厚或黄厚、脉滑数或浮滑数等。用此方治疗 300 例患者，总有效率高达 98%，哮鸣音消除有效率为 90%。

处方 4 ■ 益气清肺化痰活瘀煎：石膏 30g，人参、麻黄、杏仁、黄芩、川贝母、薏苡仁、桃仁、红花各 10g，麦冬、地龙各 15g，五味子、甘草各 6g。每剂水煎 2 次、混合，分为 2 次口服；每日 1 剂，连服 10 剂为 1 疗程。伴有午后潮热者，加服泻白散；自汗甚重者，伍用玉屏风散；喘息不卧者，加入射干、僵蚕同煎。能益气清肺、活血化痰；主治慢性支气管炎。此方经治 138 例显示，治愈者 98 例，显效者 35 例，总效有率大于 95%。

处方 5 ■ 加味金水六君煎：熟地黄 20g，茯苓、虎杖各 15g，当归、半夏、陈皮、川贝母、党参各 10g；甘草 6g；水煎 2 次、混合，分为 2 次口服；每日 1 剂或隔日 1 剂。脾虚明显者，宜加炒山药、炒白术；痰黄难咳者，酌情加用黄芩、鱼腥草；发生胸闷憋气时，宜加瓜蒌、郁金等；喘息甚重时，宜加地龙、炙麻黄。煎服期间，忌用烟酒，并须加强人体耐寒锻炼。能补益肺肾、健脾化痰；主治迁延期患者，如肺肾两虚、痰浊阻肺时。此方加减经治 60 例患者，结果能使临床症状控制者 18 例，疗效显著者 35 例，好转者 6 例，临床总有效率为 98.3%。

处方 6 ■ 固本止咳胶囊：黄芪 30g，百部 10g，淫羊藿、白术各 12g；取药共研细末，制成口服胶囊，每粒重 3.6g。治疗时，每次 4 粒口服；每日 3 次，连用 3 个月为 1 疗程。此方能补肺益肾、健脾化痰；主治迁延期患者，如肺肾两虚、痰浊阻肺，出现咳嗽、气喘、动则气短、咳白色泡沫痰、自汗、恶风、纳差、便溏、餐后腹胀、腰酸肢软、遗尿、夜尿增多、舌质淡或淡胖、苔薄白、脉滑或脉缓。此方加减经治 30 例显示，自觉症状消失者 8 例，显效者 10 例，有效者 11 例，治疗后喘息和哮鸣音消失率为 84%，总有效率约为 96.7%。

注意： 注射青霉素钠之前，一定要做过敏皮试。氟喹诺酮类抗菌药可能影响用药者骨骼代谢和生长发育，故小儿和妊娠哺乳期患者应禁用或慎用。

三、支气管哮喘

这是由于患者每次接触某种变应原或其他致病因素所导致的一种常见疾病，几乎于每次发作哮喘时，都可产生广泛的可逆性支气管痉挛。因此而言，患者存在过敏体质、变应原、炎症性支气管平滑肌高反应性的病变。本病发作刚一开始，即出现鼻痒、喷嚏、咳嗽、胸闷等先兆症状，接下来即产生喘息、呼气性呼吸困难、被迫采取坐位；听诊可闻及两肺哮鸣音。通过相应的处理可很快缓解或自行缓解。中医学称本病为"哮证"、"喘证"、"痰饮"等，每当"外感风寒、风热之邪、内外合邪、痰随气升、气因痰阻、相互搏击、阻塞气道"，则导致疾病发作。

西医处方

处方1 ■ 适用于轻度患病期的治疗

    特布他林（喘康速）喷剂　每次2喷　喷吸　每日3次

或　布地奈德（普米克）喷剂　每次2喷　喷吸　每日3次

或　沙丁胺醇（舒喘灵）喷剂　每次2喷　喷吸　每日3次

或　氨茶碱片　每次0.1g　口服　每日3次

处方2 ■ 适用于中度患病期的治疗

    舒利迭喷剂　每次2喷　喷吸　每日2次

或　特布他林喷剂　每次2喷　喷吸　每日3次

或　喘乐宁喷剂　每次2喷　喷吸　每次3次

加　氨茶碱片　每次0.1g　口服　每日3次

处方3 ■ 适用于重度患病期的治疗

    氨茶碱 0.25g
生理盐水 20～50ml　｜　静脉注射　立即　必要时重复用

    舒利迭（丙-沙美特罗）喷剂　每次2喷　喷吸　立即

接　氨茶碱 0.5g
生理盐水 500ml　｜　缓慢静滴　每日2次

加　二丙倍氯米松喷剂　每次3喷　喷吸　每日4次

或　地塞米松 10mg
生理盐水 500ml　｜　静脉滴注　每日1次

加　沙丁胺醇（舒喘灵）喷剂　每次1喷　喷吸　每日3次

或　扎鲁司特（安可来）　每次20mg　口服　每日2次

中医处方

处方1 ■ 玉涎丹：蛞蝓20条，浙贝母15g。先将蛞蝓洗净切碎，把浙贝母研成粉末、混匀，接着做成绿豆粒大小的药丸；

治疗每次 1.5～3g 口服，每日 2 次，连用时间 1～3 个月或更长。哮喘急性发作，宜伍用定喘丸、定喘汤等；在非发作期或发病较轻时，亦可伍用金匮肾气丸、河车大造丸、二苓膏等。此方可清热化痰、定喘；主治支气管哮喘，如痰多、口干、舌质红、苔黄腻。以此方经治 64 例，总有效率约为 81%。《本草汇》曾云：蛞蝓可治"一切风热火痰"，能与"茯苓、麻黄一起配伍，但须慎为"。

处方 2 ■ 劫喘丸：椒目 240g，炒紫苏子、炒地龙、五味子各 200g，淫羊藿 160g；上药共研细末，炼蜜成丸，约重 10g。在发作期，每日 3～4 丸分服；于缓解期，每日 2 丸分服，应连用 20 天。能化痰、降气、平喘；主治支气管哮喘。此方经治 85 例显示，基本痊愈者 28 例，显效者 48 例，总有效率约 89%。

处方 3 ■ 小青龙汤：麻黄（去节）6g，芍药、炙甘草、桂枝（去皮）各 6g，干姜、五味子、细辛各 3g，半夏（洗净）9g。水煎 2 次取汁，分成 2～3 次温服，每日 1 剂，连服 6 剂为 1 疗程。此外，本方也可用上述剂量做成口服液，治疗时每次 1～2 支，每日 3 次口服，连服 1～3 周。若本方加黄芩、紫苏子、莱菔子、丹参等同煎，其临床疗效或许更好。能温肺化饮、兼解表寒；主治支气管哮喘，适用于防治咳喘、痰多而稀、舌苔白滑或兼恶寒发热则无汗者。以此方加减经治 30 例，临床总有效率约为 87%。

处方 4 ■ 苏前马甘剂：紫苏子、前胡各 10g，苦参 3g，马兜铃、川贝母、地龙、甘草各 6g，白蒺藜、白鲜皮各 15g；上药加水 600ml 同煎，分为 3 次口服，每日 1 剂；儿童治疗用量应酌情减半。寒喘甚重时，宜去苦参、马兜铃，加用麻黄、射干各 10g；若伴有热喘时，可加入黄芩同煎，或额外加服麻杏石甘散 1 包；剧咳、痰多不眠者，可加入紫菀 12g，又可加用天竺黄 10g 同煎。此方能清热化痰、解痉平喘；主治支气管哮喘等。此方经治 114 例显示，显效者

28 例，好转者 53 例，近期临床症状可控者 20 例，总有效率约 88.6%。

处方5 ■ 芥子散：芥子、延胡索、细辛、甘遂各等份；将上药共研细粉，用新鲜姜汁调药做成饼 6 只。治疗时须将药饼敷贴于颈百劳、肺俞、膏肓穴等之上，以胶布固定；每间隔 60~120min 取下，每日敷药 1 次，连用 6 天为 1 疗程。能温肺散寒、调经通络、化痰平喘；主治支气管哮喘发作，如胸闷如窒、嗽痰气促、痰清色白或呈涎沫状，冬春两季或遇寒而发，出现渴喜热饮、舌质淡红、苔白或白腻、脉弦脉滑。此方经治 130 例显示，痊愈者 75 例，有效者 40 例，总有效率约 88.5%。此外，穴位贴敷也可选用心俞、肺俞、膈俞、定喘等，仍可获得较好的疗效。

处方6 ■ 血府逐瘀汤加减：桃仁 12g，红花、柴胡、枳壳、当归、牛膝、牛蒡子、生地黄各 9g，川芎、赤芍、桔梗、甘草各 5g，紫苏子、炙麻黄各 12g。每剂水煎 2 次、混匀，分早、晚 2 次口服，每日 1 剂，连服 30 天为宜。兼有表寒证者，宜去生地黄，用生麻黄取代炙麻黄，加用紫苏叶、桂枝；兼有寒邪者，可加干姜、细辛；发生风热犯肺时，宜加用黄芩、鱼腥草、生石膏；若为肺肾两虚久哮，宜可改用熟地黄，并加入红参、蛤蚧、黄芪、紫河车等。能活血化瘀、疏肝解郁、宣肺平喘；主要用于防治支气管哮喘发作，如口唇发绀、肢冷、面色青灰、爪甲发绀、指尖不温或有肌肤甲错、颈静脉怒张、舌青或有瘀点、舌下脉络紫或怒张、寸口之脉细涩。此方加减经治 61 例显示，治愈者 21 例，好转者 35 例，总有效率可达 91.8%。

处方7 ■ 麻杏薏甘汤加味：麻黄 9g，杏仁 15g，薏苡仁 30g，甘草 6g，以这四味药作基础，然后可采取下列加减。①加用茯苓 15g，半夏、陈皮、紫苏子、莱菔子各 20g；②加用陈皮 12g，桔梗、黄芩各 15g，大黄（后下）、芒硝（冲服）、葶苈子各 10g；③加入桑白皮、龙胆各 20g，栀子、沉香各 12g，厚朴、白芍、蛤壳粉各 15g。治疗时可选上方之一，每剂水煎 2 次、混合，分为 2 次口服，每日 1 剂，连用 2 周为 1 疗程。能宣肺平喘、化痰止咳、健脾利水；主治支气管哮喘或痰热壅肺证，如伴有发热、咳喘气粗、痰稠色黄、胸闷、大便干、舌质红、苔薄黄或黄腻、脉滑数。以此方经治 140 例患者显示，临床症状控制者 56 例，总有效率可达 95%。若有必要，应加入桑白皮、沉香、厚朴、栀子、龙胆、白芍等。

注意：β_2 受体激动药不宜长时间使用，以防产生相应的毒副作用。若同时合并显著感染，应及时结合应用能确实有效控制感染的抗生素，叮嘱患者进清淡而新鲜的食物。

四、 支气管扩张症

这是一种长期不易完全愈合的化脓性呼吸道疾病，主要病变区域是中等大小的近端支气管管壁。多数患者早年在儿童期可能患过麻疹、百日咳、支气管肺炎等，后相继产生的呼吸道感染和支气管阻塞，致使支气管壁严重受损，以致支气管某一节段扩张和变形等。通常表现为慢性咳嗽、咳大量脓痰、反复咯血等。急性感染期治疗应以有效控制感染、排痰、止血、体位引流、加强对症处理为主。

西医处方

处方 1 ■ 适用于本病轻型感染的治疗

　　　阿莫西林　每次 0.5g　口服　每日 4 次

或　头孢呋辛（西力欣）　每次 0.15g　口服　每日 2 次

或　青霉素钠 480 万 U｜
　　生理盐水 200ml　｜静脉滴注　每日 2 次　用前皮试

加　溴己新　每次 8～16mg　口服　每日 3 次

盐酸氨溴索（沐舒坦）　每次 30mg　口服　每日 3 次

处方 2 ■ 适用于本病重症感染的治疗

头孢吡肟（马斯平）2.0g　静脉滴注　每日 2 次　用前
生理盐水 150ml ｜ 皮试

或　亚胺培南（泰能）1.0g　静脉滴注　每日 2 次　用前皮试
生理盐水 250ml

接　甲硝唑（灭滴灵）　每次 0.5g　静脉滴注　每日 2 次

加　生理盐水 100ml　静脉滴注　每日 2～3 次
盐酸氨溴索 60mg

或　生理盐水 5ml
α-糜蛋白 5mg　超声雾化（每次 20min）　每日 3 次
庆大霉素 8 万 U

或　盐酸氨溴索 30mg
0.5％沙丁胺醇 1ml　雾化吸入（每次 20min）　每日 2 次
生理盐水 5ml

处方 3 ■ 适用于本病中量程度以上咯血的治疗

垂体后叶素（加压素）4U　缓慢静注　立即
生理盐水 40ml

接　垂体后叶素 6～12U　缓慢静滴　每日 1～2 次
5％葡萄糖液 500ml

加　酚妥拉明 10mg　静脉滴注　每日 1～2 次
10％葡萄糖液 500ml

加　卡巴克洛（安络血）　每次 10mg　肌内注射　每日 2 次

或　酚磺乙胺（止血敏）　每次 250mg　肌内注射　每日 2 次

> 中医处方

处方 1 ■ 化痰止咳嗽方：参三七、蒲黄炭、甜杏仁、款冬花、川
贝母、橘白、橘络、阿胶（烊）、党参各 15g，海蛤粉、
南天竺、百合、生白术、牡蛎各 30g，糯米 60g，白及
120g。取上药共研细粉，做成散剂或片剂。治疗时，每
次可取散剂 7.5g 口服，每日 2 次。同样，为治疗咯血

者，也可选用片剂，每次 15 片（约生药 5g）口服，每日 3 次；仅为治疗不咯血者，每次 10～15 片即可，每日 1～2 次，连服 30 天为 1 疗程。能化痰止咳，止血；主治支气管扩张症，如大量脓痰或咯血。此方经治 84 例，其有效止血率高达 95%，有效止咳率为 56%，有效化痰镇咳率为 45%。

处方 2 ■ 凉隔散：大黄、芒硝、甘草、薄荷、淡竹叶各 6g，连翘、栀子、黄芩各 9g，蜂蜜 18g（对入）；每剂水煎 2 次，对匀，分为 2 次温服，每日 1 剂，连服 10～15 剂为 1 疗程，用药时间以超过 2 个疗程为宜。对体虚及妊娠者，此方须忌用或慎用；服药后大便已通利者应及时停药。能清泻积热；主治支气管扩张症，如烦躁口渴、面热唇焦、大便秘结、小便热赤、舌红苔黄、脉滑数。有人报道，以此方治疗支气管扩张症的总有效率约为 90%。

处方 3 ■ 清金止血汤：白及 30g，桑白皮、仙鹤草、侧柏叶各 15g，黄芩、川牛膝各 12g，栀子 10g，三七粉 6g；每剂水煎 2 次、混匀，分早、晚 2 次口服，每日 1 剂。肺热阻盛证，宜加金银花 10g、连翘 30g、鱼腥草 30g、芦根 15g；肝火犯肺证，宜加赭石 15g、青黛 6g、龙胆 6g、海蛤壳 15g；阴虚肺热证，加百合 30g、麦冬 15g、生地黄 15g、墨旱莲 15g、阿胶 12g。能清热止血；主治支气管扩张症，如咳大量脓痰或咯血等。此方经治 42 例显示，痊愈者 35 例，显效者 4 例，有效者 2 例，总有效率约 97.6%。对重度急性咯血者，要配合输液输血疗法，酌情使用血管收缩药垂体后叶素等予以止血。

处方 4 ■ 五白汤：白毛夏枯草 20g，白芍 12g，白及 15g，白薇 9g；每次加水 550ml，每剂水煎 2 次，于饱腹下分为 2 次口服，每天 1 剂。此方用于肝火犯肺，支气管扩张症咯血，患者咯血量大、咳嗽咳痰、舌质红、苔薄黄、脉弦数者。此方经治 36 例显示，显效者 24 例，有效者 11 例。白毛夏枯草以清热解毒、祛痰止咳、凉血止血为君；白芍以养血敛阴、平抑肝阳为臣；白及以收敛止血、消肿生肌为佐。

处方 5 ■ 镇冲止血汤：赭石（先煎）60g，生地黄、太子参各 30g，桑白皮（吴茱萸汁炒）12g，百合、白及各 15g，阿胶（烊化）、侧柏炭各 10g，藕节 7 枚。上药加水煎汤，每日分早、晚各 1 次口服；每日 1 剂，连用 1 个月为 1 疗程，病情重还须续服 3 个疗程。能降逆止咳、泄热止血；主治支气管扩张症咯血明显者。此方经治 54 例显示，该方可用于止血和降低咳痰量。

注意： 抗生素用量和疗程要充足，尽早期待体温下降至正常，须持续抗感染治疗 1 周，当出现痰量明显减少或消失后才予停药。若有必要，尚应酌情改换头孢吡肟（马斯平）或亚胺培南（泰能），或同时增加甲硝唑（灭滴灵）或替硝唑静滴治疗。

五、 细菌性肺炎

此病通常是指院外感染所产生的一种代表性较强的典型细菌性肺炎，从而导致终末支气管和肺间质发炎的病例，曾一度称为"大叶性肺炎"或"肺炎双球性肺炎"，则不同于急性支气管肺炎。此病临床表现主要是骤然起病、高热、寒战、胸痛、咳嗽、咳铁锈色痰，检查中将发现肺实质病变的特征；此外，尚有一小部分病例还会导致重症肺炎，突然出现血压下降或中毒性休克，如使血压降至 90/60mmHg，伴有意识障碍，呼吸频率加快、增至 30 次/min，出现少尿或无尿等。因此，本病须及时采取加强抗感染和全身支持治疗。中医学认为此病主因"温热之邪袭肺"所致，故会产生恶寒高热、呼吸困难、胸痛、胸闷、咳嗽、咳痰等。治疗应以清热解毒为主，化痰止咳为辅。

西医处方

处方 1 ■ 适用于普通感染患者的治疗

生理盐水 200ml	静滴　每日 2 次　用前皮试	
青霉素钠 320 万～400 万 U		

或　头孢拉定（先锋Ⅵ）2.0g
生理盐水 200ml　｜静脉滴注　每日 2 次

或　阿奇霉素 0.5g
生理盐水 200ml　｜静脉滴注　每日 1～2 次

处方 2 ■ 适用于感染后的化痰、祛痰治疗

生理盐水 100ml
盐酸氨溴索 60mg　｜静脉滴注　每日 2～3 次

或　盐酸氨溴索　每次 30mg　口服　每日 3 次

或　生理盐水 100ml
0.5%沙丁胺醇 1ml　雾化吸入　每次 2min　每日 2 次
盐酸氨溴索 30mg

处方 3 ■ 适用于重症感染患者的治疗

特治星（哌拉西林/他唑巴坦）4.5g
生理盐水 200ml　｜静滴　每日 2 次

或　舒普深（头孢哌酮/舒巴坦）2.0g
生理盐水 200ml　｜静滴　每日 2 次

或　头孢曲松（罗氏芬）2.0g｜静脉滴注　每日 1 次　用前
生理盐水 100ml　｜皮试

接　左氧氟沙星　每次 0.3g　静脉滴注　每日 2 次

或　甲硝唑（灭滴灵）　每次 0.5～1.0g　静脉滴注　每日 1 次

中医处方

处方 1 ■ 加味泻白散：桑白皮 25g，地骨皮、前胡、黄芩各 15g，
知母、薏苡仁、枇杷叶各 10g，浙贝母、杏仁各 12g，甘
草 6g；每剂水煎 2 次，取汁混匀，分别于上午 10：00 和
下午 3:30 各服 1 次，每日 1 剂。兼恶寒发热、浑身疼痛、
苔薄黄、脉浮数等表证时，应加入金银花、连翘、竹叶、
荆芥、薄荷同煎；兼高热口渴、鼻扇气粗时，宜加用麻
黄、石膏。出现痰中带血者，可加用侧柏叶、白茅根；

大便秘结者，可加大黄或火麻仁等；出现神昏谵语者，可加服安宫牛黄丸 1 颗，将药研碎后冲服；伴有心悸者，加用当归、黄芪、瓜蒌；重症肺炎、高热脱水者，须加用清开灵或选用双黄连肌注或静滴。用药期间禁食蟹、虾等海产品。此方能清泻肺热、止咳平喘；主治支气管肺炎。此方加减治疗 58 例显示，显效者 50 例，好转者 7 例，平均服药 15～30 剂不等，临床总有效率约 98%。

处方 2 ■ 肺热宁：石膏 20g，麻黄 8g，杏仁、大黄、桑白皮各 10g，黄芩 6g，甘草 5g。小儿用药剂量酌减。上药加水 600ml 煎服，分为 2 次口服，每日 1 剂；病情较重也可每日增服 1 剂。患者痰多，可加瓜蒌皮 10g；口唇青紫，宜去杏仁，加赤芍 8g、红花 6g。大便秘结者，须重用大黄至 20g；患者气虚时，宜减大黄，加黄芪 10g；出现阴虚时，加沙参和麦冬各 10g。能清泻肺热、止咳平喘；主治肺炎，如咳嗽、喘促气急、鼻翼扇动、痰稠而黄、口渴汗出、小便黄、大便秘结、舌质红、苔黄或黄腻、脉浮数或滑数等。此方治疗 62 例，总有效率可达 96%。

处方 3 ■ 凉膈散加减：连翘 20g，大黄（后下）、芒硝（冲服）、黄芩各 15g，栀子 10g，薄荷、甘草各 6g。每剂加水煎至 300ml，每 6h 150ml 口服，每日 2 次。此方能清泻肺热；可辅助性治疗休克型肺炎，如出现肺热郁闭、呼吸急促、面色晦暗、四肢厥冷、胸腹灼热、尿短赤或无尿、大便秘结、舌质红、苔干黄燥、脉微脉细欲绝。与此同时，须结合输液，及时补充血容量和维持水、电解质平衡。用此方治疗 12 例，全已治愈，休克被纠正平均时间为 10～24h。休克型肺炎，起病急剧，四肢厥冷、意识恍惚，当属于中医"热厥证"范畴。"厥者必发热，发热者后必厥，厥深者热亦深，厥微者热亦微，厥应下之"，因此，此方能"清泻肺热"，则是本病治疗要方。

处方 4 ■ 清肺饮：连翘 15g，金银花、金荞麦各 30g，杏仁、柴胡、桔梗、桃仁、大黄（后下）各 10g；每剂加水煎煮 2 次，分早、晚两次口服，每日1剂；高热不退时，每日可增服1剂，宜分成4～6次服药。能清热解毒、祛痰排脓；加入桃仁，即能活血祛瘀、降低毛细血管通透性、减少炎性渗出，提升血流速度、改善局部的微循环。主要用于肺炎实变期治疗。此方经治126例显示，痊愈者97例，好转者22例，总有效率可达94.4%。

处方5 ■ 升降散加减：僵蚕、蝉蜕、栀子、杏仁、佩兰、淡豆豉、鱼腥草、枇杷叶、半夏、浙贝母各10g，姜黄6g；取药水煎2次，分为3次口服，每日1剂，连用6日为1疗程。若高热不退，须加石膏30～50g；若仅为表证，宜加用香薷10g、薄荷8g。对大便秘结者，可加大黄（后下）10g；伴有胃肠湿热者，可加黄连10g、茵陈15g。能宣肺开郁、清热化湿；主治湿热郁肺型病例，如低热不退、咳嗽痰豁、胸痛且闷、心烦、汗出不畅、疲乏纳差、舌红、苔黄白而厚腻、脉滑数。此方加减经治57例显示，治愈者25例，好转者30例，总有效率可达96.5%。

注意：患者对青霉素过敏时，应改用红霉素或林可霉素；若出现菌株耐药时，须选用头孢拉定或加用新一代喹诺酮类抗菌药治疗，如左氧氟沙星或诺氟沙星等。一旦发生重症肺炎或中毒性休克，除了须选用更为敏感的"升级"抗生素外，也应当加强对患者病情和生命体征的进一步监测和抢救。

六、 肺化脓症

此病可由多种致病菌而引起的肺部化脓性感染，早期是以化脓性肺炎开始，随着病情不断发展则相继产生坏死、液化及脓肿形成。原发性肺脓肿主因吸入性病原菌所致；继发性肺脓肿是由败血症或脓毒血症而产生血源性播散。主要临床表现是起病急、高热、咳嗽、胸痛及全身中毒症状等；白细胞计数和分类增加，胸部X线检查可见大片模糊阴影或圆形透明区等，其内出现液平等。中医学称本病为"肺痈"、"浊唾脓臭"、"蓄结痈脓"等，治宜"清热解毒、清热泻肺、逐瘀排脓"等。

西医处方

处方 1 ■ 适用于控制普通感染的治疗

青霉素钠 400 万 U
生理盐水 200ml ｜ 静脉滴注　每日 2 次　用前皮试

或　头孢拉定 2.0g
生理盐水 200ml ｜ 静脉滴注　每日 2 次　用前皮试

加　甲硝唑注射液　每次 0.5～1.0g　静脉滴注　每日 2 次

处方 2 ■ 适用于控制革兰阴性菌感染的治疗

阿米卡星（丁胺卡那霉素）0.2g
5％葡萄糖液 100～200ml ｜ 静脉滴注　每日 2 次

甲硝唑注射液　每次 0.5g　静脉滴注　每日 2 次

处方 3 ■ 适用于控制革兰阳性菌感染的治疗

罗红霉素　每次 0.15g　餐前口服　每日 3 次

或　哌拉西林 2～4g
5％葡萄糖液 200ml ｜ 静滴（30～60min 滴毕）　每日 2 次　用前皮试

处方 4 ■ 适用于控制严重感染病例的治疗

头孢地嗪（莫敌）2g
5％葡萄糖液 500ml ｜ 静脉滴注　每日 2 次　用前皮试

中医处方

处方 1 ■ 加减苇茎汤：芦根 30～60g，冬瓜仁、蒲公英、金银花、紫花地丁各 30g，玉米 15～30g，连翘 15g，桃仁、黄连、栀子各 9g，甘草 3g；每剂水煎 2 次，每日 1 剂。口渴显著者，宜加石膏、天花粉；吐血不止者，加用白及、仙鹤草。能清肺化痰、逐瘀排脓；主治肺脓疡，如咳腥臭或黄色脓性血痰，胸中隐隐作痛、呼吸或咳嗽尤甚。此方加减经治 16 例显示，痊愈者 13 例，临床治愈率约 81％，总有效率可达 94％。

处方2 ■ 二花三黄葶苈汤：金银花、月季花、葶苈子各 30g，黄芩、大黄（后下）各 15g，黄连 10g；每剂水煎 2 次，分为 2 次温服，每日 1 剂，连用 8～10 天。能清热泻肺、活血排毒；主治肺脓肿。此方加减经治 79 例显示，痊愈者 48 例，好转者 27 例，总有效率约 95％。

处方3 ■ 黄芪汤：生黄芪 15g，鱼腥草 30g，赤芍 9g，牡丹皮 6g；桔梗 6g，瓜蒌 9g，生大黄（后下）9g；每剂水煎 2 次，滤汁分 2 次温服，每日 1 剂。大便不通畅者，宜在第 1 剂第 2 煎时加入生大黄 9～12g。能益气活血、清热排毒；主治肺脓肿等。此方经治 31 例显示，痊愈者 28 例，有效者 3 例，平均治愈时间 14 天，最短 10 天，最长 25 天。

处方4 ■ 五味消毒饮：金银花、野菊花各 20g，蒲公英、紫花地丁、紫背天葵各 10g；每剂水煎 2 次，滤汁分 2 次温服；每日 1 剂，连用 6 天为 1 疗程。脓成排出不畅时，宜加桔梗、冬瓜子、薏苡仁、败酱草、鱼腥草；咳嗽痰多时，宜加陈皮、浙贝母、桔梗、前胡；阴津伤重时，须加沙参、麦冬根；伴有肺热炽盛时，可加黄连、黄芩；胸痛明显时，可加入丝瓜络、延胡索、三七、瓜蒌同煎。能清热解毒；主治肺脓肿，适合用于此病初期、成痈期、溃脓期等不同阶段的治疗。

处方5 ■ 干芦根汤：干芦根 300g；加水 1000ml，用文火煎至 600ml，分为 3 次温服即可；每日 1 剂，连用 7 天为 1 疗程。能清透肺热、祛痰排毒；主治肺脓肿，如发热、咳大量腥臭脓痰，服药后通常第 7 天奏效。

处方6 ■ 金荞麦汤：金荞麦块根 250g。先将本品块根除去须根，切成薄片，加水至 1250ml；置于瓦罐内，封口后隔水用文火蒸煮 3h，或滤得药汁 120ml。治疗每次 40ml 口服，每日 3 次，以连服 1～3 周为宜。能清热解毒、祛痰消痈；主要适用于肺脓肿等的治疗，尤以治疗急性肺脓肿更为理想。此方经治 395 例，结果已有 288 例被治愈，临床治愈率为 72.9％，总有效率为 81.26％。

注意：此病之初须首选青霉素钠静滴，该药控制混合感染的效果较好，若同时选加甲硝唑或替硝唑静滴，效果则更好，如此治疗还将有益于控制各种厌气菌混合感染。一旦产生致病菌耐药还须及时改用头孢菌素类抗生素治疗。

七、胸膜炎积液

此病源于诸多不同的病因，但通常是以结核性胸膜炎居多，尤见于那些一直处于活动期的结核病，如原发性结核性胸膜炎或续发性病灶的侵害。患者除有胸腔压增高的压迫性呼吸困难外，还出现低热、食欲缺乏、衰弱无力、女性月经不调等全身中毒症状，配合结核菌素试验阳性或强阳性即可确诊。对此，要严格遵守结核病化疗方案的治疗准则。

西医处方

处方 1 ■ 适用于结核活动期时的治疗

异烟肼 0.3g　每日 1 次　口服　连用 6～9 个月

加　利福平 0.45g　每日 1 次　口服　连用 6～9 个月

加　乙胺丁醇 0.75g　每日 1 次　口服　连用 6～9 个月

加　葡醛内酯（肝泰乐）每次 0.2g　口服　每日 3 次

加　氧氟沙星　每次 0.2g　口服　每日 3 次　连用 7 天

或　甲硝唑　每次 0.5g　口服　每日 3 次　连用 7 天

处方 2 ■ 适用于化脓性胸膜炎症积液时的治疗

头孢地嗪（莫敌）2g
5% 葡萄糖液 500ml　｜静脉滴注　每日 2 次　用前皮试

接　甲硝唑（灭滴灵）每次 0.5g　静脉滴注　每日 2 次

加　泼尼松　每次 5～10mg　口服　每日 3 次　连用 20 天

中医处方

处方 1 ■ 大陷胸汤：大黄、芒硝各 9g，甘遂 3g；取药加水浸泡

30min，每剂水煎 2 次，滤汁混匀，分为 2 次口服，每日 1 剂。此方能泄热逐水；主治渗出性胸膜炎，如表现发热、胸闷、胀痛、大便秘结等。

处方 2 ■ 十枣汤：芫花、甘遂、大戟各等份，大枣 10 枚；先取前 3 味研末，做口服胶囊，每粒重约 0.5g，每次 4 粒；然后用大枣煎汤后送服，每日 4 次。此方能攻逐水饮；主治渗出性胸膜炎、少量或中量胸腔积水、表现胸痛不适者。已治疗 14 例患者，其近期有效率可达 90%，约在 15 天时能使积液消退。

处方 3 ■ 苏木红花汤：苏木 15g，红花 3g；取药加水煎服，每日口服 1 剂；同期，可配合静滴复方丹参注射液。此方能活血行气，通络止痛；主治络气不合型胸膜炎，如有胸胁疼痛、气促、脉细弦等。

注意：结核性胸膜炎以采取联合短程化疗方案较好；若有中等或大量胸腔积液时，每周须进行 2～3 次胸穿放液治疗，与此同时可朝胸内注入异烟肼 0.3～0.4g 和地塞米松 5mg，意在提高局部用药浓度和阻止胸膜粘连或增厚。但应注意每次胸穿抽放积液而不超过 1000ml，否则易于诱发急性肺水肿。

第四章

循环系统疾病

一、充血性心力衰竭

　　此病又称心功能不全，并非一种独立疾病，是由各种原发疾病而导致的心脏代偿或失代偿的两个不同阶段病理生理进程，最终可因处理不当导致死亡。整个病包括左心衰竭、右心衰竭以及全心衰竭。左心衰竭期主要表现程度不同的呼吸困难、咳嗽、咳白色或粉红色泡沫样痰，缺氧严重时出现倦怠、无力和一系列神经精神症状等；检查时发现心尖搏动向左下方移位、左心室增大、心率加快，听诊可闻及肺部湿性啰音与 S_3 和 S_4 奔马律等。右心衰竭期主要为外周静脉和上、下腔静脉瘀血的症状，如纳差、恶心、呕吐、腹泻、皮肤发绀、坠积性水肿、颈静脉怒张、肝大并轻度压痛、肝颈静脉回流征阳性、右心室扩张等。急性心力衰竭可出现昏厥、休克、急性肺水肿和心脏骤停等。中医学认为本病主因"心肺气虚、血瘀痰凝"，气虚不宜化气、产生气阴两亏、脾肾如所累或阳虚水泛，晚期发生"五脏衰微、阴阳俱虚，可致喘脱、厥脱"，甚至"阴竭阳亡、生命危殆"。对气虚血滞型，治宜益气活血；对气阴两虚型，治宜益气养阴、化瘀祛痰；对阳虚水泛型，治宜温阳利水；对阳衰欲脱型，需要采取回阳救逆、益气固脱的中药。

西医处方

处方1 ■ 适用于轻中度心力衰竭的治疗

　　　　　卡托普利　每次 15～25mg　口服　每日 2 次

　或　依那普利（益压利）　每次 10mg　口服　每日 1 次

　加　美托洛尔（美多心安）　每次 12.5mg　口服　每日 2 次

　或　氢氯噻嗪（双氢克尿噻）　每次 25mg　口服　每日 1 次

　加　10％氯化钾合剂　每次 10ml　口服　每日 1 次

　或　地高辛　每次 0.125～0.25mg　口服　每日 1 次

处方 2 ■ 适用于重度慢性心力衰竭的治疗

　或　卡托普利　每次 25mg　口服　每日 3 次

　加　氢氯噻嗪　每次 25mg　口服　每日 2～3 次

　或　呋塞米（速尿）　每次 20mg　口服　每日 3 次

　加　螺内酯（安体舒通）　每次 40mg　口服　每日 2 次

　加　地高辛　每次 0.25mg　口服　每日 1 次

处方 3 ■ 适用于重症心力衰竭、肺水肿的治疗

　　　　异山梨酯（消心痛）　每次 10mg　口服　每日 3 次

接	5％葡萄糖液 250ml 硝普钠 40mg	静滴（25～50μg/min）　每日 2 次
或	5％葡萄糖液 250ml 多巴胺 40～60mg	静滴（10～20μg/min）　每日 1 次
或	5％葡萄糖液 250ml 多巴酚丁胺 40mg	静滴（15～40μg/min）　每日 1 次

中医处方

处方 1 ■ 强心汤：黄芩 50g，丹参 30g，山茱萸 15g，红参、葶苈子各 9g，甘草 5g；每剂水煎 2 次，每日早、晚 2 次分服；每日 1 剂。能益气扶阳、化瘀通饮；主治充血性心力衰竭，尤适用于高龄老年患者的临床治疗。如表现为心悸、口唇青紫、水肿、气急喘息不卧等正气虚衰、水饮泛溢。山茱萸能敛元气、固心阳，可产生强心、抗休克作用；葶苈子能泄肺平喘、利水消肿，也有强心作用；丹参有活血养心、益气复脉之功效。

处方 2 ■ 心衰合剂：葶苈子、桑白皮、丹参、车前子、生黄芪、

太子参各 30g，麦冬、泽泻各 15g，五味子、当归各
10g；每剂水煎 2 次，分为 2 次口服，每日 1 剂。常在
服药 1～3 天后奏效。患者病重，须每日增服 1 剂，分
为 4 次口服。为巩固其临床疗效，待症状有所缓解以
后，还宜定期不断延续煎服治疗。能益气养阴、活血利
水；主治充血性心力衰竭。此方经治 30 例，总有效率
可达 93％，其中包括 21 例服已用西药治疗未被完全控
制者。

处方 3 ■ 心竭康：生黄芪 30g，党参、茯苓各 15g，白术 12g，葶
苈子、汉防己各 10g，制附子、苏木各 9g，花椒 5g，川
桂枝、陈皮各 6g；每剂水煎 2 次，分为 2 次口服；每日 1
剂，连服 28 天为宜。能益气温阳，活血利水；黄芪、党
参、茯苓能益气利水，附子、桂枝、花椒可温阳化水；
葶苈子能强心利尿；苏木、汉防己能活血行水；陈皮可
以理气。主治心阳虚衰、血脉淤滞、水饮内停型心衰。
此方经治 30 例显示，显效者 19 例，奏效者 9 例，总有效
率可达 93.3％。

处方 4 ■ 北五加皮汤：香加皮 5～10g（维持用药量大约 3g），党
参、茯苓、车前子、猪苓各 15g，太子参、泽泻各 12g；
每剂水煎 2 次，分为 2 次口服，每日 1 剂。能益气、强
心、利水；主治慢性心力衰竭等。此方经治 21 例显示，
显效者 10 例，有效者 11 例，常于煎服 3～9 天后有效控
制临床症状。香加皮又叫杠柳皮或北五加皮，此药有小
毒，副作用为烧心、呕吐、腹泻、心动过缓，在及时停
药或减量后会很快消失。

注意：轻中度心力衰竭可采取一般性处理，选用较普通的药物口服
即可，如应用以美托洛尔为代表的 β 受体阻滞药治疗。一旦发生急
性肺水肿或急性心力衰竭时，须采取更为紧急、有力和稳妥的救治
措施，像急性心肌梗死、高血压危象、心瓣膜穿孔、乳头肌断裂或
功能不良等，倘若处理不当即会产生重症呼吸困难和心源性休克而
死亡。

二、 快速性心律失常

此类疾病主指心律起源部位、心搏频率和节律以及其他冲动传导的异常，诸如自主神经功能异常、内分泌失调、电解质失衡、大量失血所致。快速性心律失常主要有窦性心动过速、心房扑动或颤动、室上性阵发性心动过速、期前收缩、室性心动过速等。中医学本病称为心悸、怔忡等。多因"情志所伤、痰湿、风热、寒邪、气滞血瘀、气血虚弱"所致，皆会引起心气虚衰、心血不足，发生心悸或怔忡，治疗时须选择益气养心、活血化瘀、补益心脾、补益养阴类中药。

西医处方

处方1 ■ 适用于窦性心动过速

阿替洛尔（氨酰心安）　每次25mg　口服　每日3次

或　比索洛尔　每次2.5～10mg　口服　每日2次

处方2 ■ 适用于窦性心动过速烦躁不安

地西泮（安定）　每次5～10mg　口服　每日3次

或　替马西泮胶囊　每次10mg　口服　每日2次

处方3 ■ 适用于房性、交界性早搏

维拉帕米（异搏定）　每次80mg　口服　每日2次

或　缓释维拉帕米　每次120mg　口服　每日1次

处方4 ■ 适用于频繁性室性早搏

利多卡因 50～100mg｜
10%葡萄糖液 20ml｜　静脉注射　立即

接　利多卡因 100mg｜
10%葡萄糖液 500ml｜　维持静滴（3mg/min）必要时

加　美托洛尔　每次50～100mg　口服　每日2次

或　美西律（慢心律）　每次0.2g　口服　每日2～3次

处方5 ■ 适用于早搏临时定位不清时

普罗帕酮（心律平）　每次0.2g　口服　每日3次

接　美西律　每次 0.2g 口服　每日 2～3 次

或　莫雷西嗪（乙吗噻嗪）　每次 0.2g　口服　每日 2 次

或　苯妥英钠　每次 0.1g　口服　每日 3 次

处方6 ■ 适用于室上性心动过速

维拉帕米（异搏定）5mg｜
10％葡萄糖液 20ml｜　缓慢静注　立即

或　普罗帕酮（心律平）70mg｜　缓慢静注　立即　可重复
10％葡萄糖液 20ml｜　用药

处方7 ■ 适用于室性心动过速

利多卡因 50～100mg｜
10％葡萄糖液 20ml｜　静脉注射　立即

接　利多卡因 100mg｜
10％葡萄糖液 500ml｜　维持静滴（1～4mg/min）　必要时

或　胺碘酮（可达隆）　每次 150mg　缓慢静注　立即

接　胺碘酮 300mg｜
生理盐水 300ml｜　缓慢静滴（1mg～1.0g/min）　必要时

或　5％葡萄糖液 500ml｜
普鲁卡因胺（盐酸卡酰胺）｜　缓慢静滴（5～10mg/min）
　　　　　　　　　　5mg｜　必要时

处方8 ■ 适用于洋地黄中毒性早或心动过速

苯妥因钠 100mg｜
10％葡萄糖液 20ml｜　静脉注射　持续 5min 注毕

加　10％氯化钾液 10～20ml｜
10％葡萄糖液 250～500ml｜　缓慢静滴　每日 1～2 次

处方9 ■ 适用于纠正尖端扭转型室速

异丙肾上腺素 0.5～1mg｜　静脉滴注　立即　需要时可
10％葡萄糖液 500ml｜　重复用

加　25％硫酸镁液 10ml｜
10％葡萄糖液 30ml｜　缓慢静注　每日 2 次

接   25％硫酸镁液 20ml   缓慢静滴（8mg/min） 每日 2 次
      10％葡萄糖液 250ml

处方 10 ■ 适用于心房颤动的治疗

     维拉帕米   每次 40～80m   口服   每日 3 次

或   普罗帕酮   每次 0.1～0.15g 口服   每日 3 次

或   胺碘酮   每次 0.2g 口服   每日 3 次

或   索他洛尔   每次 40～60mg   口服   每日 2～3 次

处方 11 ■ 适用于心房颤动转复后维持治疗

     奎尼丁   每次 0.2g   口服   每日 1～2 次

或   胺碘酮   每次 0.1～0.2g   口服   每日 1 次

处方 12 ■ 适用于控制快速房颤的心室率

     25％葡萄糖液 20～40ml   缓慢静注   必要时
     毛花苷 C（西地兰）0.4mg

或   地高辛   每次 0.25mg   口服   每日 1 次   连用 7 天

或   美托洛克（美多心安） 每次 25mg   口服   每日 2 次

或   胺碘酮   每次 0.2g   口服   每日 3 次

处方 13 ■ 适用于心室颤动或扑动时紧急处理

     非同步电除颤   每次 100～300J   分次递增至 360J

或   利多卡因 50～100mg   静脉注射   立即
     10％葡萄糖液 20ml

接   利多卡因 100mg   维持静滴（4mg/min） 连用 2 天
     10％葡萄糖液 500ml

中医处方

处方 1 ■ 宁心饮：太子参 15～30g，淮小麦、磁石、龙骨（先煎）、
牡蛎（先煎）各 30g，麦冬、丹参、百合各 15g，五味子、
甘草各 6g，大枣（先煎）7 枚；上药加水浸泡 30min，将
先煎药物煎至 20min，然后再加入其他中药续煎 30min；
水煎 2 次，混匀，每日分成早、晚 2 次口服。心悸明显
者，可加生铁落、天王补心丹（吞服）等；出现梦多心
烦，宜加用三七、柏子仁、莲子；大便秘结者，可加生

大黄 3～4.5g；痰火上扰者，加入酒制大黄 4.5g 同煎。能益气养阴、生脉宁心；主治心动过速、期前收缩、心脏神经官能症，尤其适用于阴虚证心动过速的治疗，如烦热、口干、入夜烦躁、舌质红、苔少、脉细数等。

处方 2 ■ 整律合剂：党参、丹参、苦参各 30g，柏子仁、常山、炙甘草各 15g；每剂水煎 2 次，混匀，分为 2 次口服，每日 1 剂，连用 30 天为 1 疗程。能益气活血、养心复脉；主治各种期前收缩或心动过速。此方经治 35 例期前收缩显示，显效者 12 例（有房性 2 例、室性 9 例、房室交界性 1 例）、改善者 16 例（包括房性 4 例、室性 17 例、房室交界性 1 例），临床总有效率为 81%。现代医学研究发现，常山与西药奎尼丁可产生某些类似的治疗作用，常山有小毒，但不可用量过大，过量时会出现呕吐，以至于急性中毒。

处方 3 ■ 经验组方：葛根 60g，全瓜蒌、磁石（先煎）、珍珠母（后放）各 30g，泽兰、郁金各 15g，当归、刘寄奴、炙甘草各 9g。每剂水煎 2 次，分 2 次口服，每日 1 剂。此方能活血宁心；主治各种期前收缩。此方经治 199 例期前收缩，总有效率为 91%～92%。此外，该方还能缩短心肌炎病程，改善心肌缺血性心电图异常。

处方 4 ■ 苦地汤：苦参 40g，生地黄 50g。每剂水煎 2 次，分为 2 次口服，每日 1 剂，连服 7 天为 1 疗程。此方能清热定志；主治房性和室性期前收缩。但本方禁用于脾胃虚寒、腹痛腹泻或心率迟缓等。此方经治 108 例患者显示，房性、交界性、室性期前收缩各 54 例、28 例、26 例，均能获得比较满意的效果。有人报道，苦参片（含生药 2g，每次 3～10 片，每日 3 次）治疗快速性心律失常的总有效率为 62%。

处方 5 ■ 黄连甘草汤：黄连、炙甘草各 10g；每剂水煎 2 次，少量多次频服，每日 1 剂，连用 7 天为 1 疗程。此方能清心泻火；主治各种阵发性心动过速。此方经治顽固性快速性心律失常，包括反复发作的阵发性心动过速 36 例，观察结果显示显效者 19 例、改善者 12 例；经治频发的房性期前收缩 4 例显示，显效者 2 例，改善者 2 例。方内黄连的作用机制可能与能够降低心肌自律性、延长心肌动作电位时程和有效不应期有关。

处方 6 ■ 黄连温胆汤：茯苓 18g，半夏 12g，陈皮 10g，黄连 9g，枳实、胆南星各 6g，甘草 6g；水煎 2 次，滤汁分为 2 次口服；每日 1 剂，连用 2 周为 1 疗程。能化痰泻火、行气消滞；主要用于防治室性期前收缩等，出现痰郁火动怔忡、心悸者。此方经治室性期前收缩 67 例，临床总有效率可达 91%。

处方 7 ■ 黄连生脉饮：黄连 5～10g；苦参 15～20g，黄芪 20g，麦冬、当归各 10g，五味子 6g，党参、丹参、酸枣仁各 15g；每剂水煎 2 次，每日分早、中、晚 3 次口服，每日 1 剂，连用 7 天为 1 疗程，服药 2～4 个疗程。气虚明显时，须将党参改为人参 5g，并加入炙甘草 6g 同煎；胸闷憋气者，加用瓜蒌皮、郁金；心绞痛不断发作者，须加用延胡索、水蛭各 5g。能益气养阴、清心活血；用于防治期前收缩。此方经治期前收缩 357 例，显效者约占 50%、有效者约占 35%，总有效率可达 86%。

处方 8 ■ 半夏菖蒲屑：生半夏、生菖蒲各等份。上药研极细末，密封贮瓶备用。用时取药末少许，吹入患者鼻腔，取嚏 3～8 次。能开心气、调心律；主治阵发性心动过速。此方经治室上性心动过速 14 例，已使 13 例恢复正常。笔者认为，二药不仅能苏醒神志，还可激发"经气"而调控心律。

处方 9 ■ 疏郁宁心汤：郁金、法半夏、丹参、酸枣仁各 10g，黄连 5g，炙甘草 15g；上药加水 600ml 浸泡 20min，每剂水煎 2 次、混合，分为 2 次口服；每日 1 剂，连服 30 天为 1 疗程。能行气活血、清化痰热、安神定悸。丹参能养血活血，酸枣仁能养心安神，郁金可行气解郁、活血清心，黄连能清心泻火、宁神平悸，半夏可以燥湿化痰，甘草能养心清热并调和诸药。主治痰热型的心律失常。此方经治 108 例，其病因包括冠心病、心肌炎、高血压、风心病等，治疗显示显效者34例，有效者66例，总有效率可达92.6%。

处方10 ■ 升心率汤：黄芪、丹参20g，补骨脂、附子（2h前先煎）各10g，降香5g，肉桂3g。附子先煎2h，余药共煎20min，滤出药液150ml；次煎20min，滤出药液150ml，混匀后，分为2次口服；每日1剂，连服12天为1疗程。能温阳益气、化瘀通脉；用于防治缓慢性心律失常。此方经治缓慢性心律失常36例，包括严重的窦性心动过缓、病窦综合征、可疑性病窦或房室传导阻滞等，临床总有效率可达92%。平均胸闷和头晕消失时间为6.5天。

处方11 ■ 益气活血通阳方：桂枝18g，丹参20g，红参6g，白术12g，茯苓15g，炙甘草8g；每剂水煎2次，分为2次口服，每日1剂。肢冷、汗出明显者，可加用制附片；伴胸闷、心悸失眠者，尚可加用炒酸枣仁、合欢皮和瓜蒌皮等。能益气活血、温通心阳；主治心脾阳虚证房室传导阻滞。此方治疗房室传导阻滞20例，可恢复者的平均治疗时间为16天。

注意：对此病要进一步查寻病因和治疗原发性疾病；对快速性心房颤动，应及时控制心室率，宜首选β受体阻滞药，如索他洛尔（施泰可，Sotalol）或阿替洛尔（氨酰心安）等。索他洛尔是一种新型广谱抗心律失常药，同时有β受体阻滞和延长动作电位时程的双重作用，更有益于预防和终止阵发性心房颤动、心房扑动等心动过速，常规剂量为每次40～80mg，每日2～3次，也可随时酌情调整。心室颤动与扑动已视为"临终前心律失常"，应抓紧时间实施心肺复苏或直流电击除颤。

三、缓慢性心律失常

此病主要包括窦性心动过缓、窦性停搏、病态窦房结综合征、窦房传导阻滞、房室传导阻滞等。患者病情严重时，极易导致心搏出量降低、心排血量减少，从而产生心功能不全和心源性休克。心脏传导阻滞与窦性心动过缓迥然不同，前者是一种极为严重的心脏病，后者多为正常人的生理性改变。严重心动过缓仍可导致心排血量下降低，以致心、脑、肾等重要脏器血流量灌注不足，致使患者出现头晕、疲乏无力、阿-斯综合征等。针对二度或三度房室传导阻滞以及三束支传导阻滞，则需要及时安装永久性人工心脏起搏器以维持生命。本病在中医学中属于"心悸"、"结代"、"眩晕"范畴，均因气虚血亏、寒凝血瘀所致。临床中对阳虚寒凝证，治宜温阳散寒；对气虚血瘀、气阴两虚证，宜取益气敛阴的中药。

西医处方

处方1 ■ 适于治疗病窦综合征或房室传导阻滞

　　　　阿托品　每次 0.3mg　口服　每日 3 次

　或　异丙肾上腺素　每次 5～10mg　含服　每日 4 次

处方2 ■ 5％葡萄糖液 500ml ｜

　　　　异丙肾上腺素 0.5mg ｜ 缓慢静滴　每日 2～3 次

处方3 ■ 适用于窦性心动过缓

　　　　阿托品片　每次 0.3mg　口服　每日 4 次

　或　麻黄碱　每次 25mg　口服　每日 2 次

　或　异丙肾上腺素　每次 5mg　含服　每日 3 次

处方4 ■ 适用于窦性心动过缓改善微循环

　　　　山莨菪碱（654-2）20～40mg ｜

　　　　5％葡萄糖盐水 500ml ｜ 缓慢静滴　每日 1～2 次

　或　氨茶碱控释片　每次 0.1g　口服　每日 3 次

中医处方

处方1 ■ 温益复脉汤：人参 15g，黄芪 20g，丹参 18g，细辛 6～15g，麦冬、五味子各 12g，制附片 10g（先煎），炙麻黄

6g，桂枝、甘草各10g；每剂水煎2次，分早、晚2次口服，每日1剂；心绞痛者，须加延胡索、生蒲黄、麝香，以活血行气为宜；伴有胸懑者，可加用瓜蒌、菖蒲、郁金、薤白，以宣痹通阳或解郁理气为主。体虚气喘时，还可加大人参用量，以补元固脱为重。此方能温阳益气、和络复脉；主治病窦综合征，适于治疗心肾阳虚、心阳不运证病人，如有心悸怔忡、胸痹气短、脉迟缓或结代等。方内人参、黄芪、附子能益气温阳为君；细辛、麻黄、桂枝可通阳为臣；此外，丹参能活血通脉、兼以养心，甘草能益气并可调和诸药，麦冬、五味子可滋阴敛气、辅阳气之生、制阳药之燥。

处方2 ■ 增脉煎：党参、制附子（先煎2h）、炙黄芪各75g，丹参50g，麦冬40g，麻黄25g，淫羊藿、炙甘草各30g。先将细辛和麻黄进行蒸馏，并取汁50ml，随即再将余药水煎浓缩至450ml。接下来将二药混匀，每次取40～50ml口服，每日4次。此方能温阳益气、养阴补肾；主治病窦综合征。此方经治53例显示，其平均心率可由原来44次/min增至65次/min。

处方3 ■ 麻附细甘汤：麻黄3～4.5g，制附子（先煎2h）6～9g，细辛3g，甘草4.5～6g；每剂水煎2次，分成2次口服，每日1剂。能温经助阳；主治病窦综合征。此方曾治疗5例，有4例即能奏效。方内附子能助心阳以通脉，改善窦房结自律性和房室传导功能，促进心率增速和异位性心律失常转复。

处方4 ■ 加味生脉散：人参（或党参）20g，附子（先煎2h）、五味子、桃仁、炙甘草各10g，丹参、麦冬各15g；每剂水煎2次，分早、晚各1次温服；每日1剂，连服15剂为1疗程，治疗4～6个疗程。阳虚甚重者，加入肉桂、淫羊藿；气虚明显者，宜加炙黄芪、白术。出现血虚时，加用熟地黄、龙眼肉、阿胶；伴血瘀时，须加赤芍、红花、当归尾；胸闷明显时，宜加全瓜蒌、薤白、蒲黄、乳香、石菖蒲等。此方能益气敛阴、温阳活血；主治气阴两虚型病窦综合征。此方经治 20 例显示，显效者 11 例，有效者 7 例，总有效率可达 90%。

处方 5 ■ 复脉膏：人参、阿胶、炙甘草、桂枝、生姜、麦冬、麻仁、大枣、地黄，配方剂量须按照 1∶1∶2∶2∶2∶3∶3∶3∶6 比例实施，随后加入适量白糖，制成口服型中药膏。治疗每次 15g 口服，每日 2 次；连服 15 天为 1 疗程。此方能益气养阴、复脉；主治病窦综合征，临床总有效率约为 91%。

处方 6 ■ 加味参附汤：人参 12g，丹参 30g，薤白、桂枝、附子（先煎 2h）各 15g，干姜 12g，楂香 72g，川芎、甘草各 10g；水煎 2 次滤汁，分为 2 次温服，每日 1 剂。能温阳益气、活血行气；主治各种心脏传导阻滞、心动过缓。用此方治疗 23 例一度Ⅱ型房室传导阻滞，与 19 例静滴异丙肾上腺素 1mg 或阿托品 10mg 对照组进行比较，观察结果表明此方煎服显示，有效者 12 例，无效者 11 例，明显优于单用西药的治疗对照。

注意：此病治疗须以纠治原发性疾病及其对症处理为主，于紧急状况下并以提高患者的心率为辅。对病情严重、自觉症状显著者，应当尽早推荐安装永久性人工心脏起搏器。

四、冠心病心绞痛

这是因冠状动脉粥样硬化而导致心肌缺血以及发作。由于本病在冠状动脉狭窄不断加重的前提下，从而导致程度不同的心肌缺血和缺氧，最终还将发生心肌梗死。通常认为，吸烟、高血压病、高脂血症、糖尿病等是该病的主要易患因素。冠心病多在 40 岁以后起病，男多于女，以室内脑力劳动者常见，近来的患病率还有不断攀升态势。可分为以下 5 种类型：无症状、心绞痛、心肌梗死、缺血性心肌病和猝死型。若管腔狭窄程度达到 50%～75%，患者会产生典型心绞痛的临床症状；当突然发生血栓或管腔狭窄超过 75% 以上，则极易导致急性冠脉综合征、急性心肌梗死及心律失常等。此病能否得到有效治疗，通常取决于能否及时地改善冠状动脉循环、减少心肌缺血、防止冠状动脉痉挛、消除疾病的易患因素等；另外，当发生急性心肌梗死时，还可伴有二尖瓣功能异常、心源性休克、严重的心律失常等。此病中医学称为"胸痹"、"真心痛"、"厥心痛"等，多因气血不足、阴阳失调、血瘀痰湿、气滞寒凝所致。气滞血瘀证治宜理气活血、开痹止痛；气阴两虚证治宜益气养阴、通脉宣痹；阴虚阳亢证治宜养阴潜阳、平肝化瘀；阳虚证治宜益心补气、温肾阳；痰瘀证病例，宜选用通阳化痰、宽胸开痹等中药治疗。

西医处方

处方 1 ■ 适于稳定型心绞痛发作的治疗

　　硝酸甘油　每次 1.0mg　舌下含服　立即　需要时可重复用

　或　异山梨酯（消心痛）　每次 5～10mg　口服　每日 4 次

　或　硝酸甘油喷雾剂　每次 3 喷　喷吸　每 10min 可重复喷 1 次

　加　阿替洛尔（氨酰心安）　每次 25mg　口服　每日 2 次

　加　卡托普利（巯甲丙脯酸）　每次 25mg　口服　每日 2 次

处方 2 ■ 适于初发、劳累、静息、恶化型心绞痛的治疗

　　硝酸甘油 10mg
　　10% 葡萄糖液 250ml ｜ 静脉滴注　每日 1～2 次

　加　阿替洛尔（氨酰心安）　每次 25mg 口服　每日 2 次

　加　地尔硫䓬　每次 15～30mg　口服　每日 3 次

　加　阿司匹林　每次 0.3g　口服　每日 1～2 次

处方 3 ■ 适于变异型心绞痛发作的治疗

　　异山梨酯（消心痛）　每次 10mg　口服　每日 3 次

　　地尔硫䓬　每次 30～60mg　口服　每日 3 次

加　卡托普利（巯甲丙脯酸）　每次 25mg　口服　每日 3 次

　加　阿司匹林　每次 0.3g　口服　每日 2 次

处方 4 ■ 适于急性冠脉综合征或心肌梗死的治疗

　　阿替洛尔　每次 6.25mg　口服　立即

　加　阿司匹林　每次 0.3g　口服　立即

　加　肝素钠 5 万 U
　　生理盐水 100ml ｜ 静脉滴注（26 滴/min）　立即

　接　硝酸甘油 25mg
　　10% 葡萄糖液 250ml ｜ 缓慢静滴　每日 1～2 次

　加　卡托普利　每次 12.5mg　口服　每日 2～3 次

　加　哌替啶　每次 50mg　肌内注射　立即

处方 5 ■ 适用于急性心肌梗死顽固胸痛的止痛治疗

　　盐酸吗啡　每次 5～10mg　皮下注射　立即

　或　哌替啶　每次 50mg　肌内注射　立即

　加　异丙嗪　每次 25mg　肌内注射　立即

处方 6 ■ 适用于进行静脉溶栓和抗凝的治疗

　　生理盐水 100ml
　　尿激酶 150 万 U ｜ 静滴（30min 内滴毕）　立即

　接　肝素钠 2.5 万～5 万 U
　　生理盐水 200ml ｜ 静滴（20～30 滴/min）必要时

中医处方

处方 1 ■ 冠心病验方一：丹参 30g，川白芍、红花、赤芍、降香各 15g；每剂水煎 2 次，分为 3 次口服，每日 1 剂；上药也可做成冲剂或片剂，如治冠片，每片 0.5g 含生药约 1.6g，每次 6～8 片口服，每日 3 次。注意该方应禁用于妊娠及月经期妇女。肾虚气弱明显者，须与益气养心丸配伍。能活血化瘀、行气止痛；主治气滞血瘀型冠心病、心绞痛等。此方经治疗心绞痛 1400 余例，均能获得较理想的疗效，临床总有效率为 75%～91%。

处方 2 ■ 葛红汤：丹参 30g，赤芍 15g，葛根、当归、红花、川白芍、菊花、羌活、党参、麦冬、五味子各 10g；每剂水煎 2 次，滤汁约 300ml，分为 2 次温服，每日 1 剂。伴有心前区疼痛者，加用石菖蒲、郁金等；胸闷明显者，加用薤白、桔梗、枳壳；肢体冷麻者，可加入黄芪、鸡血藤、桂枝、钩藤同煎。能补益心气、活血化瘀、通脉止痛；主治冠心病心绞痛、心律失常等，如心气不足、心血瘀阻等证。此方能畅通冠脉、改善血流，从而缓和胸闷、胸痛等。

处方 3 ■ 强心饮：附子 9～15g（先煎 2h），益母草 30g，淫羊藿、黄精各 12g，黄芪、麦冬、党参、丹参各 15g，茶树根 30g，甘草 6g；每剂水煎 2 次，取汁分为 2 次口服，每日 1 剂。能温阳益气、活血强心；主治慢性冠心病、心功能不全等，服药后能明显缓解临床症状，总有效率约为 86%。

处方 4 ■ 益气化瘀方：丹参、黄芪各 15g，决明子 30g，葛根、太子参、茯神各 9g，炙远志 6g，降香 2.4g，石菖蒲 4.5～6g，琥珀末（冲）1.5g；每剂水煎 2 遍，温混汁分 2 次口服，每日 1 剂。能益气活血、养心安神；主治冠心病，心绞痛反复发作，如表现胸闷、心悸、血压轻度升高；以及兼有肝火上扰、气阴不足等证。葛根、丹参，活血化瘀；降香具有化瘀、行气、止痛之功效。

处方 5 ■ 温阳通脉汤：桂枝 6～9g，熟附块（先煎 2h）9～12g，丹参、瓜蒌皮、益母草各 15g，当归 12g，红花 4.5g，川芎、枳壳、广木香各 6g，降香 3g；上药加水浸泡 30min，文火煎煮 30min，取汁分为 2 次口服，每日 1 剂。若有心阳欲脱、明显气短、脉象细数时，宜加人参 15g（另行水煎）；胸痛剧烈时，可加用失笑散。对怔忡不寐者，宜加用紫石英、琥珀粉、黄连、生何首乌等。能温阳活血、行气止痛；主治冠心病、心绞痛、心肌梗死、心力衰竭等，如出现自汗、气短、脉细数、心阳欲脱等。注意附子有小毒，药量一般不应超过 15g。

处方6 ■ 加味四妙勇安汤：当归、玄参、丹参、金银花、甘草各
30g；每剂水煎2次滤汁，分为2次口服，每日1剂。兼
有气虚者，加用黄芪、生脉散；心血瘀阻者，宜加上述
冠心病验方一，以助化瘀止痛；症状缓解后，为防治本
病加重或复发，可加入毛苕青、回心草（大叶醉）煎服。
能活血化瘀、解痉止痛；主治冠心病心痛、胸痹短气、
脉结代和肾绞痛等。多数病例煎服此方，即可顿觉胸中
豁然、疼痛全无。当归能养血和血；丹参可养血散瘀；
玄参有养阴、凉血、化瘀之功效。

注意： 冠心病一旦确诊，须加强第一、二级防治措施，及时治疗高
血压、糖尿病、高脂血症、高血凝状态等易患因素；慢性冠心病要
根据实际头部和年龄制定出合理的运动处方，例如步行、慢跑、骑
自行车、做体操、打太极拳等，以便获得比较好的有氧运动。必要
时应实施药物溶栓和抗凝治疗、介入性冠脉气囊成形术或放置血管
药物支架等。

五、 急性心肌梗死

当冠脉狭窄超过75%以上或完全闭塞时，即可产生急性冠状
动脉综合征或心肌梗死，导致部分心肌发生严重而持久的缺血，产
生不可逆的局部坏死。患者出现剧烈的胸骨后疼痛，经由休息和含
服硝酸甘油不能奏效；心电图出现演变性异常，并伴有发热、白细
胞增多、红细胞沉降率加快，血清心肌酶谱改变等。病情严重还可
合并心律失常、心力衰竭、心源性休克或心源性猝死等。本病在中
医学归属于"胸痹"、"真心痛"、"厥心痛"等范畴，主因年迈气
衰、久病失养、气血运行不畅、心气不足、产生痰浊或瘀血所致，
从而导致心脉痹阻、气结寒凝证。本虚多为气虚、阴虚或肾虚；标
实多为瘀血、痰浊、气滞、寒凝。对气虚血瘀证，治宜补益心气、
活血止痛；对气阴两虚证，治宜益气养阴；气滞痰凝证，治宜通阳
化痰、宽胸定痛；肾虚气弱证，宜用温肾益气、活血通络的中药

治疗。

西药处方

处方1 ■ 适用于急性心肌梗死的一般性治疗

阿替洛尔　每次 6.25～12.5mg　口服　立即

加　阿司匹林　每次 0.3g　口服　立即

加　肝素钠 5 万 U

　　生理盐水 100ml ｜ 静脉滴注（26 滴/min）　立即

接　硝酸甘油 25mg

　　10％葡萄糖液 250ml ｜ 缓慢静滴　每日 1～2 次

加　卡托普利　每次 12.5mg　口服　每日 2～3 次

　　哌替啶　每次 50mg　肌内注射　立即

处方2 ■ 适用于急性心肌梗死有顽固性胸痛的治疗

盐酸吗啡　每次 5～10mg　皮下注射　立即

或　哌替啶　每次 50mg　肌内注射　立即

加　异丙嗪　每次 25mg　肌内注射　立即

处方3 ■ 适用于紧急静脉溶栓及其抗凝治疗

生理盐水 100ml

尿激酶 150 万 U ｜ 静滴（30min 内滴毕）　立即

接　肝素钠 2.5 万～5 万 U

处方4 ■ 适用于伴有重度心力衰竭的治疗

硝酸甘油 25～50mg

10％葡萄糖液 250ml ｜ 缓慢维持静滴　必要时

或　卡托普利　每次 25mg　口服　每日 3 次

加　氢氯噻嗪　每次 25mg　口服　每日 2～3 次

或　呋塞米（速尿）　每次 20mg　口服　每日 3 次

加　螺内酯（安体舒通）　每次 40mg　口服　每日 2 次

处方5 ■ 适用于梗死相伴泵衰竭或急性肺水肿的治疗

5％葡萄糖液 250ml

硝普钠 40mg ｜ 静滴（滴速 25～50μg/min）　每日 2 次

或　5%葡萄糖液 250ml｜静滴（滴速 10～20μg/min）　每日
　　多巴胺 40～60mg｜1 次

或　5%葡萄糖液 250ml｜静滴（滴速 15～40μg/min）　每日
　　多巴酚丁胺 40mg　｜1 次

加　异山梨酯（消心痛）　每次 10mg　口服　每日 3 次

处方6 ■ 适用于梗死相伴室性早搏或心动过速的治疗

　　利多卡因 100mg
　　　　　　　　　　　　缓慢静注（1～2min 注毕）
　　5%葡萄糖液 50ml

续　利多卡因 100mg
　　　　　　　　　　　　维持静滴（滴速 16～20 滴/min）
　　5%葡萄糖液 250ml

或　5%葡萄糖液 250ml｜缓慢静滴（滴速 0.5mg/min）　3
　　胺碘酮 150mg　　　｜天后改为口服

续　胺碘酮　每次 150～300mg　口服　每日 2～3 次

或　盐酸普罗帕酮（悦复隆）　每次 150mg　口服　每日 3 次

中医处方

处方1 ■ 健心汤加减：黄芪 24g，丹参 20g，黄精、麦冬、葛根各
15g，党参、川白芍、赤芍、郁金各 12g，淫羊藿 9g；每
剂水煎 2 次滤汁，分为 2 次口服；每日 1 剂，连服 2 周为
1 疗程，每次间隔 2 天。若伴有休克时，须去党参，加用
附子（先煎 2h）、五味子各 12g，人参 5g；合并心律失常
时，加用苦参、阿胶、炙甘草；胸痛不宁时，加入瓜蒌、
薤白、远志、半夏、竹茹同煎。有必要，应根据临床症
状，及时选用西药扩血管药、升压药或抗心律失常药。
条件许可，还应首先采用冠状动脉再通疗法的介入性治
疗。能益气养心、温肾活血；主要可作急性心肌梗死辅
助性治疗。

处方2 ■ 回阳救逆汤：煅龙骨、煅牡蛎各 30g，熟附片（先煎）、
红参（先煎代茶）各 15g，山茱萸、当归各 18g，全瓜蒌
12g，薤白、降香、红花各 6g；上药加水浸泡 30min，文
火煎 30min，滤其药汁，分为 2 次口服，每日 1 剂。能回

阳救逆、理气活血；主治心肌梗死、心源性休克等，如心前区疼痛、头晕、昏倒、神志不清、面色苍白、冷汗自泻、四肢厥冷、舌淡苔薄白、脉细欲绝等。方内红参、附子、牡蛎、山茱萸能回阳固脱，再配上瓜蒌、薤白、降香、当归、红花，还能行气宽胸、活血化瘀。现代药理学研究证明，方内生药人参对高血压、心肌营养不良、心绞痛等均有一定治疗作用，有益于减轻心脑血管病临床症状。

处方3 ■ 生脉散加减：党参10～15g（或人参6～10g），麦冬、五味子、延胡索各10g，丹参30g，赤芍10～15g；水煎2次取汁，分为2次口服，每日1剂；治疗服药越早越好，连续4～6周为1疗程。若兼有痰湿、舌苔白腻，可加瓜蒌、薤白、半夏；若有痰热、舌苔黄腻，宜加瓜蒌、黄连、半夏；舌红、少苔或无苔者，宜加生地黄、玄参、玉竹等。有必要时，应于心电监护下及时加用扩血管药、抗心律失常药和极化液治疗。能益气养阴、活血止痛；作为急性心肌梗死辅助治疗。此方经治300例显示，其264例存活，36例死亡，病死率已降至12%。现代药理学研究已表明，应用生脉散能够改善急性心肌梗死后泵血功能、降低体循环阻力、提高心排血量、增加人体重大组织器官血液灌流。

六、风湿性心脏病

此病全称为风湿性心脏病，即由急性或慢性胶原类人体组织炎症所致，其病变是以慢性心瓣膜和关节损害为主的一类后天性心脏病。此病常见损害包括心脏瓣膜炎、钙化或纤维化，故将导致心脏瓣膜口狭窄和（或）关闭不全等，诸如二尖瓣狭窄、主动脉瓣关闭不全、三尖瓣关闭不全等。随着病情不断进展，还将产生充血性心力衰竭、感染性心内膜炎、血管栓塞等。患者出现心悸、胸闷、怔忡、气短、气促、劳力后呼吸困难，以至于不能平卧或咳痰带血等；有部分病例还可伴有下肢或全身水肿、腹水、胸腔积液等。中医学称此病为"喘证"、"心悸"、"浮肿"，临床中因型辨证论治，如可按阳虚水泛型、瘀血内阻型、气虚阳陷型选用不同的中药治疗。

西医处方

处方1 ■ 适于风湿热活动期的治疗

青霉素钠 80 万 U　肌注　每日 2 次　用前皮试

或　青霉素钠 160 万 U ｜
生理盐水 40ml 　｜缓慢静注　每日 2 次　用前皮试

或　红霉素　每次 0.375g　口服　每日 3 次
（儿童每日剂量可按 40mg/kg 计算）

加　阿司匹林　每次 0.6～1.2g　口服　每日 3 次
（儿童每日剂量　可按 0.08～0.1g/kg 计算）

加　泼尼松　每次 30～40mg　口服　每日 1 次　连用数月

处方2 ■ 适于二尖瓣狭窄合并急性肺水肿者的治疗

盐酸吗啡　每次 3～5ml　静脉注射　立即

接　呋塞米 20～40mg ｜
10%葡萄糖液 20ml ｜静脉注射　立即　必要时重复用

或　5%葡萄糖 500ml ｜
硝普钠 25～50mg ｜静脉滴注（6～8 滴/min）　立即

或　10%葡萄糖液 20ml ｜
毛花苷 C（西地兰）　0.2～0.4mg ｜缓慢静注　立即

处方3 ■ 适于合并心功能不全者的治疗

异山梨酯（消心痛）　每次 10mg　口服　每日 3 次

或　尼群地平　每次 10mg　口服　每日 3 次

或　卡托普利（巯甲丙脯酸）　每次 25mg　口服　每日 2 次

加　地高辛　每次 0.25mg　口服　每日 1 次　连用 7 天

中医处方

处方1 ■ 苓桂术甘汤：茯苓 15g，白术 10g，桂枝 6g，生甘草 10g；

上药加水 400ml 同煎，先用武火、后改文火续煎 20min，每剂水煎 2 次，将药汁 1 次服下，每日 1 剂。能温阳、益水利水；主要治疗慢性心瓣膜病合并心力衰竭，如阳虚水泛证，表现胸闷气短、心悸、畏寒肢冷、双下肢水肿、舌苔淡白、脉沉细无力。经此方治疗 6 例，均可获得满意疗效。

处方 2 ■ 葶苈大枣汤：葶苈子 1～20g，大枣 10～15 枚；上药加水 500ml 同煎，先用武火、后用文火续煎 30min，每剂水煎 2 次，滤汁 1 次服下，每日 1 剂。能温阳利水；主治慢性心瓣膜病和合并心力衰竭者，如阳虚水泛证，出现胸闷气短、心悸、动则加剧、双下肢浮肿、舌淡苔白、脉沉无力。以此方治疗 26 例，其临床症状很快消失、转危为安，约半数以上病例能恢复一般性工作。

处方 3 ■ 桃花饮：桃仁、当归尾、红花、川芎、威灵仙各 9g；除桃仁外，宜将上药研成细末，随后加水 250ml 和酒 75ml 同煮，煎至 210ml 后，去渣，于餐前予以温服；每日 1 剂，连服 6 剂为 1 疗程。能化瘀通痹；主治瘀血内阻型，如患者表现胸闷刺痛、两颧紫赤、黏膜发绀、关节酸痛、舌质紫暗、脉弦涩等。

处方 4 ■ 升陷汤：地黄 18g，知母 9g，柴胡、桔梗、升麻各 4.5g；取上药加水 500ml 同煎服，先用武火煎沸后，再改为文火续煎 20min，滤其药汁 1 次服完，每剂水煎 2 次，每日 1 剂。能益气升阳；主治气虚阳陷型病例，如气短不足以主，表现胸闷怔忡、脉沉迟微弱、"关前"尤著、甚为三五不调等。此方经治 26 例显示，治愈者 10 例、显效者 8 例、好转者 7 例，总有效率可达 96％。

注意：在风湿热活动期，加强卧床休息、控制感染、使用抗风湿药物，如应用糖皮质激素、阿司匹林及其制剂等，若出现胃肠道黏膜刺激症状，可给予硫糖铝每次 1g 嚼碎后服下，或口服雷尼替丁每次 0.15g，每日 2 次。

七、高血压病

这是一种以动脉血压异常增高为重要特征的心血管疾病，依据病因可分为原发性和继发性高血压，前者又可简称高血压病，约占90％以上，它预示本病病因不十分清楚，或许可能与遗传及其周围的环境因素有关。临床中多次测量血压＞140/80mmHg（18.7/12.0kPa），方可考虑"高血压病"的诊断，有时也可能仅有收缩压升高＞140mmHg（18.7kPa），此即称"单纯收缩期高血压"，且以中老年人比较常见。长期高血压病可产生重要的靶器官损害，如动脉粥样硬化、闭塞性脉管炎、冠心病、心肌梗死、脑血管意外、肾功能障碍等。血压突然上升或极度增高者，还容易发生损害心、脑、肾的高血压急症，倘若处理不当还会危及患者的生命。中医学将此病归属于"肝阳"、"肝风"、"中风"、"眩晕"的范畴，多由肝阳上亢、心火上炎、阴虚火旺所致，并逐渐产生肝肾阴阳失调以及阴虚阳亢、肝肾阴虚甚至阴阳两虚。应选用清热平肝、滋养肝肾、宁心安神、活血化瘀、镇肝潜阳、育阴补阳类的中药治疗。

西医处方

处方 1 ■ 适于轻中度高血压的降压治疗

　　　　吲达帕胺（寿比山）　每次 2.5mg　口服　每日 1 次

　或　阿替洛尔（氨酰心安）　每次 12.5mg　口服　每日 3 次

　或　尼群地平（硝苯乙吡啶）　每次 10mg　口服　每日 3 次

　或　卡托普利（巯甲丙脯酸）　每次 25mg　口服　每日 3 次

处方 2 ■ 适于重症高血压的紧急救治

　　　　阿替洛尔（氨酰心安）　每次 50mg　口服　每日 3 次

　加　尼群地平　每次 10～20mg　口服　每日 3 次

　加　卡托普利　每次 25～50mg　口服　每日 3 次

　加　氢氯噻嗪　每次 12.5～25mg　口服　每日 1 次

　或　维拉帕米　每次 40～80mg　口服　每日 1 次

| 或 | 贝那普利（洛汀新） | 每次 20mg | 口服　每日 1 次 |

| 或 | 硝酸甘油 25mg | |
| | 10％葡萄糖液 250ml | 缓慢静滴　每日 1～2 次 |

处方 3 ■ 适于高血压急症以及为降低其风险的治疗

| | 硝苯地平（心痛定） | 每次 10mg | 咬碎含服　立即 |
| 或 | 卡托普利 | 每次 25～50mg | 咬碎含服　立即 |

| 接 | 10％葡萄糖液 250ml | |
| | 硝普钠 25～50mg | 静滴（开始时 6～8 滴/min）　立即 |

| 或 | 10％葡萄糖液 250mg | |
| | 酚妥拉明 10mg | 静脉滴注　立即 |

| 或 | 50％葡萄糖液 20～40ml | |
| | 乌拉地尔（压宁定）2.5～5mg | 缓慢静注　立即 |

| 加 | 25％硫酸镁液 | 每次 5～10ml | 肌内注射　立即 |

中医处方

处方 1 ■ 钩藤煎：钩藤 30g；加水 1000ml，文火煎煮 20min，每日分早、晚 2 次口服，每日 1 剂。能清热平肝、息风止痉；主要用于原发性高血压防治。用此方经治 175 例，包括痰湿阻盛证 38 例、阴虚阳亢证 46 例、阴阳两虚证 70 例、肝火亢盛证 21 例。在煎服此方后，血压下降和平均值为 40/32mmHg，降压奏效时间 14～28 天。

处方 2 ■ 莱菔子浸膏：莱菔子适量，备好 0.5％硬脂酸镁。莱菔子水蒸后滤汁，浓缩成浸膏，晾干研粉过筛，加入 50％酒精，搓成中药颗粒；接下来再与 0.5％硬脂酸镁混打成药片，每片重 0.3g（约含生药 6g）。治疗时每次 5 片，每日 3 次口服，连用 1 个月为 1 疗程。此方能降压、泻火；主要用于原发性高血压防治。用此方治疗 120 例初中期原发性高血压，结果显示有效者 52 例，显效者 56 例，总有效率高达 90％；同时还可改善血脂及心电图异常。

处方 3 ■ 复方槐花降压汤：槐花、桑寄生各 25g，川白芍、地龙各 15g。水煎 2 次滤汁，分为 2 次口服；每日 1 剂，连用 15

剂为 1 疗程。能清肝活血、养阴潜阳；主治肝热血瘀、肝肾阴虚、阳亢型病例。用此方治疗 150 例，结果证明服药 3 个疗程后，完全治愈者 81 例，好转者 59 例，总有效率可达 93.3%。现代药理学研究已证明，槐花具有降压和降脂作用。

处方 4 ■ 罗布麻煎：罗布麻叶 4～6g；上药先用开水冲泡，当茶频饮；每日 1 剂，持续饮用 2～6 个月为宜。能降低血压；适用于原发性高血压的防治。以此方治疗 169 例，显效者 55 例，占 32.54%，有效者 64 例，占 37.9%，总有效率约 70%。

处方 5 ■ 清降汤：桑白皮、地骨皮各 30g；取药先浸泡 30min，水煎 30min 左右，每剂水煎 3 次，取汁混匀后，每日分早、中、晚 3 次口服；每日 1 剂，连服 20 天为 1 疗程。阴虚口干者，加用生地黄、玄参；头昏头痛明显时，宜加天麻、钩藤；伴手指发麻者，加用川芎、牡丹皮；血脂增高时，加入生山楂、泽泻、竹沥、半夏同煎。能清肝降火、滋阴凉血；主要用于原发性高血压治疗，如头痛、眩晕、烦躁易怒、舌质红、苔黄腻、脉弦等。

处方 6 ■ 镇肝熄风汤加减：怀牛膝、生赭石各 30g，生龙骨（捣碎）、生牡蛎（捣碎）、生白芍、京玄参、天冬、夏枯草、何首乌、首乌藤各 15g，钩藤（后下）15～30g，川楝子 6g；每剂水煎 3 次、混匀，分为 3 次口服，每日 1 剂。能清肝息风、镇静降压；主治肝风内动型患者。此方经治 44 例显示，显效者 6 例，约占 13.6%，临床总有效率约为 69%。现经实验室研究表明，原方加减均可产生明显降压作用，怀牛膝、钩藤、玄参、何首乌都有一定降压作用；另外，首乌藤、夏枯草、钩藤、白芍、何首乌、玄参可产生一定镇静安神作用，但须严防恶心、呕吐、胃脘胀痛、便溏等不良反应。

处方 7 ■ 益心健脑汤：黄芪 30～60g，葛根、桑寄生各 15～30g，丹参 20～40g，川芎 6～12g，生山楂 9～7.5g；每剂水煎

2 次；煎前用冷水浸泡 30min，煎后滤汁 300～400ml，分为 2～3 次温服，每日 1 剂。畏寒肢冷者，宜加桂枝 6g、炮附子（先煎 2h）9g；出现阴虚、口干、大便干结、舌红苔少时，可加用麦冬、生何首乌；若气虚伴有神疲乏力、气短时，须加用党参、五味子、香附等。能补气活血、益心健脑；主治高血压病、冠心病、脑动脉硬化、脑栓塞、脑血栓和各种心律失常等。以此方治疗 336 例，均已获得显著临床疗效，其高血压防治的总有效率为 94％；心绞痛缓解的显效率为 53％，心电图异常的改善率为 31％。

处方 8 ■ 益肾降压汤：生黄芪 30～45g，黄精、女贞子、淫羊藿、杜仲、泽泻、桑寄生各 15～30g，怀牛膝 12～20g；每剂水煎 2 次，混合后分服，每日 1 剂。可酌情调整药量，以连服 7～8 周为宜。能补益肾气、调整阴阳；主治老年人高血压病。此方经治肾气下虚型 66 例显示，治愈者 42 例，总有效率可达 96％。

注意： 对本病伴高血容量、水肿和心力衰竭者进行降压时，应首选联合使用抗高压药与利尿药的治疗措施。但是，对于伴有糖尿病、痛风、高脂血症的病例，利尿药的应用一定要慎重。现认为吲达帕胺是一种可产生钙拮抗作用的非噻嗪类利尿抗高血压药物，可保护心、肾功能，而且又不至于产生过强的利尿作用，此药几乎不会影响患者的电解质、血糖、血脂水平。

八、病毒性心肌炎

这是由于病毒感染后而导致的心肌坏死性的心肌间质炎症，严重时还可能累及心脏起搏细胞和传导系统，长期不愈最终也出现心肌病的一系列临床表现。容易侵害心肌炎的病毒有柯萨奇病毒、埃可病毒、脊髓灰质炎病毒、流感病毒等。病毒性心肌炎发生之前，患儿常有急性上呼吸道或胃肠道病毒感染病史，主要表现全身软弱、明显乏力、头昏、胸闷不适、恶心、呕吐，并伴头晕、心力衰竭和休克等临床症状，此外检测血压下降、脉压变小、交替脉、心脏浊音界扩大、S_1减弱或弥散的体征。近年发现，病毒性心肌炎还存在细胞介导免疫的致病作用，加重了对心肌的损害，病变常涉及心肌起搏及传导系统。中医学称此病为心痹、心悸、怔忡等，亦将危重者归于"厥脱"、"心水"等，多由心肺气虚、感受邪毒所致，通常可分为：①气虚阴亏型，如胸闷气短、心悸怔忡、头晕目眩、神疲乏力、多汗、失眠多梦、口干舌燥、小便少、大便干、舌质淡红、苔少、脉细数；②心阳不振型，可有胸闷气短、心悸不安、形寒肢冷、面色苍白、舌质淡白、苔薄、脉弱细或沉数。对外邪扰心者，治宜清热解毒、和络宁心；对气阴两虚者，治宜益气养阴、宁心安神；对心阳虚损者，治宜温阳益气、活血利水。

西医处方

处方 1 ■ 适于本病加强心肌营养的药物治疗

　　维生素 C　每次 0.2～0.3g　口服　每日 3 次

加　复合维生素 B　每次 2 片　口服　每日 3 次

加　辅助 Q_{10}　每次 10mg　口服　每日 3 次

或　多维元素片（金施尔康）　每次 1 粒　口服　每日 2 次

加　10％葡萄糖液 500ml
　　10％氯化钾 15ml
　　维生素 C 2.0g　　　　　静脉滴注　每日 1 次
　　ATP（三磷腺苷）40mg
　　辅酶 A 100U
　　胰岛素 10U

处方 2 ■ 适于本病心肌炎抗病毒治疗

　　10％葡萄糖液 500ml
　　　　　　　　　　　　　静脉滴注　每日 1 次
　　利巴韦林（病毒唑）0.5g

加　曲美他嗪　每次 20mg　口服　每日 3 次

加　维生素 C　每次 0.3g　口服　每日 2～3 次

处方1 ■ 心肌饮：金银花、板蓝根各 20g，丹参 15g，人参、五味子各 6g，当归、麦冬各 12g；每剂水煎 2 次滤汁，每早、晚分 2 次服药；每日 1 剂，连用 30 剂为 1 疗程，治疗 2～3 个疗程。此方能补气养阴、清热解毒、活血宁心；主治气阴两虚型病毒性心肌炎。此方加减法经治 54 例显示，临床治愈者 49 例，其治愈率高达 91%。

处方2 ■ 二黄温胆汤：黄芪 60g，黄连、姜半夏、茯苓、茯神、姜竹茹、炒枳壳、生甘草各 10g，陈皮 5g，大枣 5 枚，生姜 3 片；每剂水煎 2 次，滤汁分为 2 次口服，每日 1 剂；同时，还要叮嘱患者卧床休息。得病初起 1～2 个月者，须加用苦参、板蓝根、蒲公英，意在增强抗病毒能力；若心悸甚重，加用龙齿、磁石、酸枣仁等；胸闷甚重，须加川芎、郁金、丹参、沙参、麦冬等。能益气扶正、清热解毒、化痰宁心；主治急性病毒性心肌炎。此方经治 268 例，服药 6 个月后痊愈者 254 例，显效者 5 例，有效者 3 例，总有效治愈率高达 97.8%。

处方3 ■ 养阴清心汤：玄参、生地黄各 15～30g，蒲公英、沙参、麦冬各 9～12g，黄芩、大青叶、炙甘草各 9g；每剂水煎 2 次，滤药汁分 2 次口服，每日 1 剂；待临床症状缓解后，可改为每 2～3 天煎服 1 剂。能养阴清热、解毒；主治阴虚内热型患者。以此方经治 20 例显示，基本治愈者 12 例，有效者 7 例，总有效率为 95%，平均服药时间为 6～12 个月。

处方4 ■ 抗心肌炎汤：板蓝根 30g，金银花 20g，黄芪 18g，黄柏、党参、丹参、虎杖各 15g，柏子仁、远志、麦冬各 12g；每剂水煎 2 次滤汁，分为 2 次口服，每日 1 剂。发热者，须加柴胡 10g；伴期前收缩、心动过速者，加用万年青 10g；若合并心力衰竭，宜加用红参、附子；合并心肌缺血，宜加川芎、赤芍、玄参、生地黄等。能清热解毒、益气养心；主治急性病毒性心肌炎。此方经治 20 例显示，痊愈者 16 例，基本痊愈者 2 例，好转者 2 例，总有效率可达 100%。

处方 5 ■ 健心汤：生地黄、紫石英 20～30g，麦冬 15g，桂枝 6～9g，丹参、炙甘草、党参各 15～30g，板蓝根 12～15g；每剂水煎 2 次，取汁分 2 次口服；每日 1 剂，连服 3 月为 1 疗程。阴虚火旺者，加玄参，去桂枝；期前收缩频发者，加茶树根、常山、生姜；伴有心动过速者，宜加适量琥珀粉。胸闷胸痛显明者，宜加失笑散、郁金、楂香、黄芩、黄芪等。能益气养心、清热解毒；主治病毒性心肌炎。此方经治 52 例显示，显效者共 24 例，临床总有效率为 92%。

处方 6 ■ 失笑散：五灵脂、蒲黄各 3g，食醋 6ml；取上药加水 500ml 同煎，先用武火煎沸，改文火续煎 20min，取其药汁一次服完，每剂水煎 2 次，每天 1 剂。此方能活血行瘀；主治痰瘀互阻型病毒性心肌炎，如患儿胸闷胸痛、头晕心悸、气短叹息、舌质微紫。此方能降低心缩振幅及其心率，可提高小动物耐受缺氧的能力。

处方 7 ■ 真武汤：茯苓、白芍各 10g，白术、生姜、炮附子各 6g；上药加水 500ml 同煎，每剂水煎 2 次，取药汁 100ml 分次口服，每天 1 剂。此方能温阳强心；主治心阳虚弱型病毒性心肌炎，如患儿心悸怔忡、神疲乏力、畏寒肢冷、面色苍白等；而且具有明显的强心作用，更适用于伴心功能不全的治疗。

处方 8 ■ 生脉散：人参、五味子各 6g，麦冬 10g；先取人参加水 500ml 后，文火煎煮 20～30min；再加入五味子、麦冬和水 600ml 同煎，使用文火续煎 30min；然后，兑入人参煎汁 1 次服完，每天 1 剂。此方能益气营阴；主治气阴两虚型患儿，如表现心悸不宁、活动后加重、少言懒语、燥热口渴等。用此方治疗 18 例，结果显示治愈者 9 例，好转者 7 例，总临床有效率可达 88.9%。

处方9 ■ 经验组方：丹参、川芎、益母草、当归各 3g，木香 2g；取本方一半加水 200ml 煎后浓缩，另一半研成细末，随之混合在一起打成药片，共 18 片；治疗时，每次口服剂量，2 岁内 1 片、2～4 岁 2 片、5～7 岁 3 片、8～10 岁 4 片、11～13 岁 5 片、13 岁以上 6 片；每日 3 次，连服 3 个月为 1 疗程，以连用 2～3 个疗程为宜。能活血化瘀；宜主治痰瘀互阻型、病毒性心肌炎，如患儿有胸闷、胸痛、头晕、心悸、气短叹息、舌质微紫。

注意： 此病超过 3 个月未愈时，易致病情演变成扩张型心肌病等。抗病毒治疗常可选用金刚烷胺、吗啉胍或利巴韦林，但其实际效果并不十分确定。若病情十分危重、全身中毒症状明显、伴有心力衰竭或出现过缓性心律失常时，可予以考虑加用地塞米松每日 10～30mg，分次静脉滴注，连续治疗 5～7 天，待病情稳定之后，开始逐渐减量并相继停药，以不超过 2 周为宜。

九、 心包炎

这是一种发生在心包脏层、壁层两层组织的急性炎症，它既可能仅是一种局限在心包本身的疾病，又可能源于全身性疾病而侵害的一个局部器官。急性心包炎本身也可在邻近的组织之间相互蔓延，一旦产生大量积液即会累及纵隔内支气管以及心血管组织等，以至于导致危重的心脏压塞，而出现呼吸困难、血压下降、颈静脉怒张和（或）奇脉等。究其疾病形成的原因，本病可能与结核、病毒或化脓性感染、恶性肿瘤转移等有关。治疗时，应予及时查清和治疗原发性疾病，为预防心脏压塞需要定期进行穿刺抽放心包积液，注重卧床休息和对症处理。

西医处方

处方1 ■ 适用于一般非特异性心包炎的治疗

　　　阿司匹林　每次 0.3～0.5g　口服　每日 3 次

或　　吲哚美辛（消炎痛）　每次 25mg　口服　每日 3 次

处方 2 ■ 适用于渗出性、良性非特异性积液的治疗

泼尼松片　每次 30～40mg　口服　每日 1 次

处方 3 ■ 适用于结核性心包炎的治疗

异烟肼　每次 300mg　口服　每日 1 次

加　利福平　每次 450mg　口服　每日 1 次

加　乙胺丁醇　每次 750mg　口服　每日 1 次

处方 4 ■ 适用于风湿性心包炎者的治疗

5% 葡萄糖液 250ml｜
青霉素钠 400 万 U｜　静脉滴注　每日 2 次　用前皮试

加　头孢拉定　每次 0.5g　口服　每日 3 次

加　阿司匹林　每次 0.3～0.5g　口服　每日 3 次

或　吲哚美辛（消炎痛）　每次 25mg　口服　每日 3 次

处方 5 ■ 适用于化脓性心包炎者的治疗

5% 葡萄糖液 250ml｜
青霉素钠 400 万 U｜　静脉滴注　每日 2 次　用前皮试

或　5% 葡萄糖液 250ml｜　静脉滴注　每日 3 次
萘夫西林（乙氧萘青霉素）2g｜　用前皮试

中医处方

处方 1 ■ 经验组方一：金银花、连翘、紫花地丁、蒲公英各 20g，黄连、黄芩、桂枝、栀子、丹参、川芎各 16g，党参、五味子、甘草各 9g。此方加水煎煮 2 次，去渣后分为 3 次口服；每日 1 剂。主治急性心包炎，若患者体温明显升高时，宜配合使用敏感性抗生素治疗。

处方 2 ■ 经验组方二：百部 30g，土茯苓、白花蛇舌草各 20g，金银花、连翘、浙贝母、生地黄、赤芍各 15g；每剂水煎 2 次，分为 2 次口服，每日 1 剂。此方主要用于治疗急性心包炎，如恶寒、发热、出汗、无力、精神抑郁、呼吸困难等。

处方 3 ■ 经验组方三：冬瓜皮、冬瓜仁、土茯苓各 20g，赤芍、白

芍各 15g，葶苈子、当归、柴胡、白术、石菖蒲、砂仁、山楂、神曲各 10g；上药每剂水煎 2 次，分为 2 次口服，每日 1 剂。此方主要用于治疗中等量的心包积液，如低热、出汗、无力、精神抑郁、胸部不适、呼吸困难等。

注意： 在治疗过程中须尽早查清原发性疾病，进一步加强病因和对症治疗。急性期可试用肾上腺皮质激素，也可在穿刺抽放积液后紧接着注入地塞米松 5～10mg，以及时消除心包的局部炎症和渗出。

十、感染性心内膜炎

这是由于心内膜、心瓣膜和血管内膜被细菌、真菌、病毒或立克次体等病原体直接感染所致。按照感染形式和病原微生物的不同，可把本病分类为急性和亚急性感染性心膜炎。多数亚急性感染性心膜炎都有原来的心脏病损害，例如先天性心脏病、心瓣膜关闭不全等，主要表现是高热、寒战、出汗、进行性贫血、体重下降、乏力、肝脾肿大和皮肤发绀以及出现于胸前或四肢皮肤的结节或小瘀点等。菌性或无菌性栓子形成和脱落，极容易导致脑栓塞、肺栓塞、脾栓塞、肾栓塞等，产生脑脓肿和（或）小型血管瘤，一旦破裂，还将发生蛛网膜下腔出血，出现剧烈头痛、呕吐、偏瘫、抽搐和脑膜刺激征等。该病须尽早实施血液病原菌培养和药敏试验，以便选用更加敏感的抗感染治疗。

西医处方

处方 1 ■ 适用于重症葡萄球菌感染的治疗

10％葡萄糖液 250ml	静脉滴注　每日 2 次
萘夫西林（乙氧萘青霉素）2g	用前皮试

或

10％葡萄糖液 250ml	静脉滴注　每日 3 次
头孢唑林（先锋霉素Ⅴ）2g	用前皮试

处方 2 ■ 适用于耐药链球菌属感染的治疗

$$\left.\begin{array}{l}10\%葡萄糖液\ 250ml\\ 青霉素钠\ 400万U\end{array}\right|\quad 静脉滴注\quad 每日2次\quad 用前皮试$$

加　链霉素　每次 0.5g　肌内注射　每日 2~3 次　用前皮试

或　庆大霉素　每次 8 万 U　肌内注射　每日 2 次

处方 3 ■ 适于铜绿假单胞菌和革兰阴性杆菌感染者的治疗

氨苄西林　每次 80mg　口服　每日 2 次　连用 6 周

$$\left.\begin{array}{l}5\%葡萄糖液\ 250ml\\ 头孢哌酮(先锋必)2g\end{array}\right|\quad 静脉滴注\quad 每日2次$$

加　替硝唑(磺甲硝咪唑)　0.4g　静脉滴注　每日 2 次

处方 4 ■ 适用于血培养阴性但高度怀疑感染者的治疗

庆大霉素　每次 8 万 U　肌内注射　每日 2 次　连用 2 周

加　阿莫西林　每次 2g　口服　每日 2 次

或　万古霉素　每次 2g　静注或肌注　每日 2 次

处方 5 ■ 适用于合并真菌感染者的治疗

$$\left.\begin{array}{l}5\%葡萄糖液\ 250ml\\ 两性霉素\ 0.2~0.3mg/kg\end{array}\right|\quad 缓慢静滴\quad 每日1次$$

或　酮康唑　每次 200mg　口服　每日 1~2 次

加　氟胞嘧啶　每次 12.5mg　口服　每日 2~4 次

中医处方

处方 1 ■ 三黄消炎加味汤：黄连、黄芩、生地黄、栀子、郁金、牡丹皮、金银花、当归、丹参、川芎各 10g，山茱萸 15g，红参、葶苈子各 9g，甘草 5g；随症加减。取药加水煎 2 次，滤汁分 2 次口服；每日 1 剂。主治感染性心内膜炎；与此同时须配合相应的抗生素治疗。

处方 2 ■ 经验组方：金银花、黄连、黄芩、黄柏、连翘各 12g，麦冬、知母、玄参各 10g；每剂水煎 2 次，分为 2 次口服，每日 1 剂。主治感染性心内膜炎；必要时尚须选用敏感性抗生素治疗。

处方 3 ■ 安宫牛黄丸：每次 1 粒，口服，每日 3 次；或选紫雪丹，每次 1.5g，口服，每日 2 次。

注意：本病一旦确诊，须及时选用敏感的抗生素治疗，而且控制感染也是越早越好，真正做到"联合用药、剂量充足、疗程适宜"，谨防耐药菌株形成或初次治愈后不久又开始复发。与此同时，除了加强控制感染和对症处理外，还须积极地防治贫血和可能出现的不同器官的栓塞和出血。对真菌性心内膜炎，还给予两性霉素、酮康唑或氟康唑进行治疗。

十一、 慢性肺源性心脏病

这是呼吸系统疾病的肺功能障碍性疾病，可因支气管-肺、胸部、肺动脉病变而导致肺循环阻力增大、右心室增大，伴或不伴右心衰竭及其感染等。本病基本诊断条件包括曾有长时间反复发作的慢性支气管炎、肺气肿、支气管哮喘、胸膜粘连、桶状胸、心悸、咳嗽、喘息、发绀、肝脏肿大等。此病主因外邪或痰饮久留于肺、肺气受损、气滞血瘀，进而伤及脾肾、水气泛溢所致；治标应以"肃肺化痰、降气平喘、温化寒痰、活血化瘀、行气利水"为主；治本须采取"益气补肺、温补脾肾、养阴、纳气"等法为主。

西医处方

处方 1 ■ 适用于本病明显干咳时的治疗

　　　阿莫西林胶囊　每次 0.5g　口服　每日 3 次

　　　喷托维林（咳必清）　每次 25mg　口服　每日 3 次

　或　罗红霉素　每次 0.15g　口服　每日 3 次

　加　克咳片　每次 3 片　口服　每日 3 次

处方 2 ■ 适用于本病痰稠不易咳出时的治疗

　　　罗红霉素　每次 0.15g　口服　每日 3 次

　或　阿莫西林胶囊　每次 0.5g　口服　每日 3 次

　加　溴己新（必嗽平）　每次 8～16mg　口服　每日 3 次

　或　盐酸氨溴索（沐舒坦）　每次 30mg　口服　每日 3 次

或　盐酸氨溴索 30mg
　　0.5％沙丁胺醇 1ml　　超声雾化吸入　每日 2 次
　　生理盐水 5ml

处方3 ■ 适用于严重急性感染时的治疗

　　生理盐水 200ml
　　青霉素钠 480 万 U　　静滴　每日 2 次　用前皮试

或　阿奇霉素 0.5g
　　生理盐水 500ml　　静脉滴注　每日 1 次

或　氨苄西林 2.0g
　　生理盐水 200ml　　静脉滴注　每日 2 次　用前皮试

处方4 ■ 适用于继发性感染时的治疗

　　青霉素钠 240 万 U
　　5％葡萄糖液 500ml　　静滴　每日 2 次　用前皮试

或　头孢他啶（复达欣）2.0g　　静脉滴注　每日 2 次　用前皮试
　　5％葡萄糖液 500ml

加　甲硝唑注射液　每次 0.5g　静脉滴注　每日 2 次

处方5 ■ 适用于本病伴有心力衰竭、水肿时治疗

　　氢氯噻嗪　每次 25mg　口服　每日 2 次
　　氨苯蝶啶　每次 50mg　口服　每日 2 次

或　呋塞米（速尿）　每次 20mg　静脉注射　立即

加　异山梨酯（消心痛）　每次 10mg　口服　每日 4 次

加　毛花苷 C（西地兰）0.2～0.4mg　　缓慢静注　立即
　　10％葡萄糖液 40ml

或　酚妥拉明 10～20mg
　　10％葡萄糖液 500ml　　缓慢静滴　每日 2 次

中医处方

处方1 ■ 强心益气汤：万年青根 15～30g，五味子 5～10g，人参
10～20g，制附子 3～20g（先煎 60min），麦冬 15～20g；
取上药加水浸泡 30min，每剂水煎 2 次，混匀，分为早、
晚 2 次口服，每日 1 剂。患者水肿明显、为肺实证，宜

伍用葶苈大枣泻肺汤；脾虚甚重时，宜伍用五皮饮；肾虚明显时，可伍用真武汤。一旦合并心悸、怔忡时，宜伍用桂枝甘草汤或桂枝去芍药，也可加服龙骨牡蛎救逆汤等。此方能强心益气、回阳敛阴；主治一、二度充血性心力衰竭；万年青根苦寒、有毒，须禁用于心动过缓、房室传导阻滞，服药中毒会出现恶心、呕吐、胸闷、眩晕、腹泻、四肢发冷、心率减慢等。

处方2 ■ 肺心饮片：太子参、赤芍各10g，黄芪、玉竹、淫羊藿、丹参、虎杖各15g，制附子3g，补骨脂、红花各6g；上药共研细末，做成糖衣片或口服胶囊，每片或每粒为0.3g。治疗每次6片口服，每日3次，连用3个月为1疗程，续治2个疗程为宜。此方能益气温阳、活血化瘀；主治慢性肺心病。已治疗162例患者，其近期有效率达84％以上。

处方3 ■ 水蛭粉：水蛭1g（一次用量）。治疗每次1g口服，每日2～3次；连服2周为1疗程。此药能活血化瘀；主治肺心病急性发作。此方经治130例，均在抗感染、解痉、祛痰、补液治疗基础上加用此药，其总有效率可达90％，能使患者的病死率降至9.5％。

处方4 ■ 调气活血方：黄芪、葶苈子、车前子（包）、茯苓各15g，紫苏子12g，桔梗5g，杏仁、桃仁、陈胆南星（包）各9g，赤芍1.2g，参三七粉（分2次吞服）3g；将大部分中药加水后同煎，每日分为2次口服，每日1剂。同期配合复方丹参注射液静滴，其效果更甚。舌质红绛、口渴汗多者，宜加用麦冬、五味子等；伴有齿鼻出血者，须加入适量牡丹皮、怀牛膝、生蒲黄、炙甘草同煎。此方能调气、益气、活血、强心，从而改善微循环功能；主治肺心病和高脂血症。此方加减经治20例，其总有效率约为70％。

注意：若本病急性期选用上述抗生素5～7天疗效不佳，须依据实验室细菌培养和药物敏感试验调换抗生素治疗方案。此病合并心力衰竭者，对使用洋地黄类药的耐受性较低，宜给予大量快速利尿药，并注意维持水、电解质平衡。应用异山梨酯治疗，可以通过扩张血管、降低心脏前后负担，及防止或减轻毛花苷C的不良反应。在患者同时合并高血压、甲状腺功能亢进症、糖尿病或妊娠期间，应慎用沙丁胺醇，以防导致病情加重。

第五章

血液系统疾病

一、缺铁性贫血

这是因人体内可储存缺乏并影响到血红蛋白合成而引起的一种贫血，究其原因可能跟需铁量增加和（或）摄入量不足、慢性失血、胃酸不足、慢性腹泻、小肠吸收不良影响铁的吸收有关。本病多见于育龄期或哺乳期妇女以及生长发育期的儿童，其次是消化道疾病或慢性失血，如钩虫感染、痔出血、月经量增多等。主要临床表现为头昏、乏力、心悸、气促、眼花、耳鸣、皮肤黏膜苍白、胃肠功能降低等。实验室检查血红蛋白下降、红细胞体积变小、其中央淡染区扩大，血清铁蛋白和血清铁可分别下降至 $12\mu g/L$ 和 $2\mu mmol/L$。中医学称此病为"虚劳"、"萎黄"、"黄胖"等，主因"脾虚血亏、气血两虚、肝血不足"等，中药治疗宜"健脾和胃、养血益气"，加强营养和予以补铁。

西医处方

处方 ■ 硫酸亚铁控释片（福乃得） 每次 1 片 口服 每日 1 次

　加 维生素 C 每次 100mg 口服 每日 3 次

　或 铁维他 每次 20ml 口服 每日 2 次

　或 右旋糖酐铁 每次 100mg 肌内注射 每日 1 次

处方1 ■ 绛矾丸：绿矾（煅红）、苍术各 90g，厚朴、陈皮各 30g，大枣 120g；上药各研细粉，制成 20 粒药丸，约绿豆大小；治疗每次 1.5g 口服，每日 3 次，相当于绿矾6～18g，连服 8 周为 1 疗程；小儿此药用量须酌减，应从小剂量开始，并逐渐增加。能健脾燥湿、补血和胃；主治缺铁性贫血。作者曾将绛矾丸与绿矾补血丸、绛枣丸进行对照，总共治疗 500 例患者，以绛矾丸的疗效更好。此方绿矾主含硫酸亚铁，绛矾主含氧化铁，能刺激造血功能，促进红细胞生成。但在服药期间要禁止饮茶；而且须禁用于孕妇、消化道出血、胃痛、严重呕吐者。

处方2 ■ 健脾生血丸：潞党参、茅苍术、陈皮、生鸡内金、六神曲、醋煅针砂、煅绿矾各 30g，米醋 1500g。把前六味各自研成细末。将红枣煮熟，去掉皮核；接下来把绿矾、米醋置于沙锅溶化，放入枣肉，用小火煎煮浓缩至 300ml，与六味药末混合在一起，捣成口服药丸。每次取 1g 白开水送服，每日 3 次。能健脾和胃、补铁生血；主治缺铁性贫血。

处方3 ■ 黄芪乌梅饮：黄芪、醋煅赭石各 30g，党参、制何首乌各 15g，乌梅、白芍各 12g，桂枝、五味子、甘草各 6g；每剂水煎 2 次，分为 2 次口服；每日 1 剂，加服 3 个月。脾阳虚证，加服附子理中汤；心脾两虚证，可予归脾汤加减；气阴不足证，宜选择生脉散加减。脾肾阳虚者，宜加仙茅、淫羊藿、巴戟天等；纳谷不香、脘腹胀满者，可加用白豆蔻、木香、陈皮、砂仁同煎。能益气生血、甘酸养胃；主治缺铁性贫血。此方经治 75 例显示，显效者 55 例，有效者 20 例，总有效率高达 100%。该方忌服或慎服浓茶、咖啡等碱性食物，以免影响铁剂吸收及其功效。

处方4 ■ 养血饮：土大黄 30g，丹参 15g，鸡内金 10g；上药加水

600ml 同煎，每剂水煎 2 次，取汁 1 次服下；每日 1 剂，连服 10 剂为 1 疗程。能补气生血；主治气血两虚者，如面黄肌瘦、纳差、心悸、失眠、头昏、目眩、软弱无力、舌淡、苔薄白、脉细弱。此方治疗 20 例患者，在煎服 15 剂后即能获到令人满意的效果。

注意： 在铁维他内含有葡萄糖酸铁、葡萄糖酸锌和维生素 C 等，此药口服不良反应甚少，通常经治 5 天以后，检测网织红细胞开始增加，治疗 7 天后复查血红蛋白即可回升，每日平均约升 1g/L，治疗 1 个月以后逐渐接近正常。在本病康复过程中，要叮嘱患者摄食含铁量较多的食品，如肝脏、动物血、瘦肉、黑木耳、黑芝麻等。

二、 再生障碍性贫血

此病简称为"再障"，是由诸多病因引起的红骨髓总体容量降低、造血功能衰竭，外周全血细胞减少，如白细胞、红细胞、血小板均可同期下降，以青壮年男性发病率最高。获得性再生障碍性贫血又可分为原发性和继发性两种。患者主要表现为贫血、出血、感染、发热、骨髓再生不良等。中医学称本病为"血虚"、"血枯"、"虚劳"、"急劳"、"血证"等。多由肾精亏损所致，不为阳虚，就为阴耗；与此同时，还可涉及"肝脾"或"气血"两衰。治疗时宜采用补肾益精，或补阳，或滋阴；兼用益气、养血、健脾、益肝等方药。

西医处方

处方 1 ■ 适用于一般急性病例的治疗

丙酸睾酮（睾酮丙酸酯） 每次 100mg 肌注 每日 1 次

或 司坦唑醇（康力龙、吡唑甲氢龙） 每次 2mg 口服 每日 3 次

或 美雄酮（大力补） 每次 10mg 口服 每日 3 次

处方 2 ■ 适用于慢性病例的治疗

　　　　十一酸睾酮　每次 80mg　口服　每日 2 次

　加　一叶萩碱　每次 16mg　肌内注射　每日 1 次

　加　左旋咪唑　每次 50mg　口服　每日 3 次

　或　再障生血片　每次 4 片　口服　每日 3 次

处方 3 ■ 适用于自体免疫再障的激素治疗

　　　　地塞米松 10～20mg

　　　　生理盐水 100ml　｜ 静脉滴注　每日 1 次　连用 1 周

　接　泼尼松片　每次 50mg　口服　每早 1 次顿服

中医处方

处方 1 ■ 大菟丝子饮：菟丝子、熟地黄各 15～20g，女贞子、墨旱莲各 20g，补骨脂、枸杞子、桑椹各 15g，制何首乌、肉苁蓉各 12g，山茱萸 10；每剂水煎 2 次，滤汁混合，分为 2 次口服，每日 1 剂。能滋阴补阳、益精养血；主治肾虚血亏、阴虚证患者。此方经治 169 例显示，基本治愈者 23 例，缓解者 57 例，较明显改善者 61 例，总有效率约为 83.4%。

处方 2 ■ 二仙温肾汤：赤豆 30g，巴戟天 15g，黄芪（炙）20g，淫羊藿 12g，仙茅、当归各 10g，人参 3g，陈皮、甘草各 6g。每剂水煎 2 次，分为 2 次口服，每日 1 次。偏于脾阳虚证，加用理中汤；偏于肾虚证，加用补骨脂、肉苁蓉、锁阳、菟丝子、紫河车粉等；肾阳虚明显时，可加入鹿角片 15g（先煎）。能温补脾肾、益气养血；主治脾肾阳虚证，如面色㿠白、无华、气短乏力、形寒肢冷、纳少便溏、下肢浮肿、齿衄或皮肤紫斑、舌淡胖、脉沉弱等。此方经治 45 例显示，治愈者 16 例，缓解者 26 例，其治愈率和临床总有效率分别为 36% 和 93.3%。

处方 3 ■ 加味七宝丹：黄芪、熟地黄各 20g，何首乌、枸杞子、菟丝子、茯苓、当归、牛膝各 15g，人参、补骨脂、肉桂各 10g。上药加水煎汤，分为 2 次口服，每日 1 剂；治疗时，须同时加服紫河车粉胶囊 3g，温开水送下。服药 15 天为 1 疗程。阴虚证宜加玄参、麦冬、桑椹、山茱萸、乌梅炭、栀子炭、杜仲炭、棕榈炭；阳虚证宜加仙茅、肉苁蓉、巴戟天、淫羊藿、附子、鹿茸；阴阳两虚者，可加小茴香、续断、黄精、山药。能益气补血、温养肾气，主治再生障碍性贫血。用此方治疗 38 例，包括单用中药治疗 15 例，辅以西药甲睾酮或丙酸睾酮治疗 23 例。服药 3 个疗程以后，已基本治愈者 17 例，缓解者 11 例，明显改进者 7 例。

处方 4 ■ 血复生汤：黄芪 30g，菟丝子、巴戟天、女贞子各 20g，熟地黄、制何首乌、肉苁蓉、补骨脂、当归、淫羊藿、紫河车、鹿角片各 10g；上药加水煎汤，分为 2 次口服，每日 1 剂，儿童用量酌减；连用 3 个月为 1 疗程，以服药 2 个疗程为宜。能补肾填精、益髓生血；主治再生障碍性贫血。此方治疗 118 例，并同期与 59 例服用十全大补汤进行对照，观察疗效显示此方总有效率为 81.4%，包括基本治愈者 26 例，缓解者 42 例，明显改善者 28 例，而且显著高于所设对照组的效果。

处方 5 ■ 加味保元汤：党参 30～50g，黄芪 30～60g，肉桂 2g，甘草 10g；每剂水煎 2 次，分为早、中、晚 3 次口服，每日 1 剂。阳虚证，加补骨脂、仙茅、淫羊藿，疗效不显时还可加用鹿角霜、附子；阴虚证，加用熟地黄、何首乌、女贞子、枸杞子，疗效不显时还可加用玄参、桑椹等；阴阳两虚时，宜加入熟地黄、制何首乌、菟丝子、补骨脂、鹿角、玄参。能补气温阳；主治元气不足、阳虚劳损证。此方经治 17 例显示，基本缓解者 7 例，明显改善者 4 例，临床总有效率可达 64.7%。

处方 6 ■ 生脉二至汤：人参（另煎冲服）、甘草各 6g，黄芪 30g，女贞子、墨旱莲、菟丝子各 20g，麦冬 12g，五味子 9g，紫河车粉（吞服）3g；每剂水煎 2 次滤出，分为 2 次口服，每日 1 剂；高热不退者，宜加水牛角片、地骨皮、连翘；伴有皮肤紫斑、齿血鼻衄时，加用槐花、鹿茸、羊蹄；咳血、便血严重时，宜加白及、三七粉、花蕊石、地榆炭、阿胶等。能益气敛阴、补养肝肾；主治急性再生障碍性贫血，如发热、贫血、出血倾向、面色萎黄、头昏疲乏、气阴受损、肝肾耗伤、邪热内侵证。此方经治23例显示，基本痊愈者8例，显效者5例，有效者4例。以上诸药配伍，将充分发挥滋阴不腻、补阳不燥、救阴清热之功效。

处方7 ■ 健脾温肾汤：黄芪30g，党参、熟地黄各15g，补骨脂、鹿角、当归、阿胶、巴戟天各12g，白术10g，陈皮、甘草、肉桂各6g；每剂水煎2次，药汁混合，分为2次口服，每日1剂；若加用红参粉3、鹿茸粉0.3g，应采取另外吞服。能健脾益气、温补肾阳；主治再生障碍性贫血、脾肾阳虚证。此方治疗108例，其总有效率约为68%。

处方8 ■ 造血验方一：黄芪30～60g，菟丝子20g，肉苁蓉、桑椹、补骨脂、女贞子各15g，仙茅、淫羊藿、胡芦巴、当归各12g；每剂水煎2次，取汁分为2次口服，每日1剂。阳虚明显者，可将本方改为十四味建中汤，主药为当归、白芍、人参、麦冬、半夏、黄芪、白术、川白芍、肉桂、附子、肉苁蓉、甘草、茯苓、熟地黄。能补阳温肾、益气养血；主治慢性再生障碍性贫血，如肾虚血亏或阳虚证。此方经治55例，包括12例阳虚证，疗效显示基本缓解者7例，明显改善者4例，轻度改善者1例，几乎所有病例都可获得较满意的效果。

注意：对此病应尽早确诊和治疗，及时查清和去除病因，以防产生危及生命的严重并发症。只要树立恒心，采取长期的综合治疗方案，即能获得较为满意的效果。给予雄激素治疗，意在刺激骨髓造血。对贫血症状明显者，应及时少量多次输注新鲜血液；对合并明显出血倾向者，还应该及时输注浓缩型血小板予以治疗。此外，多次输注山莨菪碱等也帮助改善骨髓的微循环状况。

三、 白细胞缺乏症

此病是指外周血液白细胞减少而低于 4000 个/mm³ 或 4×10^9 个/L 者，同时多为继发性白细胞减小和（或）粒细胞缺乏，前者主因粒细胞生成障碍、粒细胞增殖异常、粒细胞分布异常、粒细胞寿命缩短所致，常见病因有感染、某些药物等化学物质中毒、放射线及电离辐射等。患者病情不断加重，即可出现头晕、头痛、咽痛、浑身无力、食欲减退、低热等。由于本病患者的抵抗力明显下降，时常产生全身各个不同部位的感染。治疗时须依据患者病情、白细胞减少与粒细胞缺乏的程度，采用提升白细胞药物、肾上腺糖皮质激素、免疫抑制药、有效抗生素和脾切除术等综合措施进行治疗。中医学将此病归属于眩晕、虚劳、劳热等范畴，常因"气血亏虚、阴阳失调"而发病。治疗时，对"气血虚亏"者须补气养血，对"脾肾阳虚"者宜温补脾肾；对"肝肾阴虚"者宜行"滋养肝肾"。

西医处方

处方 1 ■ 适用于一般原因不明病例的治疗

利血生　每次 20mg　口服　每日 3 次

维生素 B_4　每次 10mg　口服　每日 3 次

处方 2 ■ 适用于因放疗、化疗所致白细胞下降时的治疗

非格司亭（重组人白细胞生成素）250μg

5％葡萄糖盐水 200ml　　静滴　每日 1 次

或　碳酸锂　每次 0.3g　每日 3 次　连用 4 周

加　鲨肝醇　每次 50mg　口服　每日 3 次　连用 4 周

加　肌苷片　每次 0.2g　口服　每日 3 次　连用 4 周

处方 3 ■ 适用于由免疫因素引发白细胞减少时的治疗

泼尼松片　每次 40mg　口服　每日 1 次

处方 4 ■ 用于由其他免疫因引发时的治疗

非格司亭　每次 150μg　皮下注射　每日 1 次

或　沙格司亭（生白能）150～300mg　静脉滴注　每日 1 次
　　　生理盐水 250ml

中医处方

处方 1 ■ 升白丸：丹参、太子参、山药各 15g，黄芪 30g，熟地黄、鸡血藤各 20g，制黄精 12g；先将上药制成蜜丸，每粒重约 7g，每次 1 丸口服；每日 3 次，连服 30 天为 1 疗程。能益气补肾、养血活血；主治宫颈癌放疗后白细胞减少症。此方经治 192 例显示，已恢复者 99 例，显效者 41 例，有效者 32 例，总有效率为 89.6%。

处方 2 ■ 健脾补肾方：黄芪、党参各 30g，淮山药 15g，白术、茯苓、女贞子、山茱萸各 10g，炙甘草 5g；每剂水煎 2 次，取汁分为 2 次口服，每日 1 剂。对血虚者，加当归、阿胶、何首乌；对阴虚津亏者，加太子参、麦冬；对兼有阳虚者，可加淫羊藿、锁阳。伴有生血瘀者，可加用赤芍、五灵脂等。舌苔厚腻时，去山茱萸、黄芪，并适当减少党参用量。能健脾益气、补肾养阴；主治白细胞减少症、脾肾两虚证。此方经治 43 例，总有效率可达 92%。

处方 3 ■ 保元汤：黄芪 30g，潞党参、炙甘草各 10g，肉桂 5g；加水煎煮 2 次，滤汁混后，分为 2 次口服，每日 1 剂；每周服药 5 天、停药 2 天，连续 4 周为 1 疗程。能补气温阳；主治白细胞减少症。此方经治 120 例显示，显效者 68 例，有效者 43 例，总有效率可达 92.5%。

处方 4 ■ 补骨脂丸：补骨脂（微炒）500g；取药研成细末、炼蜜成丸，每粒重约 6g。治疗每次 1～3 丸口服，每日 3 次，盐水送服；或把药制成口服胶囊，每次 3g 盐水送服；通常，连续治疗 4 周为 1 疗程、停药休息 1 周后，再实施第 2 个疗程。能补肾助阳、促精髓血；主治白细胞减少症，其临床效果甚好。现代药理学研究表明，此药能促进 CFU-D 生长，能保护动物在注射环磷酰胺后免于白细胞下降。

处方5 ■ 小檗胺片（升白安）：小檗胺 180mg；制作成片，分 3 次口服，每次 60mg，每日口服 1 剂，连用 3～4 周为 1 疗程。能升高白细胞；主治白细胞减少症。此方经治 405 例，总有效率为 71%；尤其适用于恶性肿瘤因放疗、化疗而导致的白细胞减少和慢性苯中毒者，其临床总有效率为 75%。

处方6 ■ 升白宁：八角茴香适量；先予提取八角茴香成熟果实和叶中主要成分，然后分装成肠溶性口服胶囊，每粒约含生药 150mg；治疗时，每次 3 粒口服，空腹吞服为宜；每日 2 次，连用 15～30 天为 1 疗程。能促进白细胞增生；主治白细胞减少症。以此方经治因化疗、放疗引起的白细胞减少症 452 例，其临床总有效率为 88%～89%。但如此药服用不当，也会导致少数患者出现恶心、口干与胃脘不适等。

注意：急性粒细胞缺乏症病死率很高，应引起足够重视。边治疗边要及时查找和消除本病病因和致病诱因，积极控制皮肤、口腔、泌尿生殖器等项感染。条件许可时，可开展细胞组粒细胞集落刺激因子治疗，试用非格司亭（G-CSF）或沙格司亭（GM-CSF）等。

四、真性红细胞增多症

这是一种慢性骨髓增生性疾病，通常以异常的红细胞增多为主，究其病因尚不清楚，仅可推测该病跟患者自身克隆性病变有关。在外周血液内出现大量成熟或不甚成熟的红细胞，容易使之血液黏稠、红细胞变形性下降、血流黏滞或减慢，严重者还可发生如脑血管血栓形成或栓塞等。临床表现为皮肤红紫、脾肿大以及相应的心脑血管症状；部分病例尚可产生出血倾向、腹胀便秘、肢体麻木、头痛、头晕等。有条件时，可试用血细胞分离机进行，接着输补和红细胞同等容积的代血浆；紧急时还可进行放血或血液稀释疗法。中医辨证施治，宜酌情选用清肝泻火、凉血泄热、活血化瘀的中药。

西医处方

处方1 ■ 适用于本病的一般性的治疗

静脉放血　每次200ml　每1～3日放血1次

白消安　每次2mg　每日2～3次

或　苯丁酸氮芥　每次2mg　每日3次

0.9％氯化钠注射液20ml　静脉注射　每周3次

或　环磷酰胺　每次200mg　口服　每日1次

别嘌醇　每次100mg　口服　每日3次

加　维生素C　每次200mg　口服　每日3次

处方2 ■ 适用于高凝状态或脑血管栓塞者的治疗

阿司匹林　每次100mg　口服　每日1次

加　尼莫地平　每次20mg　口服　每日3次

或　吡拉西坦（脑复康）　每次800～1000mg　口服　每日3次

加　阿米三嗪（奥米特灵）　每次50mg　口服　每日2次

中医处方

处方1 ■ 加减龙胆泻肝汤：紫草20g，龙胆、生地黄、黄芩、泽泻、知母、菊花各15g，柴胡10g，栀子9g，牡丹皮5g；每剂水煎2次口服，每日1剂次。能清肝泻火、凉血泄热；主治真性红细胞增多症。经治22例疗效显示，完全缓解者6例，明显缓解者11例，部分缓解者5例，临床总缓解率约为78％；外加青黛2～3g，其临床效果更好。

处方2 ■ 真红缓解汤：卷柏60g，紫草9g；上药水煎2次、混匀后，分为2次口服；每日1剂，连用3个月为1疗程。血瘀证者，可加赤芍、川芎、红花、桃仁等；血热证者，可加牡丹皮、知母、麦冬、茜草、生石膏。若合并中风，宜加适量夏枯草、龙胆、栀子、红花、水蛭等，若有气虚证，宜加入黄芪、党参同煎。能活血化瘀、清营泄热；主治真性红细胞增多症。经治 11 例，均可获得满意疗效，每月平均血红蛋白可下降 11g/L、红细胞计数和比积下降较快。现代药理学研究证明，卷柏具有抗肿瘤作用，其剂量可从 60g 渐增至 80g，通常不会发生明显的不良反应。

注意：实施放血疗法比较简单、疗效快，每次至红细胞降至 $6×10^{12}$ 个/L 或血细胞比容下降 50％后即应停止，若放血量过多时则需要及时补铁，尤其是针对那些同时使用骨髓抑制药的患者，如苯丁酸氮芥、环磷酰胺、别嘌醇等。使用尼莫地平或吡拉西坦（脑复康）治疗，旨在提高脑组织细胞血氧供给。口服阿米三嗪治疗，有益于帮助祛痰和减少呼吸道分泌物。

五、 血友病

此病主源于先天性凝血因子缺陷并产生出血性疾病，通常被分甲、乙、丙三种类型。甲型和乙型血友病比较常见。此病主要表现关节、肌肉及深部组织等出血，或者产生血肿和皮肤紫癜等。最易于在显露部位如膝、肘、踝和腕部出血。关节腔内反复产生出血，还易于导致软骨破坏、滑膜及其四周软组织内纤维增生，引起骨质疏松、关节萎缩、畸形及其功能丧失。一旦发生外伤，极容易产生硬脑外血肿和颅内出血等。目前，本病仍无特殊的疗法，须注意劳逸结合、预防外伤，并且结合进行替代治疗；与此同时，禁用阿司匹林、双嘧达莫、吲哚美辛类的药品等，以防加重或诱使出血。

西医处方

处方 1 ■ 单纯用于轻中度血友病的治疗

去氨加压素（DDAVP）10μg
生理盐水 20ml
静脉注射　每日 1 次

新鲜全血 250ml　静脉输注　酌情使用

生理盐水 500ml ⎫
　　　　　　　 ⎬ 静脉滴注　每日 1 次
氨基己酸 6g　　⎭

处方 2 ■ 用于甲型血友病的紧急治疗

　　　冷沉淀物溶液　每次 4U　静脉滴注　立即

或　抗血友病蛋白浓缩剂　每次 1 支　静脉滴注　每日 2 次

或　人凝血因子Ⅷ浓缩剂（FⅧ）200U ⎫
　　　　　　　　　　　　　　　　　 ⎬ 静滴　每日 2 次
　　生理盐水 100ml　　　　　　　　⎭

或　地塞米松 5mg ⎫
　　　　　　　　　 ⎬ 静脉滴注　每日 2 次
　　生理盐水 100ml ⎭

处方 3 ■ 用于乙型血友病的治疗

　　人凝血因子Ⅸ浓缩剂（PPSB）200U ⎫
　　　　　　　　　　　　　　　　　　 ⎬ 静滴　每日 1 次
　　生理盐水 100ml　　　　　　　　　⎭

加　地塞米松 5mg ⎫
　　　　　　　　　 ⎬ 静脉滴注　每日 2 次
　　生理盐水 100ml ⎭

`中医处方`

处方 1 ■ 十灰散：大蓟、小蓟、茜草、侧柏叶、白茅根、棕榈、荷叶、大黄、牡丹皮各 9g，每剂加水煎煮 2 次，用藕汁或白萝卜汁调服，每日 1 剂。此方能凉血、止血；主治本病火热炽热、迫血妄行、离经外溢证出血等，患者表现吐血、咯血，血色鲜红，口干，舌红或绛，脉弦数。

处方 2 ■ 真红缓解汤：生地黄（洗泡）40g，小蓟、蒲黄、藕节、淡竹叶各 8g，滑石粉、木通、酒当归、栀子、炙甘草各 6g；取药加水煎服，每日 1 剂，连用 30 天为 1 疗程。此方能凉血止血、利水通淋；主治本病血淋、尿中带血等，如热聚膀胱、瘀结于下焦、小便频数、舌红、脉数等。方中炙甘草能益气和中、调和诸药药性。

注意：须将血浆凝血因子Ⅷ、Ⅸ水平维持在 20％ 以上，才有助于阻止患者出血，及时输注冻干人凝血因子Ⅷ或Ⅸ浓缩剂，最好不低于每次 12U/kg，须隔日一次。使用肾上腺皮质激素，更适用于血友病关节出血和慢性滑膜炎患者的治疗，此类药物既能消炎和止痛，又可防止曾经形成的血块过快溶解并出血，若有必要尚可进行局部冷敷。

六、 过敏性紫癜

过敏性紫癜通常可以出现血性毛细血管中毒症，这是一种小血管的变态反应性的出血性疾病，以儿童和青少年更为常见。临床表现除了皮肤过敏性紫癜外，尚可产生皮疹、血管神经性水肿、关节炎、腹痛、过敏性肾炎，偶尔产生咯血、哮喘、胸膜炎等；有的患者还可伴有全身不舒服、发热、食欲缺乏、腰痛或黑粪等。中医学称此病为"紫斑"、"鲤血"、"葡萄疫"、"瘟毒发疫"等，主多因感受外邪、气血失调，导致"血不循经、离经外溢"所致。临床分型及治疗大法：对外感风热型，治宜疏风清热、凉血解毒；对湿热蕴结型，治宜清热化湿、清解血热；对血热妄行型，治宜凉血泄热、散瘀止血；对阴虚血热型，治宜凉血清热，兼以养阴等。

西医处方

处方 1 ■ 适用于一般过敏性紫癜时的治疗

　　　　维生素 C　每次 0.2g　口服　每日 3 次

　或　维生素 3～5g

　　　葡萄糖生理盐水溶液 500～1000ml｜静滴　每日 1 次

　加　曲克芦丁（维脑路通）　每次 0.3g　口服　每日 3 次

　加　泼尼松　每次 20～40mg　每日早一次顿服

　加　氯苯那敏（扑尔敏）　每次 4mg　口服　每日 2～3 次

　或　苯海拉明　每次 25～50mg　口服　每日 2～3 次

　或　曲吡那敏　每次 25～50mg　口服　每日 2～3 次

　加　葡萄糖钙片　每次 1g　口服　每日 3 次

处方 2 ■ 适用于重症伴有明显腹痛者的治疗

$$
\left.\begin{array}{l}
\text{0.9％氯化钠液 500ml} \\
\text{地塞米松 10mg}
\end{array}\right| \quad \text{静脉滴注 每日 1 次}
$$

接 维生素 C 每次 3～6g 入滴壶内静滴 每日 1 次

接 泼尼松片 每次 20mg 口服 每日 3 次

处方 3 ■ 适用于过敏性紫癜肾炎的治疗

双嘧达莫 每次 75～100mg 口服 每日 3 次

或 低分子肝素钠（法安明） 每次 5000U 皮下注射 每日 2 次

或 低分子肝素钙（速碧林） 每次 0.4ml 皮下注射 每日 2 次

加 雷公藤多苷片 每次 10～20mg 口服 每日 3 次

处方 4 ■ 适用于需要免疫抑制时的治疗

环磷酰胺 每次 50mg 口服 每日 2 次

$$
\left.\begin{array}{l}
\text{或 环磷酰胺 0.1～0.2g} \\
\text{生理盐水 250ml}
\end{array}\right| \quad \text{静滴 每月 1 次}
$$

或 硫唑嘌呤 每次 25mg 口服 每日 2～3 次

$$
\left.\begin{array}{l}
\text{加 甲泼尼龙 0.5～1.0g} \\
\text{生理盐水 100ml}
\end{array}\right| \quad \text{静滴 每日 1 次 连续 3～5 天}
$$

中医处方

处方 1 ■ 抗敏消癜汤：蝉蜕 60g，生地黄 30g，白鲜皮、丹参各 20g，茜草、地龙、牛膝各 15g，防风、荆芥、甘草各 10g，大枣 5g；每剂水煎 2 次，取汁分 2 次口服；每日 1 剂，连用 20 天为 1 疗程，通常煎服药 1～2 个疗程。热毒旺盛者，加生石膏、金银花、连翘；阴虚火旺者，加知母、黄柏、玉竹；脾虚气弱者，加用黄芪、党参、白术、山药。伴有关节肿痛时，可加秦艽、薏苡仁；腹痛明显时，可加用延胡索、木香；出现尿血或便血时，可分别加白茅根、大蓟、小蓟、地榆、炒槐花等。此方能疏风清热、凉血止血、化瘀通络；主治过敏性紫癜、风热证等。治疗 63 例患者，临床总有效率为 98％。现代

药理研究证实，蝉蜕具有抗过敏和镇静以及降低毛细血管通透性的治疗作用。

处方2 ■ 蝉蜕粉：蝉蜕6g；取该药研成细末，以开水冲服，每日1次。能祛风除湿、清热止痒；主治过敏性紫癜、风热搏结证，如皮疹发红、发痒、破后外流津水、苔白黄、脉数有力。笔者治疗2例，起初是因已用犀角地黄无效而改行此方治疗，则已获得较为理想的效果。

处方3 ■ 化斑消痛汤：土茯苓15g，生地黄、薏苡仁、白鲜皮、地肤子各12g，牡丹皮、防己、紫草、当归、川芎、地龙、苍术各10g；每剂水煎2次取汁，分早、晚各1次餐前口服，每日1剂；10岁以下儿童和年老体弱者须酌情减量。能养血清热、祛风利湿；主治关节型过敏性紫癜。用此方治疗230例，全能奏效，煎服3~6剂后能使皮肤紫癜消失。

处方4 ■ 凉血解毒汤：连翘30g，生地黄、紫草各15g，炒槐花、徐长卿各12g，大枣10枚，甘草10g；每剂水煎2次滤汁，分为2次温服；每日1剂，连用10天为1疗程；儿童用量酌减。对胃肠型、有明显呕吐者，加用半夏12g、竹茹10g；倘若腹痛甚重，宜加白芍30g；便血明显者，加用炒地榆20g；对关节型患者，须加薏苡仁30g、防风15g；对肾炎型，出现蛋白尿者，应加用白茯苓30g、黄芪20g、山药15g；白细胞增多时，加用蒲公英20g；对红细胞增多者，加入白茅根30g。能凉血清热、祛风解毒；主治过敏性紫癜。此方治疗140例，其总有效率为97%。

处方5 ■ 地角紫癜方：生地黄12g，水牛角、粉牡丹皮、甘枸杞子、墨旱莲各10g，生大黄（后下）5g，炙僵蚕5g，生甘草3g；每剂水煎2次，分为2次口服，每日1剂。待瘀热渐清、阴虚渐复时，宜去生大黄，并重用墨旱莲。能清热凉血、养阴化瘀、祛风热；主治过敏性紫癜、热入营血证。僵蚕与大黄伍用，一升一降，则能充分发挥清解血分瘀热之功效。

处方 6 ■ 清营凉血汤：紫草、地肤子、侧柏叶、野菊花各 30g；水
煎 2 次滤汁，分为 2 次口服，每日 1 剂，若伴有出血，加
入止血药同煎。能清热解毒、凉血止血；主治过敏性紫
癜、风热证，如紫癜鲜红或紫暗、有明显瘙痒。用此方
治疗 50 例，紫癜消失平均时间只要 5~6 天。

注意：此病一般性药物治疗主要应采用抗组胺类药物、糖皮质激
素、免疫抑制药和抗凝治疗等项综合措施。给予抗组胺类药物、改
善血管通透性、及时对症处理的药物等。但抗组胺药物有时可产生
嗜睡、乏力、头晕、恶心、注意力不集中、口干等不良反应，因此
驾驶员、高空作业或机械操作者切不可轻易口服此药，慎防发生意
外伤害。

七、原发血小板减少症

此病系指检测外周血小板计数降至 100×10^9 个/L 以下，并将
伴有出血症状。特发性血小板减少症病因和发病机制尚不明确。本
病可见血小板降低、血小板分布异常、血小板破坏增加、血小板稀
释等现象。在急性患者于发病前常有呼吸道疾病或病毒感染史，起
病急骤，产生畏寒发热，皮肤黏膜出血，可呈现瘀点或瘀斑状，重
症患者还会产生皮肤血肿等。倘若超过 6 个月不能自行恢复时，即
有少数病例可转变成慢性原发性血小板减少症。慢性患者出血较轻
并不断复发，长达数月或数年不愈，伴有轻度脾脏肿大和（或）贫
血。血小板计数低于 5×10^4 个/mm³ 及其形态异常者，将致出血
时间和程度加重。本病在中医学属于"血证"、"肌衄"、"虚劳"、
"葡萄疫"等范畴，在急性期治疗须选服清热养阴、凉血止血中药；
对慢性患者，宜使用养血益气、健脾补肾药治疗。

西医处方

处方 1 ■ 普通病例的处理

维生素 C　每次 200mg　口服　每日 3 次

维生素 B₁　每次 20mg　口服　每日 3 次

泼尼松片　每次 20mg　口服　每日 3 次

或　生理盐水 500ml ｜
地塞米松 10mg ｜　静脉滴注　每日 1 次

处方 2 ■ 用于止血和输血的处理

酚磺乙胺（止血敏、止血定）　每次 4g　静脉滴注　每日 1 次

加　复方凝血质（速血凝、止血凝）　每次 1 支　肌内注射 每日 2 次

加　血小板悬液　每次 10U　静脉滴注　每日 1 次　连用 2～4 天

或　新鲜全血　每次 200～250ml　静脉滴注　每日 1 次　连用 2～3 天

中医处方

处方 1 ■ 地黄止血冲剂：水牛角 40～60g，生黄芪 20g，生地黄 10～30g，赤芍、牡丹皮各 10～20g；上药研末，制成颗粒状冲剂；治疗时，每次 1 包，每日 4 次口服，开水送服，连服 30 天为 1 疗程。能清热解毒、凉血止血，兼以益气摄血；主治原发性血小板减少性紫癜、血热证。用此方治疗 18 例，最长服药 3 个月，显效者 5 例，良效者 9 例，改善者 3 例，临床总有效率高达 94％。

处方 2 ■ 消斑合剂：雪见草、生地黄、白茅根各 30g，炙黄芪 60g，接骨木 25g，乌梅炭、生甘草各 15g，焦三仙各 10g；每剂水煎 2 次，分为 2 次口服，每日 1 剂。血热妄行证，宜配合犀角地黄汤加减；气不摄血证，宜合用正元丹化裁；阴虚火旺证，宜配合麦味地黄汤加减。此方能凉血滋阴、止血消疸、益气养血；主治原发性血小板减少性紫癜。此方经治 71 例显示，显效者 49 例，有效者 11 例，改善者 7 例，总有效率可达 94％，平均治疗时间为 65 天。

处方 3 ■ 生血灵：黄芪 15～30g，党参 15g，当归 10～15g；生地黄、熟地黄、仙鹤草、墨旱莲各 20～30g，牡丹皮 15～20g，大青叶 20g，甘草 6～10g；每剂水煎 2 次，取汁分 2 次口服，每日 1 剂。能健脾补肾、凉血止血；主治原发性血小板减少性紫癜。此方经治 52 例疗效显示，血小板上升至 $(40.8\pm22.1)\times10^9$ 个/L，但部分服药者可出现纳差、便溏等轻度不良反应。现代医学研究证明，该方可作用于造血祖细胞，直接地刺激巨噬细胞成熟、血小板分化增殖或其释放。

处方 4 ■ 归脾合四生汤：生黄芪、侧柏叶各 15～30g，当归、炒槐花、阿胶 10～15g（烊化冲服）各 10～15g，生地黄、山茱萸 10～30g，生甘草 10g，三七粉（分次吞服）2～6g；水煎 2 次取汁，分为 2 次口服；每日 1 剂，连服 1 个月为 1 疗程，服药 2～3 个疗程。气虚血热证，若有明显出血，须在此方内加用三七。该方能补气养营、凉血宁络；主治慢性原发性血小板减少性紫癜。此方经治 46 例疗效表明，出血完全停止者 40 例，减轻者 3 例，临床总有效率可达 93％。

处方 5 ■ 补肾升血汤：熟地黄 15～30g，鹿角胶、龟甲胶各 10～20g，淫羊藿、丹参各 15g，何首乌 10g，枸杞子、炙黄芪各 25～30g，党参 15g，全当归 12g，茜草根、女贞子、炙甘草各 10g；每剂水煎 2 次，混汁分 2 次口服；每日 1 剂，连用 20 天为 1 疗程。患者血虚时，宜加阿胶、鸡血藤；出血较多者，宜加生地黄、白茅根；月经量过多者，加用赤石脂、紫草、红参等。能补肾、益气、养血；主治血小板减少性紫癜。此方经治 38 例原发性病例显示，显效者 21 例，有效者 14 例，总有效率约为 92％。治疗 14 例继发性病例显示，显效者 5 例，有效者 7 例。

此病离不开应用肾上腺糖皮质激素治疗，如果长时间应用或用量过大，须注重避免使用该药的副作用，须酌情减少激素的用量。本病应予加强对症处理和预防各种形式的出血，选择酚磺乙胺止血更为合适，因本品能增强血小板聚集力和黏附性，并且加速血块收缩和降低毛细血管通透性。

八、 特发血小板减少性紫癜

此病是一种自体免疫性出血综合征，不仅有血小板减少，而且还易于合并皮肤黏膜紫癜，呈现大小不等的瘀斑、瘀点，甚至产生眼底、内脏、颅内出血或血肿等。急性患者多见于儿童，起病急，伴发热等；慢性型患者可见于青年女性，起病比较隐匿。患者发病前1～3周多有较明确的上呼吸道感染史，多次检验外周血小板计数减少或其寿命缩短，但是在检查脾脏不大、骨髓巨核细胞数正常或可增多。当出血较严重时，须叮嘱患者绝对卧床休息、防止外伤，并杜绝应用可以降低血小板数量和功能的药品。

西医处方

处方1 ■ 适用于危重患者的紧急救治

血小板悬液 每次10U 静脉滴注 每日1次 连用2～4天

加 丙种球蛋白 每次0.4mg 静脉滴注 每日1次

加 甲泼尼龙 每次1.0～1.5g 30min内静滴 每日1次

加 血浆置换 每次3000ml 每日或隔日1次

处方2 ■ 适用于难治性患者的处理

生理盐水 500ml
长春新碱 2mg ｝ 静脉滴注 每周1次

或 环磷酰胺 400mg
生理盐水 20ml ｝ 静脉注射 每周1次

或 硫唑嘌呤 每日1～3mg/kg 口服 分为2～3次

酚磺乙胺（止血敏）4g
生理盐水 200ml ｝ 静脉滴注 每日1次

处方3 ■ 适用于可争取获得完全缓解的病例

$$\left.\begin{array}{l}\text{生理盐水 } 200ml \\ \text{地塞米松 } 10mg\end{array}\right\} \quad \text{静脉滴注 \quad 每日 1 次 \quad 连用 3 天}$$

接　泼尼松片　每次 20mg　口服　每日 3 次

达那唑（炔睾醇）200mg　口服　每日 2～4 次

中医处方

处方 1 ■ 藕节地黄汤：生地黄、藕节各 15g，麦冬、玄参各 9g，甘草 6g；每剂加水煎煮，滤汁 1 次顿服；每日 1～2 剂，连服 10 剂为 1 疗程。能养阴清热、凉血止血；主治阴虚火旺型出血，如皮肤青紫、斑点，伴有鼻出血、齿龈出血、月经过多、心烦口渴、舌红、苔少、脉细数等。

处方 2 ■ 土大黄饮：土大黄（牛西西）20g；大枣 10 枚；取药分别加水煎煮 2 次，滤出药汁 1 次顿服，每日 1 剂，连用 10 剂为 1 疗程。能清热、凉血、止血；主治血热妄行型血小板减少症，如皮肤青紫、发热、口渴、便秘、鼻出血、月经过多、舌红、苔黄、脉弦数等。此方经治 265 例显示，临床总有效率约为 89％。

　　在紧急抢救时，须及时输注血小板、大量丙种球蛋白，以进行血浆置换疗法等。急性期输注血小板有助于预防和减轻出血等。为能及时缓解本病，临床上要首选规范的肾上腺糖皮质激素治疗，如甲泼尼龙、地塞米松、泼尼松等。当使用此类激素疗效不佳甚或发生依赖时，也可考虑选择脾脏摘除术或应用免疫抑制药治疗。

第六章
消化系统疾病

一、 反流性食管炎

　　此病多因胃和十二指肠内容物反流产生的食管侵及，从而致使食管黏膜炎性病变，出现胸骨后烧灼感、疼痛、吐酸水和咽下困难，重症患者还可发生食管消化溃疡、出血和瘢性狭窄等。食管 X 线钡透检查，可见食管下端黏膜皱襞粗乱、蠕动减弱、运动不协调，疾病晚期见有"龛影"或狭窄等。但此病则须与消化道溃疡、食管癌、心绞痛等疾病进行鉴别。治疗原则为有效减肥、降低腹腔压力、抑制胃酸、改善饮食习惯、避免摄入刺激性食物、改变睡眠姿势、及时清除胃内幽门螺杆菌感染。中医学常将本病称为"胃脘痛"、"反酸"、"噎膈"等。

西医处方

处方 1 ■ 适于轻型病例的治疗

　　　　氢氧化铝凝胶　每次 15ml　口服　每日 3 次

　或　氢氧化铝混悬液（舒可捷）　每次 15ml　口服　每日 3 次

　或　枸橼酸铋钾（德诺）　每次 240mg　口服　每日 3 次

　或　复方碳酸钙咀嚼片　每次 1 片　口服　每日 3 次

　或　硫糖铝　每次 1g　口服　每日 3 次

或　　铝碳酸镁（胃达喜）0.5g　口服　每日3次

处方2 ■适于中、重症型病例的治疗

西咪替丁（胃泰美）　每次0.15g　口服　每日2次

或　　西咪替丁　每次0.8g　口服　每日1次

或　　法莫替丁　每次20mg　口服　每日2次

加　　西沙比利（普瑞博思）　每次10mg　口服　每日3次

加　　奥美拉唑（奥克）　每次20mg　口服　每日2次

或　　兰索拉唑（达克普降）　每次30mg　口服　每日3次

加　　枸橼酸铋钾　每次0.12g　口服　每日3次

中医处方

处方1 ■越菊丸：苍术、香附、川芎、神曲、栀子各60g；将其共研细末，水泛成丸，每粒约绿豆大小。治疗时，每次6～9g，温开水送服，每日2次。能行气解郁；主治气滞湿郁型食管炎，如表现脘腹胀痛、反酸呕吐、饮食不化等。

处方2 ■丁香柿蒂汤：丁香3g，柿蒂9g，党参12g，生姜6g；每剂加水煎煮30min，滤汁分2次口服，每日1剂。能健脾理气；主治脾虚气滞型反流性食管炎。治疗36例，近期总有效率可达91％。

处方3 ■苦参汤：苦参、陈皮、白鲜皮各10g，半夏、茯苓各12g，甘草6g；取药加水600ml，煎煮30min，滤汁冷却后分2次口服，每日1剂。能健脾、清热；主治脾胃虚热型反流性食管炎。用此方经治28例患者，观察疗效十分令人满意。

注意： 治疗时须保持生活规律、讲究饮食卫生、多吃新鲜水果蔬菜、避免摄食过硬或过强的刺激性食物，宜摄入低脂、低糖、流质食物；严禁烟、酒、浓茶和咖啡等。必要时要采取外科手术治疗。

二、急性胃炎

此病泛指由各种病因所产生的胃黏膜急性炎症，病变局限于胃底、胃体和胃窦的某一区域，有时也可弥漫至整个胃部，而容易致胃黏膜糜烂或出血。长期治疗不当，终可发展成慢性胃炎等。本病通常可包括急性单纯性胃炎、急性腐蚀性胃炎、急性血源性胃炎、急性蜂窝组织性胃炎、急性应激性胃溃疡等。临床表现为上腹疼痛、纳差、恶心、呕吐，部分患者也可产生间歇性少量吐血、黑粪等；若因食物中毒引起急性胃肠炎，可同时伴有腹泻、发热、畏寒、脱水、低血压等症状。有必要时配合进行电子胃镜检查予以确诊。

西医处方

处方1 ■ 适于急性单纯性胃炎的抗酸治疗

　　硫糖铝（胃溃宁）　每次1g　餐后2h口服　每日3次

或　双八面体蒙脱石（思密达）　每次3g　空腹口服　每日3次

或　法莫替丁　每次20mg　口服　每日1次或每晚1次

加　西沙必利　每次5～10mg　口服　每日3次

处方2 ■ 适于急性化脓性胃炎，并控制感染加保护胃黏膜治疗

　　甲硝唑　每次0.4g　口服　每日2次

加　庆大霉素　每次4万～8万U　餐前口服　每日3次

或　小檗碱（黄连素）片　每次200mg　口服　每日3～4次

　　硫糖铝混悬液（舒可捷）　每次10ml　口服　每日4次

　　双八面体蒙脱石（思密达）　每次3g　空腹口服　每日3次

处方3 ■ 适于急性胃肠炎合并胃肠绞痛者的治疗

　　阿托品　每次0.5mg　肌内注射　立即

　　诺氟沙星（氟哌酸）　每次0.2g　口服　每日2次

加　甲硝唑（灭滴灵）　每次 0.4g　口服　每日 2 次

处方4 ■适于急性胃肠炎合并脱水、低血压者的治疗

5％葡萄糖盐水 500ml

5％葡萄糖液 500ml　　静脉滴注　每日 1 次

林格液 500ml

　　加　阿托品　每次 0.5mg　肌内注射　立即

诺氟沙星（氟哌酸）　每次 0.2g　口服　每日 2 次

中医处方

处方1 ■黄芪莪术汤：黄芪 30～60g，莪术 10～15g；随症加减。取上药洗净，加水 400ml 煎过，去渣滤汁，分 2 次口服；每日 1 剂。能益气活血；主治气虚血瘀型胃炎，如胃脘刺痛或刀割样疼痛、拒按，与此同时须配合相应的抗生素治疗。

处方2 ■百合加味汤：百合、丹参各 30g，草豆蔻、乌药、高良姜、炙香附、延胡索、玉竹、石斛各 10g，砂仁、檀香、九香虫、炙甘草各 6g；每剂水煎 2 次，分为 2 次口服，每日 1 剂。此方主治胃炎、胃痛；若有胸胁胀满时，宜加柴胡 16g，青皮、陈皮各 10g；泛吐酸水时宜加海螵蛸 20g，煅瓦楞子 30g；腹胀时须加厚朴 10g、枳壳等同煎。用此方经治 39 例，其总有效率可达 94％。

处方3 ■加味化肝煎：郁金、柴胡、牡丹皮、青皮、陈皮、栀子、浙贝母、泽泻各 10g，白芍 15g；每剂水煎 2 次，分为 2 次口服，每日 1 剂。该方主治胃脘疼痛，倘若反酸明显时，须加用煅瓦楞子 10g，乌贼骨 20g；大便秘结、苔黄燥时，宜后下生大黄 6g。笔者用此方经治胆汁反流性胃炎 36 例显示，临床总有效率为 86％。

注意：对应激性溃疡，须加强全身支持治疗，以及纠正低血容量和维持水电解质平衡治疗；对消化道症状明显者，应予禁食和（或）实施胃肠减压。西沙必利是一种全胃肠道促动力性药物，能通过刺激胃肠肌间神经丛、促进乙酰胆碱生理性释放、增强胃肠蠕动，从

而即可阻止或减少十二指肠液反流量。

三、慢性胃炎

此病是由诸多因素所导致的慢性胃黏膜炎性病变，以浅表性胃炎居多，萎缩性胃炎多因浅表性胃炎治疗不当而迁延不愈所致。患者可表现为消化不良、上腹部不适、饱胀、疼痛、烧灼感等，则不存在消化道溃疡腹痛的规律性；此外，患者还可伴有慢性贫血。查体时见有轻微的上腹部压痛。治疗时，须劝导患者加强休息和掌握自身的生活规律，避免摄入刺激性药物和食品，禁用烟酒等，根除幽门螺杆菌感染。本病属于中医学"胃脘痛"、"痞证"的范畴，故可发生胃部胀满、疼痛，伴发嗳气、食欲缺乏、餐后痛重、恶心、胃内嘈杂不适等。此病与肝、脾的关系甚密，"初病在气、久病入络"，"初病多实、久病转虚"或"虚中夹实"证。

西医处方

处方1 ■ 适于合并幽门螺杆菌感染者的治疗

　　枸橼酸铋钾（德诺）　每次240mg　口服　每日2次

　加　阿莫西林（羟氨苄青霉素）　每次500mg　口服　每日2次

　加　甲硝唑（灭滴灵）　每次0.4g　口服　每日2次

　或　克拉霉素　每次0.25g　口服　每日2次　连用6～14天

处方2 ■ 适于胆汁反流慢性胃炎者的治疗

　　雷尼替丁（呋喃硝胺）　每次150mg　口服　每日2次

　或　西咪替丁（甲氰咪胍）　每次800mg　口服　每晚1次

　或　法莫替丁　每次20mg　口服　每日1次

处方3 ■ 适于慢性胃炎伴有消化不良者的治疗

　或　西沙必利（普瑞博思）　每次5mg　餐前口服　每日3次

处方 1 ■ 半夏泻心汤：半夏 9～15g，黄芩 6～20g，黄连、干姜、炙甘草各 3～10g，党参 10g，大枣 3～10 枚；每剂水煎 2 次，分 2 次口服，每日 1 剂。胃脘痛重时，加用炒白芍、延胡索；胃脘痞闷重时，可加木香、川芎；嗳气甚重时，须加柴胡、陈皮；纳差甚重时，可加用炒白术、焦山楂、焦神曲、焦麦芽；大便秘结时，可加全瓜蒌、丹参、当归等。能辛开苦降、和胃消痞；主治萎缩性胃炎，如胃脘痞满、疼痛、食欲减少、干呕或呕吐、肠鸣下利、苔薄黄而腻等。依此方去党参，加蒲公英、红藤，治疗糜烂性胃炎 10 例，其疗效甚为明显。经现代体外抑菌试验已证明，方内黄连、黄芩、干姜、党参、甘草等，均有抑杀幽门螺杆菌的作用。

处方 2 ■ 玉液汤：生山药 30g，生黄芪 15g，知母 18g，生鸡内金、葛根各 5g，五味子、天花粉各 10g；每剂水煎 2 次，分为 2 次口服，每日 1 剂。胃脘疼痛甚重时，宜加白芍 30g、甘草 6g；患者痞胀者，可加生山楂 20g、枳壳 12g；嘈杂善饥者，可加蒲公英（炒炭）、煅瓦楞子（先煎）各 30g，或加入麦冬、太子参各 10g 同煎。能益气养阴；主治胃阴不足型慢性胃炎，如口干唇燥、纳差、食后腹胀、舌红少津、苔少或无、脉细无力。用此方治疗 126 例，包括肥厚性胃炎 28 例、胃窦炎 98 例，疗效观察痊愈者 87 例，有效者 39 例，总治愈率约为 69%。曾煎服本方 30～50 剂者 58 例，煎服本方 50～80 剂者 25 例。方内生黄芪能补气升清，加入鸡内金同煎方能产生运化之功能。

处方 3 ■ 柴芍六君子汤加减：柴胡 5g，西党参 20g，赤芍、淮山药各 12～20g，茯苓 10～15g，百合、川楝子 10g，三七粉、陈皮、炙甘草各 6g；每剂水煎 2 次取汁，分为 2 次口服，每日 1 剂，连用 14 天为 1 疗程，服药 4 个疗程进一步复查。脾胃虚寒者，加黄芪 20～30g、白术 10g；伴有肝肋不和者，可加牡丹皮 10g、蒲公英 5g、黄芩 8～10g。脾胃阴虚者，可加麦冬 12g、生地黄 12g；伴有瘀血阻络者，须加生蒲黄 10g、延胡索 8g、郁金 10g 同煎。能健脾化湿、疏肝理气止痛；主治脾虚不运、肝气横逆证，如胃脘胀痛、纳差、胁肋疼痛。此方经治疗 45 例显示，痊愈者 13 例，显效者 12 例，好转者 13 例，总有效率可达 84.4%。

处方 4 ■ 加味二陈汤：陈皮、云茯苓、白芍、紫苏子各 12g，半夏、枳壳各 10g，甘草 3g，焦白术 15g，焦三仙各 10g；取上药水煎 2 次，取汁分为 2 次口服，每日 1 剂。能燥湿化痰、理气和中；主治慢性胃炎，如有头晕、心悸、胸胁胀满、胃脘疼痛、食不知味、恶心呕吐、大便溏稀、舌苔白腻、脉滑。此方经治 30 例显示，痊愈者 19 例，显效者 9 例，总有效率可达 93.3%。方内以白芍配甘草，可产生止痛缓病之功效。

处方 5 ■ 黄川甘草饮：黄芪、丹参各 30g，肉桂、吴茱萸、三棱、莪术、枳壳、片姜黄、川芎、红花、桃仁各 10g，甘草 6g；每剂水煎 2 次，取汁分为成 2 次口服，每日 1 剂。萎缩性胃炎若伴有轻度肠上皮化生者，可煎服 50～60 剂；中度萎缩性胃炎伴肠上皮化生者，可煎服 60～90 剂；重度萎缩性胃炎伴肠上皮化生或有非典型腺体增生者，须煎服 90～120 剂。能温中补气、活血化瘀；主治萎缩性胃炎，胃脘痛胀不适、疼痛固定、遇寒加重、舌淡或紫斑、脉细弱而涩。已报道此方治疗 910 例，总有效率可达 96%。

处方 6 ■ 海黄散：海螵蛸、橘红、熟大黄（后下）各 12g，蒲公英 30g，黄芩、广木香、石菖蒲、甘草各 10g；每剂水煎 2 次，分为 2 次口服，每日 1 剂。能清热解毒、制酸理气止痛；主治慢性胃炎患者，如有胃脘疼痛、口苦、吞酸嘈杂、舌红苔黄等。此方治疗 304 例，包括浅表性胃炎 189 例、萎缩性胃炎 79 例、肥厚性胃炎 36 例，观察疗效显示治愈者 200 例，好转者 101 例，总有效率可达 99%。

处方 7 ■ 黄连食醋山楂饮：山楂片 1000g，黄连、白糖各 500g，食醋 500ml；取上药，加入开水 4000ml 浸泡 7 天，滤药汁装瓶备用。治疗每次取 50ml 饭后服，每日 3 次，连服 3～5 个月。能清热健胃、甘酸化阴；主治阴伤郁热型萎缩性胃炎，如有食欲缺乏、口燥咽干、上腹钝痛、食后饱胀、舌红少津、喜食酸甜。用此方治疗 24 例患者，除 1 例因发生坏死性胰腺炎猝死外，其余经治 23 例均使胃黏膜萎缩区逐步缩小、临床症状消失、胃液胃酸分析恢复至正常。

处方 8 ■ 复萎汤：麦冬、蒲公英各 15g，石斛 12g，玉竹、山楂各 10g；取上药水煎 3 次，取汁约 300ml；每次 100ml 口服，每日 3 次，每日 1 剂；同时多饮糖水，以提高胃液的酸性；连服 3 个月为 1 疗程。肝胃不和者，宜加枳壳、青皮；气滞血瘀者，加用莪术、延胡索；脾虚血亏者，宜加黄芪、当归、龙眼肉；伴有痰湿交阻者，宜加陈皮、茯苓、半夏、党参等。能养阴清热、健脾和胃；主治萎缩性胃炎。此方经治 50 例显示，治愈者 5 例，显效者 25 例，好转者 17 例，总有效率达 94%。

处方 9 ■ 脘痛舒煎：蒲公英、炒白芍各 12g，制香附、酒延胡索、川楝子、炒白术、郁金各 9g，广木香、炒枳壳、炙甘草各 6g；水煎 2 次滤汁，分为 2 次口服，每日 1 剂。能理气止痛；主治肝胃气滞型慢性胃炎，如胃脘疼痛、恼怒而发、胃痛引及两胁，伴有纳差、脉弦脉细。用此方治疗 236 例，包括慢性浅表性胃炎 137 例、萎缩性胃炎 99 例，伴有肠上皮化生 15 例、非典型腺体增生不全 38 例。疗效观察显示，治疗单纯性浅表性胃炎 122 例，痊愈者 91 例、好转者 24 例；治疗相伴肠化生 15 例，痊愈者 4 例、好转者 9 例；治疗单纯萎缩性胃炎 61 例，痊愈者 26 例、好转者 31 例；治疗总有效率为 87～94%。方内加蒲公英，能清热解毒，协助杀灭幽门螺杆菌。

处方 10 ■ 黄蒲胃炎汤：黄芪 30g，蒲公英、丹参、白芍、百合各
20g，乌药、甘草、炒神曲、炒山楂、炒麦芽各 10g；每
剂水煎 2 次，分为 2 次口服，每日 1 剂。此方能益气健
脾、解毒生肌、活血通络、缓急止痛；主治慢性浅表性
胃炎，治疗 80 例患者，显效者 53 例，好转者 26 例，总
有效率可达 98.8％。方内乌药辛、香，能行气以止痛，
丹参能活血通络，可同治气血之证。

注意： 对慢性胃窦胃炎合并幽门螺杆菌感染者，应及时有效地根除
幽门螺杆菌感染，通常须采用"三联"或"四联"的综合疗法，单
用铋剂治疗时的根治率极低，其疗效不足 20％。若有必要，要考
虑尽早采取有效手术治疗。

四、消化性溃疡

这是一种十分常见的慢性消化系统疾病，胃黏膜攻击因子超出
了防御因子的作用时，即可导致其黏膜损害而形成消化性溃疡。此
类攻击因子有胃酸、精神神经因素、幽门功能失调、饮食、吸烟、
药物和幽门螺杆菌感染等；此类防御因子包括黏液与黏膜屏障、细
胞再生、黏膜血液供应、前列腺素和十二指肠激素等。患者出现慢
性、周期性、节律性腹痛，另外部分病例还可伴有反胃、泛酸、恶
心等胃肠道症状。倘若治疗不当，易发生胃出血、穿孔、幽门梗阻
等并发症。中医学称本病为胃脘痛、吞酸、嘈杂等，此病在胃，但
与肝、脾的关系甚密。辨证论治的基本原则是采用健脾温中、制
酸、活血化瘀、敛疮生肌方法；使用清热解毒的中药，有益于根除
幽门螺杆菌感染。

西医处方

处方 1 ■ 适用于进行制酸、保护胃黏膜的治疗
雷尼替丁　每次 150mg　口服　每日 2 次
或　法莫替丁（高舒达）　每次 20mg　口服　每日 2 次

或　罗沙替丁　每次 75mg　口服　每日 2 次

　　或　尼扎替丁　每次 150mg　口服　每日 2 次

　　或　西咪替丁（甲氰咪胍）　每次 800mg　口服　每日 2 次

处方 2 ■适用于反酸症状明显者的治疗

　　　　雷尼替丁　每次 150mg　口服　每日 2 次

　　或　法莫替丁（高舒达）　每次 20mg　口服　每日 2 次

　　或　西咪替丁（甲氰咪胍）　每次 800mg　口服　每日 2 次

　　加　复方碳酸钙咀嚼片（罗内）　每次 2 片　口服　每日 3 次

　　或　硫糖铝　每次 1g　口服　每日 3～4 次

处方 3 ■适用于合并幽门螺杆菌感染者的治疗

　　　　法莫替丁　每次 20mg　口服　早、晚各 1 次

　　加　奥美拉唑（洛赛克）　每次 20mg　口服　每日 1 次

　　加　阿莫西林　每次 0.5g　口服　每日 2 次

　　加　甲硝唑　每次 0.4g　口服　每日 2 次

处方 4 ■适用于合并存在幽门螺杆菌感染者的治疗

　　　　奥美拉唑　每次 20mg　口服　每日 1 次

　　或　兰索拉唑（达克普隆）　每次 30mg　口服　每日 1 次

　　加　法莫替丁　每次 20mg　口服　每日 2 次

中医处方

处方 1 ■溃疡散Ⅰ号：三七粉 1g，乌贼骨粉 1.5g，枯矾粉 0.5g。取三七粉混匀，制成口服胶囊；治疗每次 6 粒口服，每日 4 次，连服 1 月为 1 疗程。对大便隐血强阳性者时，加服止血散胶囊（白及粉 1.5g、大黄粉 1g、枯矾粉 0.5g），每次 4 粒口服，每日 4 次，直至复查隐血连续 3 次阴性时为止；对胃痛甚为明显者，加服止痛散胶囊（沉香粉 1g、肉桂粉 1g），每次 3～4 粒口服，每日 2 次。此方能化瘀护膜；主治各类消化性溃疡。

处方 2 ■溃疡散：乌贼骨、蒲公英、煅瓦楞子各 200g，白芍 120g，陈皮、白及、甘草各 100g；上药共研碎粉，每次 6g 口服，每日 3 次，饭前 1h 服下。十二指肠溃疡者，每日晚

间加服 1 次；连服 30 天为 1 疗程，观察治疗 2 个疗程。此方能制酸护膜，主治各类消化性溃疡，用此方治疗 72 例，包括十二指肠球部溃疡 61 例、胃溃疡 10 例、复合性溃疡 1 例、合并十二指肠炎 3 例、合并胃炎 2 例，其临床总有效率为 94％。本方加配海螵蛸，还可中和胃酸、降低胃蛋白酶活性、增加胃黏膜 GAMP 和胃黏膜前列腺素 E 合成，故可保护胃黏细胞和促进溃疡灶愈合。

处方 3 ■ 大黄提取液：生大黄适量。此药由现代提取技术加工，制成约含有 1g 生药的大黄溶液。治疗时，每次 10ml 口服，每日 3 次，连服 4 周为 1 疗程。能止血化瘀；主治各类消化性溃疡。用此方治疗 100 例，包括胃溃疡 21 例、十二指肠球部溃疡 68 例、复合溃疡 11 例，其临床总有效率约 90％。

处方 4 ■ 仙方活命饮：当归尾、川贝母、天花粉、金银花、赤芍各 15g，防风、白芷、陈皮、皂角刺各 10g，穿山甲片、甘草、乳香、没药各 6g。每剂煎 2 遍滤汁，混后分早、晚 2 次口服；每日 1 剂，连服 30 天为 1 疗程。能清热解毒、活血消肿；主治消化性溃疡。此方经治 53 例，治愈者 35 例，好转者 15 例，总有效率可达 94％。

处方 5 ■ 胃疡安：黄连、沉香、白及、川贝、三七。称取上药，按照 2∶2∶6∶1∶1 比例配伍；接下来研成细末、制作口服胶囊备用，每粒为 0.5g；治疗时，每次 3～6 粒口服，每日 3 次。主治各型消化性溃疡等。

处方 6 ■ 金不换冲剂：金不换适量；取药制成可溶颗粒性冲剂。治疗常用为每次 10g，每日 4 次口服。治疗十二指肠球部溃疡，连服 4 周为 1 疗程；治疗胃溃疡及复合性溃疡，连服 6 周为 1 疗程。此药单味仍有杀菌护膜作用，主治各类消化性溃疡。已治疗 216 例患者，包括十二指肠球部溃疡 153 例、胃溃疡 46 例、复合性溃疡 17 例。观察疗效显示，显效者 131 例、有效者 68 例，总有效率约 92％。本方中金不换能抑制胃酸和胃蛋白酶分泌，有效

抑制幽门螺杆菌生长和繁殖，故可确保消化道局部黏膜
免受自体性消化。

注意：选用质子泵抑制药奥美拉唑和兰索拉唑治疗时，应当定期复
查肝肾功能和白细胞计数；对合并幽门螺杆菌感染者，须及时采用
"二联"、"三联"和"四联"疗法进行控制。应禁烟、酒和刺激性
食品，禁服非甾体抗炎药和糖皮质激素类制剂。

五、胃下垂

　　人体站立时，胃小弯切迹已低于髂嵴连线，多见于瘦长的无力
体型者或者多胎生育妇女与伴虚弱体质的病人，通常是由于胃韧带
和腹肌松弛无力所致；另外，部分病例还可伴有肝、肾、子宫等下
垂。本病属于中医学"胃缓"或"胃痛证"的范畴，常有脘腹痞
满、食后坠痛，卧下后减轻或消失，而站立或活动时则加剧，主要
起因于"中气下陷"、"本虚而标实"。治疗时，应在补气举陷的同
时，照应"祛除实邪"之大法。

西医处方

处方1 ■ 适用于加强全身性营养治疗
　　　　维生素 B_1　每次 10mg　口服　每日 3 次
　加　甲钴胺（弥可保）　每次 0.5～1.0mg　口服　每日 3 次
　或　施尔康　每次 1 粒　口服　每日 1 次
处方2 ■ 适当选择增强胃动力的药物治疗
　　　　多潘立酮（吗丁啉）　每次 10mg　口服　每日 3 次
　加　元胡止痛片　每次 2 片　口服　每日 3 次
　　　　谷维素　每次 20～40mg　口服　每日 3 次

中医处方

处方1 ■ 胃升液：黄芪 30g，升麻 5g；将上药做成注射液，选取足
　　　　三里、胃俞或脾俞为主，交替进行穴位注射，每穴注入

3ml左右，每日1次；每注射6次休息1天，连续治疗1个月为1疗程。对恶心、呕吐、泛酸者，宜加内关穴；上腹部疼痛明显者，宜加中脘穴；下腹痛明显者，可加三阴交穴；大便秘结时，加刺支沟穴等。此方可升补中气；主治胃下垂；此方治疗142例显示，症状消失或基本消失、胃体恢复者40例，总有效率可达92%。

处方2 ■ 升胃汤：黄芪、太子参各10～30g，白术、砂仁各10g，陈皮10～15g，升麻6～9g，枳壳、柴胡各9～12g，甘草、大黄（后下）各6g，制马钱子0.2～0.4g；每剂水煎2遍滤汁，分为2次口服，每日1剂。能益气升阳、健胃；主治胃下垂。用此方经治108例，胃体已恢复正常、主要症状消失者94例，全胃体上提6cm以上、主要症状消失者10例，全胃体上提不足6cm、主要症状消失者2例。注意马钱子本身剧毒，不宜久服或过量，应禁用于肝肾功能不全、高血压病、心脏病、妊娠或年老体衰者。

处方3 ■ 樟枳汤：鲜樟树叶50～80g，枳实、黄芪各40～60g，炒蒲黄、桂枝、沉香各6g；水煎2次取汁分服，每天2剂。常在煎服2～4剂就能缓解病情，随后开始减少主药用量，待病愈后续服丸药调理。虚寒甚重时，须加荜茇或吴茱萸及山柰；若为血虚，宜加当归、鸡血藤等；若为阴虚，加入白茅根、玉竹、石斛同煎。气虚甚重者，加用党参、白术；阳虚甚重者，可加用升麻、柴胡、红花。此方能益气升提；主治胃下垂。用此方治疗142例，显示胃下垂恢复、症状消失或基本消失者104例，临床总有效率约73%。

处方4 ■ 蓖麻五倍膏：蓖麻子仁98%，五倍子末20%；选取子仁饱满、洁白的蓖麻；接着刷洗五倍子，晾干共研细末、过筛；随后把二味药末混匀、打成烂糊，制成约直径1.5cm、厚1cm的药饼备用。此剂是成人治疗的1次用量。治疗前，须将百会穴的头发剃光，接下来于百会穴上贴紧药饼，用纱布和绷带固定；贴好后每日早、中、晚3次用盛有温开水的搪瓷杯把药饼熨热，每次10～15min，连续敷贴5天不换；若病情不见好转，应间隔休息1天，再进行第2次药饼敷贴治疗。此法能升阳举陷，主治胃下垂。此方治疗61例，总有效率为76%～87%。用药期还须适当休息、减少饮水量、少食水量丰富的食品、限制房事。若有吐血、妊娠及头皮疾病，应予忌用。

处方5 ■ 化饮调气方：半夏、大腹皮各9g，陈皮6g，枳实、茯苓、党参各12g；水煎2次，滤药汁分服，每日1剂。待临床症状改善后，亦可改散剂或药末吞服。能益气化饮；主治水停中焦型胃下垂，如有脘腹胀满、振水音、苔白滑等。用此方治疗40例病人，已使胃体很快恢复正常，总有效率约43%。

处方6 ■ 乌梅磨盘汤：乌梅、磨盘草、黄精各30g，赤芍、醋生地黄、醋白芍、醋枳壳各40g，醋熟地黄、沙参、炙甘草各15g；每剂水煎2次，取汁分3次口服；每日1剂，连用10剂为1疗程。磨盘草能升清降浊、健脾止泻，入方配用可滋阴益气，主治胃下垂，如左下腹下坠、食后加重、脘腹隐痛或灼痛、口干唇燥、饥不思食、呃逆嗳气、口渴不喜饮、五心烦热、失眠多梦、腰膝酸软、消瘦颧红、面色萎黄、肌肤干燥。此方治疗煎服1个疗程52例患者，胃体恢复正常、临床症状和体征消失、随访1年未复发者35例，胃体恢复正常、临床症状及体征显著好转、随访半年未复发者12例。

处方7 ■ 调气益胃汤：柴胡6g，白术、白芍、茯苓各12g，枳实、党参各15g，山药、黄芪各30g，生麦芽20g，炒葛根18g，桂枝、炙甘草各6g。每剂水煎2次滤汁，分为2次口服，每日1剂。能补中益气、健脾利湿；主治胃下垂。用此方治疗50例患者，自觉症状和体征很快消失、可使胃体恢复正常者18例，总有效率可达96%。

六、 急性胰腺炎

此病分为急性水肿型和急性出血坏死型两种，后者病情重、并发症多，病死率高。多饮酒或进餐后突然发病，出现腹部剧痛，呈刀割样，伴有频繁恶心、呕吐、发热等。疼痛常位于上腹部正中或左上腹部，可同时向左腰背和肩胛下区放射。一旦产生胰腺出血、坏死、继发感染，即易于出现休克、急性肾功能衰竭、急性呼吸衰竭、心功能不全等。此病须及时采取综合性措施处理，加强有关生命体征的重症监护，详细记录出入量和尿量，宜尽早考虑相应的外科手术治疗。中医学称此病为脾心痛、胃脘痛、厥心痛、胁痛、膈痛等，主要起因于"热毒阻滞、腑气不通"，与肝、胆、脾、胃、大肠密切相关。宜选用"疏肝健脾、理气止痛、清热逐水、通腑攻下、清热化湿"的中药。

西医处方

处方1 ■ 适于抗胰腺炎为减少胰腺分泌时的治疗

奥曲肽（善得定） 每次 $100\mu g$ 静脉注射 立即

接 奥曲肽 $100\mu g$
10％葡萄糖液 500ml ｜ 静脉滴注（$25\mu g/h$） 连用5～7天

加 卡莫司他 每次 200mg 口服 每日3次

加 雷尼替丁注射剂 500mg
生理盐水 100ml ｜ 静脉滴注 每日2次

或 西咪替丁注射剂 0.4g
10％葡萄糖液 500ml ｜ 静脉滴注 每日2次

处方2 ■ 适用于解痉止痛时的治疗

山莨菪碱 每次 10mg 肌内注射 每日2～3次

或 阿托品 每次 0.5mg 肌内注射 每日2～3次

加 哌替啶 每次 50mg 肌内注射 立即

处方3 ■ 适于合并细菌感染时的防治

青霉素钠 160 万 U ｜　静脉滴注　每日 2 次　用前皮试
生理盐水 200ml ｜

或　哌拉西林（氧哌嗪青霉素）2g｜　静脉滴注　每日 2 次
生理盐水 100ml ｜　用前皮试

加　庆大霉素 16 万 U ｜　静脉滴注　每日 2 次
10%葡萄糖液 500ml｜

或　氨苄西林 1.5g ｜　静脉滴注　每日 3～4 次
5%葡萄糖液 100ml｜　用前皮试

处方 4 ■ 适于出血坏死型、休克或呼吸困难时的治疗

10%葡萄糖液 500ml｜　静脉滴注　每日 1～2 次　连用 2～
地塞米松 10～20mg ｜　3 天

加　右旋糖酐 40 500ml　静脉滴注　每日 1～2 次　连用 3 天

生理盐水 250ml ｜
奥美拉唑 40mg ｜　静脉滴注　每日 1 次　连用 2～3 天

加　环丙沙星 400mg ｜
5%葡萄糖液 500ml｜　静脉滴注　每日 3 次　连用 4～6 天

处方 5 ■ 适于合并高血糖或糖尿病时的支持疗法

普通胰岛素 10～20U ｜
10%葡萄糖液 500ml ｜　静脉滴注　每日 1 次
10%氯化钾溶液 10ml ｜

加　奈替米星（奈替霉素）150mg｜　静脉滴注　每日 3 次
生理盐水 200ml ｜

中医处方

处方 1 ■ 加味大承气汤：大黄、枳实各 10g，厚朴 6～8g，芒硝、
黄芩、黄柏各 9～10g，柴胡 12～16g；水煎 2 次滤汁，每
次 500ml 口服，每日 2～3 剂。待大便通畅之后，须去芒
硝、黄芩，煎药浓缩成 500ml，改为每日 1 剂。此方能泻
火泄浊、疏肝行气；主治急性胰腺炎，如腹满胀痛、痛
如刀割、拒按、发热口苦、口渴欲饮、大便燥结或溏滞
不爽、小便短赤、舌红、苔黄厚腻、脉弦滑。治宜通腑

泄热、推陈致新，以获清热解毒之功效。

处方 2 ■ 大柴胡汤：柴胡、生姜（切）15g，枳实、黄芩、芍药、半夏（洗）各 9g，大黄 6g，大枣 12 枚。每剂水煎 2 次，分 2 次口服，每日 1～2 剂，连服 3～4 剂为宜。兼有发热者，加金银花 30g；伴有黄疸者，可加茵陈 15g、金钱草 30g；大便秘结不通、腹痛腹胀者，可加玄明粉（冲服）9g、川楝子 15g；呕吐不止时，加竹茹 9g、陈皮 6g。另外，腹痛持续不减，可以配合针刺阳陵泉或足三里等穴。主药能疏理肝胆、通腑泄热；主治急性胰腺炎，如胁腹胀痛、恶心、呕吐、大便秘结或便溏、舌质淡红、苔薄白或薄黄、脉弦脉细等。用此方治疗 136 例，有 129 例急性水肿性全部治愈，3 例急性坏死性无效而死亡，总治愈率约 95％。方内柴胡可和解行气，兼有良好退热作用；大黄能攻下、泄热、除湿；黄芩能清热燥湿；枳实易于行气燥湿；半夏能燥湿和胃、降逆止呕等。

处方 3 ■ 清胰汤：柴胡、白芍、生大黄（后下）各 15g，黄芩、胡黄连、木香、延胡索、芒硝（冲服）各 9g；水煎 2 次取汁，分为 2 次口服，每日 1 剂。能疏肝理气、清热泄浊；主治急性单纯性胰腺炎。此方治疗 63 例，包括水肿性 57 例、出血坏死性 6 例，并配合输液和禁食疗法，观察结果显示，已免除手术治愈者 60 例，平均住院时间 7～8 天。

处方 4 ■ 胰腺消炎汤：柴胡、延胡索、厚朴、枳实、广木香 15g，杭芍、黄芩各 12g，生大黄（后下）20g。治疗水肿性，取药水煎 2 次，滤汁分 2 次口服，每日 1 剂；治疗出血坏死型，取药水煎 2 次，滤汁分 4 次口服，每日 2 剂。患者热重，宜加蒲公英 30g、栀子 15g；湿热重时，宜加佩兰、藿香各 10g。对剧痛难耐者，须加川楝子、婆罗子各 12g；对伴有结石者，加用金钱草 30g、海金沙 15g。若此方治疗无效或服后加重时，应予及时进行手术治疗。能行气开郁、化瘀止痛；主治水肿型和出血型病例。此方治疗80例显示，免经手术而痊愈者74例，配合手术而痊愈者3例，临床总治愈率达96.25%。

处方5 ■ 加味芍甘汤：芍药30g，川楝子20g，延胡索、柴胡各15g，木香、甘草各10g；每剂水煎2次滤药，分2次口服，每日1剂。腹痛甚重者，应重用白芍50g；呕吐甚重者，宜加法半夏、紫苏梗、竹茹各15g；热象甚重者，加用黄芩、金银花各20g；大便秘结者，加入大黄15g、番泻叶10g同煎。能疏肝止痛；主治急性水肿性胰腺炎。用此方治疗35例，全被治愈；只配合输液和禁食，未经抗生素抗感染治疗。

处方6 ■ 通胰汤：蒲公英30g，柴胡、郁金、厚朴各15g，黄连、半夏、枳实、木香、芒硝（冲服）各10g，大黄（后下）20g；轻者治疗时，加水煎服，分为2次口服，每日1剂；重者治疗时，水煎分为4～6次口服，每日2～3剂。此药为验方，可作为本病的辅助治疗，以此方经治35例，多数病例在煎服1周被治愈，平均治疗时间仅需4～5天。

注意： 此病须及时禁食和实施肠胃减压，以便减少胃酸与胃容物产生的胰腺刺激。奥曲肽是一种人工合成八肽素，具有和自然生长抑素的相似作用，能够抑制包括胰液、胰高血糖素、缩胆囊素、促胃液素（胃泌素）、胃酸等多种消化酶分泌和释放，尽早用药则有益于减少急性胰腺炎并发症、缩短病程、降低病死率。奥曲肽最初用量为100μg静注，然后再以25μg/h的滴速持续静滴，连续静滴不可少于5～7天。

七、慢性肝硬化

这是由一种或多种病因的长期反复作用，最终将产生弥漫性肝脏损害，即肝细胞变性、坏死、纤维组织增生等，出现肝小叶结构破坏和假小叶形成，其表面为结节样改变以及肝实质变硬，常伴有门静脉压升高、消化道出血、合并继发性感染和肝性脑病等。本病须尽早予以确诊，遏制其病因，缓解病情，延长肝脏的代偿时间。一般性药物治疗仅能提供保肝性辅助治疗，故称为"保肝性措施"。晚期本病将伴随病情恶化而引起肝性脑病或肝癌。本病属于中医学"积聚"、"鼓胀"的范畴，可相继生成若干病理性产物，如"痰饮"、"水气"、"瘀血"等，呈现"本虚标实、虚实夹杂"之态。

西医处方

处方1 ■ 适用于一般性保肝治疗

维生素 C　每次 0.1g　口服　每日 3 次

加　维生素 E 胶丸　每次 1～2 粒　口服　每日 1 次

加　复合维生素 B　每次 1～2 片　口服　每日 3 次

加　葡醛内酯（肝泰乐）　每次 0.1g　口服　每日 3 次

或　葡萄糖醛酸钠　每次 0.2g　肌内或静脉注射　每日 1 次

加　水飞蓟宾片（益肝宁）　每次 2 片　口服　每日 3 次

处方2 ■ 适于肝硬化腹水者的治疗

螺内酯（安体舒通）　每次 20～40mg　口服　每日 2 次

加　氢氯噻嗪　每次 25mg　口服　每日 3 次

或　呋塞米（速尿）　每次 20mg　口服　每日 3 次

或　呋塞米　每次 20mg　肌注或缓慢静注　每日 1～2 次

处方3 ■ 适于利尿药无效并配合导泻药口服的治疗

20%甘露醇　每次 100ml　口服　每日 1～2 次

处方4 ■ 适用于提高血浆胶体渗透压时的治疗

20%人血白蛋白　每次 50ml　静脉滴注　每周 1～2 次

处方5 ■ 适用于肝硬化有出血倾向者的治疗

维生素 K_1　每次 10mg　肌内注射　每日 1～2 次

中医处方

处方1 ■ 软肝汤：生大黄 6～9g，黄芪、土鳖虫各 3～9g，桃仁、丹参、鳖甲、炮穿山甲各 9g，白术 15～60g，党参 9～15g；水煎 2 遍滤汁，分 2 次口服，每日 1 剂。湿热内蕴者，加茵陈、栀子、茯苓、黄柏、垂盆草、平地木；脾虚气滞者，选加砂仁、陈皮、枳壳、紫苏梗；肝气郁滞者，可加柴胡、郁金、青皮、广木香；肝络血瘀者，宜加乳香、五灵脂、赤芍、红花、九香虫；伴肝经郁热者，可加栀子、牡丹皮、龙胆。大便溏薄、次数频增时，须减用大黄。能活血化瘀、软肝散结、益气健脾；主治早期肝硬化伴轻度腹水者，如胁痛、积聚、膨胀等；禁用于孕妇。用此方辨证加减治疗 62 例，均已获得明显疗效。

处方 2 ■ 巴轻饼：巴豆 10 粒，轻粉、硫黄各 6g；上药共研细末，用大麦面调和成药饼，用纱布包好，外敷脐部 12h，腹水能很快消失；必要时可隔日外敷一次，也可配合静输血浆、氨基酸和维生素 C 等。对黄疸明显、肝功能损害不断加重者，也可静输甘草酸二铵（甘利欣）、门冬氨酸钾镁等。一旦发生肝性脑病，应静输支链氨基酸、谷氨酸钠或谷氨酸钾等。注意方内巴豆剧毒，禁止口服；外敷时也应同时禁用泻下或利尿药物。巴豆辛热、轻粉辛寒、硫黄酸温，三药合用能产生走窜之功效。

处方 3 ■ 解毒活血方：赤芍、丹参各 30g，枸杞子、黄芪各 15g，预知子（八月札）、藤梨根、红花、灵芝各 10g，连翘 9g；水煎 2 次取汁，分为 2 次口服；每日 1 剂，连服 30 剂为 1 疗程。黄疸明显者，加茵陈 10g；胁痛明显者，加郁金 10g。若有腹胀腹水，宜加用大腹皮 10g；出现脾肿大、发硬时，加用适量穿山甲或鳖甲。能行气活血、益气解毒；主治肝硬化或慢性肝炎等。此方加减经治 308 例显示，显效者 208 例，有效者 76 例，总有效率为 92.2%。方内黄芪、枸杞子、灵芝能培补气阴；连翘、藤梨根可清热解毒；红花、丹参、牡丹皮、赤芍能活血化瘀、兼清里热；预知子可以行气解郁、活血。

处方 4 ■ 健化利汤：北芪、猪苓各 30g，白术、茯苓、枳实、丹参、赤芍、大腹皮各 15g，泽泻、莪术、当归各 12g，甘草 6g；每剂水煎 2 次，分为 2 次口服，每日 1 剂。伴消化道出血者，宜去丹参、莪术、赤芍，加茜草、蒲黄、白及；伴黄疸者，可加茵陈、溪黄草各 15g；腹水日久、肾阳亏虚时，须加巴戟天、菟丝子、制附子各 15g；合并阴虚火旺时，可加女贞子、墨旱莲各 15g。此外，病情需要时，宜给予白蛋白 10g 静滴，每隔 1 日 1 次，给予氢氯噻嗪 25mg 口服，每日 3 次；和（或）给予螺内酯每次 20mg 口服，每日 3 次。能益气健脾、活血化瘀、软坚散结；主治肝硬化腹水。此方加减经治 89 例显示，显效者 67 例，好转者 11 例，总有效率为 87.6％。

注意：此病须限制水钠摄入，钠每日不可超过 1.2～2.0g，每天入水量也不可多于 1000ml。葡醛内酯是构成人体结缔组织的重要成分，能与肝脏和肠内毒物结合成无毒的葡萄糖醛酸加以排泄，故能很好地发挥保肝解毒作用。必要时，可适量口服甘露醇，更适合于合并消化道出血、稀释性低钠血症和功能性肾衰竭者；此外，可静输白蛋白，从而有助于提高患者的血浆胶体渗透压以及增加肾脏血流量和尿量等。

八、结肠炎

急性结肠炎又称急性出血坏死性或节段性肠炎，系指发生于小肠的急性坏死性炎症，并伴有广泛性出血等，主要见于 4～14 岁病人，病死率甚高，通常出现腹痛、腹胀、呕吐、便血；倘若出血量增多，还可导致严重中毒性休克。粪便外观酷似果酱样或洗肉水样，并产生特殊的腐臭味，外周白细胞增高、发生核左移现象，大便隐血试验阳性。X 线检查显示，小肠间隙增宽、肠管僵直，部分病例尚可发生机械性肠梗阻等。慢性结肠炎主要出现反复腹泻、黏液便和里急后重。究其病因也十分复杂，多由胃肠道分泌、消化吸收和运动功能障碍等所致，大多数病例为非特异性结肠炎、肠易激综合征、小肠吸收不良等。大便次数增加、粪便稀薄、体形消瘦，伴有菌群失调等。中医学称本病为肠风、泄泻、腹痛、便血等，因长期不愈而反复加重。中医学将本病分为食滞肠胃、肝瘀脾虚、脾胃虚弱、肾阳虚弱型，治疗时应选用健脾祛湿、补肾涩肠的中药。

西医处方

处方1 ■ 适用于急性坏死性肠炎的治疗

　　　　氯丙嗪　每次25mg　肌内注射　每日1次

　或　山莨菪碱　每次20mg　静脉注射　每日1次

　加　庆大霉素24万U
　　　5％葡萄糖盐水500ml ｜ 静脉滴注　每日1次

　接　氨苄西林4.0g
　　　5％葡萄糖盐水500ml ｜ 静脉滴注　用前皮试　每日1次

处方2 ■ 适用于厌氧菌感染者的防治方法

　　　　甲硝唑　每次0.4g　每日3次　连用7天

　或　0.4％替硝唑　每次100～200ml　静脉滴注　每日2次

处方3 ■ 适用于重症患者止血和抗休克疗法

　　　　酚磺乙胺（止血敏）2.0g
　　　　5％葡萄糖盐水500ml ｜ 静脉滴注　每日1次

　加　氢化可的松200mg
　　　5％葡萄糖盐水500ml ｜ 静脉滴注　每日1次

　加　新鲜全血或血浆250ml　静脉滴注　每日或隔日1次

处方4 ■ 适用于慢性病例轻中度腹痛、腹泻者的治疗

　　　　柳氮磺吡啶（SASP）　每次2g　口服　每日3次

　或　乳酸菌素片　每次1.2～2.4g　口服　每日3次

　加　复方地芬诺酯（止泻宁）　每次2片　口服　每日3次

处方5 ■ 适用于重症或暴发型病例的激素治疗

　　　　氢化可的松　每次100mg　静滴　每天2次，连用10～14天

或　地塞米松　每次 10～15mg　静滴　每日 1 次

加　双八面体蒙脱石（思密达）　每次 1～2 包　口服　每日 3 次

或　丽珠肠乐　每次 1 亿菌　口服　每日 3 次

或　双歧三联活菌片（金双歧）　每次 2 亿菌活片　口服　每日 2 次

中医处方

处方 1 ■ 健脾理肠片：米炒黄芪、土炒白芍各 15g，米炒党参、醋延胡索、水飞赤石脂、升麻各 10g，土炒当归、炮姜、土炒白术各 6g；乌梅 9g，儿茶、肉桂、蜜炙甘草各 3g；事先将延胡索、赤石脂、儿茶、肉桂、白术、党参共研细末，余药加水煎煮 3 次，把药液浓缩成药膏，加入延胡索细末等，接着做成可口服的药片，每片约为 0.4g。治疗每次 8 片口服，每日 3 次；轻症患者 4 片，饭后温开水送服。通常，待症状缓解后，减至 2～4 片，连服 20 天为 1 疗程，服药 1～3 疗程。此药能益气健脾、温中涩肠；主治慢性结肠炎、溃疡性结肠炎等。用此方加减治疗 352 例患者，包括慢性结肠炎 301 例、溃疡性结肠炎 51 例，观察疗效显示治愈者 222 例、显效者 88 例、好转者 37 例，总有效率可达 98.6%。

处方 2 ■ 固本益肠片：黄芪 18g，党参 15g，白术、山药、白芍、延胡索各 12g，赤石脂、地榆、炮姜、补骨脂、当归各 9g，木香、儿茶、炙甘草各 6g；上药制成药片，每片重约 0.5g。治疗每次 10 片口服，每日 3 次，连服 20 天为 1 疗程；待服药 2～3 疗程，借助结肠纤维镜检查进行评估。能健脾温肾、和中涩肠；主治慢性结肠炎，如脾气虚、脾阳虚、脾肾阳虚等证。此方加减经治 280 例，结果显示近期治愈者 185 例、显效者 63 例、好转者 26 例，随访 6～12 个月未复发者 40 例、随访 12 个月未复发者 2 例、随访 6 个月未复发者 56 例。

处方 3 ■ 连姜汤：川黄连 3g，炮姜炭 5g，薏苡仁 30g；苍术、白术、川厚朴、煨木香、延胡索、炒鸡内金、车前子各10g；水煎2次取汁，分为2次口服，连服30天为1疗程。能清热燥湿、温中理脾；主治慢性结肠炎，适于治疗寒热夹杂型患者。用此方治疗50例，包括大便溏稀不成形者32例、伴有黏液者17例、不伴有脓血者1例，观察疗效显示痊愈者5例、显效者28例、好转者17例，总有效率为100％。

处方4 ■ 温中实脾汤：熟附块（先煎）、白术炭、煨木香各10g，茯苓、山楂炭各15g，肉桂（后下）、黄连、炒枳壳、炮姜各5g；水煎2次滤汁，分上午、下午2次口服；每日1剂，连用7天为1疗程。对泻水样便者，宜加用煨肉豆蔻10g；对泻黏冻样便者，可加用马齿苋30g同煎。能温中散寒、清热燥湿；主治寒热夹杂型患者。此方加减治疗33例，结果表明煎服1个疗程基本控制者22例、煎服2个疗程基本控制者7例、煎服3个疗程基本控制者4例；所有病例在停药后随访3～4年均未复发。方内黄连苦寒，能清热燥湿，加入炮姜，能温中散寒、止痢，配合白术等即能健脾化湿。

处方5 ■ 苍芷合剂：苍术30g，白芷10g，生黄芪、白及、木香各15g，三七6g，黄连、干姜各3g；上药加水500ml，两次煎缩成200ml，混匀后，每日早、晚分别进行保留灌肠，每日1剂。偏于寒湿时，可加用黄连3g、干姜6g；偏于湿热时，宜加用黄连3g、干姜3g、苦参15g；偏于湿热、带脓血便时，可加白头翁30g、地榆30g、槐花10g。能燥湿行气、益气调中、化瘀生肌；主治慢性结肠炎等。此方加减经治166例显示，痊愈者70例、显效者42例、好转者48例，且优于西药诺氟沙星或黄连素单药治疗。

处方6 ■ 加味补中益气汤：黄芪30g，党参20g，当归、白术、陈皮、白头翁、蒲黄、五灵脂、地榆、甘草各15g，升麻、柴胡、枳壳、黄连各10g；每剂水煎2次，每日早、晚分2次口服；每日1剂，连服1个月后，可改服补中益气丸，每次 1 丸，每日 2 次。能益气升阳、清热利湿；主治慢性结肠炎。此方经治 39 例，已有 14 例痊愈、19 例显效、6 例好转，总有效率为 90%。现代药理研究表明，黄连能抗炎、抗腹泻、抗溃疡，能保护胃肠黏膜；白头翁能抗菌、抗病毒、消炎、止痢。

处方 7 ■ 补脾益肾汤：炒山药 30g，茯苓、菟丝子、补骨脂各 15g，焦陈皮、白术、焦山楂各 10g，肉桂 6g；每剂水煎 2 遍，分为 2 次口服；每日 1 剂，连用 12 剂为 1 疗程。能健脾温肾、消食止泻；主治慢性结肠肠炎、过敏性肠炎。用此方治疗 38 例显示，痊愈者 25 例、显效者 9 例、好转者 3 例，总有效率约 97%。

处方 8 ■ 青黛Ⅱ号：青黛 2g，黄柏 1.5g，儿茶 1g，枯矾 0.5g；上药是 1 次用量，取药后共研细粉，加水 50ml，混匀后，保留灌肠，每晚 1 次。再则，仍可结合煎服汤剂，实施内外合治，连用 2 周为 1 疗程。能清肠护膜、涩肠止泻；主治慢性结肠炎。此方经治 42 例显示，治愈者 22 例、基本治愈者 12 例、生效者 8 例，总有效率可达 100%。

处方 9 ■ 真入养脏汤加减：党参 12～30g，赤石脂（包）15～30g，黄芪、土炒白术各 12～15g，当归、煨肉豆蔻各 9～12g，白芍、延胡索、乌梅各 9～15g，木香 6～12g，肉桂（研末服）3g，炙甘草 6～9g；每剂水煎 2 次取汁，每日早、晚各服 1 次；每日 1 剂，连用 30 剂为 1 疗程。此方忌食油腻、厚味；能益气补脾、温中涩肠；主治慢性结肠炎。此方经治 49 例显示，痊愈者 29 例、显效者 10 例、好转者 8 例；总有效率可达 96%。

处方 10 ■ 秦艽苍术汤：秦艽、防风、陈皮、苍术各 9g，泽泻、黄柏、当归、升麻、槟榔各 12g；每剂水煎 2 次，分成早、晚 2 次口服；每日 1 剂，连用 10 剂为 1 疗程。每日腹泻超过 4 次、兼有脓血便者，加用马齿苋 30g、白头翁 15g；大便秘结、难排、肛门下坠者，可加党参 12g、麦冬 9g、当归 21g，此外也可加白菊花 45g、蒲黄 45g，水煎浓缩至 200ml，进行保留灌肠，每晚睡前 1 次。能祛风燥湿、和中调气，主治慢性结肠炎。此方加减治疗 50 例，已有 30 例痊愈、17 例好转，总有效率为 94％。出现恶变和胃幽门梗阻时，应及时实施科手术治疗。

注意： 急性肠炎的病情十分严重者，对此应进行严密监护，以及时改善中毒症状、有效控制感染、纠正水及电解质平衡失调、抢救休克。对伴发肠穿孔、完全性肠梗阻、大量肠出血或坏死者，须尽早考虑进行外科手术治疗，积极而有效地挽救患者的生命。

九、 肠结核病

此病是由结核杆菌侵害肠道引起的慢性特异性感染，故有多数患者曾与罹患肺结核和结核性腹膜炎相关。疾病早期多是可逆病变，须强调尽早确诊和提供有效抗结核化疗。本病治疗原则与活动性肺结核基本一致，要坚持"联合、适量、规律和全程用药"的督导方法，并加强全身性营养及休息等。

西医处方

处方 1 ■ 适用于疾病之初，2～3 种药合用，不宜少于 2 个月

异烟肼　每次 0.3g　口服　每日 1 次

加　链霉素　每次 0.75g　肌内注射　每日 1 次

加　对氨基水杨酸钠 8～12g
10％葡萄糖液 500ml ｜ 静脉滴注　每日 1 次

处方 2 ■ 适用于短程的化疗方案，3 种药合用，不宜少于 6～9 个月

异烟肼　每次 0.3g　口服　每日 1 次

加　利福平　每次 450～600mg　口服　每日 1 次

加　乙胺丁醇　每次 750mg　口服　每日 1 次

处方 3 ■ 适用于严重肠结核或伴有肠外结核，用药时间不少于 2 个月

异烟肼　每次 300mg　口服　每日 1 次

加　链霉素　每次 0.5~0.75g　肌内注射　每日 1 次　用前皮试

加　利福平　每次 450~600mg　口服　每日 1 次

加　吡嗪酰胺　每次 500mg　口服　每日 3 次

中医处方

处方 1 ■ 五倍朱砂糊剂：五倍子 2g，朱砂 1g；取上药共研细末，加水调成药糊，摊在塑料薄膜上，及时将其敷于肚脐周围，用胶布固定；每日更换一次即可。能敛汗安神；主治阴虚火旺型活动性结核病，如盗汗口渴、午后潮热、骨蒸或五心烦热、月经不调等。以此方治疗 28 例，其总有效率为 83%。

处方 2 ■ 枯草公英泥：鲜夏枯草、鲜蒲公英各 90g；将上药共捣蛋成泥，装瓶备用，用前摊于塑料薄膜，然后敷于患者肚脐或包块之上，加用胶布固定；每日或隔日更换一次。能敛汗安神；主治阴虚火旺型活动性结核病，如食欲下降、盗汗口渴、午后潮热、月经不调、舌红、苔黄腻、脉滑数等。此方经治 36 例显示，临床总有效率可达 93%。

注意：通常选用传统的 2HSP/10HE 治疗方案，给予异烟肼（H）、链霉素（S）、对氨基水杨酸钠（P）联合治疗 2 个月；接下来，使用异烟肼（H）、乙胺丁醇（E）联合治疗 10 个月以上。定期检查肝功能、血尿酸和第Ⅷ对脑神经功能等。

十、　肠易激综合征

此病曾称为结肠过敏、过敏性结肠炎、肠功能紊乱、痉挛性结肠炎、黏液性结肠炎等，起病常与患者情绪紧张和应激有关，主要表现腹痛、腹胀、排便习惯改变、大便异常、排泄黏液便，既可持续存在，又可呈现间歇样发生，其发病率大致占消化道疾病的

50%～70%，以中青年患者居多。病因和发生机制可能跟以往用药不当、情绪紧张、食物不耐受、食管与胆囊运动异常、结肠运动异常、小肠功能障碍等因素相关。治疗时通常需要加强心理调治和对症处理，注意适当休息、解除心理紧张、避免摄入不耐受食物。

西医处方

处方1 ■ 适用于本病出现一般症状的治疗

奥曲肽（八肽生长抑素） 每次 50μg 皮下注射 每日 2～3 次

或 西沙必利片（普瑞博思） 每次 5mg 口服 每日 3 次

处方2 ■ 适用于以腹泻表现为主的治疗

盐酸洛哌丁胺（易蒙停） 每次 2mg 餐前口服 每日 3 次

或 复方地芬诺酯 每次 1～2 片 口服 每日 3 次

或 双八面体蒙脱石（思密达） 每次 1～2 包 口服 每日 3 次

或 丽珠肠乐 每次 1 亿菌 口服 每日 3 次

处方3 ■ 适用于出现便秘症状为主者的治疗

麻仁丸 每次 3～6g 口服 每日 1～2 次

或 乳果糖（杜秘克） 每次 15～30ml 口服 每日 2～3 次

或 通泰胶囊 每次 2～3 粒 口服 每日 2～3 次

处方4 ■ 适用于肠痉挛性疼痛时的治疗

匹维溴铵（得舒特） 每次 50mg 进餐时同服 每日 3 次

中医处方

处方1 ■ 葛根汤：葛根 20g；精选此药分别加水 200ml 煎煮 2 次，每次 20min，滤出药汁混匀后口服，每日 1～2 剂。能通肝健脾；主治肝郁脾虚型病例，如表现情志抑郁、腹痛肠鸣、急躁易怒、嗳气少食、舌边发红、脉弦者。作者已治疗观察 26 例，其疗效令人满意。

处方2 ■ 莲子山药苡芡粉（片）：莲子、山药、薏苡仁、芡实各500g；共研细末或后打片，定时随意口服即可；能健脾益气，尚无毒副作用；主治脾胃虚弱型病例，如表现便溏、水谷不化、不思饮食、胃脘不舒、舌淡苔白、脉缓弱。此方加减经治29例显示，近期有效率可达85％。

处方3 ■ 痛泻验方：白芍30～40g，炒白术、陈皮各10g，生甘草、防风各6g；取药后水煎2次，滤汁混合，分早、晚各1次口服，连服10天为1疗程。能通肝健脾；主治肝郁脾虚型病例，如有腹痛肠鸣、胃脘不适、腹泻、便溏、嗳气少食、舌红、苔白、脉弱者。以此方经治74例，其总有效率可达91％。

注意： 对症处理时，须因人、因地、因症状而异，选择趋于更为妥当的药物治疗。奥曲肽禁用于妊娠和哺乳期妇女，也不宜长时间应用，以防发生胆道结石等。西沙必利片是一种全胃肠道动力药，能促进肠壁肌间神经丛乙酰胆碱释放，从而增加胃肠蠕动动和缓解便秘等，但有一部分服药者在服药后也可出现轻微头晕、头痛、嗜睡、腹部痉挛性疼痛、腹泻等。

第七章

泌尿系统疾病

一、急性肾小球肾炎

急性肾小球肾炎（急性肾炎）是由链球菌等感染后而产生免疫反应引起的双侧弥漫性肾小球损害，多见于小儿和青少年，偶尔可见于老年人，男性多于女性。患者常于发病前 1～2 周患有上呼吸道或皮肤的感染史，主要临床表现为少尿、血尿、蛋白尿、水肿、高血压、管型尿等。倘若治疗不当，容易导致急性肾功能衰竭、心力衰竭、脑血管疾病等并发症。治疗时，须有效控制链球菌感染，注意加强休息、及时退热和调控血压，以防各种重大并发症。

西医处方

处方1 ■ 适于急性肾炎和链球菌感染者的治疗

青霉素钠　每次80万U　肌注　每日2次　用前皮试

或　红霉素　每次0.25g　口服　每日4次

处方2 ■ 适于急性肾炎合并水肿者的治疗

氢氯噻嗪（双氢克尿噻）　每次25mg　口服　每日3次

或　呋塞米（速尿）　每次20mg　肌内注射　每日1次

处方3 ■ 适用于急性肾炎、高血压合并水肿者的治疗

呋塞米（速尿）　每次20mg　肌内注射　每日1次

加　硝苯地平（心痛定）　每次10mg　口服　每日3次

或　卡托普利　每次 25mg　口服　每日 3 次

或　硝普钠 50mg
　　5％葡萄糖盐水 250ml ｜ 静脉滴注　每日 1 次　连用 5 天

中医处方

处方 1 ■ 复方益肾合剂：生黄芪 15g，半边莲、半枝莲、茜草、蒲黄、丹参各 9g；每剂水煎 2 次，混汁分为 2 次口服，每日 1 剂；此外，也可制成口服液或颗粒状冲剂，每次 1 包冲服，每日 2～3 次。虚寒证患者不宜应用。能益气活血、清热利水；方内黄芪能益气、利尿、消肿；丹参能活血祛瘀，增加患者尿量及肾小球滤过率；主治急性肾小球肾炎。此方经治 162 例显示，治愈者 109 例，约占67％；病情好转者共 29 例，大致为 18％。

处方 2 ■ 益锦方：益母全草 30g，锦灯全草 60g；取上药加 800ml 同煎，每剂水煎 2 次，将药汁浓缩至 300ml，冷却，分为 2 次口服，每日 1 剂。能利水消肿、疏风宜肺；主治风水相搏型病例，如表现眼睑或四肢水肿，皮肤无光泽，尿少色赤。此方经治 36 例显示，治愈者 31 例、好转者 5例，总有效率为 100％。

处方 3 ■ 地肤子汤：地肤子、茯苓皮、白茅根各 15，瞿麦、泽泻各 12g；车前子、蝉蜕各 9g，杏仁、紫苏叶、桔梗各 6g，薄荷 3g；每剂水煎 2 次，分为 2 次口服；每日 1 剂，连用 15～30 天为 1 疗程。能发汗利尿、清热除湿；主治急性肾小球肾炎。

处方 4 ■ 急肾汤：金银花、野菊花各 8g，蒲公英、紫花地丁、白茅根、小蓟各 10g，茯苓、猪苓、泽泻各 12g，益母草15g，蝉蜕 6g。水煎后滤汁，分为 3 次温服，每日 1 剂。能清热解毒、利水祛湿；主治小儿急性肾小球肾炎。疗效观察 100 例，为中药治疗组 56 例与对照组 44 例，前者煎服麻黄连翘赤小豆汤、四苓散、越脾汤等方剂。中药治疗组显示治愈者 49 例，占 87.5％，显著好转者 7 例，占 12.5%。明显高于对照组治疗效果。有人报道该方还可治疗疥疮感染性肾炎等。

处方 5 ■ 茅坤汤：白茅根 60g，益母草、泽泻、半边莲各 25g，车前子、猪苓各 20g；每剂水煎 2 次取汁，每日早、晚 2 次分服，每日 1 剂。对风邪侵袭型，加用麻黄、紫苏叶；对湿热蕴结型，加用蒲公英、竹茹。若患者出现腹胀、便秘或氮质血症时，可加用槟榔、大黄、生侧柏叶等；若同时合并咽炎时，可加入金银花、蒲公英等同煎。此方能清热利湿；主治急性肾小球肾炎。此方经治 110 例，治愈者 87 例、显效者 14 例、有效者 9 例，平均治疗时间 25 天。

注意：彻底消除感染性病灶，如咽部或皮肤化脓性感染等。水肿明显时，宜应用氢氯噻嗪或呋塞米；血压持续升高时，须常规口服硝苯地平（心痛定）或卡托普利等。

二、 慢性肾小球肾炎

慢性肾小球肾炎（慢性肾炎）是指由各种不同病因所致的双侧弥漫性或局灶性肾小球损害，通常起病隐匿、病程冗长、病情发展缓慢。此病可与链球菌感染有关，统计学分析有 15%～20% 的病例源于未及时彻底治疗的急性肾小球肾炎。临床表现不一，常有水肿、蛋白尿、血尿、贫血、高血压等。中医学称此病为"虚劳"、"尿血"、"水肿"、"腰痛"等。治疗时，宜采取扶正、增补脾肾、滋养肝肾、清热解毒或活血化瘀的中药。

西医处方

处方 1 ■ 适用于一般病例的治疗

六味地黄丸　每次 4～8 粒　口服　每日 2 次

或　百灵胶囊　每次 4 粒　口服　每日 3 次

加　多维元素片（金施尔康）　每次 1 粒　口服　每日 2 次

处方 2 ■ 适用于水肿较明显埋的治疗

　　氢氯噻嗪　每次 25mg　口服　每日 3 次

　或　呋塞米（速尿）　每次 20mg　肌内注射　每日 1 次

处方 3 ■ 适用于本病合并高血压时的治疗

　或　卡托普利（开搏通）　每次 25mg　口服　每日 3 次

　或　贝那普利（洛汀新）　每次 20mg　口服　每日 3 次

　或　氯沙坦（科素亚）　每次 100mg　口服　每日 3 次

　加　硝苯地平　每次 10mg　口服　每日 3 次

　或　维拉帕米　每次 40mg　口服　每日 3 次

　加　阿替洛尔　每次 25mg　口服　每日 1～3 次

处方 4 ■ 适用于本病的免疫调节治疗

　　雷公藤多苷　每次 10～20mg　口服　每日 3 次

　或　泼尼松片　每次 30～60mg　每日晨一次顿服

处方 5 ■ 适用于本病合并高凝状态的治疗

　　双嘧达莫（潘生丁）　每次 100mg　口服　每日 3 次

　或　低分子肝素钙（速避凝）　每次 5000U　皮下注射　每日 1 次

中医处方

处方 1 ■ 补肾固精汤：山药、菟丝子各 30g，黄芪、党参、白术、熟地黄、白芍、车前子、芡实、金樱子各 15g，山茱萸 12g，甘草 6g；每剂水煎 2 次，分早、晚各 1 次口服；每日 1 剂，连服 30 天为 1 疗程。舌淡苔白、畏寒肢冷者，加肉桂 6g，附子（先煎 2h）6g，伴有阴虚者，须去菟丝子，加枸杞子 15g。能健脾补肾、固摄精气；主治慢性肾小球肾炎。此方经治 96 例，包括普通型 54 例、肾病综合征 36 例、合并高血压 6 例；观察疗效显示完全缓解者 18 例、好转者 36 例，总有效率为 56.25%。

处方 2 ■ 肾炎 1 号：黄芪、川芎各 30g，败酱草、益母草各 15g。每剂水煎 2 次滤汁，分为 2 次口服；每日 1 剂，连服 60 天为 1 疗程。能益气活血、清热利水；主治慢性肾小球肾炎。用此方治疗 48 例，临床总有效率为 77%，完全缓解者 11 例、基本缓解者 9 例、部分缓解者 17 例。现代药理学研究表明，此方可以降低尿蛋白、改善肾血流量和肾功能。

处方3 ■ 肾炎四味方：两面针 50g，黄芪、石韦各 12g，黄芩 9g；上药为成人 1 日用量，研粉后制成药片 24 片，每次 8 片口服，每日 3 次；小儿用量须酌减。通常以连服 3 个月为宜。此方能益气、清热、利湿；主治慢性肾小球肾炎。用此方治疗 115 例，总有效率为 86%。

处方4 ■ 黄芪粥：糯米 60g，生黄芪、生薏苡仁 30g，赤小豆 15g，鸡内金末 9g，金橘饼 2 枚；上药加水 600ml 略泡，先煎煮黄芪 30min，去渣后接着加入苡仁、赤小豆，再续煮 30min，接下来用鸡内金、糯米，煮熟成粥，分次饮服，然后，再口嚼金橘饼 1 枚，每日 1 剂。若金橘饼难寻，也可食用陈皮予以代替。能益气健脾、利尿消肿；主治慢性肾小球肾炎，如有蛋白尿，长时迁延不愈。黄芪能益气补中、利小便，久服有益于肾功能恢复。

处方5 ■ 清解利湿汤：白花蛇舌草、蒲公英、酢浆草、威灵仙、鲜白茅根、板蓝根、玉米须各 30g，生薏苡仁 20g，蝉蜕 9g，七叶一枝花 15g；每剂水煎 2 次，分 2 次口服，每日 1 剂。能清热解毒、利湿；主治慢性肾炎，此方经治 100 例，其中 72% 因有上呼吸道感染，如发热、咽喉疼痛、咳嗽、浮肿、皮肤湿疹、小便不畅等。此方能良好地控制感染、消炎利水以及解除肾小球免疫反应等。

处方6 ■ 清利健脾汤：半枝莲、白花蛇舌草、藕节各 30g，墨旱莲、白术、山药各 15g；每剂水煎 2 次滤汁，分为 2 次口服；每日 1 剂，连用 60 天为 1 疗程，治疗 2～3 个疗程为宜。脾虚气弱时，宜加黄芪、薏苡仁；肺气不固时，可加黄芪、防风；脾虚湿重时，可加茯苓、薏苡仁等。能清热利湿、活血散瘀、健脾益气；主治血尿较明显的 IgA 肾病。以此方治疗 32 例，能完全缓解者 14 例，占

43.75%，能基本缓解者 6 例，占 18.75%；总有效率约 62.5%。

注意： 对伴有不同程度的高血压者，须采取及时有效的降压措施，因长时期血压升高会导致重大靶器官损害，但其降压治疗亦不能过急、过猛，动脉血压下降过低时亦会导致肾血流量减少，从而加重冠状动脉、脑血管和肾脏功能等重大器官损害。必要时，还须选择低分子肝素治疗，意在抑制血小板聚集、增加红细胞变形性、改善微循环功能。

三、 肾病综合征

这是肾小球病变的一种临床症候群，主要源于多种疾病导致的肾小球毛细血管滤过膜改变，从而造成病理性肾小球滤过膜渗透性增高。原发性肾病综合征主要是由原发性肾小球病变所致；继发性肾病综合征多源自过敏性紫癜、系统性红斑狼疮、糖尿病等。本病临床特征为大量蛋白尿、重度低蛋白血症、高胆固醇血症及全身性水肿。中医学将此病归属于"水肿"的范畴。主因"肾阳虚衰、水气泛溢"所致，故有不同程度的厥脱、癃闭、瘀血、胸痹、消渴等病证，治疗时要选用扶正祛邪、扶正益气、健脾补肾的中药。

西医处方

处方 1 ■适用于一般性的对症治疗

　　　氢氯噻嗪　每次 25mg　口服　每日 3 次

　或　氨苯蝶啶　每次 50mg　口服　每日 3 次

　加　20％白蛋白　每次 50ml　口服或静脉滴注　隔日 1 次

　加　呋塞米（速尿）　每次 20mg　口服或静注　每日 1 次

　　　卡托普利　每次 25mg　口服　每日 3 次

处方 2 ■常用的免疫抑制性治疗方案

　　　泼尼松片　每次 60mg　口服　每日 1 次

　　　环磷酰胺　每次 0.2g　口服　隔日 1 次

或　环磷酰胺 200mg
　　生理盐水 20ml｜　静脉注射　隔日 1 次

或　环孢素　每次 5mg/kg　口服或静注　隔日 1 次

处方 3 ■ 适用于低蛋白血症时的治疗

　　20％人血白蛋白 500ml　静注或静滴　每日 1 次

处方 4 ■ 适用于抗凝和改善血液循环的治疗

　　双嘧达莫　每次 100mg　口服　每日 3 次

或　肝素钠 75mg
　　10％葡萄糖液 500ml｜　静脉滴注　每日 1 次

加　雷公藤多苷　每次 10mg　口服　每日 3 次

中医处方

处方 1 ■ 大补元煎加减：黄芪 30g，茯苓 12g，党参、熟地黄、怀山药、枸杞子、当归各 10g，山茱萸、甘草各 6g；每剂水煎 2 次，取汁混匀，分为早、中、晚餐后 3 次服，每日 1 剂。若为阳虚证，宜加熟附子、肉桂；阳虚证减轻者，可改加巴戟天、淫羊藿等；若为阴虚证，宜加知母、黄柏，改熟地黄为生地黄。对合并高度水肿者，须加入泽泻、天仙藤同煎。能益气健脾、补肾行水；主治原发性肾病综合征。此方经治 30 例显示，痊愈者 26 例、好转者 4 例，多在煎服 7～9 个月时使尿蛋白转为阴性。注意本品可以导致肾功损害，有时须酌情改用车前子。

处方 2 ■ 加减二仙汤：仙茅、淫羊藿、补骨脂、生黄芪、肉苁蓉、丹参、防风各 6g，炒白术 10g；水煎 2 次滤汁，分为 2 次口服，每日 1 剂。能温肾健脾、益气活血；主治小儿原发性肾病综合征。与此方一起配合泼尼松口服治疗小儿原发性患者 60 例，疗效显示完全缓解者 18 例、部分缓解者 6 例、未缓解者 2 例、复发者 2 例，能使治疗后的复发率下降至 66％以下。

处方 3 ■ 益气活血汤：黄芪 60g，党参、白术、茯苓、丹参、益母草各 30g，车前子、当归各 15g，赤芍、川芎各 10g；每剂水煎 2 次，分为 2 次口服，每日 1 剂。患者阳虚时，尚可加用茯苓、附子、肉桂、大腹皮，以发挥温阳利水的功效。能益气活血；主治 Ⅱ 型肾病综合征。以此方治疗 41 例，完全缓解者 30 例、基本缓解者 8 例，总有效率可达 92.7%。

处方 4 ■ 温阳利水汤：黄芪 60g，丹参、茯苓、车前子各 30g，制附片、肉桂、苍术、大腹皮、木瓜、厚朴、赤芍、川芎、红花各 10g，炙甘草 5g；每剂水煎 2 次，取汁分 2 次口服；每日 1 剂，连用 3～4 个月为 1 疗程。在巩固治疗阶段，应将原方中附子、肉桂、木瓜、厚朴、车前子去除，加入熟地黄、枸杞子、菟丝子、杜仲、山茱萸、白术、砂仁，制成药丸口服，以连服 12～18 个月为宜。能温阳利水、益气活血；主治肾病综合征。以此方治疗 65 例，总有效率可达 94%。

处方 5 ■ 加味六味地黄丸：熟地黄、山茱萸、牡丹皮、山药、泽泻、茯苓各 9～12g；水煎 2 次滤汁，分为 2 次口服，每日 1 剂。表虚易感者，加黄芪、太子参；严重水肿者，宜加大腹皮、车前子。阴虚内热者时，加用知母、黄柏；伴有血瘀时，加用丹参、川芎、益母草；腰酸膝软时，加入杜仲、菟丝子。此方能补肾养阴；主治肾阴虚型，如面色潮红、五心烦热、口干目涩、盗汗、腰酸膝软、舌质红、少苔、脉细和弦数。此方治疗 42 例，部分病例伍用泼尼松者，临床总有效率为 94%。

处方 6 ■ 鱼腥草汤：白茅根、倒扣草各 30g，鱼腥草、半边莲、益母草、车前草各 15g，灯心草 1g；每剂水煎 2 次，分为 2 次口服，每日 1 剂，连用 8 周为 1 疗程。能清热利水、活血解毒；主治湿热内盛型，经随症加减治疗 57 例，显效者 42 例、有效者 15 例，常连续治疗 3～6 个月后即可获得满意的疗效。此药产生利尿效果，可与血管扩张和肾血流量加大有关。

注意： 泼尼松用量宜充足，疗程应够长，减药时也须缓行，注意配合相应的有效抗生素治疗。免疫抑制性治疗适用于已对肾上腺皮质激素产生依赖或一般治疗不能奏效者，可首选环磷酰胺隔日1次，总量不可超过6～8g，以防导致骨髓抑制、药物性肝炎、严重脱发、出血性膀胱炎和性功能损害等。

四、肾盂肾炎

急性上尿道感染、反复发作并延期6个月以上，即可导致慢性肾盂肾炎，多因细菌或真菌感染所致。急性肾盂肾炎主要表现为弛张型或间歇型发热、稽留热或败血症型发热，并伴有腰部疼痛、脓尿、尿频、尿痛、尿急等临床症状。慢性肾盂肾炎迁延不愈、遇劳易发，反复产生血尿或脓尿，常伴有低热、腰部酸痛、轻度尿频、尿痛、尿急等。获得药物敏感试验结果之前，抗感染治疗可首选对革兰阴性杆菌敏感的抗生素，宜多饮水，饮水量不可少于每日1500～2000ml，以及多吃新鲜水果和蔬菜。本病属于中医学"腰痛"、"虚劳"、"淋症"、"尿血"等范畴。主因"下焦湿热蕴结、伤及肾与膀胱"，治疗时应以清利湿热、解毒消炎为主。倘若出现肾阴虚衰时，还宜选用补益肾阴或温补脾肾的中药。

西医处方

处方1 ■ 适用于急性或慢性肾盂肾炎复发者的治疗
　　　　复方磺胺甲噁唑　每次2片　口服　每日2次
　加　诺氟沙星　每次0.2g　口服　每日3次
　或　阿莫西林　每次0.5g　口服　每日4次
　加　庆大霉素　每次8万～16万U　肌注或静滴　每日2次
　或　头孢唑林　每次1.0g　静脉注射　每8h1次
　或　头孢噻肟　每次2.0g　肌注或静注　每8h1次
处方2 ■ 适用于慢性肾盂肾炎低热或重症患者的治疗
　　　　环丙沙星　每次0.25g　口服　每日3次
　或　诺氟沙星　每次0.2g　口服　每日3次

加	阿莫西林	每次 0.5g	口服	每晚 1 次
加	呋喃妥因	每次 0.1g	口服	每晚 1 次
或	头孢氨苄	每次 0.5g	口服	每晚 1 次

处方 3 ■ 适用于重症慢性肾盂肾炎的治疗

氨曲南 0.5～2.0g
10％葡萄糖液 250ml ┃ 静脉滴注　每日 3 次　用前皮试

加　环丙沙星　每次 0.25g　口服　每日 3 次

加　庆大霉素 8 万～16 万 U
5％葡萄糖盐水 250～500ml ┃ 静脉滴注　每日 1 次

中医处方

处方 1 ■ 清淋合剂：生地榆、生大黄、生槐角、白花蛇舌草各 30g，白槿花 12g，生甘草 5g；每剂水煎 2 次，分为 2 次口服，每日 1 剂。高热不退时者，宜加柴胡 20g、炒黄芩 15g；若有明显血尿，宜加苎麻根 60g。此方能清热解毒、利湿通淋；主治热淋、血淋，如不同类型急性泌尿系感染。以此方加减治疗 100 例，其临床治愈率为 40％，总有效率可达 82％。

处方 2 ■ 柴芩汤：柴胡 24g，石韦、萹草、车前草各 30g，黄芩 18g，广木香 9g；取上药加水 800ml 略泡，煎煮 2 次；分为 6 次口服；每日 2 剂，连用 7 天为 1 疗程。能通淋利湿、清热解毒；主治热淋、劳淋，如急性复发期，服药 5～7 天后退热，并使其他临床症状逐渐缓解。

处方 3 ■ 莲草知柏汤：蒲公英 30g，半枝莲 15～30g，草薢 15g，黄柏、知母各 12g；每剂水煎 2 次，取汁分为 2 次口服，每日 1 剂。阴虚者，加生地黄 15～50g、牡丹皮 15g；气虚者，加用党参 15～20g、炙黄芪 15～20g。尿检白细胞和脓细胞明显增多时，须加用半边莲、蒲公英；尿检红细胞增多时，宜加入白茅根 15～20g 或藕节 15～20g。此方能清热泻火、利湿通淋；主治湿热下注型热淋，如小腹急满、尿频涩痛、淋漓不爽、腰部酸痛等。

处方 4 ■ 疏肝益气汤：柴胡 24g，黄芪、车前草各 30g，麦冬、莲子、党参、茯苓各 15g，地骨皮、菖蒲各 10g，甘草 9g；每剂水煎 2 次，取汁分为 3 次口服；每日 1 剂，连服 30 天为 1 疗程。能益气养阴、疏肝利湿；主治慢性肾盂肾炎，尤对病情反复、菌尿症者疗效更好。用此方加减治疗 1 月余，可使临床症状彻底消失、不再复发。

注意： 本病在急性发作期，除须加强控制感染外，还应适当休息，养成勤排尿、不憋尿的行为，结合饮食调养，禁食各种刺激性的食物。若伴有继发性高血压和肾功能障碍时，应当进一步跟踪治疗。

五、 尿路感染

此病泛指尿道、膀胱、输尿管和肾盂等部位的病原菌感染，例如尿道炎和膀胱炎等。此类疾病的病原体是大肠杆菌、副大肠杆菌、变形杆菌、葡萄球菌、真菌、铜绿假单胞菌、支原体和各种病毒等。患者通常表现尿频、尿急、尿痛等膀胱刺激症状，并伴发热、寒战、周身不适，尿液检验可见红细胞、白细胞增多，尿液培养可查找到致病菌。对此，须及时应用敏感的抗生素治疗，确保本病能够治愈而不复发。

西医处方

处方 1 ■ 可以选择的单药治疗法
　　　复方磺胺甲噁唑　每次 2～4 片　口服　每日 1 次
　或　磺胺甲噁唑（SMZ）　每次 2.0g　口服　每日 1 次
　加　甲氧苄啶（TMP）　每次 0.2g　口服　每日 1 次
　加　碳酸氢钠　每次 1.0g　口服　每日 1 次
　或　氧氟沙星　每次 0.1g　口服　每日 1 次
　或　阿莫西林　每次 3.0g　口服　每日 1 次
处方 2 ■ 通常采取的"三日"疗法
　　　复方磺胺甲噁唑　每次 2 片　口服　每日 2 次

　　　　碳酸氢钠　每次1.0g　口服　每日2次

　或　阿莫西林　每次0.5g　口服　每日4次

　或　诺氟沙星　每次0.2g　口服　每日3次

　或　氧氟沙星　每次0.2g　口服　每日3次

处方3 ■ 适用于急性膀胱炎的治疗

　　　　氧氟沙星　每次0.2g　口服　每日3次

　加　甲硝唑　每次0.25g　口服　每日3次

　加　阿莫西林　每次0.5g　口服　每日4次

　或　氨曲南0.5～2.0g ┐
　　　5%葡萄糖液500ml ┘　静脉滴注　每日3次　用前皮试

中医处方

处方1 ■ 尿感冲剂：猪苓、茯苓、泽泻、黄柏、白花蛇舌草各15～20g，取药每剂加水煎煮2次，滤汁混合后分2次口服；每日1剂，连用3～4个月为1疗程。另外，此方还加入阿胶浓缩、干燥后，做成口服颗粒，每次3g口服，每日3次。此方能滋阴补肾、清利湿热；主治肾虚邪恋型尿路感染，如头晕耳鸣、腰部酸痛、低热、盗汗、小便频急赤短等。曾经治疗100例显示，临床总有效率可达93%。

处方2 ■ 加味四逆散：茯苓20g，柴胡、白芍各15g，桔梗、枳实、甘草各10g；取药水煎2次，滤汁混合后分2次口服，每日1剂。此方能行气解郁；主治肝郁气滞型尿路感染，如有尿频尿急、涩滞不畅、胸胁胀痛者，其治疗效果确切。

处方3 ■ 三奇通关丸：黄芪30g，枳壳、黄柏、知母各15g，防风、肉桂各3g；上药加水600ml煎煮，滤汁分2次口服；每日1剂，连服6天为1疗程。能健脾益肾、清热利湿；主治脾肾两虚型尿路感染，如有腹胀痛、精神倦怠、面黄浮肿、纳少无力、尿频、尿急、尿痛等。以此方加减治疗61例尿路感染，总有效率几乎可达100%。

处方4 ■ 加味白头翁汤：白头翁、秦皮、黄柏、黄连、黄芩各9g，车前子、制大黄 12g，半边莲、蒲公英各 15g；上药加水500ml 浸泡 40～60min，用慢火煎煮 2 次，每煎滤药汁200ml 左右，混合后，分早、晚各一次口服；每日 1 剂，连用 10 天为 1 疗程。能清热解毒、利湿；主治大肠杆菌、变形杆菌、金黄色葡萄球菌感染。此方经治 40 例显示，显效者 28 例、有效者 10 例。此方对金黄色葡萄球菌、大肠杆菌、铜绿假单胞菌等均可产生相应的抑菌作用。

处方5 ■ 白马车白煎：白花蛇舌草、马鞭草、车前草、白茅根、荔枝草各 30g，黄柏 10g，肉桂 3g，甘草梢 6g；水煎 2次滤汁，分为 3 次口服；每日 1 剂，连服 7 天为 1 疗程，应治疗 4 个疗程。能清热利湿、化气通淋；主治急性尿路感染。以此方治疗 52 例显示，24 例治愈、24 例好转、4 例未愈，总治愈率约 92%。

注意：复方磺胺甲噁唑是一种比较老的磺胺类制品，该药内已经加入了相应剂量的磺胺增效剂（甲氧苄啶），控制尿道感染的效果较好。但是，磺胺类药物的毒副作用较明显，可以产生药物过敏，且须慎用于叶酸代谢障碍、肝肾功能不全、新生儿以及孕妇等。在复方磺胺甲噁唑用药期间，应当定期检复查外周白细胞计数和肝肾功能等。此外，使用大量阿莫西林或诺氟沙星类制剂，有时也会发生比较明显的胃肠道刺激症状和皮疹等。

六、乳糜尿症

  这是由丝虫病所致的一种常见泌尿生殖系统并发症，多为间歇性发作。发病时小便为乳白色或者粉红色，多数还可伴有血尿及血凝块等。当膀胱内乳糜尿滞留时间过长，极易凝固成块状物，可产生排尿困难。此外，尚有部分患者可能伴有下肢或阴囊象皮肿。实验室检查，约半数病例于尿沉渣中能找到微丝蚴。此病在中医学属于"膏淋"、"尿浊"的范畴，起病多因湿热下注、病久犯脾，从而致使肾虚等，故选择清热利湿、补中益气类药治疗为主。

处方 1 ■ 适用于丝虫病者的治疗

乙胺嗪（海群生）　成人每次 1.5g　每晚 1 次顿服

加　呋喃嘧酮肠溶片　成人每次 50～150mg　每日 2 次　连服 7 天为 1 疗程

或　左旋咪唑　每次 20～40mg　口服　每日 1 次，连服 10 天为 1 疗程

处方 2 ■ 适用于合并水肿时的治疗

呋塞米（速尿）　每次 20mg　口服　每日 3 次

或　氢氯噻嗪（双氢克尿塞）　每次 25～50mg　口服　每日 3 次

加　氨苯蝶啶　每次 25mg　口服　每日 3 次

中医处方

处方 1 ■ 补中益气汤加减：车前子 18g，黄芪、党参、茯苓各 15g，炙甘草、升麻各 10g，白术 12g；每剂水煎 2 次，分为 2 次口服，每日 1 剂；生湿热久羁、阴液耗伤者，加用麦冬、枸杞子或兼服六味地食丸；肾虚不固、腰膝酸软者，可加用山药、芡实；肾阳不足、畏寒肢冷者，宜加用仙茅、淫羊藿、巴戟天、菖蒲等。能补中益气、泄浊利湿；主治脾虚气弱型病例。此方经治 44 例，随访 1～5 年，已治愈者 38 例、好转 4 例，平均煎服时间为 9 天。

处方 2 ■ 射干汤：射干 15g，川芎 9g，赤芍 12g；水煎 2 次滤汁，加入适量白糖、混匀，分为早、中、晚 3 餐后口服，每日 1 剂；再则，仍可将上药制成水丸，每次 4g 口服，每日 3 次；通常连服 10 天为 1 疗程。出现乳糜血尿时，加入生地黄 15g、仙鹤草 15g 同煎。能清热利湿；主治乳糜尿症。此方经治 104 例显示，痊愈者 94 例，占 90.4%；总有效率可达 91%。但该方须禁用于孕妇，慎用于脾虚便溏者。

处方 3 ■ 清热止血方：黄连、栀子、苦参各 14g，土茯苓、石韦、白茅根各 30g，藕节 20g，炒蒲黄、小茴香各 12g，血余炭 10g；水煎 2 次滤汁，分为 2 次口服；每日 1 剂，连服 24 天为 1 疗程。能清热利湿、活血止血；主治乳糜尿症。此方经治 10 例显示，痊愈者 6 例、显效 4 例，平均连服 15 天。

七、 急性肾功能衰竭

此病是因多种不同病因所导致的肾功能急骤衰退，发生尿蛋白、血肌酐和血尿素氮升高、水与电解质和酸碱代谢失衡等。患者病情十分危急，容易导致死亡。急性期少尿即尿量＜400ml/天或无尿即尿量＜100ml/天；并伴食欲下降、恶心、呕吐、上腹饱胀、气急、牙龈出血、血便、高钾血症等；度过多尿期后，患者还出现显著的电解质下降或代谢性酸中毒等。疾病早期多以 α_1-微球蛋白增高为特征，有时甚至可达 30mg/L 以上。治疗须尽早查明病因，根除导致此病发生和发展的疾病，加强对症处理，及时纠正酸碱代谢失衡，条件许可时应采用有效血液净化治疗。

西医处方

处方 1 ■ 适用于 ARF 少尿期的治疗
呋塞米（速尿） 每次 20mg 口服 每日 3 次
或 呋塞米 每次 40～100mg 静脉注射 立即
加 氨苯蝶啶 每次 25mg 口服 每日 3 次
加 20％白蛋白 每次 50ml 口服 静脉滴注
处方 2 ■ 适用于 ARF 高钾血症的治疗
10％葡萄糖酸钙 每次 10～20ml 静脉推注 立即
5％碳酸氢钠 每次 100～200ml 静脉滴注 立即
或 普通胰岛素 12～16U
　　25％葡萄糖液 200ml ｝ 静脉滴注 立即

或　钠型离子交换树脂　每次150g　口服　每日3次

加　25％山梨醇溶液200ml　口服　每日3次

处方3 ■适用于纠正代谢性酸中毒的治疗

　　5％碳酸氢钠　每次100ml　静脉滴注

处方4 ■适用于合并消化道出血时的治疗

　　雷尼替丁　每次150mg　静脉注射　每日1～2次

或　奥美拉唑　每次20mg　静脉注射　每日1次

处方5 ■适用于合并感染时的治疗

　　青霉素钠　每次80万U　肌注　每日2～3次

或　头孢拉定（头孢雷定）1.0g｜静脉注射　每日3次　用
　　10％葡萄糖液20～40ml｜前皮试

或　头孢噻肟（头孢氨噻肟）1.0g｜静注　每日3次　用前
　　10％葡萄糖液20～40ml｜皮试

中医处方

处方1 ■桃红四物汤加减：熟地黄15g，桃仁、当归、川芎、赤芍各10g，红花6g；止药加水煎者2次，滤汁混合后，分早、晚各1次口服，每日1剂；能祛瘀活血；主治瘀血内阻型病例，如少尿期患者，有血尿、尿少、尿闭、舌紫发暗、脉涩等。

处方2 ■加味温胆汤：茯苓15g，竹茹12g，半夏、橘红、枳实各10g；水煎煮2次，滤汁混匀后，分早、晚各1次口服，每日1剂。能清化湿热、养津；主治湿热余邪型病例，如肾衰竭多尿期，表现头晕心烦、纳呆恶心、口中干苦等。此方经治16例显示，临床总有效率约85％。

处方3 ■大黄附子汤加减：生大黄、附子、甘遂、竹茹各10g，大枣10枚；水煎2次滤汁，混匀后，分为早、晚餐后口服，每日1剂。此方能温肾益气、解毒泄浊；主治热毒淤滞型急性肾衰竭病例，如表现高热神昏、少尿、吐血、斑疹紫黑、脉数等。此方已治疗 14 例显示，临床总有效率约 82%。

注意： 详细记录患者的液体出入量，确保每日出入量近似于平衡，最好能维持当天入量低于或等于前一天尿量加大便、呕吐物或引流量等。在使用葡萄糖酸钙和碳酸氢钠时，不仅要考虑满足于血钾的平衡，而且还须注重于兼顾及时地纠正代谢性酸中毒。通常认为，每次应用钠型离子交换树脂 1.0g，即能大致吸附血 K^+ 1mmol。血液透析的临床指征，为严重感染、急性中毒、挤压综合征、毒蜂蜇伤、严重出血热、已经 2 天以上无尿或 7 天以上少尿、血钾升高＞6.8mmol/L、血肌酐升高＞707μmol/L 者。

八、 慢性肾功能衰竭

这是一种慢性进行性肾实质损害，导致肾脏排泄功能、调节水电解质和酸碱平衡功能下降，并且出现许多代谢失衡和诸多系统受到损伤的综合征，随着病情的不断恶化，其预后不良。此病分为以下四期：①肾功能代偿期，多无临床症状；②氮质血症期，除有轻度贫血、夜尿增多外，可于劳累、感染、血压发生波动后而导致临床症状加重；③肾功能衰竭（尿毒症前期），有较明显的消化道和贫血症状，以及轻度酸中毒；④肾功能衰竭终末期（尿毒症晚期），可产生明显贫血、消化道症状以及神经精神症。中医学把本病归属于"关格"、"癃闭"、"溺毒"的范畴，主因"湿毒内停、脾肾虚亏"所致，治疗时应选取"祛湿泄浊、清热解毒、和胃化浊、活血祛瘀、益气养阴、湿补脾肾"类中药。

西医处方

处方 1 ■ 适用于合并高钾者的治疗

　　10％葡萄糖酸钙　每次 10ml　静脉注射　立即

　　5％碳酸氢钠　每次 100ml　静脉注射　立即

或 25%葡萄糖液 200ml | 普通胰岛素 16U | 静脉滴注 立即

钠型离子交换树脂 每次 15g 口服 每日 3 次

处方 2 ■ 适用于低蛋白血症者的治疗

复方 α-酮酸（肾灵） 每次 5 片 餐间口服 每日 3 次

或 包醛氧化淀粉 每次 5～10g 口服 每日 2 次

加 多维元素片（金施尔康） 每次 1 粒 口服 每日 2 次

处方 3 ■ 适用于慢性肾衰竭代偿期的治疗

贝那普利（洛丁新） 每次 10～20mg 口服 每日 1 次

或 氯沙坦（科素亚） 每次 50～100mg 口服 每日 1 次

处方 4 ■ 适用于纠正合并酸中毒者的治疗

碳酸氢钠 每次 2.0g 口服 每日 3 次

或 5%碳酸氢钠 100ml 静脉滴注 立即

加 10%葡萄糖酸钙 10ml 静脉滴注 立即

处方 5 ■ 适用于合并钙、磷平衡失调者的治疗

碳酸钙片 每次 3.0g 口服 每日 3 次

骨化三醇 每次 0.2μg 口服 每日 1 次

处方 6 ■ 适用于合并高血压时的治疗

普萘洛尔 每次 100mg 口服 每日 3 次

加 硝苯地平 每次 10mg 口服 每日 3 次

或 哌唑嗪 每次 1mg 口服 每日 2 次

加 卡托普利 每次 25mg 口服 每日 3 次

或 培哚普利 每次 4mg 每日 1 次

处方 7 ■ 适用于合并心力衰竭时的治疗

呋塞米（速尿） 每次 20～40mg 静脉注射 立即

毛花苷 C（西地兰）0.2mg | 25%葡萄糖液 20ml | 静脉注射 立即

酚妥拉明 10mg | 5%葡萄糖液 250ml | 静脉注射 立即

5%葡萄糖液 250ml | 硝普钠 50mg | 静脉滴注 立即

处方 8 ■ 适用于合并贫血时的治疗

硫酸亚铁　每次 0.3g　口服　每日 3 次

或　含糖氧化铁　每次 50mg　缓慢静注　每日 1 次

加　重组人红细胞生成素　每次 3000U　皮下注射　隔日 1 次

处方 9 ■ 适用于合并感染时的控制治疗

青霉素钠　每次 80 万 U　肌注　每日 2 次　用前皮试

或　头孢拉定　每次 2.0g　静脉注射　每日 2 次　用前皮试

中医处方

处方 1 ■ 大黄泻毒汤：生大黄、半枝莲、煅牡蛎各 30g，桂枝 20g，玄明粉、制附子（先煎 2h）各 15g；煎为灌肠剂。每剂水煎 2 次，取其药汁 300ml 灌肠，每日 1 次，保留时间 60min，连用 20 天为 1 疗程。能温阳、泄浊、解毒；主治慢性肾功能衰竭。用此方治疗 52 例，显效者 21 例、有效者 19 例、无效者 12 例，总有效率约 77%。

处方 2 ■ 丹参益母活血方：丹参 30g，益母草 30～60g，赤芍、当归、川芎各 15～20g；每剂水煎 2 次，分为 2 次口服，每日 1 剂。对脾肾阳虚证，可加附子、淫羊藿、巴戟天；对气阴两虚证，可加黄芪、党参、白术、玄参、麦冬；对肝肾阴虚证，宜加山茱萸、桑椹、枸杞子、生地黄；对血瘀阻络证，应加穿山甲、大黄、路路通等。能以活血化瘀为主，实施辨证论治。主治慢性肾炎、肾功能不全。以此方治疗 43 例，有 21 例已出现平均尿肌酐清除率有不同程度提高，有 15 例出现血尿素氮（BUN）下降或恢复正常。

处方 3 ■ 加味温胆汤：焦山楂、焦神曲各 15g，茯苓 12g，法半夏、陈皮、竹茹、枳实、苍术、白术各 10g，制大黄 6～15g，甘草 3g，姜 5 片；每剂水煎 2 次，分早、晚 2 次口服；每日 1 剂，连用 1 周为 1 疗程，最长治疗时间以 4 个疗程为宜。能化湿泄浊、健脾和胃；主治慢性肾功能衰竭、湿浊中阻型。以此方治疗 70 例，如恶心呕吐、纳差、脘痞腹胀、口干、舌苔白腻或黄腻，其临床症状明显改善，最短者为 4 天、长者为 4 周，治疗后恶心、呕吐的好转率为 91%。

处方 4 ■ 加味神芎导水汤：川芎 12g，黑丑 20g，大黄（后下）、黄芩各 15g，黄连 10g，薄荷 9g，滑石、紫苏叶各 30g，鲜积雪草 500g（绞取汁）。加水 1200ml 同煎，至得药汁 300ml 左右，再入大黄用微火续煮 3min，去渣即可；另外积雪草可用温开水冲洗干净，捣烂取绞汁约 200ml。治疗时，将以上药汁混匀，分为 3 次口服，每日 1 次；对神昏、痉厥者，也可采取鼻饲用药。患者神昏时，宜加安宫牛黄丸；若伴有咯血、鼻血时，宜加白茅根、黑栀子；若发生呕吐不止，可加用竹茹、半夏；出现尿闭不通时，宜加用川牛膝、地龙同煎。此方能荡涤浊邪、泄热行水，能降低非蛋白氮；主治急慢性肾功能衰竭。用此方治疗 198 例，均使血氮下降，患者的存活期延长了 5 年之余。

处方 5 ■ 冬虫夏草：冬虫夏草 4.5～6g；水煎后，分 2 次带渣服下。患者伴有酸中毒时，宜加服碳酸氢钠；伴有低钙者时，须加服葡萄糖酸钙；伴有高磷时，可加服氢氧化铝等药协助治疗。能祛邪益肾；主治慢性肾功能衰竭。经此方治疗 23 例，平均用药时间 3 个月，服药后能使血肌酐、血尿素氮均值下降，以及内生肌酐清除率与淋巴细胞转化率上升。现代药理学研究，曾证明冬虫夏草能改善肾功能、提高免疫功能、纠正脂代谢紊乱、改善贫血、能降低血内肌酐、提高肝脏和肌肉蛋白的合成率。

注意： 复方 α-酮酸或肾灵片内含有多种 α-酮酸和必需氨基酸，不含氮和氢，因此本药有益于减少蛋白质分解代谢、纠正有毒氮代谢物于体内潴留和代谢性酸中毒；但是此药须禁用于高钙血症和氨基酸代谢失。患者合并心力衰竭，若对一般利尿药不敏感时，可考虑改用适量的酚妥拉明、毛花苷 C 或硝普钠静滴治疗。

第八章

风湿性疾病

一、 风湿性关节炎

此病源于风湿热，与溶血性链球菌感染后产生变态反应有关，曾经归属于系统性结缔组织炎症。主要表现为游走性多关节疼痛，时常侵犯膝、踝、肩、腕、肘等大关节。西医治疗以首选水杨酸制剂（如阿司匹林）为主，但该药容易产生胃肠道症状，如消化性溃疡和出血倾向。本病在中医学属于"痹证"范畴，由于"风寒湿痹、风寒热痹、正虚久痹"所致。治疗时，可选择祛风除湿、散寒止痛、清热通络或益气养血的中药。

西医处方

处方1 ■ 适用于抗链球感染治疗

青霉素钠　每次80万U　皮试阴性时肌注　每日2次

或　红霉素　每次0.2～0.4g　口服　每日3次

或　青霉素钠180万U　｜　静脉滴注　每日2次

5%葡萄糖盐水500ml　｜　注意滴前皮试

处方2 ■ 适用于一般性抗风湿的治疗

阿司匹林　每次0.9～1.2g　口服　每日3次　饭后口服

加　泼尼松片　每次5～10mg　口服　每日2～3次

或　甲泼尼龙 1.0g
　　5％葡萄糖液 500ml ｜ 静滴　每日 1 次　连用 3～6 天
加　双氯芬酸缓释胶囊　每次 2 粒　每日 1 次
或　吡罗昔康（炎痛喜康）　每次 20mg　口服　每日 1 次

中医处方

处方 1 ■ 益肾蠲痹丸：熟地黄、当归、鹿衔草、淫羊藿各 120g，炙全蝎、炙蜈蚣各 25g，炙乌梢蛇 25g，炙露蜂房、炙土鳖虫、炙僵蚕、炙蟛螂虫各 90g，甘草 30g，生地黄 100g，鸡血藤、老鹤草、虎杖各 120g。先将生地黄、鸡血藤、老鹤草、虎杖水煎、浓缩成汁；再将余药共研细末，混合后制成类似绿豆大小的药丸，每次 6g 餐后口服，每日 2 次；在妇女月经期和妊娠期禁用。该方能益肾壮督、益痹通络；主治阳虚寒痹证。用此方治疗 200 例，总治愈率为 75％，总有效率为 96％。

处方 2 ■ 二乌止痛酒：制川乌（先煎 2h）、制草乌（先煎 2h）、桑枝、桂枝、忍冬藤、红花、乌梅、威灵仙、甘草各 12g；先将上药置于 500ml 中度白酒内浸泡 7 天，开始治疗每次 30ml 饮用，每日 2 次，连用 1 个月为 1 疗程。高血压和心动过速者慎用，在孕妇以及有酒精过敏者应予禁用。能祛湿通络；主治风湿性关节炎。此方经治 120 例，连续饮用 1 个月，其总有效率可达 93％。

处方 3 ■ 四物四藤合剂：生地黄、鸡血藤、海风藤、伸筋藤、络石藤各 15g，当归、赤芍各 9g，川芎、独活、地龙各 6g；上药为每日成人用量，儿童用量应酌减。每剂水煎 2 次，取汁分 3 次口服；每日 1 剂，连服 6 剂为 1 疗程，直至治愈后才可停药。能养阴活血、息风通络；主治风湿性关节炎。此方经治 100 例的疗效表明，最终效果分析表明，显效率为 60％，总有效率可达 91％以上。

处方 4 ■ 桂芍知汤加减：附子 30～60g（先煎 1h），桂枝、芍药各 15g，生甘草、麻黄各 6g，白术 12g，知母、防风各 10g，生姜 5g；水煎 2 次，滤汁分 2 次服药，每日 1 剂。能祛寒止痹、温经通络；主治风湿性关节炎。此方经治 40 例显示，痊愈者 15 例、显效者 15 例、有效者 5 例，总有效率可达 87％。

处方 5 ■ 身痛祛瘀汤：当归、桃仁、牛膝、红花各 9g，甘草、没药、五灵脂、川乌、地龙（去土洗净）各 6g，羌活、秦艽、香附各 3g；上药用冷水浸泡半小时，煎煮 20min 取头汁；接着煎取第 2 次后去渣，混合第 3 煎后药汁，再浓缩至 200ml；每剂分为 2 次口服，每日 1 剂。最后再把药渣装袋实施局部热敷。寒痹甚重，加附子、细辛、威灵仙；热痹甚重，须去羌活，加忍冬藤、生石膏、黄柏、薏苡仁等；筋痹明显，加用白芍；行痹甚重，加用白花蛇或乌梢蛇。患者微热，可加苍术、黄柏；出现虚弱，可加黄芪 40g。能活血化瘀、祛风止痛；主治风湿性关节炎。治疗 67 例疗效显示，治愈者 50 例、显效者 14 例，总有效率约 96％。

处方 6 ■ 加味麻附细辛汤：威灵仙 15g，麻黄、桂枝、羌活、独活各 10g，附片（先煎 1h）12g，细辛、乳香、没药各 6g，甘草 3g；水煎 2 次滤汁混合，分为 2 次口服，每日 1 剂。儿童用量应酌减。行痹明显时，加防风、白芷、秦艽、海风藤各 10g；痛痹明显时，加干姜、肉桂各 6g；热痹明显时，加金银花 1.5g，连翘 15g、黄柏 15g、桑枝 15g；着痹严重时，宜加薏苡仁 15g、苍术 12g、猪草 20g、络石藤 20g、千年健 15g。对相伴久痹体虚者，可加桑寄生 10g、杜仲 15g、续断 15g、淮山药 12g。能温经祛风、活血止痛；主治类风湿关节炎。此方经治 85 例显示，痊愈者 62 例、显效者 10 例、好转者 11 例，总有效率可达 97.6％；治疗时间最长 38 天，最短 5 天，平均 13 天。

处方 7 ■ 散痹汤：羌活、当归各 12g，独活、乌梢蛇、甘草各 10g，芥子 9g，麻黄、桂枝各 6g，蜈蚣、全蝎各 5g；每剂水煎 2 次，分 2 次温水送服，每日或隔日 1 剂。上肢关节疼痛明显，重用羌活，加用威灵仙、姜黄等；下肢关节疼痛明显，应重用独活，同时加用牛膝、木瓜、土茯苓等；若痛处不温、畏寒甚重时，须加用附子、干姜；久治不愈者，加用露蜂房、穿山甲、海风藤、地龙等。该方主治风湿性关节炎，如肢体和（或）关节酸痛、麻木、活动障碍等。现已治疗45例，多在煎服6剂时临床症状明显减轻，煎服10剂后能使其临床症状完全消失。

处方8 ■ 痹痛外洗液：大黄、黄芪各20g，生麻黄、桂枝、秦艽、苍耳草各15g，威灵仙、生川草乌、伸筋草各12g，延胡索10g，细辛6g，冰片2g；上药除冰片外，先以温开水浸泡3h，然后加入白酒250g，煎煮15min，洗敷之前再加入冰片。治疗使用药液洗敷患处，反复加温使用2～4天为宜；每日2～3次，连用7天为1疗程。该方外用疗效明显，适用于各类风湿性关节炎。现已治疗58例，包括痛痹17例、行痹15例、热痹13例、着痹13例，其疗效明显者2例、有效者50例，临床总有效率为89.7％。

二、系统性红斑狼疮

此病是一种侵犯人体多系统的自身免疫性疾病，其病变遍及全身，如皮肤、肾脏、关节腔等。本病究其病因和发病机制尚不清楚，可能是由于多个器官的自身免疫性疾病所致，因为时常于患者血液内可发现自身性抗体等。本病起病缓慢，急性发作和加剧时常与妊娠、分娩、感染和阳光直接照射相关，从而出现暴露皮肤与黏膜的损害、骨关节疼痛、心脏与心内膜疾病、蛋白尿与管型尿等肾功能障碍等。西医主要依靠肾上腺皮质激素治疗。中医学文献将系统性红斑狼疮（SLE）归属于"鬼脸疮"、"痹证"、"阴阳毒"等范畴。因此，临床中宜选择中药与激素及免疫抑制药综合性治疗，倘若停药不当，容易发生"反跳"甚或复发。

处方 1 ■ 适用于轻型 SLE 的治疗

泼尼松片 30~60mg　口服　每日分成 2 次服药

　或　磷酸氯喹　每次 0.25g　口服　每日 1 次

　加　双氯芬酸（扶他林）　每次 25mg　口服　每日 3 次

处方 2 ■ 适用于中重轻型 SLE 的治疗

泼尼松　每次 20mg 口服　每日 3 次，6~8 周逐渐减量

　加　环磷酰胺 200mg｜
　　　生理盐水 100ml｜　静脉滴注　每 3~4 周 1 次

　或　雷公藤多苷　每次 10~20mg　口服　每日 1 次

处方 3 ■ 适用于危重型 SLE 的治疗

甲泼尼龙 1.0g｜
5％葡萄糖液 500ml｜　静滴　每日 1 次　连用 3~6 天

　加　环磷酰胺 400mg｜
　　　生理盐水 100ml｜　静脉滴注　酌情每 3~4 周 1 次

　加　丙种球蛋白　每次 200~400mg/kg　静脉滴注　每日 1 次

中医处方

处方 1 ■ 狼疮丸：金银花、连翘、丹参、赤芍、蒲公英各 80g，白鲜皮 40g，桃仁 50g，红花 30g，蜈蚣 8 条。上药制成蜜丸，每丸重 9g；每次 2 丸口服，每日 2 次。急性期每次 4 丸口服，每日 2~3 次，温开水送服，连服 3~5 年。能消热解毒、活血化瘀；主治系统性红斑狼疮。用此方治疗 306 例，同时加服泼尼松的总有效率为 92％。

处方 2 ■ 滋肾养阴益气：生地黄、麦冬各 15g，山茱萸、女贞子、墨旱莲各 12g，山药、泽泻各 30g，太子参、茯苓各 25g，牡丹皮、五味子各 10g；水煎 2 次取汁口服，每日 1 剂，连用 2 周为 1 疗程。必要时，同时口服泼尼松等。风热毒

盛型患者，若有面部蝶形红斑、散在斑丘痒疹或肢端红斑、色鲜红、皮损脱屑、咽部干痛、舌尖红、苔薄黄、脉浮滑，须加水牛角 30g、赤芍 15g、荆芥 12g、防风 12g、连翘 30g；对阴虚内热型，加用知母 10g、焦黄柏 10g、焦栀子 15g、淡豆豉 10g。对肝肾阴虚型，加用制何首乌 30g、酸枣仁 30g、桑寄生 25g、续断 15g。风湿热痹证，宜去五味子，加入桑枝 30g、薏苡仁 30g、苍术 15g、焦黄柏 15g、怀牛膝 12g 同煎。能益气滋阴、清热凉血；主治系统性红斑狼疮，经治 93 例显示，显效者 34 例、有效者 51 例，临床总有效率为 91.4%。

处方3 ■ 祛风温阳通络方：川桂枝 3g，制川乌（先煎 2h）、制草乌（先煎 2h）、炒荆芥、炒防风、淫羊藿、伸筋草各 9g，玄参 9～12g，甘草 3～4.5g；水煎分 2 次口服，连用 6 个月为 1 疗程。但川草乌有中毒，须采用甘平类中药甘草解之。痹损肌肤，雷诺征明显时，宜去玄参，加熟附子、羌活、秦艽、丹参、漏芦等；皮肤顽厚、麻木不仁时，可加生黄芪 9～12g，当归 9g，郁金 9～24g，威灵仙 9～12g；关节红肿热痛时，选加桑枝、贯众各 9g，石膏（先煎）9～15g 等。痹损伴有浮肿、蛋白尿时，加黄芪 9～12g，白术 12g，玉米须、薏苡仁、黑豆各 18g，龙骨、牡蛎各 15g，汉防己 9～12g。对尿素氮升高者，宜加木瓜、牛膝各 9g。患者腰膝酸软、浮肿、怕冷、舌淡、脉沉细迟，须去玄参，加牛膝、杜仲、熟附子各 9g；若伴有耳鸣、健忘、脉细数、舌红，宜加生地黄 9g。患者痹损及心，并表现心烦、夜寐不酣、脉细数、舌红时，可加党参 9g，麦冬 9g，五味子 3g，首乌藤 15g。此方能散寒除湿、祛风温阳；主治系统性红斑狼疮。借此经治 32 例显示，显效者 17 例、有效者 9 例。

处方4 ■ 加减磁石丸：磁石 60g，牛膝、川白芍、赤芍、海桐皮、草薢、全蝎、秦艽、地龙、天麻、木瓜、白芷、白花蛇、僵蚕、白附子、海风藤、白蒺藜、苦参各 30g。先将取药共研细末，过 100 目筛，做成蜜丸，每丸重约 10g。每次 2 丸口服，每日 2 次，连用 60 天为 1 疗程。能祛风除痹、活血化瘀、通络止痛；主治 SLE，用此方治疗 36 例，临床总有效率为 89%。

处方 5 ■ 益气养阴汤：生黄芪 30g，当归 6～10g，熟地黄 20～30g，蚕沙 20g，麦冬、半枝莲各 10～15g，太子参、黄精、灵芝草各 15g，五味子、秦艽、海桐木、山茱萸、淮山药各 10g；加水煎服，每天 1 剂，连服 3～6 个月。在急性进展期，宜配合地塞米松每晨 10mg 或泼尼松 66.7mg 静脉滴注，在停药之前应逐步减少用量。若伴有阴虚低热、烦躁时，可加石斛、知母、青蒿。发生肝脾湿毒（肝功能受损）时，加茵陈、白术、柴胡；发生脾肾湿毒（肾功能受损）时，加用土茯苓、益母草、车前子等；出现心气亏损（心功能受损）时，须重用生脉饮，加用甘草、丹参等；产生气滞络阻（皮肤血管炎）时，加用首乌藤、鸡血藤、茜草、仙茅、淫羊藿。该方能补气益阴；适用于本病缓解期治疗。此方治疗 30 例，总有效率可达 94%。现代药理研究证明，黄芪、党参、白术、甘草等益气药，能提高人体非特异性免疫功能；生地黄、熟地黄、玄参、麦冬、白芍等养阴药，可减轻人体因免疫抑制药所产生的副作用。

注意：此病宜首选肾上腺糖皮质激素治疗，若疗效不佳还可考虑采用免疫抑制药治疗。对顽固的狼疮性肾炎和有中枢神经病变者，须采用糖皮质激素冲击疗法，将甲泼尼龙 1.0g 溶于相应的液体内缓慢静滴，每日 1 次，连用 3 天；接下来再口服泼尼松，每次 60～100mg，加以维持治疗。针对狼疮性肾炎也可采用免疫抑制药冲击疗法治疗，但是在 45 岁以下的男性患者，此药的应用一定慎重，以防该药可能发生不育症等不良反应。在环磷酰胺、硫唑嘌呤、氯喹等免疫抑制药治疗期间，须定期复查肝肾功能和血细胞分析，进一步调整治疗方案。

三、 类风湿关节炎

此病（RA）是指以对称性多发小关节病变为主的慢性自体性炎症，晚期可发生关节挛缩、强直、畸形，同时还可导致其他器官疾病。究其病因不明，起病缓慢，主要表现为疲乏无力、低热、食欲下降、手足发冷，以及"晨僵"症状进行性加重。例如，近端指间关节、掌指关节及腕关节极为常见的肿胀、僵硬、活动受限等。本病治疗的基本原则是清除自体免疫物、加强对症处理，设法延缓多个器官并发症不断的进展。西药治疗常规使用水杨酸制剂、吲哚美辛、灭酸类药物和肾上腺皮质激素、免疫抑制药等，但均不能从根本上完全地清除患者体内抗原抗体复合体，而且一旦停药后其复发率极高。本病属中医学的"痹证"范畴，故又称鹤膝风、历节病、骨痹、厄痹等。主因患者居处潮湿、气候异常、冒雨涉水、冷热交错，发生风寒湿热之邪，并注于肌肉、关节、经络所致，从而使患者产生"内禀不足、肝肾亏损、气血不足、病后虚损、正不足以抵邪外出"，甚至引起关节畸形。治宜祛风散寒、除湿通络、化痰祛瘀、凉血解毒或补益肝肾等。

西医处方

处方 1 ■ 适于本病关节肿痛、僵硬和低热者的治疗。

　　　　双氯芬酸（双氯灭痛）　每次 50mg　口服　每日 3 次

　　或　奥斯克　每次 50～100mg　口服　每日 3 次

　　或　布洛芬缓释剂（芬必得）　每次 0.3g　口服　每日 2～3 次

　　或　萘普生（消炎灵）　每次 250mg　口服　每日早、晚各 1 次

处方 2 ■ 适于本病伴关节肿痛和内脏器官损害的治疗

　　　　泼尼松片　每次 30mg　口服　每日 1～2 次

或　甲泼尼龙 40～100mg｜
　　5％葡萄糖液 250ml｜　静滴　每日 1 次　连用 3～7 天

处方 3 ■作为治疗本病的二线用药方案

　　　　美洛昔康　每次 7.5～15mg　口服　每日 1 次

或　金诺芬（醋硫葡金）　每次 3mg　口服　每日 2～3 次

　　　环孢素（CYA）　每次 25～50mg　口服　每日 3 次

或　环磷酰胺（癌得星）　每次 50mg　口服　每日 2 次

或　雷公藤多苷　每次 20mg　口服　每日 2～3 次

中医处方

处方 1 ■补肾祛寒宜痹汤：川续断 12～18g，淫羊藿、苍术、补骨脂各 9～12g，赤芍、白芍、制附片（先煎）各 6～12g，熟地黄 12～24g，骨碎补 10～20g，桂枝、独活、牛膝各 9～15g，9～12g，威灵仙 12g，防风、知母、松节各 10g，伸筋草 30g，麻黄 3～6g，穿山甲（炙）6～9g；土鳖虫 6～10g；有条件时，可加用适量狗骨（代）。水煎 2 次滤汁，分为 2 次口服；每日 1 剂，连服 6～8 周。关节疼痛明显者，重用制附片，同时加用草乌 6～9g、七厘散（每次 1g），随汤剂冲服即可；若舌苔白厚、白腻时，须去熟地黄，加厚朴、砂仁；若伴有热象，宜减少桂枝、附子用量，加用黄柏和秦艽，将熟地黄改为生地黄或生熟地黄同煎。能补肝肾、强筋骨、祛风湿、通经络；主治肝肾两虚证，类风湿关节炎，如筋脉枸急、僵硬畸形、关节疼痛、局部肿大、活动不利者。

处方 2 ■痹痛消：制川乌、制草乌、制乳香、制没药各 12g，黄精、川续断各 18g，桂枝、白芍、白术各 15g，炙麻黄、知母、防风、全蝎各 9g，蜈蚣 3 条；每剂水煎 2 次，滤药汁 500ml，分 2 次温开水送服；每日 1 剂，连服 30 天为 1 疗程。但此时则不宜随便撤换糖皮质激素，只待痹痛始消时才可逐渐减量后停药。能祛风除湿、通络止痛；主治类风湿关节炎。关节疼痛剧烈者，可临时加服西药芬必得或扶他林，则需要严格控制用量。上肢病变为主时，加用羌活 12g、海桐皮 18g、桑枝 15g、片姜黄 12g；下肢病变明显时，加用独活 12g、怀牛膝 12g、木瓜 24g；局部红肿、热毒炽盛者，宜去制川乌、制草乌、桂枝、麻黄，加用牡丹皮 12g、栀子 15g、生石膏 60g、忍冬藤 30g；伴有腰部酸痛，加杜仲 18g、寄生各 18g、枸杞子 30g；发生气血两虚者，加黄芪 30g、鸡血藤 30g、党参 12g、当归 15g。用此方经治 52 例显示，近期控制者 12 例、显效者 16 例、有效者 22 例，总有效率可达 96%。

处方 3 ■ 万节通痹药

　　① 煎汤药剂：蜈蚣 2g，炙乌梢蛇 9g，全蝎 3g，僵蚕 9g，地龙 10g，蛴螬虫 6g，炙狗骨 6g（代）（宜先煎），露蜂房 9g；老鹤草 10g，制川乌 2g，细辛 3g，牛膝 10g，制乳香、制没药各 6g，当归 10g，甘草 6g。取药用文火水煎，共 3 次，滤汁约 450ml，分 3 次餐后温服，每日 1 剂，服后含生姜片以消除其腥气。

　　② 制作胶囊：在汤剂中加入麝香 0.3g，羊肝 15g，海狗肾 3g，生黄芪 15g。上药共为细末，装好胶囊备用；治疗时用量由每次 1g 逐渐递增为 6g，每日 4 次，分早、中、晚各口服 1 次。晚上睡前口服，意在减轻夜间关节痛以及次日晨僵。

　　③ 制作膏药：蜈蚣 5g，炙乌梢蛇 10g，全蝎 5g，僵蚕 10g，地龙 10g，蛴螬虫 10g，炙狗骨 10g（代）（先煎），露蜂房（炒黄）10g，麝香 0.55g，蟾酥 2g，冰片 3g，细辛 10g，牛膝 10g，乳香、没药各 10g，马钱子 10g；白及 20g，三七 5g，大黄 10g（麻油煎）。上药共为细末（最后加麝香、冰片、蟾酥三种药粉），然后兑匀后装瓶，密封备用。急性活动期，取以上药粉加陈醋适量调成糊状，外涂于关节患处，每日 1 次；慢性稳定期，宜用鲜生姜 30g、鲜葱白（带须）30g 共捣为泥，与以上药粉混合，加适量黄酒调成糊膏状，外敷于关节患处，

外加绷带固定，每 3 日换药 1 次。

上述药方，能祛风通络、通经止痛；主治类风湿关节炎。治疗 130 例显示，基本治愈者 42 例、显效者 54 例、轻度好转者 28 例、无效者 6 例。

处方 4 ■ 五藤汤：雷公藤 6～9g（去皮，先煎），青风藤、忍冬藤、海风藤、络石藤各 15g，当归、鸡血藤、生黄芪各 30g，蕲蛇、芥子各 10g，蜈蚣 3g，淫羊藿 12g；每剂水煎 2 次，取汁分早、中、晚三餐后 60min 口服；每日 1 剂，连用 1 个月为 1 疗程。能通经活络；主治类风湿关节炎。此方经治 101 例显示，治愈者 21 例、显效者 53 例、好转者 8 例，总有效率为 81%。注意雷公藤皮质毒性甚强，须防发生意外中毒。

处方 5 ■ 复方蚂蚁丸：蚂蚁 50g，人参 1g，黄芪 7～5g，当归 4g，丹参、鸡血藤各 7.5g，淫羊藿、巴戟天、威灵仙各 5g，菟丝子 20g，制川乌、蜈蚣、牛膝各 2.5g；将上药碾碎、过筛，炼蜜后调成药丸，每丸重约 12g；每日取 1 丸口服，连用 3 个月为 1 疗程，使用 2～3 个疗程。服药时，应将核桃 1 个（去皮隔）、红枣 1 枚（去核），与盛入碗内有肉质药丸一起切碎，打入鸡蛋 1 个，搅匀后蒸成蛋糕状，以空腹白开水或小米粥汤油送服。在急性发作或活动期，仍须同时配合西药或中药汤剂进行治疗。能补肾强筋、祛风通络；主治类风湿关节炎。用此方经治 354 例显示，治愈者 150 例、基本治愈者 138 例、好转者 54 例，服药时间最长 1 年、最短 30 天，平均 29 天。

处方 6 ■ 雷公藤汤：雷公藤全根（去皮，用文火煎 1～2h）；取药加水煎煮，加入适量白砂糖和白酒，制成 10% 的浓度。治疗时，每日取生药 7.5g，并分早、中、晚三餐后各 1 次口服。服药期间，宜根据临床疗效，一并逐渐减少糖皮质激素的剂量以及彻底停用西药。能消炎解毒；主治类风湿关节炎。此方经治 50 例显示，治愈者 2 例、有效者 27 例、好转者 19 例。此外，也可将本品制成雷公藤颗粒，每包含生药16g，每次1包，每日2～3次口服，用蜂蜜1匙调和后冲服，连服2个月为1疗程。但空腹时不予服用。现代药代动力学研究表明，雷公藤的重要提取物会导致小鼠精子数或密度下降、精子活动力减弱、精子畸形，故本品不可用于生育期男性以及转氨酶增高的患者。

注意： 此病基本的治疗药是非甾体抗炎药，如阿司匹林、双氯芬酸、布洛芬、吲哚美辛、美洛昔康等，若能合理使用将有助于改善患者的临床症状，常在服药后2～3周奏效，但并不能得到完全治愈的希望，有时还会发生一定的毒副作用。肾上腺糖皮质激素具有很强的抗炎作用，也能迅速改善临床症状，但应严格掌握其临床适用证和禁忌证。芬必得和金诺芬类药要慎用于妊娠哺乳期妇女、肝肾功能障碍者与活动期溃疡者。另外，雷公藤多苷和环孢素或环磷酰胺等均应慎用于高血压和心绞痛或心肌梗死患者。

四、 强直性脊柱炎

本病是一种原因不明和难以治疗的常见疾病，疾病之初最先侵犯骶髂关节，其后可伴随着病情进展，一并累及腰椎、胸椎、颈椎，而导致脊柱小关节间隙模糊、融合以及椎体骨质疏松或破坏。病情不断加重，造成脊柱强直或驼背状固定等。患者出现显著的晨僵和脊椎关节疼痛、活动受限等。中医学称此病为骨痹证、历节病等。风寒外袭型，出现背腰拘急疼痛，或连髋股，或引膝胫等，遇寒加重、得温痛减、舌苔白腻、脉浮紧；湿热浸淫型，出现背腰和腿部疼痛，轻微活动后可以减轻，口干不欲饮、舌苔黄而厚腻、脉濡数；瘀血阻络型，将产生背腰疼痛，日轻晚重，脊背活动受限、舌质紫暗或有瘀点瘀斑、脉细涩；肾精亏虚型，出现背腰和腿部酸痛、喜温喜按、腰膝无力、遇劳加重、肢体不温、手足不温、心烦失眠、足跟疼痛、舌质红白腻、脉弦细等。

处方 1 ■ 可用于一般性病例的治疗

　　阿司匹林肠溶片　每次 0.9g　口服　每日 3～4 次

或　双氯芬酸缓释胶囊　每次 1～2 粒　每日 1 次

或　吲哚美辛　每次 25～50mg　口服　每日 3 次

或　吡罗昔康（炎痛喜康）　每次 20mg　口服　每日 1 次

或　萘普生　每次 0.25g　口服　每日 2～3 次

处方 2 ■ 适用于中重度病例的治疗

　　柳氮磺吡啶　0.5～1.0g　口服　每日 2 次

加　泼尼松　每次 30g　口服　每日 1～2 次

或　甲氨蝶呤　每次 10mg　口服或肌注　每周 1 次

中医处方

处方 1 ■ 乌头桂枝汤：制川乌 4.5g，川桂枝、生姜、白芍各 9g，炙甘草 6g；取上药加水 600ml 略泡，先用武火、后改文火续煎 30min，滤出药汁 1 次口服，每日 1 剂。如有明显呕吐时，加用半夏，但用量不可超过 9g。能疏风散寒、祛湿止痛；主治风寒外袭型强直性脊椎炎。用此方经治 89 例显示，痊愈者 68 例、显效者 16 例、好转者 5 例。

处方 2 ■ 散寒化湿验方：桂枝 15g，当归 30g，制川乌、细辛各 6g，苍术 25g；上药加水 800ml 略泡后，先用武火煎沸，再改文火续煎 20min，滤汁 1 次口服；每日 1 剂。能疏风散寒、祛湿止痛；主治风寒外袭型，如表现遇寒则重、得温而减。

处方 3 ■ 清热化湿验方：忍冬花、当归各 30g，苍术 25g，黄柏、威灵仙各 15g，甘草 10g；上药加水 1000ml，武火煎沸，改为文火续煎 30min，滤其药汁分早、晚各 1 次口服，每日 1 剂。能清热利湿、通络止痛；主治湿热浸淫型，如腰腿疼痛，轻度活动后略可减轻，尚无明显畏寒，但有恶热等。

处方4 ■ 抗风湿煎：雷公藤 72g，苍术 5g，茯苓、山药各 8g，黄柏 7g；上药加水 1000ml 略泡同煎，一次口服，每日 1～2 次，连用 6 剂为 1 疗程。能疏风散寒、祛湿止痛；主治湿热浸淫证，患者伴脚腰酸痛、腿软、无明显畏寒。用此方治疗 180 例，其总有效率可达 90%。

注意：本病西药治疗与类风湿关节炎雷同，通常采取联合用药，如选用解热镇痛药和缓慢作用的抗风湿药物。有人报道，双氯芬酸更适用于治疗脊柱与外周关节炎疼痛、肿胀、僵硬及伴有发热者，也可选用吡罗昔康、奥斯克、阿西美辛等，此类均有益于缓解患者的临床症状，但若长期使用，也易于导致胃肠道出血、血细胞减少、肾功能降低等毒副作用。

五、 多发性肌炎与皮肌炎

这是一组综合性的特发性炎性疾病，究其病因不明，主要病理性损害为骨骼肌和（或）皮肤慢性发炎，主要临床表现是进行性加重的肌无力和皮疹，多伴有髋周、肩周、颈项以及咽部肌群病变等，若一旦产生严重的呼吸肌损害，极易产生急性呼吸衰竭而死亡。目前尚无特异性治疗方法，只可依靠免疫调节、加强日常生活陪护及对症处理。

西医处方

处方1 ■ 泼尼松片　每次 20～40mg　口服　每日 3 次

　　　加　甲氨蝶呤　每次 10～15mg　口服或肌注　每日 2 次

处方2 ■ 硫唑嘌呤　每次 50mg　口服　每日 2 次

处方3 ■ 环磷酰胺　每次 50mg　口服　每日 2 次

　　　或　氯喹片　每次 250mg　口服　每日 1 次

处方4 ■ 丹参注射液　每次 4ml　肌内注射　每日 1～2 次

　　　或　复方丹参片　每次 3～4 片　口服　每日 3 次

处方5 ■ 雷公藤片　每次 2 片　口服　每日 3 次

中医处方

处方 1 ■ 经验组方一：生地黄、熟地黄、杜仲各 15g，威灵仙、秦艽、当归、防风、茯苓、沙参、牛膝、续断各 10g；取上药加水 2 次煎煮，滤药汁，分 3 次空腹口服；每日 1 剂，连用 2 周为 1 疗程。

处方 2 ■ 经验组方二：石膏 30g，金银花、连翘、牛膝、丹参各 20g，薄荷、防风、防己、秦艽、牛蒡子、薏苡仁、葛根、桔梗各 15g；上药加水 800ml 略浸泡，水煎 2 次，将药汁浓缩成 400ml，分为 2 次口服；每日 1 剂，连服 2 周为 1 疗程。此方主治热毒型多发性肌炎或皮肌炎等，临床总有效率约 84%。

处方 3 ■ 经验组方三：党参、白术、苍术、薏苡仁、白芍、丹参各 15g，当归、熟地黄、桃仁各 12g，紫苏木、桂枝、陈皮各 9g；每剂水煎 2 次，每日分为早、晚各 1 次口服，每日 1 剂。同时宜酌情伍用维生素 E 和苯丙酸诺龙一起治疗。该方主治多发性肌炎，其总有效率约 86%。

注意： 肾上腺糖皮质激素治疗宜首选泼尼松，开始用剂量一定充足，如急性期可按每日 1～1.5mg/kg 给药，当自觉症状改善后开始逐渐减量，每间隔 2～3 周减 5mg，直至减成每日口服 25～30mg 并加以维持服药 30 天以上。如果发现患者的病情反复、症状加重时，仍须采用每日 5～15mg 的剂量维持治疗 1～2 年以上。采取免疫抑制药治疗，通常宜选用环磷酰胺、硫唑嘌呤、氯喹等，同时结合应用糖皮质激素或雷公藤治疗。但在用药期间应定期检查肝肾功能和血细胞分析，以便及时修正治疗方案。

第九章
神经精神性疾病

一、脑血栓与脑栓塞

两者均是极为常见的由于脑血管缺血所致的脑卒中。就脑血栓而言，它是在脑动脉颅内和颅外段粥样硬化基础上而形成的血栓，以至于脑血管腔狭窄和（或）闭塞；所谓脑栓塞即是指因颅外栓子循经血液循环到达脑血管后而产生的堵塞，如时常诸于瓣膜性心脏病、冠心病、扩张型心肌病、心房颤动等；此类脑缺血性疾病均可导致血流受阻和组织梗死。脑梗死区血流显著减少或中断者，即可产生偏瘫和失语等急性或亚急性脑部损伤的临床表现。中医学称此病为中风、卒中、脑瘀血等，古代医家认为，中风者多责之于虚、风、痰、火的病因，治疗时应采取化痰通络、祛风活血、平肝潜阳、育阴息风之法。

西医处方

处方 1 ■ 适用于急性期病例的治疗

巴曲酶（东菱克栓酶）10BU
生理盐水 200ml ｜ 静脉滴注　隔日 1 次

或　组织型纤溶酶原激活剂 600mg
生理盐水 200ml ｜ 静脉滴注　立即

处方 2 ■ 适用于发病 3～10 天以后的治疗

曲克芦丁（维脑路通）0.4g ⎫
　　　5％葡萄糖液 500ml ⎭　　　静脉滴注　每日 1 次

或　胞磷胆碱 0.5g ⎫
　　生理盐水 200ml ⎭　静脉滴注　每日 2 次

加　尼莫地平　每次 20mg　口服　每晚 1 次

或　氟桂利嗪（西比灵）　每次 5mg　口服　每晚 1 次

或　都可喜　每次 5mg　口服　每晚 1 次

处方3 ■ 适用于恢复期病例的治疗

　　　尼莫地平　每次 20mg　口服　每日 3 次

加　阿司匹林　每次 50mg　口服　每日 1 次

或　吡拉西坦（脑复康）　每次 0.8mg　口服　每日 3 次

　　阿米三嗪（奥米特灵）　每次 50mg　口服　每日 2 次

或　草酸萘呋胺　每次 0.2g　口服　每日 2 次

　　维生素 B_1　每次 20mg　口服　每日 3 次

中医处方

处方1 ■ 黄藤南菖汤：大黄 12g，鸡血藤 60g，石菖蒲 15g，胆南星 10g；上药加水 800ml 略泡后，先用武火煎沸，后改文火续煎 20min，滤药汁 1 次口服，每日 1 剂。能祛瘀通络、化痰开窍；主治痰热腑实型中风，如昏扑不识、肢体偏瘫、精神恍惚、大便秘结、舌红绛或紫斑、苔厚腻或黄或白、脉细弦或滑数等。该方经治 51 例显示，痊愈者 34 例、好转者 16 例，总有效率达 98％。

处方2 ■ 脑心康：水蛭、制何首乌、地龙各等份；将上药轧成细粉、过筛后，装成口服胶囊，每粒约含生药 0.3g；治疗时，每次 1 粒口服，每日 3 次。能滋阴活血、祛瘀通络；主治阴虚风动型中风，如突然半身不遂、偏身麻木、口角㖞斜、手足挛急或蠕动、舌红苔少、脉细数等。用此方经治 40 例显示，显效者 16 例、好转者 10 例，总有效率为 65％。

处方3 ■ 化痰通络验方：石菖蒲、僵蚕、地龙各 15g，远志 10g；

取上药加水 800ml，浸泡 20min 左右，先用武火煎沸，再以文火续煎 30min，滤其药汁 1 次口服，每日 1 剂。能化痰开窍、疏通经络；主治痰热腑实型患者，如神志昏蒙、口眼㖞斜、舌硬不语、偏身麻木、肥胖、喉中痰鸣、舌体肥大、脉弦滑等。用此方加减经治 136 例显示，治愈者 72 例、好转者 45 例、生效者 18 例，总有效率可达 99%。

处方 4 ■ 化瘀通脑验方：制大黄 20g，桃仁、胆南星、水蛭各 10g；上药加水 800ml 浸泡 30min，先用武火、后改文火续煎 20min，滤药汁约 260ml 一次服毕，每日 1 剂。能化痰开窍、疏通经络；主治气虚血瘀型患者，如突然半身不遂、口眼㖞斜、偏身麻木、舌质暗、苔薄白、脉涩等。用此方加减治疗 42 例，结果表明治愈者 12 例、显效者 7 例、有效者 2 例、恶化者 1 例，总有效率为 50%。

注意： 此病能否获得脑血管再通是急性期治疗的关键，有条件时须力争在起病 6h 以内进行超早期血管内溶栓治疗，借此可显著降低该病的病死率、致残率。溶栓治疗中除应用巴曲酶、尿激酶外，还可酌情选用链激酶、组织型纤溶酶原激活物（如 t-PA）等，但须定时监测用药者的出凝血时间、凝血酶原时间、血小板计数等。有时还需要补充脑组织的能量供给及脑组织代谢活化药等，如三磷腺苷、脑活素、辅酶 A、尼莫地平、吡拉西坦（脑复康）。

二、 脑出血与蛛网膜下出血

这通常特指非外伤性脑内血管破裂一类的脑实质出血性卒中，究其病因多见于高血压和脑部小动脉硬化或小型血管瘤等。患者一旦产生脑出血和血肿，则极容易导致脑水肿及脑组织受压、移位、软化和坏死等，故可出现脑疝而死亡。蛛网膜下腔出血多系脑表面的血管破裂后出血，使血液流入蛛网膜和软脑膜间的蛛网膜下腔，合并出现脑血管痉挛性疼痛等。治疗时意在尽力缩小脑梗死范围、改善局部血液循环、及时控制脑水肿和迅速降低颅内压，加强临床监护和对症处理，力争降低患者病死率与致残率。

西医处方

处方1 ■ 适用于小量出血、神志清醒时的治疗

吡拉西坦（脑复康）4～8g
5％葡萄糖液 500ml｜静脉滴注　每日1次

或　氨基己酸（抗血纤溶酸）10～12g
5％葡萄糖液 500ml｜静脉滴注　每日1次

或　20％甘露醇 150ml　快速静滴　每日1～2次

处方2 ■ 适用于中等量出血、神志清醒时的治疗

尼莫地平（尼莫同）10mg
5％葡萄糖液 500ml｜静脉滴注　每日1次

加　20％甘露醇 150～250ml　快速静滴　每日2～4次

加　维生素 B_{12}　每次 100μg　肌内注射　每日2次

加　维生素 B_1 10mg　口服　每日3次

处方3 ■ 适用于大量出血或脑干小脑出血昏迷时的治疗

甘油果糖 250ml　静脉滴注　每6～12h 1次

或　20％甘露醇 150～250ml　快速静滴　每日2～4次

加　尼卡地平 10mg
5％葡萄糖液 500ml｜静脉滴注　每日1～2次

中医处方

处方1 ■ 蒌星承气汤：全瓜蒌 15～30g，胆南星、生大黄、芒硝各 10～15g；取上药加水 800ml 略泡，先用武火煎沸，后改文火续煎 20min，滤药汁约 250ml，1 次服下，每日 1 剂。此方能通腑化痰；主治痰热瘀血型出血性中风，如半身不遂、舌强语謇、舌质红绛、苔黄、脉滑数等。用此方经治 71 例显示，基本痊愈者 17 例、显示好转者 25 例、有效者 18 例，总有效率可达 84.5％。

处方2 ■ 大黄羚羊汤：生大黄 9g，羚羊角粉 0.6g；此方根据患者

体质差异，随时调整服药剂量和服药时间，用热水 200ml 冲后口服或经胃管注入，每日 2 次。此方能清热泻火、平肝息风；主治痰热瘀血型急性出血中风，如突发半身不遂、眩晕头痛、面红目赤、心烦易怒、口苦咽干等。用此方经治 45 例显示，显效者 21 例、有效者 7 例，总治愈率约 62%。

处方 3 ■ 大黄葶苈汤：生大黄 8~50g，葶苈子 10~25g；上药加水 800ml 浸泡 20min，先用武火煎沸，再以文火续煎 30min，每剂煎煮 2 次，滤出药汁 1 次口服，每日 1 剂。能祛瘀化痰、开窍通络；主治痰热腑实型急性脑出血，如神志昏蒙、半身不遂、口舌歪斜、便秘、舌红、苔黄、脉滑数等。以此治疗 46 例显示，临床总有效率约 87%。

注意：此病的预后主要取决于出血部位、出血量和合并症等。轻症小量出现者，经妥当治疗后会很快好转；但是，重症大量出血者的病死率高，多数病例可在数小时内由于颅内压升高和形成脑疝而死亡。当昏迷超过 6 周以上时，则极容易出现显著的合并症。针对颅内压增高者，须及时调整脱水的药品和用量。尼卡地平禁用于二至三度房室传导阻滞、低血压、颅内压增高和青光眼等患者。如果大脑出血量超过 40ml、小脑出血超过治疗 20ml 或已有明确的手术指征时，则应尽早实施神经外科手术治疗。

三、 脑卒中后遗症

脑卒中即包括脑出血、脑栓塞、脑血栓形成、脑梗死之类的脑血管意外病变。所谓"脑卒中后遗症"是指患者在被成功救治后所遗留的不同程度的运动、感知、言语以及认知方面功能障碍。究其病因和性质之不同，该类病例的共同病理学特点恰是脑组织功能细胞的"缺损"。本症的形成有两个重要原因：①脑血管外周阻力加大、血流量减少、血供不足，致使缺血局部的能量代谢耗竭，导致局灶性神经元坏死；②病理代谢产物的潴留，且产生毒性作用，如兴奋性氨基酸毒、氧自由基、酸中毒等，都对神经元有一定损伤。因此，脑卒中后遗症则是一种中老年人临床多发病或常见病，主要表现为半身不遂、口眼㖞斜、言语不利等，已给患者带来生活的极大困苦。中医学认为本病源于肝肾亏虚、本虚标实，以气血不足为本，以风、痰、瘀为标，治疗时须标本兼治。

西医处方

处方 1 ■ 适用于高血脂和动脉硬化的防治

　　　洛伐他汀（美降之）　每次 10～80mg　每晚 1 次

　或　普伐他汀（普拉固）　每次 10～40mg　每晚 1 次

　加　血脂康　每次 0.6g　口服　每日 2 次

处方 2 ■ 适用于本病的定期防治

　　　氟桂利嗪（西比灵）　每次 5mg　口服　每晚 1 次

　或　曲克芦丁（维脑路通）0.4g　｜静脉滴注　每日 1 次
　　　5％葡萄糖液 500ml

　或　复方丹参注射液 6～8 支　｜静脉滴注　每日 1 次
　　　生理盐水 500ml

　加　尼莫地平　每次 20mg　口服　每晚 1 次

中医处方

处方 1 ■ 补阳还五汤：黄芪 30g，当归尾、赤芍、地龙各 10g，川芎、桃仁各 6g，红花 3g；每剂水煎 2 次滤汁，混合 1 次口服，每日 1 剂。素体阳虚、肢体不温者，可加用附子、肉桂、桂枝；下肢瘫痪者，宜加牛膝、桑寄生、杜仲；痰多、苔腻者，应加制半夏、天竺黄、制南星等。能益气活血；主治气虚血瘀型后遗症，如出现半身不遂、口眼㖞斜、口角流涎、语言不清、大便干燥、小便频数、遗尿等。

　　　该方调整可选择以下方案：①选用黄芪 60～100g、当归 12～24g、桃仁 9g、红花 9g、川芎 12～20g、土鳖虫 9g、丹参 20～30g、鸡血藤 30g；②选取牛膝、丹参、鸡血藤、水蛭、全蝎、蜈蚣、僵蚕进行加减。

用上方经治 65 例显示，痊愈者 21 例、显效者 20 例、好转者 17 例，尤对治疗病程短于 2 个月的效果更好，另外还可同期配合实施针灸疗法。

处方2 ■ 虫类搜风散

① 虫类搜风散：蜈蚣 20 条，全蝎 30g、炮穿山甲、地龙、水蛭、乌梢蛇各 30g；将上药焙干、研细、混匀后备用。

② 中药煎剂：黄芪 40g，胆南星、当归、钩藤各 12g；上药加水 500ml 略泡，每剂水煎 2 次，取汁 300ml 左右。

治疗时，使用本煎 100ml 送服上述搜风散 2g；每日 3 次，连用 20 天为 1 疗程，间隔 10 天后再进行下一个疗程，通常连服 3~4 个疗程。

此方能息风通络、活血化痕；主治各种类型的脑中风后遗症。用此方治疗 63 例显示，基本治愈者 12 例、显效者 18 例、改善者 28 例，总有效率为 92%。该类中药有行走攻窜、通经达络、疏逐搜剔之功效，如土鳖虫、乌梢蛇、穿山甲、僵蚕、蝮蛇干等。

处方3 ■ 黄连解毒汤：黄连、黄柏、栀子、黄芩各 9g；每剂水煎 2 次，分早、晚 2 次温服；每日 1 剂，连服 14 剂为 1 疗程，煎服时间最长 4 个月、最短 1 个月。对痰热腑实证，加用大黄、瓜蒌、制半夏；对气虚血瘀证，加用生黄芪、太子参、鸡血藤；对痹阻经络证，宜加钩藤、通草、丹参、丝瓜络，对阴虚风动证，加用生地黄、玄参、麦冬。能清泻心火；主治脑中风后遗症，如烦躁不安、失眠、语言错乱或忧郁，伴有皮下青斑、便秘、舌质红、苔黄腻等。用此方经治 34 例显示，治愈者 12 例、显效者 20 例，总有效率为 94%。

处方4 ■ 滋阴通络汤：生地黄 30g，黄芪 60g，赤芍 24g，山茱萸、石斛、麦冬、肉苁蓉、石菖蒲、茯苓、地龙、当归各

15g，水蛭 10g，远志 8g；先取水蛭研末，待其吞服；余药在加水煎服，每日 1 剂。痰浊明显者，宜加天麻、全蝎、僵蚕；高血压升高者，应加龟甲、决明子、钩藤；若伴高脂血症时，宜加用瓜蒌、山楂；若合并冠心病时，须加用丹参、全瓜蒌等。出现上肢瘫痪者，加用桑枝、姜黄；出现下肢瘫痪者，可加蜈蚣、川牛膝。偏于阳虚者，须加用桂心、炮附子等。能滋阴益气，化痰解瘀；主治脑卒中后遗症，气阴两虚、痰瘀阻络证。此方经治 86 例显示，治愈者 42 例、显效者 23 例、有效者 18 例，总有效率达 96.5％。

注意： 本病须加强预防，力争杜绝复发。二次以上复发者的病死率会有所上升。

四、偏头痛

这是一种周期性发作的头痛，以青年女性较为多见，约半数以上病人有家族史，其患病因素可与遗传、过敏、内分泌失调、精神障碍等相关。主要临床表现是反复发作的周期性头痛，每月 1～2 次，每次 1～2 天。最近研究认为，患者每次发病可能与 5-羟色胺（血清素）含量下降、神经肽类物质聚集、前列腺素改变等因素有关。头痛严重时，还伴有恶心、呕吐、腹胀、腹泻、多汗、流泪、面色苍白或青紫等。治疗应针对于查出和治疗原发性疾病，以有效的对症处理为主。此病属于中医学所指的偏头风，疼痛暴发、来势甚剧，或左或右，或连及眼、齿，痛止如常人。风、痰、瘀、热四大病理要素都可以使偏头痛发作。治疗时，应选用平肝泄热、疏散风邪、清利头目、凉血活血的中药。

西医处方

处方 1 ■ 适用于轻中度发作期的治疗

对乙酰氨基酚　每次 0.25g　口服　每日 3 次

或　阿司匹林　每次 0.3～0.6g　口服每日 3 次

或　萘普生　每次 0.25g　口服　每日 3 次

或　布洛芬　每次 0.2g　口服　每日 3 次

处方 2 ■ 适用于中重度发作期的治疗

麦角胺咖啡因　每次 2 片　口服　每日 1 次

或　二氢麦角胺　每次 1mg　口服　每日 1 次

或　舒马普坦（英明格）　每次 50mg　口服　每日 1 次

加　尼莫地平　每次 10mg　口服　每日 2 次

处方 3 ■ 适用于重度发作期的治疗

二氢麦角胺　每次 1mg　肌内注射　每日 1 次

或　哌替啶　每次 50～100mg　肌内注射　每日 1 次

或　氯丙嗪（冬眠灵）10mg ⎤
20% 葡萄糖液 20ml　　⎦ 静脉注射　每日 1 次

处方 4 ■ 适用于偏头痛缓解期的防治

氟桂利嗪（西比灵）　每次 10mg　口服　每晚 1 次

或　麦角胺　每次 1mg　口服　每日 2 次

加　普萘洛尔（心得安）　每次 10mg 口服　每日 2 次

中医处方

处方 1 ■ 川芎茶调散：川芎、荆芥各 12g，薄荷 18g，白芷、羌活各 9g，炙甘草、防风各 6g，细辛 3g，加清茶 1 撮；每剂水煎 2 次，分成 3 次口服，每日 1 剂。能疏散风邪、清利头目；主治偏头痛等。用此方经治疗 36 例显示，治愈者 18 例、显效者 10 例、有效者 5 例，总有效率约 92%；服药时间最短 5 天、最长 3 个月。重用薄荷，可清利头目、搜风散热；方内荆芥、防风可辛散上行，疏散上部风邪。

处方 2 ■ 散偏汤：川芎 15g，白芍、芥子各 12g，香附 10g，郁李仁、柴胡各 9g，白芷、生甘草各 6g；取上药水同煎，分为 2 次口服，每日 1 剂。能疏肝散风、行气和血、止痛；主治偏头痛等。以此方治疗 300 例，痊愈者 161 例、好转者 130 例，总有效率可达 97%，且优于西药治疗对照组的效果。

处方3 ■ 哭笑散：雄黄 3g，火硝、制乳香、制没药、细辛、川芎各 1.5g；先将细辛、川芎烘干，宜把没药、乳香去油，然后与余药共研细末，过 120 目筛，装入瓶密封后备用。治疗时，要将药瓶口对准头痛对侧的鼻孔，嘱患者吸入药粉。偏头痛时可即吸即消；若不缓解，也可在间隔数 min 后重吸，直至头痛完全消失为止。此方能活血止痛；主治偏头痛等。此方经治 153 例显示，治愈者 118 例、有效者 26 例，总有效率可达 94%。

处方4 ■ 闪辉汤：吴茱萸、党参、当归各 12g，丹参、白芍、鸡血藤各 15g，益母草、钩藤各 10g，大枣 4 枚，橘红 9g，甘草 6g；每剂水煎 2 次，混合后，分为 2 次口服；每日 1 剂，连服 15 剂为 1 疗程。在服药期间应停用其他药品。患者寒重宜加炮附子，手足麻木可加桂枝，前额痛重加用白芷，眉棱骨痛可加夏枯草、荆芥、防风等。能温中止痛、养血柔肝、明目；主治偏头痛闪光征等，如眼性偏头痛或暂时不全性黑矇，视物模糊和象限性视野缺损或偏盲，眼前冒金花，以及伴浑身不适、恶心、呕吐等。用此方经治 100 例显示，显效者 73 例、有效者 15 例，总有效率 88%。

处方5 ■ 龙胆泻肝汤加减：车前子 30g，当归 25g，川芎、赤芍各 20g，龙胆、黄芩、川木通、泽泻、柴胡、菊花各 10g，生地黄 15g；每剂水煎 2 次，药汁浓缩至 200～300ml，分成 2 次口服；每日 1 剂，连服 2 周为 1 疗程。头痛甚重，宜加全蝎、蜈蚣；挟痰明显，可加陈皮、半夏；头痛目眩可加入白芍、郁金。能平肝泄热、凉血活血；主治肝热血瘀证，如头胀痛、耳鸣、痛有定处、如锥扎、经久不愈、失眠、烦躁目赤、口苦咽干、纳差，女性伴有月经期错后、经血色暗、带有凝块、舌暗或有瘀斑、苔黄、脉弦脉涩等。用此方治疗 86 例显示，已痊愈者 48 例、显效者 19 例、好转者 15 例，总有效率约 95%。

注意：西药治疗时，要按本病分型和发作程度制定相应的治疗方案，分别选择药理和临床效果程度不甚相同的制剂，如非甾体抗炎药、麦角衍生物类、钙通道阻滞药、抗组胺类药等。在冠心病、周围血管病、妊娠期，此类药物要禁用；在心动过缓、支气管哮喘和严重充血性心力衰竭时也要禁用或慎用。此外，哌替啶如长时间使用，还会发生药物的依赖性；氯丙嗪静输不当时，也可产生直立性低血压、运动障碍和肌肉震颤等。

五、 三叉神经痛

此病指三叉神经支配区域反复发作的一种短暂的剧烈疼痛。原发性三叉神经痛多见于 40 岁以下中老年患者，经常为单侧性疼痛，偶见双侧性疼痛。此病可能源于三叉神经炎或已有能存在的轻微机械性压迫。疾病初期，患者发作次数并不多，但随病情加重或病程延长，使疼痛发作越加频繁，甚至呈现出周期性或连日或数周的持续性发作。发作前多无先兆，突然产生剧烈性疼痛，酷似刀割和锥钻样痛，持续时间通常从数秒或数分钟不等。中医学称此病为头风、面痛或偏头痛等，可能与外感内伤、风邪、痰邪、血瘀相关。风热伤络证，有阵发性面颊灼热、流涎、目赤流泪、口苦微渴，舌边干红、苔薄黄，脉浮或弦数；风寒凝络证，出现阵发性面颊抽动性疼痛、惧怕风寒、喜裹头面、得热痛减，舌淡、苔薄白，脉浮紧或弦；风痰阻络证，有阵发性面颊剧痛、头重昏蒙、胸闷脘满，舌体胖大、苔白腻，脉弦滑；阴虚火旺证，有面部阵发性剧痛、潮红烦热、健忘失眠，舌红、无苔，脉细数。

西医处方

处方 1 ■ 卡马西平（卡巴咪嗪） 每次 0.2g 口服 每日 3 次
　　　加 地巴唑 每次 20mg 口服 每日 3 次
　　　加 维生素 B_1 每次 20mg 口服 每日 3 次
　　　加 维生素 B_{12} 每次 500μg 口服 每日 3 次

或　维生素 B₁₂　每次 3000μg　肌注　每周 2 次

处方2 ■ 苯妥英钠　每次 0.1g　口服　每日 3 次

　　　地巴唑　每次 20mg　口服　每日 3 次

　　　维生素 B₁　每次 20mg　口服　每日 3 次

　　　维生素 B₁₂　每次 500μg　口服　每日 3 次

中医处方

处方1 ■ 芍药汤：白芍 50g，炙甘草 30g，酸枣仁 20g，木瓜 10g；上药加水 800ml，略泡 30min，先用武火、后改文火续煎 20min，滤药汁 260ml 顿服；每日 1 剂。能滋阴沐肝、养血止痛；主治三叉神经痛。此方加减经治 42 例，能在煎服 7～25 剂后可使临床症状消失者 31 例，经治 1 年以后临床症状已明显减轻者 14 例，但是后一组患者较容易复发。

处方2 ■ 川芎煎：川芎、沙参各 30g，白芷、蔓荆子各 6g，细辛 3g；上药加水 600ml，武火煎沸后改用文火续煎 20min，滤药汁 1 次口服，每日 1 剂。该方能祛风湿、通络；主治风寒瘀络证，如惧怕风寒、遇寒时疼痛加重、舌淡苔薄白、脉弦紧。

处方3 ■ 四味芍药汤：茵陈、鲜清明草各 50g，鲜麦叶 100g；上药加水 800ml，略泡 30min，先用武火煎沸后，再用文火续煎 20min，滤汁约 260ml 顿服，每日 1 剂。能沐肝潜阴、和络息风；主治肝火型病例，如阵发性剧痛、灼热、烦躁易怒、小便赤黄、舌红、苔黄、脉弦数。

处方4 ■ 桑椹汤：桑椹子 150g；此药加水 1000ml，浸泡 20min 左右，先用武火、后用文火续煎 20min，滤出药汁 250ml，一次口服，每日 1 剂。能益肾、生津、止痛；主治阴虚火旺型患者，如痛剧、烦热、健忘失眠、腰膝酸软、舌红、无苔、脉细数。

处方5 ■ 头痛宁：黄芪、川芎、当归、地龙各 30g，细辛 15g；上药共研细末，制成蜜丸，形状似桐子大小；治疗时，每次口服 1 丸，温开水送服，每日 3 次，连用 30 天为 1 疗程。能益气活血、温经止痛；主治瘀血阻络型病例，如面部麻木、经久不愈、面色晦滞、舌质紫暗、苔薄白、脉弦紧。用此方治疗 25 例，观察近期疗效显示，显效者 4 例、有效者 19 例，总有效率大致为 92%。

注意： 西药治疗以卡马西平尤为首选，宜从小剂量开始，并逐渐增大用量；其次还可选用苯妥英钠（大仑丁）治疗；倘若病情加重不得抑制时，也可试行卡马西平加用苯妥英钠一起治疗，但应注意严密监测和处理二药合用后的毒副作用，以免产生重大的损害，如粒性白细胞减少、肝肾功能改变、共济失调甚至心率减慢等。

六、面神经炎（瘫痪）

正常时，面神经炎走行在颞骨茎乳孔内。当此神经出现急性非化脓性炎症，即可有能产生半侧周围性面神经麻痹。主要表现为病灶侧面部表情肌瘫痪、前额皱纹消失、眼裂扩大、鼻唇沟平坦、口角下垂、面部被拉向健侧。此病治疗原则是控制炎症、尽力减轻患者面神经水肿。面神经麻痹恢复不完全者，经常可能产生瘫痪肌的挛缩、面肌痉挛或其连带运动。本病相当于中医学记载的中风、中经络病证，主因"正气不足、脉络空虚、风邪入中经"而成。治疗时宜选祛风化痰、活血通络的中药。

西医处方

处方 1 ■ 适用于本病急性期的治疗

　　　　三磷腺苷　每次 20mg　口服　每日 3 次

加　地塞米松 10～15mg　｜
　　5% 葡萄糖液 250ml　｜　静滴　每日 1 次　连续 7～10 天

接　泼尼松　每次 30mg　顿服　每日早晨 1 次

加　地巴唑　每次 20mg　口服　每日 3 次

加　维生素 B_1　每次 100mg　口服　每日 3 次

加　维生素 B$_{12}$　每次 100μg　口服　每日 3 次

处方 2 ■ 适用于轻型病例抑或作为辅助性的治疗

新斯的明　每次 15mg　口服　每日 3 次

加　地巴唑　每次 10mg　口服　每日 3 次

三磷腺苷　每次 20mg　口服　每日 3 次

加　维生素 B$_1$　每次 100mg　口服　每日 3 次

加　维生素 B$_{12}$　每次 100μg　口服　每日 3 次

中医处方

处方 1 ■ 玉屏风牵正散：黄芪 180g，白术、防风各 60g，制白附子、僵蚕、全蝎各 30g；上药共研细末、拌匀，过 120 目筛，按常规灭菌后，装瓶或制成口服胶囊备用，每日 60g，分早、晚 2 次温开水送服，连用 1 个月为 1 疗程。能益气化痰、祛风通络；主治面神经炎或周围性面瘫。经此方经治 40 例显示，治愈者 25 例、显效者 8 例、好转者 6 例，总有效率可达 97.5%。

处方 2 ■ 复方牵正散：制白附子、僵蚕、川芎、羌活各 10g，夏枯草 30g，葛根、地龙、赤芍各 15g，白芷 6g，蜈蚣 3 条；每剂水煎 2 次，混匀，分 3 次餐后 60min 温服；每日 1 剂，连服 20 天为宜，尚宜配合穴位针刺疗法。耳后疼痛或头痛剧烈者，酌情加用全蝎；耳后乳突部压痛消失后，宜去夏枯草，加用黄芪；体虚、四肢变凉、面部无汗者，宜加入桂枝。能化痰止痉、活血通经；主治急性面神经炎等。此方经治 68 例显示，痊愈者 47 例、显效者 7 例、好转者 2 例，总有效率为 82%。

处方 3 ■ 补阳还五汤：黄芪 30g，当归、赤芍、川芎、桃仁、红花、地龙各 10g；每剂水煎 2 次，取汁分成 2 次口服；每日 1 剂，连用 10 天为 1 疗程。急性期，宜加泽兰、益母草。风寒甚重，宜去地龙，加秦艽、羌活、芥子；兼有风热，宜加薄荷、金银花、连翘；伴咽喉红肿时，可加玄参、板蓝根。恢复期，须重用黄芪，外加党参、白术等；挟有痰湿，宜加二陈汤；挟有痰热，加用枳实、竹茹、黄芩。病久不愈者，须加全蝎、蜈蚣等。能补气养血、化瘀通络；主治面神经炎。

处方 4 ■ 牵正膏：马钱子 60g，白附子、猪牙皂各 80g，樟脑 15g；将上药碎成极细粉末，过 100 目筛；用蓖麻子油调成黏稠的药膏备用。治疗时，把透气医用胶带或胶布剪成圆形，直径约 2cm；然后取绿豆粒大的药膏放入胶布中央，贴敷于在太阳、阳白、四白、攒竹、颧髎、迎香、地仓、颊车、大迎、牵正、完骨等穴，每次可选取 6～8 穴为一组；每天上午贴敷 1 次，待次日上午更换新的，连贴 10 天为 1 疗程。在贴敷"得气"时，局部可能出现微痒、微痛，不必揭掉或中止贴敷。马钱子苦寒、有毒，主含生物碱成分番木鳖碱（士的宁）等，它能兴奋脊髓神经，从而发挥提升大脑皮质感觉中枢的作用。能疏风除湿、温经散寒、通络止痛；主治面神经炎或周围性瘫痪。此方经治 94 例显示，痊愈者 77 例、显效者 9 例、有效者 7 例。

处方 5 ■ 葛根汤：葛根 30g，麻黄、甘草各 10g，桂枝、芍药各 20g，生姜 5g，大枣 5 枚。每剂水煎熬次，混汁后分成早、晚 2 次口服；每日 1 剂，连服 6 剂为 1 疗程。能解表和营；主治面神经炎。经治 143 例显示，痊愈者 84 例、显效者 21 例、有效者 22 例，其显效率和总有效率分别为 73％、88.8％。该方具有解表发汗、驱散风寒、升津、舒筋和络之功效。

处方 6 ■ 清面饮：生石膏 20g，板蓝根 30g，金银花、栀子、生地黄、连翘各 12g，牡丹皮、天花粉、赤芍各 10g，玄参、蒲公英各 15g，山豆根、黄芩、生甘草各 6g；每剂水煎 2 次，分成 2 次口服，每日 2 剂。患者尿黄、大便干结，加竹叶、牛蒡子、大黄；病程超过 2 周或年龄大于 55 岁时，加用黄芪、蝉蜕、当归；若舌质暗、舌下脉络淤滞时，宜加水蛭、红花。能疏风清热、解毒活血；主治外感风热型面神经炎，如表现咽部肿痛、乳突部压痛，舌尖红、苔黄，脉弦或滑数。用此方经治 67 例显示，痊愈者 29 例、显效者 24 例、好转者 10 例，总有效率可达 94％；用药时间最短 6 天、最长 28 天，平均 17 天。若有咽部红肿疼痛、乳突压痛、舌红苔黄等，即可能因为风热证所致，在辨证论治中须采用疏风清热、解毒、活血类中药。

注意： 应当加强急性炎症期的治疗，旨在尽力逆转面神经麻痹，避免留下明显的后遗症，从而达到彻底治愈的目的。在急性期倘若为病毒感染时，可以加用中医中药或阿昔洛韦（无环鸟苷）治疗，给予阿昔洛韦每次 200～600mg 口服，每日 2～3 次，连用 7～10 天以上。以上处方除应予严格掌握肾上腺糖皮质激素的使用外，使用其他的药品治疗均比较安全。当面瘫超过 1 年后如若未治愈时，也可推荐采取面部整容治疗，以及施以舌下神经与副神经吻合术进行矫正。

七、 老年性痴呆

这是一种以老年人更为常见的综合征，多在 60 岁以后隐匿起病，逐渐产生记忆障碍，先后出现认知障碍和精神障碍等。倘若病情突然加重，依然可产生脑卒中，从而进一步恶化；抑或出现局灶性神经功能缺损的定位体征，比如失语、偏瘫、偏盲、感觉障碍等。中医学称该病为郁证、痴呆、健忘等。肾与大脑的功能关系甚为密切。老年人呈现肾精渐衰、五脏俱虚、精气津液匮乏，并且导致脑髓失养、髓少脑空而起病。此外，肾虚可致脏腑功能失调、痰浊瘀血、阻滞胞络、神明蒙蔽等，同样也能出现老年性痴呆。治疗应以选取滋阴补阳、破血化痰、活血化瘀、醒脑开窍类中药为主。

西医处方

处方 1 ■ 适用于阿尔茨海默病的治疗

都可喜（阿吗碱） 每次 2 片 口服 每日 2 次

或　吡拉西坦（脑复康）　每次 0.8g　口服　每日 3 次

或　石杉碱甲（双益平）　每次 5～10mg　口服　每日 3 次

加　维生素 E　每次 50mg　口服　每日 3 次

处方 2 ■ 适用于血管性痴呆的治疗

　　肠溶阿司匹林　每次 100mg　口服　每日 2 次

或　吡拉西坦　每次 0.8g　口服　每日 3 次

或　氟桂利嗪（西比灵）　每次 5～10mg　口服　每日 3 次

中医处方

处方 1 ■ 地黄饮子加减：生地黄、灯盏花各 30g，川石斛、麦冬、茯苓、肉苁蓉、巴戟天各 15g，石菖蒲、水蛭各 10g，山茱萸 12g，桂枝 9g，五味子、远志、淡附片（先煎）各 6g；上药加水 400ml，煎缩成 150ml，水煎 2 次，分成 2 次口服，每日 1 剂，连用 30 天为 1 疗程。伴有高血压者，同时加服西药，如尼莫地平 20mg，每日 3 次；吡拉西坦 800mg，每日 3 次；肠溶阿司匹林片 50mg，每日 1 次。能滋阴补阳、破血化痰开窍；主要防治老年性痴呆。用此方治疗 50 例，显效者 24 例、有效者 21 例、无效者 5 例，总有效率为 90％，尤对轻中度痴呆的效果更好。

处方 2 ■ 补肾健脑丸：熟地黄、肉苁蓉、淫羊藿、制何首乌各 12g，巴戟天、地龙、麦冬、炒酸枣仁、五味子、女贞子各 15g，益智仁、远志、石菖蒲、路路通各 10g，鹿角胶 6g；上药共研后，制成药丸，每丸约含生药 1.2g；每次 5 丸口服，每日 3 次，连服 30 天为 1 疗程，通常口服 5～8 个疗程。能滋阴壮阳、醒脑开窍；主要用于防治老年性痴呆。此方经治 92 例显示，显效者 36 例、好转者 45 例，总有效率为 88％。另外，本方还有降低血脂、防治动脉硬化、扩张脑血管、增强脑组织血流、改善代谢以及增强脑细胞功能的作用。

处方 3 ■ 化瘀醒脑汤：丹参 15g，赤芍、川芎、蒲黄、石菖蒲各 10g，当归 12g，桃仁、红花、郁金各 6g；每剂水煎 2 次，混汁分 2 次口服；每日 1 剂，连服 30 天为 1 个疗程。患者肝阳偏亢，加天麻、生石膏、决明子各 20g；发生阳虚时，加用淫羊藿 10g，肉桂 6g；发生阴虚时，可加百合、女贞子各 15g；兼有肝郁时，宜加香附、佛手各 10g。能活血化瘀、开窍；适用于防治老年性痴呆。用此方经治 58 例显示，显效者 58 例、有效者 28 例、无效者 5 例。此方若伍用石菖蒲，还能发挥祛痰浊、新血生、醒心脑之功效。

处方 4 ■ 益肾健脑汤：莱菔子、丹参、芍药各 30g。党参、鳖甲、龟甲、黄芪、黄精、女贞子、麦冬、全瓜蒌、川芎、熟地黄、山茱萸、菟丝子、当归、何首乌、淫羊藿、石菖蒲各 12g；每剂水煎 2 次，分为 2 次口服，宜维持治疗 6～8 周。阴虚火旺时，可重用龟甲、鳖甲，或加用牡丹皮、黄柏各 12g。能滋阴清热、补肾益脑；主要防治老年性痴呆。此方治疗 110 例显示，显效者 45 例、有效者 57 例，总有效率可达 93%。

处方 5 ■ 健脑灵智丸：肉桂 150g，熟地黄、山茱萸、蔓荆子、石斛、麦冬、远志、五味子、肉苁蓉、何首乌、石菖蒲、龟甲、益智仁、水蛭粉各 100g，茯苓、麻仁 80g，制附子、巴戟天、大黄、三七各 50g。先将上药做成碎粉、过筛、混匀后，蜜制成药丸，每丸约含生药 9g。治疗时，每次 2 丸口服，每日 2 次，连用 30 天为 1 疗程。能阴阳并补、祛瘀化痰、开窍醒神；主治老年性痴呆。治疗 50 例已显示被控者 6 例、显效者 12 例、有效者 19 例，临床效果甚好。若伍用麻仁，还能通腑泄浊而延缓衰老。

处方 6 ■ 疏肝滋肾养心汤：白芍、茯苓、党参、当归、枸杞子各 12g，白术、熟地黄、麦冬、石菖蒲各 10g，柴胡 9g，郁金 6g；每剂水煎 2 次；文火煎煮 20min，混汁后分为 2 次口服；每日 1 剂，连服 60 天为 1 疗程。本方能疏肝解郁、益气养心；适用于老年性痴呆的防治。此方治疗 34 例，显示病情被控制者 3 例、显效者 8 例、有效者 17 例，总有效率为 82%。上述配方可共奏舒肝解郁、滋肾健脾、调补心神之疗效。

注意： 此病宜早发现、早治疗。鼓励患者尽量参与各种日常活动，维持个人的生活能力，以及加强病人的家庭和社会照顾。通常认为，血管性痴呆的疗效和预后较好，阿尔茨海默病达 5 年以上者多死于褥疮和肺部感染等。此外，氟桂利嗪用量过大时可产生嗜睡、疲乏无力、口干、锥体外系反应等。

八、癫痫

此病是以脑神经细胞在不予控制下过度放电而引起的中枢神经系统失常现象，主要临床特征是突发性、暂时性、反复性的全身或局部痉挛，如意识障碍、语言障碍、感觉障碍等，整体人群的发病率大致为 0.5%～0.7%。原发性癫痫通常找不到相应原器质性或代谢障碍性病因；继发性癫痫多指由于有所明确的各种脑部疾病或代谢障碍性疾病所致。患者病情严重时，可发生癫痫持续状态，出现昏迷、高热、脱水、白细胞增多和代谢性酸中毒等症状，须进行严密监测和提供强有力的抗惊厥治疗。本病属于中医学痫证的范畴，曾俗称羊角风、母猪疯等，轻者出现精神恍惚、活动暂止；发作重者突然不省人事、两目上视、口吐事白沫、肢体抽搐。主因源自气机逆乱、内扰神明，多跟惊、风、痰、瘀相关，尤以痰邪为更甚。治宜采取活血化瘀、通络息风、安神止痉、健脾和胃、补益肝肾之法。

西医处方

处方 1 ■ 适于全面强直阵挛发作的治疗

　　卡马西平（卡巴咪嗪） 0.1g 口服 每日 3 次

　或 苯妥英钠 每次 0.2g 口服 每日 3 次

　或 加巴喷丁 每次 0.3g 口服 每日 3 次

处方 2 ■ 适用于失神发作的治疗

乙琥胺　每次 0.25g　口服　每日 3 次

或　丙戊酸钠　每次 0.2g　口服　每日 3 次

或　氯硝西泮　每次 2mg　口服　每日 3 次

处方 3 ■ 适于单纯部分性发作的治疗

卡马西平　每次 0.2g　口服　每日 3 次

或　苯妥英钠　每次 0.1g　口服　每日 3 次

或　托吡酯　每次 25mg　口服　每日 3 次

处方 4 ■ 适于精神运动、颞叶癫痫发作的治疗

卡马西平　每次 0.2g　口服　每日 3 次

或　苯妥英钠　每次 0.1g　口服　每日 3 次

或　扑米酮　每次 0.25g　口服　每日 3 次

处方 5 ■ 适于癫痫肌阵挛发作的治疗

拉莫三嗪　每次 0.2g　口服　每日 3 次

或　乙琥胺　每次 250mg　口服　每日 2 次

或　氯硝西泮　每次 2mg　口服　每日 3 次

处方 6 ■ 适用于解除癫痫持续状态的治疗

地西泮　每次 10mg　缓慢静注　立即

接　苯巴比妥钠　每次 0.1～0.2g　肌内注射　每 8h　1 次

或　异戊巴比妥钠　每次 0.25～0.5g　稀释成 10ml 缓慢静注

或　10% 水合氯醛　每次 30ml　保留灌肠

中医处方

处方 1 ■ 细辛脑：将此药制成片剂或口服胶囊。治疗时，15 岁以上的成年人，每次 60mg 口服，每天 3 次；对 15 岁以下者，每次口服 30mg，每天 3 次。此方能祛痰、镇静，可提高脑组织的兴奋阈，降低源于局部病灶的兴奋性；主治癫痫大发作。以此方治疗 114 例，其中结合西药治疗者 49 例，症状被完全控制者已有 27 例、基本被控制者 18 例。

处方 2 ■ 加味龙马丹：马钱子、地龙、党参各等份；将上药共研细末，装入胶囊或蜜配成丸备用，每粒含生药 0.3g，此

药治疗用量：4～7 岁，每日 0.6～0.9g；8～14 岁，每日
0.9～1.5g；15 岁以上成人，每日 1.8～2.4g；分为早、
晚 2 次口服，每日最大剂量为 3.0g，连用 6 个月为 1 疗
程。此方能活血息风；主治各种癫痫。用此方治疗 189
例显示，显效者 93 例、生效者 75 例、轻度改善者 8 例，
总有效率可达 93％。

处方 3 ■ 宁痫散：重楼、郁金、白矾各 15g；取上药共研细末，分
成 10 包；治疗时，成人每日 1 包口服，小儿减半；连续
口服 3 个月为 1 疗程。能清热利湿、解瘀化痰；主治原发
性癫痫、脾虚痰蕴证，如久病不愈、面色无华、头晕目
眩、纳少、舌淡苔白、脉濡弱。治疗 38 例，在服药 3 个
疗程后，显效者 22 例、有效者 12 例，临床总显效率
为 89％。

处方 4 ■ 定痫镇痛合剂：生铁落 60g，丹参 30g，制南星 12g，石
菖蒲、甘草各 9g，炙地龙 6g，炙远志 5g；先将上方配为
7 天用量，水煎浓缩至 500ml，做成口服糖浆。治疗时，
每次 20ml 口服，每日 3 次；同服蝎蜈片或星蜈片，每次
4～5 片，每日 2 次。能豁痰开窍、平肝息风、镇惊安神；
主治各种类型癫痫。经此方治疗 30 例，显效者 12 例，临
床总有效率为 40％。

处方 5 ■ 辛开苦降汤：白附子、当归各 10g，生大黄 8g，细辛、黄
连各 6g，生龙骨、生牡蛎各 30g，制蜈蚣 1～3 条，生甘
草 5g；每剂水煎 2 次，分为 2 次口服，每日 1 剂；患者
症状比较平稳时，也可间隔 1～2 天煎服 1 剂，每个疗程
为 3 个月。若伴有头痛或头部外伤，可加龙马自丹（成
药），每次口服 1.5g，每日 2 次；对于夜间或睡眠中发作
者，可加用酸枣仁、首乌藤；对于记忆力下降者，可加
石菖蒲、炙远志。能化痰、息风、止痉；主治癫痫。如
果佐以生龙骨、生牡蛎、天麻，还可育阴潜阳、祛痰通
络；如果伍用适量当归、蜈蚣，有助于息风养血。经此
方治疗 100 例，显示近期被控制者 34 例、显效者 42 例、

有效者 10 例。

处方6 ■ 菖郁汤加减：重楼 30g，钩藤、石菖蒲各 15g，郁金、法半夏、茯苓、枳实、竹茹各 10g，甘草、明天麻（须另包煎）、川贝母（另研细末）各 6g；加水煎至 300ml；治疗时，每次取 150ml 口服，每日 2 次；小儿酌减；每日 1 剂。兼有血瘀时者，可加用丹参；伴有外感风邪者，宜加荆芥、防风；心烦好动者，宜加用川黄连；出现脾虚时，可加党参、白术、远志等。能化瘀开窍；主治癫痫。该方经治 48 例显示，治愈者 26 例、好转者 19 例，总有效率约 94％。

注意：对于癫痫大发作的患者，需要把握根除病因和加强支持性治疗两个重要环节。例如，因颅内占位病变和血管畸形等所致的病例，首先考虑选择妥当的手术治疗。对于特发性全面强直-阵挛发作、青春期肌阵挛发作、中央部-颞部或枕部棘波样癫痫等，首选丙戊酸钠治疗，成人口服剂量为每日 0.6～1.6g。然而，对继发性全面性强直-阵挛发作、中央部-颞部或枕部棘波良性儿童期癫痫、单纯性或复杂性部分发作，首选卡马西平口服，成人每日剂量为 0.6～1.2g，须保持有效血药浓度。

九、 帕金森病

此病又称为震颤麻痹，是一种中老年人更为常见的神经系统疾病，其绝大多数病例是在 60 岁以后发病；有部分病例可能存在家族史。起病较为隐匿，缓慢进展并逐渐加重，主要表现是静止性震颤、肌强直、运动迟缓、姿势与步态异常，同时大多伴有自主神经的临床症状。震颤症状多以肢体远端重于近端，偶尔见有下颌和舌肌震颤；行走时呈慌张步态，书写困难或写体过小症等。治疗时应以选用药物加康复的措施为主、手术治疗为辅。目前，确有一些有条件的医院开展实施定向手术、细胞刀或 γ 刀操作治疗，但其疗效并不十分可靠。

处方 1 ■ 适用于震颤明显而患者较年轻时的治疗

苯海索（安坦） 每次 2mg 口服 每日 3 次

或 苯甲托品（苯托品） 每次 1mg 口服 每日 3 次

或 左旋多巴（左多巴） 每次 0.25g 口服 每日 3 次

处方 2 ■ 适用于震颤、肌强直与运动迟缓时的治疗

美多巴（复方左旋多巴） 每次 125mg 口服 每日 3 次

或 息宁（卡比多巴/左旋多巴） 每次 0.25g 口服 每日 3 次

或 左旋多巴 每次 0.25g 口服 每日 3 次

中医处方

处方 1 ■ 双虫散：全蝎和蜈蚣各等份；先将二药共研细末，再做成口服胶囊；治疗时每次 3g，温开水送服。能祛风通络；配合其他药物能治疗痰热动风型帕金森病，如患者肢体震颤、项背强直、头晕多汗、神呆懒动、舌质红、苔黄、脉弦滑等。

处方 2 ■ 镇颤散：蝉蜕 6g，地龙、僵蚕、土鳖虫各 5g，全蝎 3g；将上药共研细末，做成口服胶囊；治疗时每次 6g，温开水送服。能行气、通络、散结、息风化痰、止咳；主治痰热动风型帕金森病，如有肢体震颤、形体稍胖、咳痰色黄、舌质红、苔黄、脉弦滑等。

处方 3 ■ 黄瓜藤汤：黄瓜藤 100g；洗净后、加水 800ml 煎汤，分为 2 次口服。能清热镇风；主治痰热动风型帕金森病，素体肝火内热、挟痰、头晕多汁、内热口渴、痰黄、舌红、苔黄、脉弦滑者。

注意：临床药物治疗时应从小剂量开始，力争在应用小剂量药物时就能获得比较满意疗效，同时还需要加强个体化治疗措施。苯海索和苯甲托品常见的不良反应有口干、视物模糊、便秘、排尿困难、幻觉等，此类药品应禁用于青光眼和前列腺增生症患者；左旋多

巴、美多巴、息宁等药的常见不良反应包括恶心、呕吐、低血压、心律失常、运动障碍等，禁用于闭角型青光眼、精神疾病和活动性消化性溃疡患者。

十、神经官能症

这是由于暂时性轻度的大脑功能活动失衡而引起的一组神经精神性疾病，可包括癔症、强迫症、焦虑症、抑郁症、神经衰弱等，分别属于与中医学有关的郁症、厥证、心悸、不寐、健忘、头痛、脏燥、百合病、梅核气的范畴。主因是与气机失调相关，患者时常出现头痛、焦虑、失眠、嗜睡、抑郁。迄今西医只可对症处理；中医可以选用疏肝解郁、疏肝理气、宁心安神药加以调养。

西医处方

处方1 ■ 一般性对症治疗

谷维素　每次30mg　口服　每日3次

加　维生素 B_1　每次10mg　口服　每日3次

处方2 ■ 适当使用镇静药

地西泮　每次5～10mg　口服　每晚1次

中医处方

处方1 ■ 加减逍遥散：柴胡、当归、白芍、白术、茯苓、甘草、远志、菖蒲各9g，龙骨、牡蛎（先煎）各20g，磁石（先煎）25g；琥珀（分2次冲服）3g，大枣10枚，小麦15g。每剂水煎2次，混汁后分2次口服，每日1剂。患者心悸、失眠时，宜加酸枣仁、柏子仁、首乌藤；出现肝阳上亢时，可加赭石、草决明、干地龙。伴有食欲缺乏者，加用砂仁、焦山楂、神曲、鸡内金、谷芽、麦芽；发生胸闷气短者，宜加瓜蒌、薤白、佛手、降香；伴有肾虚腰酸者，加用杜仲、川续断、枸杞子、狗脊；伴有气短血虚、头晕者，加用炙黄芪、党参、熟地黄，若有必要应去龙骨、牡蛎、磁石等；咳嗽痰多者，须加用半夏、陈皮、胆南星、郁金；伴有手指麻木者，加用桂枝、干地龙等。能疏肝解郁、宁心安神；主治神经官能症，如倦怠乏力、多梦健忘、头痛失眠、头晕目眩、惊慌恐惧、心烦胸闷、气短、自汗、盗汗、纳差、腰膝酸痛、过度换气、手指麻木，偶发昏厥、咽部物阻，以至于表现为哭笑无常、大喊大叫、癔症性瘫痪或失明，甚或伴有耳鸣、耳聋、失明、阳痿、遗精、月经不调者。用此方治疗47例，包括神经衰弱21例、焦虑8例，疗效观察显示治愈者31例、好转者14例、无效者2例。

处方2 ■ 十味温胆汤：太子参、茯苓各30g；酸枣仁20g，熟地黄、炙半夏、炒枳实各15g，陈皮12g，五味子、炙甘草各10g，炙远志8g；上药加水600ml浸泡20min，文火煎煮60min，取汁150ml，连煎3次，共滤药汁450ml，分为3次温服；每日1剂，连用15剂为1疗程。偏于肝气上逆，以嗳气为主者，加旋覆花10g、赭石20g；偏于胃失和降，以呕吐为主者，加姜半夏10g、吴茱萸3g、厚朴10g；偏于肝郁化火者，加用黄芩10g、黄连5g。能益气养心、安神宁志、行气豁痰；主治心神经官能症，如心悸、乏力、气短、失眠、过度换气、胸闷或疼痛、焦虑易惊、精神紧张、易激动、头晕及多汗。用此方经治48例显示，治愈者30例、显效者11例、有效者3例，总有效率可达92%。

处方3 ■ 柴胡疏肝汤加减：柴胡、杭白芍、香附各20g，枳壳、川芎各10g，陈皮6g，甘草3g；每剂水煎2次，混汁后分为2次口服，每日1剂。能疏肝理气；主治胃肠神经官能症，如频繁嗳气、进食呕吐、胃脘饱胀疼痛，伴失眠、舌质淡红、苔薄白、脉弦细。用此方经治56例显示，显效者40例、有效者12例，总有效率可达93%，其疗效优于单一口服多潘立酮或甲氧氯普胺者。

处方 4 ■ 加味己椒苈黄丸：茯苓 20g，防己、葶苈子、厚朴各 10g，花椒 6g，大黄、枳壳各 8g，甘草 5g；上药初煎，晚餐后 3h 口服；复煎待次日晨空服口服，每日 1 剂。若有失眠多梦者，加酸枣仁 18g、龙骨（先煎）30g；大便溏稀时，宜去或减量葶苈子，另加白术 12g；便秘时，可加槟榔 10g、肉苁蓉 20g 同煎。出现多疑者，应加合欢皮 12g、栀子 6g；气虚、疲乏无力时，加党参 15g；严重睡眠障碍者，每晚可加服地西泮 5～10mg，连续治疗 3～5 天。能行气利水；主治痰饮证、胃肠神经官能症，如腹中雷鸣、大便溏稀、难寐多梦、神情忧郁、疑病心理者等。用此方治疗 82 例显示，显效者 69 例、有效者 10 例，总有效率可达 96%。

十一、失眠症

这是指患者存在持续的睡眠不足或质量下降，例如出现难以入睡甚至彻夜不眠；有时也可呈现睡后易醒、醒后难睡、睡眠不沉、乱梦纷纭等。正常睡眠是人类生活中一种不可缺少的生理需要。由于失眠，患者白天不能完成需要精力高度集中注意或者高度逻辑思维的工作，有时还将导致患者感知障碍和人格改变等。失眠症属中医学不寐之范畴，可称之为不得卧、不得眠、目不瞑。本病主要在于心，多因心神失养或心神不宁所致。临床中，本病治疗于用药的同时还须注意与患者建立起相互信任和合作的良好关系，须根据患者的病因采取心理疏导，使之情志调畅，使之能够客观对待现实生活中有可能遇到的问题积极参加体育锻炼，一并养成起居有序的生活习惯。

西医处方

处方 1 ■ 适用于一般病症的治疗
地西泮　每次 5～10mg　口服　每晚 1 次

或　氯普唑仑　每次 1～1.5mg　口服　每晚 1 次

加　谷维素　每次 20～40mg　口服　每日 3 次

处方 2 ■ 适用于重症失眠时的治疗

咪达唑仑　每次 15mg　每晚睡前肌内或皮下注射

或　三唑仑　每次 0.5mg　口服　每晚临睡前服

中医处方

处方 1 ■ 加味黄连阿胶汤：黄连、黄芩、阿胶各 15g，白芍、首乌藤各 20g，龙齿、珍珠母各 30g，炒酸枣仁、五味子各 15g，鸡子黄（冲）2 枚；每剂水煎 2 次，分早、晚 2 次温服，服前用该药汁冲鸡子黄 1 枚，每日 1 剂。重症阴虚、津液耗伤、咽喉干燥者，宜加生地黄、麦冬、玄参各 15g；火旺甚重、心中懊恼时，加入栀子 20g、鲜竹叶 10g。多愁悲观者，加用百合、合欢皮各 15g，梦遗多多者，加入山茱萸 15g 同煎。能引火归元、滋阴安神；主治顽固性失眠症，如心烦失眠、多梦健忘、头晕耳鸣、口干津少、五心烦热、舌红、苔黄或黄干、脉细数或弦数。用此方治疗 50 例显示，治愈者 39 例、显效者 4 例、有效者 3 例，其临床治愈率和总有效率分别为 78％和 92％。

处方 2 ■ 加味凉膈散：栀子、酒黄芩、带心连翘各 10～20g，生大黄（后下）5～10g，薄荷 9g，芒硝（冲服）6g，竹叶 3g，焦神曲、焦麦芽各 10～30g，生甘草 5g，加白蜜少许；每剂水煎 2 次，滤汁约 500ml，分成 2 次口服。此外可随症增减，配以白蜜、甘草既可缓和芒硝、大黄峻泻之功，又可充分发挥芒硝及大黄的推导功效。服药期间要忌食辛辣之物。能益胃气、泄心火；主治心火亢盛证，如入寐困难、寐而易醒、胸膈烦热、身热口渴、口舌生疮、便秘、尿黄、舌红苔黄、脉滑数。用此方经治 52 例显示，显效者 39 例、有效者 15 例。

处方 3 ■ 加味血府逐瘀汤：当归、生地黄、桃仁、红花、枳壳、赤芍、柴胡、甘草、桔梗、川芎、牛膝、珍珠母各 15g，首乌藤、酸枣仁各20g；取药后每次加水300ml，煎药汁约100ml，连煎3次，混汁后分为2次口服，连服15剂为1疗程。此方加用首乌藤、珍珠母、酸枣仁，还能养心安神，其效果更好。肝火旺盛者，加龙胆；伴痰气瘀结者，加半夏。若合并心肾不交，加菟丝子、女贞子。能活血化瘀、宁心安神；主治不同类型的失眠症。以此方经治50例显示，痊愈者10例、有效者36例，无效者4例。

处方4 ■ 活血眠通汤：首乌藤24g，珍珠母30g，当归、丹参各15g，茯苓18g，三棱、莪术、柴胡、炙甘草、白芍、白术各10g，酸枣仁12g；每剂取药水煎2次，分为2次口服，每日1剂。若烦躁不安、舌红苔黄、脉数时，加用栀子、牡丹皮；若伴口干咽燥时，宜加沙参、麦冬；对气血不足者，可加黄芪、龙眼肉等。能活血祛瘀、舒肝宁心；主治顽固性失眠症。用此方治疗112例，常在煎服2~8周后奏效，痊愈者30例、显效者45例、好转者26例，总有效率约90%。

处方5 ■ 加减酸枣仁汤：酸枣仁、茯神各30g，川芎6g，知母15g；每剂水煎2次，分早、晚各1次口服，早晨用淡茶1杯，晚间用参茶1杯冲服；每日1剂，连用1个月为1疗程。另外，加服酸枣仁汤更有益于本病的调养。烦躁不安者，可加百合30g；表现湿重者，宜加半夏12g；有明显心慌、胸闷者，宜加珍珠母30g；大便秘结者，加入柏子仁30g。能养心安神、活血滋肾；主治不明原因的失眠症。以此方加减治疗31例显示，第1疗程治愈者8例、有效者20例，最终统计治疗2疗程的总治愈率为55%。

处方6 ■ 柿叶楂核饮：柿叶30g，山楂核（炒后、打碎）30g；先把柿叶切成条状、晾干，然后将山楂核炒焦、捣烂，用文火水煎即可；患者每晚1次饮服，连用7天为1疗程。能镇静安神；主治各种失眠症，诸如神经衰弱、健忘、神疲等。

处方 7 ■ 山栀散：栀子 10～30g；取药研成碎末、用布包好，敷于两足底部涌泉穴上即可，每晚换药 1 次；连敷 7 天为 1 疗程，通常需要治疗 3 个疗程。能清心降火；主治各种失眠症及其兼有心阳亢盛者，如神昏、心烦、口苦、大便秘结、舌尖红、苔黄等。此方经治 86 例显示，治愈者 56 例、好转者 26 例，总有效率达 95％。

十二、 精神分裂症

这是一类主要以青壮年时期起病的常见精神病，患者出现个性改变，发生思维、情感和行为分裂以及精神活动与环境不协调的特征，究其病因尚不明确，患者通常也不会产生意识和认知能力的障碍。临床主要表现为幻觉、妄想、思维松弛、情感淡漠或不协调、意志活动减弱、行为混乱等。此病治疗要以采取药物及配合支持性心理康复为主，减少和预防衰退，进一步提高患者适应社会生活的能力。

西医处方

处方 1 ■ 适用于急性期、症状明显者的治疗

氯丙嗪　初始剂量　每次 50mg　口服　每日 2 次

治疗剂量　每次 200mg　每日中、晚各服 1 次

或　氯丙嗪 50～100mg

氢溴酸东莨菪碱 0.3mg ｜ 肌内注射　每日 1～2 次

或　氟哌啶醇　初始剂量　每次 1～2mg　口服　每日中、晚各服 1 次

治疗剂量　每次 3～10mg 口服　每日中、晚各服 1 次

或　氯氮平　初始剂量　每次 50mg 口服　每日中、晚各服 1 次

治疗剂量　每次 200mg　口服　每日中、晚各服 1 次

或　奋乃静　初始剂量　每次 2～4mg　口服　每日中、晚各

服 1 次

治疗剂量　每次 8～30mg　口服　每日中、晚
各服 1 次

或　利培酮（利哌利酮）初始剂量　每次 0.5mg　口服　每
日中、晚各 1 次

治疗剂量　每次 3mg　口服　每日
中、晚各服 1 次

处方 2 ■ 适用于急性期、症状欠明显者的治疗

舒托必利（舒多普利）初始剂量　每次 250mg　口服
每日中、晚各 1 次

治疗剂量　每次 150～500mg　口
服　每日中、晚各服 1 次

利培酮　初始剂量　每次 1mg　口服　每日 2～3 次

治疗剂量　每次 2mg　口服　每日 3 次

处方 3 ■ 适用于慢性期或口服药不合作者的治疗

哌泊噻嗪棕榈酸酯 50mg
氢溴酸东莨菪碱 0.3mg ｜ 肌内注射　每月 1 次

或　氢溴酸东莨菪碱 0.3mg
氟哌啶醇癸酸酯 0.3mg ｜ 肌内注射　每月 1 次

中医处方

处方 1 ■ 经验方一：钩藤 30g，甘草 10g，制川乌头、红花各 5g，
洋金花 1g；上药加水 800ml 略泡，每剂水煎 2 次，取汁
分 3 次口服，每日 1 剂。必要时，也可加服氯丙嗪 25mg，
每日 2 次。

处方 2 ■ 经验方二：大黄、芒硝各 10～30g，青礞石、黄芩各 20g，
郁金、厚朴各 15g，半夏、枳实、连翘、石菖蒲各 10g，
将上药加水 800ml 后，略泡 30min，煎煮 2 次，滤药汁分
为 3 次口服，每日 1 剂。此方治疗效果比较满意。

处方 3 ■ 经验方三：石膏、铁落各 500g，牡蛎、茯苓、珍珠母各
50g，白芍、生地黄各 30g，龙胆、酸枣仁各 25g，黄芩、

大黄各 20g，琥珀、甘草各 6g；先将中药切碎，用酒与水对半煎服，一次口服，每日 1 剂。此方尚感能随症加减，现报道经治 36 例，结果显示痊愈者 23 例、有效者 6 例，总有效率可达 80％以上。

注意： 迄今研究，每一种抗精神病药的作用与效果大致相同，一般取决于每一种药品用量、给药途径、精神症状特征及个体敏感性等。一般认为，儿童与老年人患者的药物耐受性比较低，使用剂量宜小不宜大。治疗须针对患者的目靶症状，择优选用一种或两种的有效抗精神病药治疗。如果使用两种以上药物一起治疗时，尚应酌减每一种药物的各自用量。然而，在一般情况下，不可采取同类或同性质的多药伍用，旨在防止药物相互之间不良反应的增加。女性患者哺乳期不宜服用该药，确实需要服药者，尚须停止婴儿喂乳并改换为人工喂养。在用药治疗期间，一定要密切观察和定期检测肝肾功能与血细胞分析。

十三、 情感性精神障碍

此病一向称为躁狂抑郁性精神病，患者出现了显著心境高涨或低落的改变，并且同时伴思维和行为异常的精神障碍。该病病因不明，其主要临床特征是躁狂状态或抑郁状态发作，有时也表现为躁狂与抑郁状态的交替性发生。躁狂状态发作患者，出现情绪亢奋、过度高涨、言语与活动增多、联想加快、自我评价过高、睡眠减少等；抑郁状态发作患者，情绪低落、言语和活动明显减少、联想困难、自责自罪、自我评价过低、对日常工作和生活失去信心、时常出现自杀念头等。治疗时须依据照躁狂及抑郁状态发作的病情分别选配具有协同作用的药物。

西医处方

处方 1 ■ 适用于躁狂发作时的治疗

　　　碳酸锂　初始剂量　每次 500mg　口服　每日 2 次

治疗剂量　每次 750mg　口服　每日 2 次

处方 2 ■ 适用于癫痫样发作时的治疗

　　卡马西平　初始剂量　每次 100mg　口服　每日 3 次

　　　　　　治疗剂量　每次 300mg　口服　每日 3 次

　或　丙戊酸钠　初始剂量　每次 200～400mg　口服　每日 2 次

　　　　　　治疗剂量　每次 600mg　口服　每日 2 次

处方 3 ■ 适用于抗精神病药物应用治疗

　　氯丙嗪　初始剂量　每次 50～100mg　口服　每日 2 次

　　　　　治疗剂量　每次 150mg　口服　每日 2 次

　或　氟哌啶醇　初始剂量　每次 4～8mg　口服　每日 2 次

　　　　　　治疗剂量　每次 12mg　口服　每日 2 次

处方 4 ■ 适用于抑郁发作时的三环类药治疗

　　丙米嗪（米帕明）　初始剂量　每次 25～50mg　每日 2 次

　　　　　　　治疗剂量　每次 75mg　口服　每日 2 次

　或　阿米替林　初始剂量　每次 25～50mg　每日 2 次

　　　　　　治疗剂量　每次 75mg　口服　每日 2 次

　或　氯米帕明　初始剂量　每次 25mg～50mg　每日 2 次

　　　　　　治疗剂量　每次 75mg　口服　每日 2 次

处方 5 ■ 适用于抑郁发作的单胺化酶抑制药治疗

　　吗氯贝胺　初始剂量　每次 50～100mg　口服　每日 2 次

　　　　　　治疗剂量　每次 200mg　口服　每日 2 次

处方 6 ■ 适用于抑郁发作时的新型抗抑郁药治疗

　　氟西汀　每次 20mg　口服　每日 2 次

　或　帕罗西汀　每次 20mg　口服　每日 1 次

中医处方

处方 1 ■ 经验组方一：麦冬、牡丹、白芍各 20g，黄连、黄芩、阿胶、玄参、五味子、首乌藤各 15g；取上药加水煎煮 2 遍，滤去药渣，分为 2 次口服，每日 1 剂；同时，也可随症加减。此方主治神经焦虑症，其疗效较令人满意。

处方2 ■ 经验组方二：酸枣仁60g，知母、茯苓各15g，川芎、玄参、甘草各9g；将上药加水略泡，煎煮2遍，滤出药汁，分3次口服，每日1剂；此时也可随症加减。此方主治精神抑郁症，治疗效果较好。

注意： 碳酸锂常见的副作用主要包括乏力、嗜睡、记忆与理解力下降、胃脘不适、恶心、呕吐、便稀、心律失常、Q-T间期延长、体重增加、下肢水肿、白细胞增多等。检测锂血药浓度上升至1.5mmol/L，可提示锂的中毒反应，患者表现困倦、反复呕吐、腹痛、腹泻、大量出汗、双手颤动、轻度意识障碍等。卡马西平、丙戊酸钠、丙戊酸镁治疗则更适用于情感性精神障碍快速循环型或锂盐治疗无效者，有时也可配合锂盐一起使用。抗抑郁类药物的使用要从小剂量开始逐步渐增；对此，还应注意严格管理存在自杀念头者的给药方式。

十四、 酒精中毒精神障碍

这是一类由于饮酒而导致的精神障碍，患者时常合并相应的躯体症状和体征等。此病既可发生在一次大量饮酒之后，也可出现在因为长期饮酒依赖而发生的停饮综合征。仅单就酒精中毒而言，常被分为急性和慢性中毒两大类型。急性中毒者，可相继分期出现兴奋、共济失调、昏睡甚至昏迷等；慢性中毒的中毒精神症状，表现为震颤、谵忘、幻觉、幻想症状等。此外，另有一小部分病例还可产生一系列中毒性脑病的临床症状。本病治疗时也应分别按照躁狂和抑郁状态发作的病情选用更为合适的药物，首先应予彻底戒酒，这恰是此病能否被彻底治愈的关键。酒精中毒轻度精神障碍者，无需进行特殊的药物治疗。对急性中毒并产生精神运动性兴奋、烦躁不安者，宜给予奋乃静5mg肌内注射治疗；对出现昏睡、昏迷者，宜选用纳洛酮注射液每次0.4～0.8mg，溶于10%葡萄糖液20ml内缓慢静注。

西医处方

处方 1 ■ 适用于急性酒精中毒的精神障碍

　　　普通胰岛素　每次 20U　皮下注射　每日 1 次

　加　维生素 B₁　每次 10mg　口服　每日 1 次

　加　维生素 B₆　每次 50mg　肌内注射　每日 1 次

　加　烟酸注射液　每次 100mg　肌内注射　每日 1 次

处方 2 ■ 适用于一般酒精中毒的精神障碍

　　　奋乃静　每次 4mg　口服　每日 3 次

　加　地西泮　每次 2.5mg　口服　每日 3 次

　加　氟桂利嗪　每次 5mg　口服　每日 3 次

　加　维生素 B₁　每次 10mg　口服　每日 1 次

　加　维生素 B₆　每次 50mg　肌内注射　每日 1 次

处方 3 ■ 适用于慢性酒精中毒的精神障碍

　　　氟哌啶醇（氟哌醇）　每次 2mg　口服　每日 3 次

　加　丁螺环酮（布斯帕）　每次 10mg　口服　每日 2 次

　加　吡硫醇（脑复新）　每次 100mg　口服　每日 3 次

　加　维生素 C　每次 200mg　口服　每日 3 次

　加　烟酸片　每次 100mg　口服　每日 3 次

中医处方

处方 1 ■ 五苓散：茯苓、泽泻各 15g，白术、猪苓各 12g，桂枝 10g；取上药加水 500ml 同煎 2 遍，滤药混合，分为 2 次口服，每日 1 剂；能温化寒湿、醒神开窍，主治酒精中毒、面色苍白、神志不清、恶心呕吐、四肢不温等。用上方治疗 46 例，临床总有效率约 84％。

处方 2 ■ 葛花汤：葛花 20g，生甘草 24g，连翘 12g，虎杖 9g，菖蒲 5g，砂仁 3g；取上药加水略泡，文火煎煮 2 遍，滤出药汁，分为 2 次口服，每日 1 剂；此方可以随症加减。能温化寒湿、醒神开窍；主治酒精中毒痰蒙神窍型，如面色苍白、神志不清、恶心呕吐、四肢不温等。用本方经治 82 例显示，显效者 24 例、好转者 39 例，总有效率约 77%。

注意：治疗时选用奋乃静和氟哌啶醇类抗精神病药，应采取以小剂量能达到最佳疗效的用药原则，至酒精中毒精神障碍症状减轻后须及时减量或停药，绝不可以长时间使用。患者抑郁症状明显，要及时适当加用抗抑郁药，如丙米嗪、阿米替林、氯米帕明、吗氯贝胺等。整个治疗过程中都应注意增加营养和补充多种维生素，并注意确保水与电解质平衡。

十五、 重症肌无力

这是由于神经肌肉接头处传递障碍而引起的一种慢性疾病，患者出现部分或全身的骨骼肌异常，骨骼肌松弛和容易疲劳。病初每当短期收缩后肌力下降还可以通过休息而恢复，随着病情不断进展，则会导致更为持久的肌力下降。偶尔此病也可累及至心肌或胃肠平滑肌。此病晨轻晚重，当患者兴奋、精神刺激、感冒、妊娠时，也将使病人临床症状进一步加重。倘若患者病情加重，还将出现呼吸困难等肌无力危象等。受累肌群易疲劳时，可出现相应的临床症状。例如，眼型病人出现睑下垂、眼外肌麻痹、复视；延髓型有咽下困难、发音障碍、面部表情肌无力等，严重全身型病例可出现肢体软弱无力、不能站立，以至于呼吸肌无力而危及生命。本病须加强对于原发病的治疗，以及使用抗胆碱酯酶药予以控制相应的临床症状。中医学称此病为痿证，主因肝、脾、肾三脏功能失调。治疗中须按以下分型选配中药：①脾气虚弱型，如肢体软弱无力、眼睑下垂、食欲下降、大便溏稀、腰膝酸痛、舌质淡、苔白、脉濡或沉软；②脾肾两虚型，有肢体软弱无力、斜视、视歧、视物模糊、大便溏稀、腰膝酸软、舌质淡、苔白、脉沉无力；③肝肾阴虚型，出现四肢肌肉乏力、不耐劳作、活动时加重、头晕目眩、舌干、耳鸣、舌质白、脉沉迟。

西医处方

处方 1 ■ 适用于眼肌型或轻度全身性肌无力的治疗

溴吡斯的明　　每次 60mg　　口服　　每日 3 次

加　10％氯化钾合剂　　每次 10ml　　口服　　每日 3 次

加　5％免疫球蛋白　　每次 50ml　　静脉注射　　每日 2 次

处方 2 ■ 适用于对抗治疗不敏感或胸腺切除以后的治疗

泼尼松（强的松）　　每次 60mg　　口服　　隔日晨起 1 次

中医处方

处方 1 ■ 黄芪大枣汤：黄芪 120g，大枣 50 个；将上药加水 800ml 后，略泡 30min，先用武火、后改文火续煎 30min，滤药汁 260ml，一次性口服，每日 1 剂。能补中益气；主治各型重症肌无力，如出现四肢萎软、开合无力、眼睑下垂等。

处方 2 ■ 杜仲汤：杜仲取用适量，先将中药切碎，运用酒与水对半煎服，一次口服，每日 1 剂。能补肾益精；主治各类重症肌无力。

处方 3 ■ 苍芪饮：黄芪 60g，苍术 6g；将上药研碎，煎后晾温，代茶饮服。能健脾益气；主治重症肌无力，但须不断用药巩固临床效果。

处方 4 ■ 牛膝饮：牛膝适量；此药加水煎煮或制成药丸后备用。能补肾益精；主治各类重症肌无力。

处方 5 ■ 益气活血汤：炙黄芪 50g，当归、薏苡仁、鸡血藤各 30g，丹参、益母草、枸杞子各 20g，芥子、防风、赤芍各 15g，牛膝、秦艽、桑寄生各 12g；上药加水 600ml 后，先后分别续煎 3 次，滤药汁混匀后，分为 6 次饮服，每日 1～2 剂。能补肾益精；主治重症肌无力。此方经治 26 例显示，痊愈者 18 例、有效者 6 例，总有效率约 92％。

注意：临床中应用抗胆碱酯酶药，有助于抑制胆碱酯酶对乙酰胆碱的降解作用，可以获得暂时性骨骼肌肌力改善，但依然不能达到彻底治愈的目的，首选药品是溴吡斯的明，其次是美斯的明。一般而言，依酚氯铵（腾喜龙）只可用作该病发生危象者的鉴别诊断。本病患者最终有可能因为出现吸入性肺炎等呼吸道并发症而死亡。

第十章

内分泌与代谢性疾病

一、甲状腺功能亢进症

　　这是由诸多病因所导致的甲状腺功能增强、甲状腺激素分泌过量以及基础代谢增高的一种临床综合征，又可简称为甲亢。现已认为此病多属于人体器官的特异性自体免疫性疾病，可于任何年龄段发病，其发病率以 20～40 岁女性最高，诸如毒性弥漫性甲状腺肿等。临床主要表现为怕热、多汗、食量大增、体重下降、急躁易怒、胸闷、失眠、心悸、突眼、皮肤湿热，体检可见颈部不对称性甲状腺大，舌与手指颤动等。治疗基本原则是选择适当休息、高热量饮食、禁食含碘食物及药物，配合使用抗甲状腺和辅助性药物治疗。中医学称本病为肝郁、气瘿、心悸等，主因气郁痰阻、肝火犯胃、肝气郁滞、心脾亏虚、津液不行、易结瘿肿所致。中医学须按以下分型采取辨证论治：气郁痰凝证，治宜疏肝解郁、化痰消瘿；肝火亢盛证，治宜清肝泻火、散结消瘿；阴虚火旺证，治宜滋阴降火；气阴两虚证，治宜益气养阴。

西医处方

处方 1 ■ 适用于初发甲亢病例的治疗

　　　　丙硫氧嘧啶（PTU）　每次 0.1～0.15g　口服　每日 3 次

或　甲巯咪唑（他巴唑、MMI）　每次 10～15mg　口服　每日 3 次

加　普萘洛尔（心得安）　每次 10mg　口服　每日 3 次

或　美托洛尔（倍他乐克）　每次 12.5～50mg　口服　每日 3 次

加　地西泮片　每次 2.5mg　口服　每晚 1 次

处方 2 ■ 适用于丙硫氧嘧啶或甲巯咪唑禁忌者的治疗

碳酸锂　每次 250mg　口服　每日 3 次

或　泼尼松片　每次 10～20mg　口服　每日 3 次

加　美托洛尔（倍他乐克）　每次 12.5～50mg　口服　每日 3 次

或　地西泮片　每次 2.5mg　口服　每晚 1 次

处方 3 ■ 重点作为甲亢危象救治时的用药方案

丙硫氧嘧啶　每次 0.6g　口服　立即

接　丙硫氧嘧啶　每次 0.2g　口服　每日 3 次　连用 5 天

加　复方碘溶液 2ml｜
　　5％葡萄糖盐水 500ml｜　静滴　每日 1 次　连用 3 天

普萘洛尔片　每次 30mg　口服　每日 4 次

加　氢化可的松 100mg｜
　　5％葡萄糖盐水 500ml｜　静脉滴注　每日 2 次

中医处方

处方 1 ■ 甲亢灵：煅龙骨、煅牡蛎、墨旱莲、淮山药、夏枯草、紫丹参各 15g；取上药研细末，打制药片，含生药 5g；每次 7 片口服，每日 3 次。此方另可加水煎煮，每剂煎过 2 遍，滤汁分为 2 次口服，每日 1 剂。肝阳上亢者，可加龙胆、生地黄；肝郁气滞者，宜加柴胡、白芍；肝肾阴虚者，可加知母、黄柏；痰湿凝滞者，可加川贝母、陈皮；气阴两虚者，可加黄芪、太子参等。能清肝解郁、益阴潜阳、软坚散结；主治甲状腺功能亢进症，治疗 41 例疗效观察，其显效率为 42％；总有效率为 85％。

处方 2 ■ 夏枯草煎：生牡蛎 30g，夏枯草 30g，白芍 15g，象贝母

10g，玄参、生地黄、麦冬各 15g，甘草 5g。水煎 2 次口服，每日 1 剂。待症状改善后，则以本方研末，用开水冲服，每次 20g，每日 2 次。气郁明显者，宜加柴胡、郁金；心悸加重者，可加珍珠母、丹参；若出汗不止，加用五味子等；若伴舌、手颤动时，宜加钩藤；肝火亢盛者，须加龙胆、栀子；若伴眼球外突者，宜加重楼、白花蛇舌草。能化痰软坚、消瘿养阴；主治甲状腺功能亢进症，总有效率为 86%～93%。

处方3 ■ 泻肝滋肾方：夏枯草、生牡蛎、生决明子 25g，柴胡 8g，牡丹皮、玄参各 15g，龙胆、黄柏、草决明各 10g，龟甲 20g，五味子 5g；水煎 2 次滤汁，分为 2 次口服，每日 1 剂。能泻肝降火、滋阴潜阳；主治肝胆火旺、肾水不足证。方内龟甲是极具治疗价值的一味药物，煎服后可降低本病大鼠血清内 T_3、T_4 含量，降低红细胞膜 Na^+-K^+-ATP 酶活性，以减慢心率，降低患者的整体耗氧量。

处方4 ■ 柴胡龙牡汤：葛根 20g，龙骨、生石膏、牡蛎各 30g，柴胡、僵蚕各 10g，黄芩、钩藤、生铁落、法半夏各 15g，朱砂 3g，甘草 5g；水煎 2 次滤汁，分为 2 次口服。每日 1 剂。大便秘结时，宜加大黄 6g。能清肝胆火，镇心降逆；主治肝胆火热证。用此方经治 100 例显示，显效者 50 例、有效者 41 例。此方辛凉咸寒并重，将共奏疏肝解郁、宁心降火、潜阳息风之功效。

注意： 应用抗甲状腺亢进药治疗时，几乎都可出现不同程度的不良反应，故在服药期间一定要定期检测肝肾功能及血细胞分析等。使用普萘洛尔和美托洛尔等也有助于控制或降低因基础代谢增加所致的心率过快。但应慎用于支气管哮喘、高度房室传导阻滞及严重心功降低者。甲亢危象者，多相伴出现慢性耗竭性疾病、严重感染、心脑血管疾病，其病死率甚高。即使突发性甲亢危象得以纠正，其维持用药时间也需延长至 2～3 年，以降低该病的复发率。

二、 甲状腺功能减退症

此病又简称甲减，是由甲状腺激素合成或分泌不足所致的基础代谢下降，在成年人可分为原发性或继发性两种类型。本病起病缓慢、隐匿，以中老年妇女多见，男女发病比例为1∶5。源自甲状腺自体病变居多，其次还见于垂体、下丘脑疾病、甲状腺素抵抗症、用药不当或因甲状腺手术中切除过多。此时尤见于继发性甲减病人。另外，诸如垂体瘤、产后瘤、产后垂体坏死等也可引发本病。临床主要表现表情淡漠、少言懒动、动作迟缓、皮肤干燥、体毛脱落、智能下降、心率减慢，严重时还易于导致黏膜性水肿或昏迷等。成人型甲减，主要表现为畏寒、乏力、出汗减少、毛发稀疏、体重渐增、面部黏液性水肿、严重贫血、反应迟钝、记忆力衰退等；检测血清内 T_3、T_4 含量降低。在中医学中多将本病归属于虚劳、水肿的范畴，主因脾肾阳虚所致，治疗时应采取温中健脾、温肾、助阳、益气为主。

西医处方

处方1 ■ 适用于年轻或临床症状较轻时的治疗

左旋甲状腺素　每次 25～50μg　口服　每日1次

或　甲状腺片　每次 40～60mg　口服　每日1次

处方2 ■ 适用于老年人或临床症状较重时的治疗

左旋甲状腺素　每次 50～100μg　口服　每日1次

或　甲状腺片　每次 60～120mg　口服　每日1～2次

加　泼尼松片　每次 5mg　口服　每日1～2次

中医处方

处方1 ■ 助阳益气方：党参 10～30g，黄芪 15～30g，淫羊藿、菟丝子、熟地黄各 9～12g，仙茅 9g；每剂水煎2次取汁，分2次口服，每日1剂。整个疗程分成3个阶段：第1阶段，单用中药 2～4 个月；第 2 阶段，使用中药伍用小量甲状腺片每日 30mg，治疗 1～2 个月，逐渐将甲状腺片增加至每日 60mg 治疗 1～2 个月；第 3 阶段，使用中药伍用小量甲状腺片口服治疗。阳虚严重时，须加熟附块 6～9g、肉桂 6～9g；伴有明显浮肿时，加用茯苓 15～30g、泽泻 15～30g。能温肾、助阳、益气；主治肾阳虚证，如形寒怯冷、表情淡漠、神情呆板、头昏嗜睡、面色苍白、体温偏低、月经不调、舌体胖、色淡、脉沉缓迟等。曾经治 19 例患者，能使症状明显改善，血清总胆固醇降至正常，T_3、T_4 渐升，TSH 含量显著下降。

处方 2 ■ 补益脾肾方：制附子 6g，肉桂、干姜各 3g，党参 15g，茯苓、白术各 9g，炙甘草 4.5g；每剂水煎 2 次滤汁，分 2 次口服，每日 1 剂。腹胀明显者，加用砂仁 4.5g；浮肿严重者，可加车前子 9g、赤小豆 24g、泽泻 9g；大便秘结时，宜加黄芪 9g、火麻仁各 15g；若有必要，尚应配合口服小量甲状腺片和调脂药、抗高血压药。当临床症状消失后，仍应改小量甲状腺片口服维持治疗，旨在巩固治疗效果。能温中健脾、扶阳补肾；主治脾肾阳虚证。用此方治疗 15 例，已获比较令人满意的疗效，多在服药 40～60 天开始生效。

处方 3 ■ 参鹿片：鹿角片 4.5g，淫羊藿 30g，锁阳、党参、枸杞子各 12g；将上药共研细粉，打成片剂，每片约含生药 6g；每次 5 片口服，每日 3 次，连服 3 个月。能温肾补阳、益气；主治甲状腺功能减退症。使用参鹿片治疗 32 例，并加服小量甲状腺片（每天 20mg），治疗疗效显示能使临床症状很快消失、面部浮肿消退、畏寒肢冷显著改善、T_3 及 T_4 逐渐升高。

注意： 对此病要及时查清病因，考虑加以根除，尤对原发性甲减。此外，针对那些需要长时间服药者，须把病情、用药不良反应和注意事项等向患者本人或家人交代清楚，一并注意依据 T_3、T_4 等检验结果随时调节用药剂量。甲减危象病死率很高，须给予实施特别关注。患者病程较长，同时又伴有严重心、脑、肝、肾功能障碍时，针对甲状腺素片增量速度也要放慢，意在防止机体 T_3 水平大起大落有可能导致的病情加剧。此病后期若出现大脑或周围神经的损害，患者也可出现明显智力、听力和语言能力的下降，对此方须进一步加强其对症处理和细心周密的护理工作。

三、 单纯性甲状腺肿

此病主要包括地方性和散在性两种，多见于青壮年妇女。在整个发病过程当中，通常不会合并甲状腺功能亢进或减退的病变，由于多种原因阻止了甲状腺激素合成，故而产生代偿性的甲状腺肿大。在我国地方性单纯性甲状腺肿主要分布在西南、西北、华北等地区，有时也可以呈现散在性分布。检查甲状腺肿大、质软，可随患者的吞咽动作而上下移动；早期病人的自觉症状不太明显，病情加重时可致颈前部增粗、出现喉头紧迫感、干咳或活动后气急等。中医学称此病为"瘿瘤"或"肉瘿"等，主因痰气郁结或血瘀阻络所致。中医临床治疗时，对肝郁气滞证者宜疏肝行气；对痰凝气结证者宜化痰消瘿；对痰血瘀结证宜采取活血散瘀、化痰散结的中药。

西医处方

处方1 ■适用于地方性甲状腺肿的治疗
　　　　碘化钾　每次 10～30mg　口服　每日 1～2 次
　或　复方碘液　每次 2 滴　口服　每日 2～3 滴
处方2 ■适用于中度以上甲状腺肿大、伴有压迫症状时的治疗
　　　　甲状腺片　每次 10～20mg　口服　每日 2 次　可逐渐增
　　　　加用量
　或　左甲状腺片　每次 12.5～25μg　口服　每日 2 次

中医处方

处方1 ■六海舒郁丸：海藻、昆布各 60g，海蛤粉、海螵蛸、海浮

石各 15g；鳖甲 15g；黄药子 6g，青皮、广木香各 10g，甘草 5g；每剂水煎 2 次，分 3 次口服；每日 1 剂，连服 1～2 个月。黄药子有小毒，可引起肝功能损害，切不可过量或长期服用。能化痰散结、行气化瘀、消散瘿瘤；主治单纯性甲状腺肿。以此方治疗 45 例，治愈者 38 例、好转者 5 例，总有效率为 95.6%。

处方2 ■ 消瘿丸：海带 500g，海藻、海浮石 60g，醋炒三棱、莪术各 30g，陈皮 15g，广木香 8g，川大黄 8g，甘草 30g。先将上药各研细末，混匀后，用红枣泥打成药丸，每丸约重 4g；治疗时，每次 1 丸，化开后缓慢咽服；每日 3 次，连用 30 天为 1 疗程，停 5～7 天再续服，直到瘿囊彻底消退为止。能化痰理气、消瘿散结；主治单纯性甲状腺肿；须禁用于伴有肺结核、心脏病、肾炎、营养不良、哺乳或妊娠者。用该方治疗单纯性甲状腺肿 6 例，疗效观察显示可在煎服 1～2 个疗程后被治愈。

处方3 ■ 二陈汤：生半夏、茯苓、橘络各 6g，生姜 30g，粉甘草 3g；先把生半夏研粉，装入口服胶囊备用；然后，将余药研末、混合，用生姜汁和成药丸，加入蜂蜜少许；最后把上药分成 3 等份。治疗时，每日早、中、晚餐前取 1 份口服；每日 1 剂，连服 3 天为 1 疗程。能解瘀化痰、软坚散结；主治气滞痰凝型，如有肿块质硬、压痛，伴有胸闷不舒、咽部发紧等。用此方治疗 10 例重症病例显示，显效者 6 例、出现不同改善者 3 例，总有效率为 90%。

处方4 ■ 活血化痰汤：当归、赤芍、海藻各 15～30g，川贝、半夏、炒穿山甲珠各 9～12g，桃仁、牡蛎各 9～15g，黄药子 6～9g；水煎 2 次滤汁，分为 2 次口服；每日 1 剂，连服 3 剂为 1 疗程。能活血散瘀、化痰软坚；主治血瘀痰结型。用此方治疗 50 例显示，显效者 18 例、生效者 25 例，总有效率为 86%。

四、甲状腺结节

甲状腺结节以良性肿瘤为多见，主要临床表现为颈部肿块、颈部压迫性憋闷气、产生阻塞感，时常伴有心慌、心烦易怒、多汗、偶尔颈部胀痛、声音嘶哑。单结节病变的癌变率远比多结节高。经甲状腺扫描检查，本病可显示单个"热"结节多为良性、"温"结节也可能是良性；但是，单个"冷"结节更有可能产生癌性损害，需要格外重视。此外，进行彩色多普勒检测，若发现甲状腺结节的血流信号丰富，也有助于癌变损害的诊断。本病在中医学属于"瘿瘤"范畴，多由肝气郁结、痰热内生、气血淤滞、痰湿凝结所致，宜参照单纯性甲状腺肿的辨证治疗，合理选择相应的中药治疗。

西医处方

处方1 ■ 适用于排除炎症性的治疗

吲哚美辛（消炎痛） 每次 25～50mg 口服 每日 3 次

或 布洛芬 每次 1～2 粒 口服 每日 3 次

处方2 ■ 适用于中重型患者的治疗

泼尼松片 每次 5～10mg 口服 每日 2 次

或 泼尼松片 每次 30mg 于每早 8 时顿服

加 普萘洛尔（心得安） 每次 10～20mg 口服 每日 3 次

或 左甲状腺素 每次 25～50μg 口服 每日 1 次

中医处方

处方1 ■ 甲瘤丸：夏枯草、全当归、珍珠母、生牡蛎各 30g，昆布、丹参各 15g；将上药共研细末，和蜜为丸，每丸重约 9g；治疗时，每次 1 丸口服，每日 2 次，连用 3 个月为 1 疗程。能疏肝活血、软坚消瘿；主治甲状腺良性结节症。曾经治疗 46 例患者，经[131]I甲状腺扫描 35 例，为热结节与温结节。煎服治疗 3～6 个月后显示，痊愈者 6 例、显效者 28 例、好转者 9 例，总有效率 93.5％。

处方 2 ■ 消瘿冲剂：柴胡 240g，夏枯草 300g，山慈菇、陈皮、鬼箭羽、半夏、土贝母、海藻、昆布各 200g。上药水煎后，接着过滤、浓缩，提取出浸膏药；然后，制成颗粒性冲剂，分装成 100 包，每包含生药 30g。治疗时，每次 1 包，用开水冲服；每日 3 次，连用 1 个月为 1 疗程。能疏肝理气、祛瘀化痰、消瘿散结；主治单纯性甲状腺结节。以此方加减治疗 115 例，包括囊性结节 66 例、实性结节 25 例、囊实性结节 24 例。治疗结果表明，经治 2～8 个月，治愈者 24 例、显效者 36 例、有效者 38 例，总有效率约 85％。

五、 亚急性甲状腺炎

这是一种原因不明的自身免疫性疾病，曾一度称为急性非化脓性甲状腺炎，其病因可能与病毒感染有关，患者发病前常有上呼吸道感染病史，出现食物咀嚼或吞咽时疼痛加剧；起病急骤，突然高热、恶寒、疲乏无力，随之产生弥漫性或非对称性甲状腺肿大或局灶性结节，致疼痛明显和出现压痛，多放射到患侧耳后、额下、枕部等处。核素检查证明碘摄取率显著下降、蛋白结合碘或 T_3、T_4 增多。本病属于中医学"瘿瘤"的范畴，主因风热蕴结、肝胆蕴热、气血痰浊淤滞等致。对外感风热证，治宜疏风清热、和营消肿；对肝胆蕴热证，治宜疏泄肝胆、清热散结；对痰瘀互结证，要选用清热化痰、化疲散结的中药。需要根据实际病情，做到标本兼治。

西医处方

处方 1 ■ 适用于轻型患者的治疗

阿司匹林　每次 300～500mg　口服　每日 3 次

或　布洛芬　每次 1～2 粒　口服　每日 3 次

处方 2 ■ 适用于中重型患者的治疗

泼尼松片　每次 10～20mg　口服　每日 2 次

或　泼尼松片 30mg　每早 8 时一次性口服

处方 3 ■ 适用于甲状腺毒症的治疗

普萘洛尔　每次 10～20mg　口服　每日 3 次

处方 4 ■ 可选择的甲状腺素替代性治疗

左甲状腺素　每次 50～100μg　口服　每日 1 次

甲状腺片　每次 20～80mg　口服　每日 1 次

中医处方

处方 1 ■ 蒿芩清胆汤加减：青蒿、黄芩、牡丹皮各 6g，连翘、浙贝母各 9g，板蓝根、玄参、夏枯草各 15g，桔梗 4.5g；水煎 2 次滤汁，分 2 次口服，每日 1 剂；肿胀基本消失后，应改成隔日煎服 1 剂。能疏泄肝胆、清热散结；主治亚急性甲状腺炎肝胆蕴热证。此方治疗 43 例，均已治愈，并使复发率下降至 3.8％。

处方 2 ■ 柴胡疏肝散加减：牡蛎、海藻各 30g，柴胡、枳壳各 5g，赤芍、白芍各 9g，竹茹、昆布各 15g，海浮石 12g，制半夏 4.5g；水煎 2 次滤汁，分 2 次口服，每日 1 剂；肿胀基本消失后，宜改隔日煎服 1 剂。能疏肝解郁，化痰软坚；主治亚急性甲状腺炎肝热痰湿证。用此方治疗 13 例，其治愈率为 94％。

注意：及时应用糖皮质激素治疗，能够明显缓解局部甲状腺的疼痛，治疗 10 天以后逐渐减至维持剂量；此外，采取合理的糖皮质激素治疗，还有益于防止本病的复发。

六、尿崩症

这是由于下丘脑-垂体功能降低、血管升压素（抗利尿激素）分泌和释放不足以及肾脏抗利尿激素反应缺陷等所致的一组临床综合征。患者通常表现多尿、烦渴、多饮，低密度尿和低渗透压尿。发生多尿时，每日尿量可达5000～10000ml，尿色十分清淡，尿比重介于1.001～1.005。病变源于下丘脑-神经垂体时，即可称为中枢性尿崩症或垂体性尿崩症。此病可分为原发性、继发性与遗传性尿崩症三种；倘若病变仅发生于肾脏时，则可称为肾性尿崩症。然而，此病均须注意与糖尿病或精神性烦渴鉴别。对原发性尿崩症，应当采取激素替代加其他的药物治疗。激素替代疗法通常只适用于治疗完全性垂体尿崩症的病例。

西医处方

处方1 ■ 适用于一般性尿崩症的处理

氢氯噻嗪　每次25～50mg　口服　每日3次

或　垂体后叶粉（尿崩停）　每次20mg　经鼻吸入　每日4次

或　脱氨加压素（DDAVP）　每次10μg　皮下注射　每日2次

处方2 ■ 适用于急性尿崩症时的治疗

卡马西平　每次0.1g　口服　每日3次

加　垂体后叶注射液　每次5～10U　皮下注射　每6h　1次

或　鞣酸加压素（长效尿崩停）　每次2～3U　肌注　每周1次

处方3 ■ 吲达帕胺（寿比山）　每次2.5～50mg　口服　每日2次

处方4 ■ 氯磺丙脲　每次0.125g　口服　每日1次

中医处方

处方1 ■ 经验组方一：党参、白术、黄芪各30g，猪苓、茯苓、泽泻各15g，当归、川芎、生地黄各10g，肉桂5g；此药每剂水煎2次，除渣后分2次口服；每日1剂。能扶正、养阴、生津；主治各型尿崩症，其临床总有效率可达86％。

处方2 ■ 经验组方二：山药25g，熟地黄、熟附子、山茱萸各15g，茯苓、金樱子、覆盆子、玉竹各25g，知母、葛根、甘草各 15g。每剂水煎 2 次，取汁分 2～3 次口服；每日 1 剂，连续煎服 3～6 个月；能补肾阴阳两虚；主治各型尿崩症。临床总有效率可达 93%。

处方3 ■ 肾气汤化裁方：山药 25g，熟地黄、熟附子、山茱萸各 20g，党参、茯苓、泽泻各 12g，肉桂、酸枣仁各 6g。每剂水煎 2 次，取汁分 2～3 次口服；每日 1 剂，连续煎服 3～6 个月；能补益肾阴阳两虚；主治各型尿崩症，曾经治疗 75 例，临床总有效率约 92%。

注意：原发性尿崩症的治疗和预后较好，正规治疗仍可保证患者的日常生活和工作。但是，继发性尿崩症的疗效和预后比较差，与患者原发性疾病的性质和病情密切相关，故需要进一步加强病因和对症治疗。对完全性中枢性尿崩症，使用抗利尿激素（ADH）治疗，宜按照患者的个体化方案调整剂量，有时也可选取与非激素性治疗药物联用或交替给药的措施。再则，针对垂体手术后及孕妇的尿崩症，尚要及时酌情纠正水、电解质失衡。而且大量排尿也可造成脱水和高钠血症。对已发生水中毒者，须加大利尿药用量和（或）立即给予苯妥英钠 0.125～0.25g 缓慢静注。对因颅内占位性疾病引起的尿崩症，必须在降低颅压的同时尽早考虑进行手术治疗。

七、 肾上腺皮质功能减退症

此病曾称艾迪森病，可源于因自身免疫、结核、肿瘤等而引起的严重双侧肾上腺损害，由此导致患者肾上腺皮质激素分泌不足。临床主要表现食欲减退、体重减轻、疲乏无力、精神萎靡、皮肤黏膜色素沉着、血压降低，部分病例胃肠道和神经精神状态方面的症状。中医学称本病为女劳疸、黑疸仁、虚痨等，多因元阳不足、脾肾阳虚、兼有血分淤滞所致。对肾阳虚衰证，要以温补肾阳为主；对脾肾阳虚证，须以健脾温肾为主；对肝肾阴虚证，应以滋肾养肝为主。

西医处方

处方 1 ■ 适用于长期的激素替代疗法

泼尼松片　每早 8 时服 20mg，每晚 16 时服 10mg

　或　氢化可的松　每早 8 时服 5mg，每晚 16 时服 2.5mg

处方 2 ■ 适用于长期失盐时的治疗方法

α-氟氢可的松　每次于 6 时至 8 时口服 0.05～2mg

　或　5％葡萄糖盐水 1000ml ｜
　　　氢化可的松 100mg　　　｜静脉滴注　每日 1 次

处方 3 ■ 适用于急性发作或危象时的治疗

50％葡萄糖液 60ml　静脉注射　立即

　加　25％葡萄糖液 40ml ｜
　　　氢化可的松 100mg　｜静脉注射　立即

　接　氢化可的松 200mg　　　｜
　　　5％葡萄糖盐水 1000ml　｜静脉滴注　立即

中医处方

处方 1 ■ 加味右归饮：大熟地黄、淮山药、丹参各 15g，山茱萸、枸杞子各 12g；菟丝子、杜仲、当归各 12g，肉桂（后下）5g，鹿角胶、龟甲胶、制附子（先煎 1h）各 10g，三七粉、甘草各 3g；水煎 2 次取汁，分成 2 次口服；每日 1 剂，连续煎服 5 个月。阳虚水气不化时，可加茯苓。能温肾补阳、养血和血；主治肾阳虚衰证、慢性肾上腺皮质功能减退。用此方治疗 2 例，均已治愈，随访 1 年未见复发。

处方 2 ■ 温肾补脾方：潞党参、生黄芪各 60g，鸡血藤 24～30g，桑寄生、菟丝子各 18～24g，杜仲 12g，川续断 24g，鹿角胶、补骨脂各 12g，鸡内金、生蒲黄、琥珀末各 9g。每剂水煎 2 次，分成 2 次口服；每日 1 剂，连用 50 剂为 1 疗程，通常需要续服 3～6 个疗程。能补脾温肾、活血化瘀；主治脾肾阳虚证、慢性肾上腺皮质功能减退症。

处方3 ■ 滋补肝肾方：北沙参15～24g，川续断24g，细生地黄、女贞子、杜仲、墨旱莲各12g，白芍、枸杞子各9～12g，当归身、生蒲黄、鸡内金、琥珀末各9g；每剂水煎2次，分为2次口服；每日1剂，连服50剂为1疗程，需要持续3～6个疗程。气虚明显者，须以红参替代党参；阴虚明显者，要以西洋参替代北沙参。气虚而浮肿者，宜加熟附子、糯米、甘草；兼有脾虚者，宜加苍术、广藿香；呃逆频频者，宜加柿蒂或旋覆花；相伴肾阳虚、性欲下降者，须加鹿茸、胎盘粉、淫羊藿、黄狗鞭。能滋肾柔肝、活血化瘀；主治肝肾阴虚证、慢性肾上腺皮质功能减退症。以此经疗35例显示，痊愈者2例、显效者7例、好转者19例，总有效率为80％。

注意： 此病宜采用激素替代治疗，酌情使用剂量，主要依据病情、体重、劳动强度以及消化道吸收功能状况等；对此，还需要做好患者和其家属的沟通和劝导工作。为了防止引起人体强烈的应激反应，应加强休息、避免劳累、精神刺激、着凉、受热、外伤和感染等。为了警惕患者发生肾上腺危象，一定要避免患者因呕吐、腹泻、大汗而引起的脱水、低钠血症等重大并发症。对此，宜取高盐饮食，每日钠摄入量不得少于10g，病情紧急状况时，可及时选取5％葡萄糖盐水500～1500ml静脉滴注。

八、 糖尿病

这是一组以长期高血糖为主要特征的代谢性疾病，由于不同程度的胰岛素缺乏和（或）胰岛素抵抗与其生物作用障碍所致，从而时常相随出现碳水化合物、脂肪、蛋白质、水与电解质的障碍。病程较长时即可产生神经、心血管、肾脏、眼和皮肤等诸多脏器的侵害，此时患者时常易于发生难以控制的感染性疾病，如泌尿系统感染、真菌感染和肺结核等。1型糖尿病多起源于胰腺自身严重病变，导致机体严重胰岛素量缺乏；2型糖尿病多因胰岛素不敏感而发生抵抗或胰岛素相对不足等，且常在 40 岁前后发病，起病缓慢，多有肥胖，"三多一少"不甚明显。糖尿病属于中医学的消渴证范畴，源自阴虚燥热，治疗时须以上、中、下三消为纲进行辨证论治，在患者伴血瘀证候时，治宜选取滋阴生津、清热解毒、活血化瘀、益气活血的中药。

西医处方

处方 1 ■ 常用于糖尿病的经济型用药

普通与长效胰岛素　每次 2～4U　每日 2 次　餐前皮下注射

或　中效胰岛素　每次 6～12U　每日 2 次　餐前 30min 皮下注射

处方 2 ■ 适用于非药物难控性 1 型糖尿病的治疗

普通胰岛素　每次 4～20U　每日 2 次　餐前 30min 皮下注射

或　诺和灵-R　每次 4～20U　每日 2 次　餐前 30min 皮下注射

或　优泌林-R　每次 4～16U　每日 2 次　餐前 30min 皮下注射

处方 3 ■ 适用于 2 型糖尿病的口服型降糖药物

苯乙双胍片（降糖灵）　每次 25mg　口服　每日 3 次

或　二甲双胍片（降糖片）　每次 0.25～0.5g　口服　每日 3 次

加　阿卡波糖（拜唐苹）　每次 50mg　口服　每日 3 次

或　格列本脲（优降糖）　每次 5mg　口服　每日 2～3 次

或　格列喹酮（糖肾平）　每日 15mg　餐前口服

处方 4 ■ 适用于 2 型糖尿病口服药疗效欠佳者的治疗

长效胰岛素　每次 6～12U　每日 1 次　睡前皮下注射

加　阿卡波糖（拜唐苹）　每次 50～100mg　口服　每日 2～3 次

或　瑞格列奈（诺和龙）　每次 0.5～2mg　口服　每日 1～3 次

处方1 ■ 胜甘降糖方：山茱萸、五味子、丹参各30g，黄芪40g；
每剂水煎2次，分为2～3次口服；每日1剂，连用30剂
为1个疗程。阴虚口渴、多食多尿、五心烦热时，加用
太子参、玄参、麦冬、天花粉、葛根、玉竹；伴有热盛
者，可加生石膏、知母等；伴气虚倦怠、心悸时，宜加
人参、苍术、茯苓；伴有血瘀甚重、出现肢体麻木时，
加用赤芍、牛膝、红花。能养阴生津、益气活血；主治
各型糖尿病。经此方治疗300例，包括1型糖尿病16例，
治疗2个疗程者78例、3个疗程者162例、3个疗程以上
者60例。疗效观察显示，显效者54例、生效者201例，
临床总有效率为85%。

处方2 ■ 芪药参葛汤：黄芪30g，山药、生地黄、丹参各20g，玄
参25g，苍术18g，熟地黄、葛根各15g。每剂水煎2次，
取汁分2～3次口服，每日1剂；伴有高脂血症者，加用
山楂、何首乌、虎杖；合并血压高者，可加夏枯草、地
龙、牛膝；出现视物模糊时，加用草决明、决明子、菊
花。抵抗力下降、合并继发性感染时，宜加金银花、连
翘、蒲公英；发生末梢神经病变，应加鸡血藤、伸筋
草、乌梅、枸杞子、黄芩、茯苓。能益气养阴、活血化
瘀；主治各型糖尿病。已经治疗46例的近期疗效显示，
治愈者19例、病情已趋向稳定者20例，总有效率
为85%。

处方3 ■ 复方消渴胶囊：人参、天花粉、山药各2份，黄连1份，
先将上药共研细末，装入口服胶囊后备用，每粒约重
0.5g；治疗时，每次6粒口服，每日3次，连服3个月1
疗程。能益气健脾、清热生津；主治2型糖尿病。经此
方治疗82例，其总有效率为93%。

处方4 ■ 参冬地枸消糖片：人参、天冬各36g，天花粉144g，生地
黄、枸杞子各50g，覆盆子96g；先将上药粉碎后，制成

100 片药片。治疗每次 7～10 片，于饭前 1h 口服；每日 3 次，连服 30 天为 1 疗程。能益气养阴、固肾涩精；主治气阴两虚型糖尿病。用此方经治疗 123 例显示，服药 3～4 疗程显效者 42 例、好转者 47 例，总有效率 72%。

处方 5 ■ 益气养阴丸：生地黄、熟地黄、黄芪各 2kg，红人参、泽泻、枸杞子、山茱萸、天花粉、丹参、地骨皮各 1kg。先将上药碾细、过筛，然后共炼蜜成丸，每丸约重 10g；治疗时，每次 2 丸，于餐前口服，每日 3 次。能气活血、补肾养阴；主治气阴两虚型糖尿病。在服用益气养阴丸第 2 周后，检测空腹血糖下降 1.6mol/L，24h 尿糖下降 42g，该方治疗的总有效率为 84%。

处方 6 ■ 健脾降糖饮：山药、薏苡仁各 30g，黄芪 15g，枸杞子、黄精、白术各 9g，葛根 20g，玉竹、天花粉、丹参各 12g；每剂水煎 2 次，分为 2～3 次口服，每日 1 剂。烦渴多食、消谷善饥、大便秘结者，加用生石膏、知母、熟大黄；伴心慌、失眠者，宜加酸枣仁、首乌藤；若有视物模糊、两目干涩，宜加用沙苑子、决明子；若出现麻木不仁，宜加僵蚕、桑枝。能益气健脾、养阴生津；主治脾气亏虚型糖尿病。此方经治 59 例显示，显效者 34 例、有效者 18 例，总有效率为 88%。

处方 7 ■ 活血降糖汤：丹参、黄芪、山药各 30g，赤芍、苍术、玄参各 10g，三七粉 3～5g；每剂水煎 2 次，分为 2～3 次口服，每日 1 剂；三七粉单独分成 2～3 次吞服。能益气健脾、活血化瘀；主治瘀血证 2 型糖尿病。用此方治疗 126 例，显示治愈者 36 例、占 28.6%，好转者 86 例、占 68%。

处方 8 ■ 抑渴汤：鬼箭羽、葛根、桑椹、生白术各 30g，当归 15g，红花、川芎各 10g；每剂水煎 2 次，取汁分为 2～3 次口服，每日 1 剂。能养血活血、健脾生津；主治瘀血证糖尿病。用此方加格列齐特（达美康）、卡托普利（开搏通）、藻酸双酯钠经治 40 例，疗效观察表明显效者 15 例、有效者 14 例，总有效率为 72.5%。

处方 9 ■ 加味二陈汤：半夏 10g，陈皮 6g，草决明 24g，茯苓、白术、苍术各 15g，丹参、葛根各 30g。每剂水煎 2 次，取汁分 2～3 次口服，每日 1 剂。能解痰湿阻滞之疾；主治 2 型糖尿病。经此方治疗 32 例患者，其总有效率可达 94%。

注意： 药物治疗，须结合疾病分型、病情和有无出现并发症而定，一定要杜绝盲目地使用药品治疗。在基层医院，对一般并不严重或无重大并发症者，须首先考虑控制饮食、加强运动、给予一般经济型降糖药处理。

九、 脂肪肝

这是由肝内或肝外因素等导致的一种代谢性疾病，肥胖或经常性饮酒者更为常见。经 B 超扫查揭示，本病普通人群发生率大致为 26%。长期大量饮酒、肥胖而致使脂肪组织在肝脏内不断沉积，表现为肝大不舒、轻度压痛、食欲下降、乳腺发育，还可使女性患者过早闭经等。中医学称本病为积聚，主因肝瘀气滞、痰湿内阻所致。如肝瘀气滞型，出现胁肋胀痛、胸脘不舒、食欲下降、疲乏无力、舌淡、苔白腻、脉滑；痰湿内阻型，出现右胁隐痛、脘腹胀满、恶心欲吐、痰涎增多、头晕倦怠、舌淡、苔白、脉弦滑。此病中医治疗应当合理选用理气化痰、祛湿散结的方药。

西医处方

处方 1 ■ 适用于肝功能异常者的治疗

　　　　水飞蓟素（利加隆）　每次 140mg　口服　每日 3 次

　或　熊去氧胆酸　每次 50mg　口服　每日 3 次

　或　易善复（肝得健）　每次 1～2 粒　口服　每日 3 次

处方 2 ■ 适用于蛋白及热量不足者的治疗

　　　　维生素 B_{12}（弥可保）　每次 2 粒　口服　每日 2 次

加　维生素 E　每次 100mg　口服　每日 2 次

中医处方

处方 1 ■ 酒肝康汤：葛根、丹参、山楂、泽泻、草决明各 30g，芥子 15g；取上药加水 600ml 同煎，先用武火煎沸，再文火续煎 20min，滤其药汁，另加水 500ml 重煎 20～30min，二药兑匀，分成早、晚 2 次口服；每日 1 剂，连服 6 剂为 1 疗程。能理气化痰，祛湿散结；主治痰湿内阻型的脂肪肝，如有右胁隐痛、脘腹胀满、痰涎量多、恶心欲吐、头晕倦怠等。经此方治疗 32 例，总有效率为 93%。

处方 2 ■ 降脂养肝汤：泽泻 20～30g，何首乌、草决明、虎杖各 15～20g，大荷叶 15g；上药加水 600ml 同煎，先用武火、后改文火续煎 20min，水煎 2 次，兑匀后，分早、晚各 1 次口服；每日 1 剂，连服 6～8 剂为 1 疗程。能理气化痰、祛湿散结；主治痰湿内阻型脂肪肝，如有右胁隐痛、脘腹胀满、恶心欲吐、痰涎增多、头晕倦怠等。该方治疗 38 例，总有效率可达 94%。

处方 3 ■ 陈香橼散：陈香橼 1 个，大胡桃 2 枚，砂仁 6g；将上药洗净，置于烘箱内烤干，共研细末，装入胶囊备用；治疗每次取 3g，以温开水送服，每日 2 次。能健脾化湿、除湿逐瘀；主治痰湿内阻型脂肪肝，如有右胁隐痛、脘腹胀满、恶心欲吐、头晕倦怠、舌淡苔白、脉弦滑。

处方 4 ■ 茵郁汤：茵陈、郁金各 15g，香橼皮、柴胡各 12g；取上药水 600ml 同煎，先用武火煎沸，后改用文火续煎 30min，滤出药汁，然后再加水 500ml 煎沸 20min，滤汁兑匀，分早、晚各 1 次口服；每日 1 剂，连服 6～8 剂为 1 疗程。能疏肝理气；主治肝瘀气滞型脂肪肝，如胁肋胀痛、胸脘不舒、恶心纳呆、腹胀乏力、舌淡苔薄、脉弦。

处方 5 ■ 三花减肥茶：金银花、玫瑰花、茉莉花各 10g；上药先洗净、沥干，混匀备用。每次加水 200ml 进行冲泡，代茶饮用，每日 1 剂。能疏肝理气；主治肝瘀气滞型脂肪肝，如有胁肋胀痛、胸脘不舒、恶心纳呆、腹胀乏力、舌质淡、苔薄、脉弦。

十、 单纯性肥胖症

此病是由于机体脂肪组织过多和（或）脂肪组织与其他软组织量比重过大所致，绝大多数患者尚不存在明显的内分泌或代谢性疾病的起因。进行全面检查时，于称重中超标20％或体重指数（BMI）＞2即可称做肥胖。体重指数测算公式：BMI＝体重（kg)/[身高(m)]^2；若在24～28之间为轻度肥胖，在28～30之间为中度肥胖，＞30时为重度肥胖。此外，对肥胖症的评估，还可凭借腰/臀围比例（WHR）进行，当男性＞0.95、女性＞0.85，可称做中心型肥胖症。本症可表现多睡、少动、多汗、疲乏无力、换气困难、女性闭经、男性阳痿等。须查清病因或致病因素，积极采取综合性处理措施，实施减食和减肥治疗。中医学认为此症病可采用祛痰利水、通腑泄热、化瘀消导、健脾温阳、益气行水等中药治疗。

西医处方

处方1 ■适用于为降低一般体重患者的治疗

西布曲明（曲美） 每次5～10mg 口服 每日2次

或 苯丙胺 每次5mg 口服 每日3次

或 芬氟拉明（氟苯丙胺） 每次20mg 口服 每日3次

处方2 ■适用于为降低脂肪吸收的治疗方法

奥利司他（赛尼可） 每次0.12g 口服 每日3次

或 二甲双胍 每次0.25～0.5g 口服 每日3次

加 苯扎贝特（必降脂） 每次200mg 口服 每日3次

中医处方

处方1 ■轻身Ⅰ号：黄芪、防己、白术、川芎、制何首乌各15g，泽泻、生山楂、丹参、茵陈、水牛角各30g，淫羊藿10g，生大黄9g。上药加水500ml，煎煮浓缩为100ml，每次50ml口服，每日2次。若超重大于25％，尚可将此方加重至每日1.5剂，煎煮浓缩成150ml，常规饮服。能益气利水、化瘀降浊；主治单纯性肥胖症。以此方治疗50例，结果显示体重下降者48例，占96％，可平均下降4kg。

处方2 ■ 体可轻：法半夏、陈皮、云苓、炒苍术、炒薏苡仁、大腹皮各等份。将上药共碎，制成浓缩药丸；治疗时，每次40粒（约为10g）口服；每日3次，连服45天为1疗程。能燥湿化痰、健脾理气；主治单纯性肥胖症。经本方治疗47例，包括中重度肥胖症42例，已显示体重减轻者36例，体重平均下降5kg者3例、下降2.5～5kg者6例、降低0.5～2kg者27例。

处方3 ■ 消胖灵：决明子30g，泽泻、郁李仁、山楂、火麻仁各10g；每剂水煎2次，分2次口服，每日1剂。能健脾化痰、燥湿减肥；主治痰湿阻滞型单纯性肥胖症，如头昏胸闷、恶心、胃脘胀满。治疗96例，能奏效者79例，总有效率为83％。

处方4 ■ 达原饮：槟榔12g，厚朴、草果各9g，知母、黄芩各10g，白芍15g，甘草6g；每剂水煎2次，分2次口服，每日1剂；症状减轻后，仍可按原药用量比做成可服性生药散剂，每次6g口服；每日3次；每日1剂，连服30剂为1疗程。能辟秽化浊；主治单纯性肥胖症。以此方治疗38例，包括男25例、女13例，平均年龄为38～68岁，其疗效甚为理想。

处方5 ■ 减肥饮：小豆、生山楂各10g，大枣10枚；水煎2次，分为早、晚2次口服，每日1剂。能健脾化痰、燥湿减肥；主治痰湿阻滞型单纯性肥胖症，如软弱无力、气短、动则加重、下肢浮肿、心悸、尿频等。此方治疗36例，均已获得显著的临床疗效。

注意： 此病不可单独依靠服用某一种时尚药品治疗，患者应当控制饮食和增加体力活动，并须做到持之以恒，以便能将体重每月下降 0.5～1kg 而逐步获得比较理想的标准。使用苯丙胺时，易于快速减重或成瘾，故可采取间歇性用药方式，口服 2～3 周为 1 疗程，然后停药 2 周后再予服药。同时，还须结合进行低热量、低脂、低盐饮食以及运动性减肥治疗。

十一、 高脂蛋白血症

此病是因为脂质代谢和转运异常所致，与此同时还可出现脂质的对抗物质下降。血脂检测时，可见总胆固醇＞2.2～5.7mmol/L、三酰甘油 ＞0.23～1.24mmol/L，伴或不伴高密度脂蛋白下降＞2.2～5.7mmol/L。目前，有人已将本症归类于代谢综合征重要组成部分之一。长时期出现高脂、高蛋白血症，可产生或诱发致命性动脉粥样硬化、血管狭窄、血栓形成或急性胰腺炎等。原发性可由遗传基因缺陷、基因突变引起；继发性多见于某种比较明确的原发性疾病，例如 2 型糖尿病、甲状腺功能减退症、肾病综合征、血液透析、肾移植、胆道梗死、口服避孕药等。患者早期发病隐匿，常无任何临床症状；进入晚期即可导致高血压、动脉硬化、冠心病、心肌梗死、脑卒中、脂肪肝、胰腺炎、高尿酸血症等，从而出现头晕、胸部不适、胀痛、虚浮、腹胀和肢体沉重等。中医学称此症为浊阻、痰湿等，主因痰湿内盛、痰瘀交阻、脾肾阳虚、肝肾阴虚所致，治疗时应采取补益肝肾、健脾利湿、活血化瘀、祛痰消食之法，合理选择有效的中草药。

西医处方

处方 1 ■ 适用于高胆固醇血症的治疗

　　　辛伐他汀（舒降之）　每次 20mg　口服　每晚 1 次

或　洛伐他汀（美降之）　每次 40mg　口服　每晚 1 次

或　普伐他汀（拉普固）　每次 20mg　口服　每晚 1 次

或　氟伐他汀（来可适）　每次 30mg　口服　每晚 1 次

处方 2 ■ 适用于高三酰甘油血症的治疗

非诺贝特　每次 0.1g　口服　每日 3 次

或　吉非贝齐（诺衡）　每次 0.6g　口服　每日 3 次

或　微粒型非诺贝特（力平脂）　每次 0.2g　口服　每日 1 次

或　苯扎贝特　每次 0.2～0.4g　口服　每日 3 次

或　缓释型苯扎贝特　每次 0.4g　口服　每日 1 次

处方 3 ■ 适用于肥胖、动脉硬化合并高脂血症的治疗

烟酸肌醇　每次 0.4g　口服　每日 3 次

或　吉非贝齐（诺衡）　每次 0.6g　口服　每日 3 次

加　绞股蓝苷　每次 2～3 粒　口服　每日 3 次

或　月见草油胶囊　每次 2～3 粒　口服　每日 3 次

中医处方

处方 1 ■ 白金丸：白矾 3 份，川郁金 7 份。先将上药研细末，和匀后，制成药丸；治疗时，每次 6g 口服，每日 3 次，连服 20 天为 1 疗程，服药 2～3 个疗程。能祛痰、行气、解郁；主治高脂血症和肥胖症。用该方治疗 344 例，总胆固醇平均下降 2.2mmol/L、三酰甘油平均下降 0.8mmol/L；以此方治疗肥胖症 170 例，致体重显著降低，平均减轻大致在 3.6kg 以上。

处方 2 ■ 山菊参饮：山楂、菊花、丹参各 10g。取上药加水煎煮，代茶饮用；每日 1 剂，连服 30 剂为 1 疗程，连服 3 个月。于服药期间，配合运动疗法，每日分早、晚各自由运动 30min。能消食化瘀；主治高脂血症。此方治疗 60 例，总有效率达 89%。

处方 3 ■ 大黄冲剂：单味大黄适量；将此药研成细末、过筛，分成每包 6g；治疗时每日 1 包，每晚临睡前冲服，连用 60 天为 1 疗程。能清热、化瘀、降脂；主要用于防治高脂血症。用此方治疗 35 例，疗效观察该药降低总胆固醇的显效率和总有效率分别为 68%～87%；降低三酰甘油的

显效率和总有效率分别为 59%、71%；降低 β-脂蛋白的显效率和总有效率分别为 39%、60%。

处方 4 ■ 调脂汤：丹参 30g，泽泻、枸杞子各 25g，柴胡、山楂、甘草各 15g，红花 10g；每剂水煎 2 次，取汁分 2 次口服，每日 1 剂。患者气虚时，宜加黄芪、黄精；肝肾阴虚时，可加何首乌、生地黄；痰湿内阻者，须加茵陈、石菖蒲；肝阳上亢者，可加草决明、钩藤。能化瘀降脂、养血疏肝；主要适用于防治高脂血症。经此方治疗 34 例，其疗效则优于肌醇烟酸酯与右旋糖酐联用效果。

处方 5 ■ 健脾降脂汤：生山楂 24g，党参、茯苓、茵陈各 12g，白术、苍术、虎杖、僵蚕各 10g，大黄 6g；每剂水煎 2 次，混汁后分 3 次口服，每日 1 剂。肝阳上亢者，宜加菊花、决明子；肝肾阴亏者，可加枸杞子、制何首乌；瘀血明显者，宜加红花和丹参。能健脾利湿、消食导滞；主治高脂血症。该方经治 32 例显示，三酰甘油平均降低 (1.8 ± 0.5) mmol/L，总胆固醇平均降低 (0.8 ± 0.16) mmol/L。

处方 6 ■ 降脂胶囊：泽泻、山楂、丹参、玉竹按照 2：2：1：1 的剂量之比取药，制成可口服丸药，每粒重约 0.3g。治疗时每次 3～4 粒口服，每日 3 次。能利水消食、活血散瘀；主要用于治疗高脂血症。此方经治 47 例显示，痊愈者 18 例、显效者 11 例、有效者 15 例，总有效率为 93.6%。

处方 7 ■ 优降脂片：何首乌、山楂、决明子、五灵脂各等份；先把上药研粉，打制成片或口服胶囊，每片（粒）含生药 0.3g；治疗每次 4 片口服；每日 3 次，连服 30 天为 1 疗程，通常口服 2 个疗程。能补益肝肾、化瘀消食；主要用于治疗高脂血症，曾以此方治疗 40 例，临床总有效率为 81%。

处方 8 ■ 降脂汤：何首乌 15g，枸杞子 10g，草决明 30g；每剂水煎 2 次，分为 2 次口服，每日 1 剂。能补肝养血、润肠通便；主治高脂血症等。用此方治疗 43 例，包括高胆固醇血症 19 例、脂蛋白增高症 22 例、三酰甘油增高症 36 例；治疗结果显示，血清总胆固醇含量下降 0.7mmol/L、脂蛋白下降 1.8mmol/L、三酰甘油下降（0.5±0.3）mmol/L。

处方 9 ■ 楂泽决明降脂方：山楂 24g，泽泻 18g，草决明 15g，虎杖 10g，三七 3g；每剂水煎 2 次，分为 2 次口服，每日 1 剂。气虚加党参、黄芪；气滞加降香、莪术；痰热内阻加全瓜蒌、陈皮、枳壳、大黄、茵陈；肝肾阴虚加何首乌、楮实子、当归、麦冬、白芍；肝阳上亢加钩藤、珍珠母等。能活血化瘀、清热利湿；主治痰瘀型高脂血症。治疗 67 例患者，包括胆固醇增高者 46 例，服药后总胆固醇增高下降至 4.6mmol/L，三酰甘油下降至 1.6mmol/L。

处方 10 ■ 利胆降脂汤：柴胡 15g，决明子、生山楂各 12g，生大黄 10g；每剂水煎 2 次，取汁分为 2 次口服，每日 1 剂；脾虚痰湿者，宜加制半夏、陈皮；气滞血瘀者，宜加川芎、当归；对食积明显者，可加用炒麦芽、鸡内金。能疏肝利胆、化瘀通便；主治高脂血症。用此方治疗高脂血症 62 例，疗效观察已表明，治疗前、后血清总胆固醇平均值由 8.2mmol/L 降至 6.0mmol/L；三酰甘油平均值自 2.9mmol/L 降至 1.6mmol/L。

注意：胆固醇升高时，须常规应用他汀类调脂药治疗，此类制剂不宜与氯贝丁酯一起使用，同时还须禁用于儿童、妊娠和哺乳期妇女。用药期间须定期限复查血脂和肝功能，并注意随时调整药物类型和剂量。倘若仅为三酰甘油升高时，也可以选用贝丁酸类制剂治疗为主。再则，在调脂治疗时还须兼顾应用防治动脉硬化、高血压、肥胖和 2 型糖尿病的药物。此外，还可采用常规口服藻酸双酯钠、月见草油、绞股蓝苷之类的经济型药品，并且配合实施各种运动，如慢跑、步行、骑自行车、打太极拳等。

十二、 高尿酸与痛风

这是一组因为嘌呤代谢失调所致的异质性疾病，患者一旦发生较长期的高尿酸血症，即产生痛风性关节炎等。此时，检测血液内尿酸（UA）通常已超过 $450\mu mmol/L$。疾病最初可以发生单个小关节疼痛，随后若不断扩展和加重方可出现多个或大关节的急性炎症，反复发作不断加重即可产生痛风积石，以至于造成关节畸形和功能障碍。一旦累及肾脏，还会产生慢性间质性肾炎及尿酸性肾脏结石，从而出现血尿、尿闭、肾绞痛等。本病起因可能与饮酒、暴食、感染、外伤、饥饿和长时间步行等因素相关，目前依然缺乏彻底根治的疗法，对此应当及时去除病因、坚持长期的医疗保健和制定合理的饮食方案治疗。中医学称此病为风湿痹痛。急性期患者须分别按照风湿、寒湿、湿热加以论治；慢性期患者应当依照痰密互结或气血两虚或肝肾两亏进行论治，对本虚标实者，治疗时应采取扶正祛邪、标本兼治之法。

西医处方

处方1 ■ 适用于单纯高尿酸血症促进尿酸排出治疗

    丙磺舒（羧苯磺胺）　每次 0.25g　口服　每日 3 次

  或　磺吡酮（苯磺唑酮）　每次 0.1g　口服　每日 3 次

  或　苯溴马隆（痛风利仙）　每次 25mg 口服　每日 1～2 次

处方2 ■ 适用于单纯高尿酸血症抑制尿酸合成治疗

    别嘌醇（别嘌呤醇）　每次 0.1g　口服　每日 3 次

  加　吲哚美辛（消炎痛）　每次 25mg　口服　每日 2 次

处方3 ■ 适用于痛风性关节炎急性发作期治疗

    秋水仙碱　每次 1mg　口服　每 2h 1 次，维持 24～48h，总量不可超过 48mg，若出现恶心、呕吐时立即停药

  或　双氯芬酸（扶他林）　每次 25mg　口服　每日 2～3 次

  或　布洛芬（异丁洛芬）　每次 0.1g　口服　每日 3 次

或　阿西美辛（优妥）　每次 90mg　口服　每日 1 次

或　吲哚美辛　每次 25mg　口服　每日 2～3 次

处方 4 ■ 适用于痛风间歇期用慢性期治疗

丙磺舒　每次 0.5～1.0g　口服　每日 3 次

或　别嘌醇　每次 0.1g　口服　每日 2～3 次

加　碳酸氢钠　每次 1.0g　口服　每日 3 次

中医处方

处方 1 ■ 加减当归止痛汤：忍冬藤 30g；茵陈、葛根、虎杖各 15g，当归、宣木瓜各 12g，羌活、独活、防风、汉防己、油松节、赤芍、炒苍术、猪苓各 9g，生甘草 5g；每剂水煎 2 次，取汁分 2 次口服，每日 1 剂。能清热利湿、祛风止痛；主要用于防治痛风。此方经治疗 40 例显示，治愈者 7 例、有效者 29 例，总有效率可达 90%。服药期间，须忌食牛羊肉、动物内脏、青鱼、鱼卵、小虾，禁止饮酒。

处方 2 ■ 加味四妙汤：黄柏、苍术、赤芍、牛膝、地龙各 15g，金钱草 30g，生薏苡仁 20g，汉防己、泽泻各 10g，全蝎 5g；上药水煎煮 2 次，分为 2 次口服，每日 1 剂；病情较重者，每日应煎服 2 剂，分成 4 次口服；然后保留药渣、敷于患处；连治 15 天为 1 疗程。脾胃虚弱时，加用黄芪、白术、山药、茯苓；肝肾不足时，加用独活、续断、桑寄生、知母、生地黄；关节局部肿胀时，加用土茯苓、滑石。能清热利湿、通络止痛；主要用于防治痛风。此方治疗 15 例显示，治愈者 9 例、显效者 5 例、好转者 1 例，几乎 100% 奏效。

处方 3 ■ 地黄黄芩方：秦艽 20g，生地黄、黄芪、丹参、益母草、桑寄生各 15g，山茱萸、茯苓、泽泻各 10g；每剂水煎 2 次，分 2 次口服，每日 1 剂。肾阳不足、腰膝冷痛者，宜加用淫羊藿 10g、仙茅 10g；脾虚腹胀、便溏者，宜加党参 10g、炒白术 10g。伴有热甚口渴、尿黄脉数者，加用黄芩 10g、黄柏 10g 或栀子 10g；肝阳上亢、头晕头痛者，宜加用钩藤、菊花、天麻各 10g。能补肾益气、活血利尿；主治气血两虚型痛风及其肾变期。

注意： 在急性期内，须结合实施饮食调节、卧床休息及药物辅助的综合性治疗。饮食治疗须尽量避免摄入高嘌呤食品，如动物内脏、骨髓、海味、豌豆、芹菜等。注意劳逸结合、增进每日饮水量和防止肥胖症。再则，在应用磺吡酮、苯溴马隆、别嘌醇、路安利和秋水仙碱治疗期间，还须定期复查肝肾功能和进行血细胞分析。

第十一章
男科常见疾病

一、前列腺炎

通常认为，对急性前列腺炎治疗不彻底，极容易发展成慢性病变。因此，本病被分为急性和慢性细菌性前列腺炎，或者被分为细菌性和非细菌性前列腺炎与疼痛等，后者则极少伴有尿路感染。患者大多有尿频、尿急、夜尿增多和尿痛等尿路刺激症状，一小部分患者有骨盆区、耻骨上或会阴生殖区不适或疼痛，在前列腺分泌物中可见有大量白细胞和巨噬细胞。中医学中称急性前列腺炎为热淋，可称慢性前列腺炎为尿精、精浊、白淫、劳淋、淋浊、白浊等。认为此病主因湿热下注、瘀血内停、脾气亏虚、阴虚火旺、肾阳不足所致，甚或产生湿热瘀阻并存或湿热瘀阻与肾虚并存等证，故于治疗中宜采用清利与活血、活血与补肾并用之法，所选中药除内服外，还可结合采用外治法，如配合煎药保留灌肠、药栓纳肛等给药方式。

西医处方

处方 1 ■ 适用于细菌性前列腺炎的治疗

　　　　米诺环素（美满霉素）　每次 100mg　口服　每日 2 次

　或　罗红霉素　每次 150mg　口服　每日 2 次

　加　氧氟沙星（氟嗪酸）　每次 200mg　口服　每日 3 次

或　阿奇霉素（泰力特）　每次 0.25g　口服　每日 1 次

或　头孢夫辛酯（新菌灵）　每次 0.25g　口服　每日 2 次

加　氧氟沙星　每次 0.5g　口服　每日 2 次

或　多西环素　每次 100mg　口服　每日 2 次

加　庆大霉素 8 万 U ⎫
　　2％普鲁卡因 2ml ⎭　经会阴或耻骨上封闭　每周 2 次

处方 2 ■ 适用于前列腺炎的急性期治疗

　　溴丙胺太林（普鲁本辛）　每次 15mg　口服　每日 3 次

　　吲哚美辛（消炎痛）　每次 25mg　口服　每日 3 次

加　红霉素（肠溶片）　每次 500mg　口服　每日 4 次

或　盐酸四环素　每次 500mg　口服　每日 4 次

加　黄酮哌酯盐　每次 200mg　口服　每日 3 次

中医处方

处方 1 ■ 龙胆泻肝汤加减：龙胆、生栀子、黄芩、黄柏、大黄、车前子各 10g，蒲公英、萹蓄、败酱草、白芍各 30g，石韦 15g，甘草 6g；每剂水煎 2 次，药汁分 2～3 次口服；每日 1 剂，连服 7 剂为 1 疗程。若伴有高热，宜加生石膏、金银花；尿痛明显者，可加延胡索、海金沙、没药；尿频不畅时，可加赤小豆、葶苈子、淡竹叶；夜尿频频，加用益智仁、乌药；腰痛甚重，宜加桑寄生、金狗脊、续断；遗精、早泄者，宜加补骨脂、金樱子、芡实。能清热、利湿、解毒；主治肝经湿热、毒热淤滞型前列腺炎。用此方治疗 38 例显示，治愈者 27 例、好转者 9 例，总有效率约为 95％。

处方 2 ■ 土茯苓煎：土茯苓、败酱草、马齿苋、露蜂房各 30g，赤芍、泽兰、桃仁、路路通各 10g，连翘、川牛膝各 12g，甘草 6g；每剂水煎 2 次，取药液分 2 次口服；每日 1 剂，连服 30 剂为 1 疗程。服药期间不宜饮茶，因土茯苓与茶水同饮则易于造成脱发。出现便秘时，宜加大黄；尿白明显时，宜加用薏苡仁等；男性伴有阳痿、早泄、畏寒时，宜加附子、淫羊藿、肉桂；若合并腰酸心悸、遗精、失眠，加入知母、黄柏、山茱萸、炒酸枣仁同煎。能清热利湿、活血祛瘀；主治因湿热证引起的慢性前列腺炎。用此方治疗 200 例显示，治愈者 149 例、好转者 41 例，总有效率可达 95％。

处方 3 ■ 前列腺炎Ⅰ号：白花蛇舌草 30g，生黄芪、蒲公英、土茯苓各 20g，虎杖、败酱草、萹蓄各 10g，黄柏、生甘草、生大黄各 10g；水煎 2 次滤汁，分为 2 次口服，每日 1 剂。方内蒲公英、生黄芪、大黄、虎杖等，将刺激机体网状内皮系统，增加吞噬细胞功能，提高淋巴细胞转化率，促进免疫球蛋白形成。尿道灼热、刺痛明显者，加石韦、木通各 10g 同煎；尿道滴白甚重，应加蒲公英、车前子各 15g；感染性前列腺炎，伴有大量脓细胞，须加用金银花、连翘各 20g；若为血精或有大量红细胞时，宜用白茅根 20g，墨旱莲 15g。能清热利湿、解毒化浊；主治湿热蕴结型病例。用此方经治 41 例显示，治愈者 30 例、显效者 8 例、好转者 3 例。

处方 4 ■ 前列腺炎Ⅱ号：白花蛇舌草 30g，生黄芪、蒲公英、土茯苓、赤芍、延胡索各 20g，虎杖 15g，熟大黄、川楝子、乌药各 10g；每剂水煎 2 次，分 2～3 次口服，每日 1 剂。尿道灼热刺痛时，须加石韦、木通各 10g；对会阴、睾丸、阴茎疼痛者，宜加炮穿山甲、乳香、没药各 10g；前列腺液查及大量脓细胞时，加用金银花、连翘各 20g。该方能清热利湿、行气活血；主治湿热兼瘀型病例。用此方经治 106 例显示，治愈者 72 例、显效者 26 例、好转者 6 例。

处方 5 ■ 化瘀导浊汤：生黄芪、王不留行、莪术各 10g，丹参、白花蛇舌草各 30g，穿山甲、红花、川芎、车前子各 12g，虎杖、鱼腥草各 20g，益母草、半枝莲、菟丝子、牛膝各 15g，生甘草 6g；每剂水煎 2 次，分 2～3 次口服；每日 1 剂，连服 2 个月为 1 疗程。若会阴、小腹及睾丸坠痛，宜加延胡索、川楝子、乌药；相伴尿黄而浊时，加用木通、滑石、萹蓄、瞿麦等；对同时合并腰痛者，可加用杜仲、续断、桑寄生；对性功能降低者，宜加蜈蚣、淫羊藿、蛇床子；若合并遗精、早泄，应加入知母、黄柏、煅龙骨、煅牡蛎同煎。此方能化瘀、清热、导浊；主治兼湿热的血瘀型病例。此方治疗 68 例显示，痊愈者 25 例、显效者 23 例，有效者 16 例，服药时间最短 35 天、最长可达 6 个月。

处方6 ■ 活血清利方：丹参、瞿麦、女贞子各 20g，败酱草、白花蛇舌草、车前草、生地黄各 30g，牛膝 15g，莪术、王不留行、黄柏各 10g；每剂水煎 2 次，分 2 次口服；每日 1 剂，连服 20 天为 1 疗程，通常需要 3 个疗程。与大剂量生地黄、女贞子伍用，能滋肾补阴和提高机体免疫力，可充分发挥抗菌消炎的协同作用。服药期间须忌食海鲜和辛辣温燥类食品，禁用烟酒。尿道灼痛，可加木通、石韦、知母；尿道发痒，加用白鲜皮；若滴白甚重，可加用海金沙等；大量脓细胞，加用金银花、蒲公英；伴有少腹阴囊胀痛，宜加川楝子、延胡索等。能活血化瘀、清热利湿；主治慢性淋球菌性前列腺炎。用此方治疗 23 例显示，治愈者 14 例、有效者 6 例。

处方7 ■ 前列安丸：益母草 50g，白花蛇舌草、山药各 30g，当归、酒白芍各 15g，柴胡、红花、牛膝、鸡内金、生甘草各 10g，炙水蛭 5g，蜈蚣 3 条；先将益母草、白花蛇舌草加水煎煮，至药汁浓缩为软膏状；然后，再把余药共研细末、掺入，一并制成梧桐子大小的蜜丸；治疗时，每次 9g 口服，每日 2～3 次，连用 30 天为 1 疗程。服药期间忌用辛辣和酒精类饮料。能化瘀通络、清热解毒；主治非细菌性前列腺炎。用此方治疗 60 例显示，治愈者 42 例，有效者 15 例，总效率 95％。

处方8 ■ 公英败酱验方：白花蛇舌草、蒲公英、败酱草、土茯苓各 20g，赤芍、王不留行各 10g，桃仁、大黄各 6g；上药加水 500ml，煎至 100ml，待药温凉至 30～40℃时进行保留灌肠，须叮嘱患者俯卧 1～2h；每晚 1 次，连用 15 剂为 1 疗程。湿热偏重，须重用白花蛇舌草、蒲公英、土茯苓、败酱草；伴有气滞血瘀者，可加用三棱、莪术；合并肾虚者，应加入骨碎补同煎。能清热解毒、活血化瘀；主治慢性前列腺炎。用此方治疗 32 例显示，治愈者 20 例、好转者 8 例，总有效率为 87.5%。用栓剂每次 1 粒纳肛，共治疗 100 例疗效显示，显效者 77 例、有效者 16 例，总有效率为 93%。

处方 9 ■ 活络效灵丹加减：乳香、没药、当归、续断各 30g，大血竭 50g；先取前 4 味加水煎煮 2 次、合汁；然后，把大血竭研末，加入上述煎汁内，续煎并浓缩至 200ml，待药温度凉至 41℃左右实施保留灌肠，每隔 1 日 1 次，连用 6 剂为 1 疗程。该方能活血化瘀；主治慢性前列腺炎；以此治疗 84 例显示，显效者 48 例、好转者 29 例。

注意： 抗生素治疗前，须排除曾有不良反应的患者，治疗中不可随意缩短用药时程或频频更换药品，以防达不到有效控制细菌感染的目的。米诺环素是一种新型半合成四环素，本品具有速效、长效和高效的特点，针对前列腺发生的革兰阴性、阳性细菌感染，均具有比较明显的抑菌作用，其不良反应也较四环素为轻；溴丙胺太林作为一种抗胆碱药，对刺激性排尿不适的疗效较明显，但应慎用于青光眼病人。

二、 前列腺增生症

此症曾经称为前列腺肥大，老年男性发病居多，通常在 50 岁以后的发病率可伴年龄增高而逐渐上升。主要病理变化即良性前列腺增生，极易导致下尿道梗阻，引发排尿困难甚至尿潴留等。有人认为本病可能与老年人前列腺组织内睾丸激素代谢异常相关。例如，含有比较高的双氢睾酮，该激素有可能是产生前列腺增生症的一个原因。患者表现为尿频、排尿不尽或费力、尿线变细、夜尿频频，甚至发生尿潴留等，当同时合并尿道感染时也可出现尿频、尿急或小便失禁等。中医学将本病归属于癃闭，癃时表现小便淋漓、滴出，闭时易致小便滞阻、点滴不出。大凡暴闭为实证、久癃为虚证。对暴闭者，需要清湿热、散瘀结，利气机而通水道；对久癃者，应当补脾肾、温肾经、助气化。气化得行者而小便自通。

西医处方

处方 1 ■ 己烯雌酚　每次 4mg　肌内注射　每日 1 次

处方 2 ■ 己烯雌酚　每次 2mg　口服　每日 3 次
　　　加　哌唑嗪　每次 1mg　口服　每日 2 次
　　　　　黄体酮　每次 20mg　肌内注射　每日 1 次

中医处方

处方 1 ■ 癃闭散：穿山甲片（炒）、肉桂按照 6：4 配取，制成散剂；治疗时，每次 10g 蜜水冲服；每日 2 次，连服 20 天为 1 疗程。能攻坚散结、助阳化气；主治前列腺增生症。此方经治癃闭 45 例显示，近期治愈者 29 例、好转者 13 例，总有效率达 93%。

处方 2 ■ 癃闭通丸：熟地黄、山药、山茱萸各 12g，泽泻、茯苓各 24g，肉桂 9g，炮穿山甲 15g；先把上药打成细粉，炼蜜为丸。治疗时，每次 1 丸口服，每日 3 次。有必要时，可配合体腔红外线仪治疗，每日 1 次，连续 10 次为 1 疗程。能补益肾气、活血化瘀；主治前列腺增生症。此方治疗 143 例，共 1～13 个疗程显示，显效者 68 例、有效 66 例，总有效率高达 94%。

处方 3 ■ 消坚通窍汤：黄芪 50g，海蛤壳、炮穿山甲各 25g，皂角刺、川牛膝各 10g，海藻、王不留行各 15g，木通 9g，马鞭草 30g，水蛭 6g；每剂水煎 2 次，分成 2 次口服，每日 1 剂。另外，宜选大黄、芒硝、桂枝、虎杖、当归尾、路路通、地龙各等份水煎，待温后坐浴或进行会阴部熏洗，每日 2 次。气虚者加党参；阳虚者加菟丝子、巴戟天；阴虚者加生地黄、熟地黄；发生湿重者加薏苡仁、猪苓；热盛明显者可加黄柏、栀子。能益气活血、软坚通窍；主治老年性前列腺增生症。此方经治 60 例显示，治愈者 22 例、减轻者 30 例，总有效率为 87%。

处方 4 ■ 三黄桂甲汤：生黄芪 30～50g，生大黄 9～15g，生地黄 20～25g，肉桂 3～6g，穿山甲 6～10g；每剂水煎 2 次，取汁分 2 次口服，每日 1 剂。肾气亏虚宜加菟丝子、覆盆子、山茱萸、枸杞子各 10g；脾虚气陷应加党参 20g、白术 15g、升麻 6g、柴胡 6g；气滞血瘀应加王不留行 10g、赤芍 10g、琥珀（研末冲服）5g；生湿热下时，尚可加用黄柏 10g，滑石、车前子各 30g。能养气活血、养阴清热；主治前列腺增生症。此方治疗 58 例显示，显效者 36 例、生效者 18 例，总有效率达 93%。

处方 5 ■ 解癃汤：刘寄奴、黄芪各 30g，桃仁、山茱萸各 10g，熟地黄、怀山药、石韦各 15g，蝼蛄、沉香各 7g，甘草梢 5g；每剂水煎 2 次，分 2 次口服，每日 1 剂。湿热显著时，加用鱼腥草、车前子、黄柏；肾阳虚时，加入淫羊藿、肉桂；大便干结时宜加用酒大黄等。此方能补肾益气、活血化瘀、行气利水；主治老年性前列腺增生症。此方经治 38 例显示，治愈者 32 例、好转者 5 例。方内蝼蛄是华北蝼蛄的干燥尸体，《本草纲目》曾记载，该药能"利大小便，通石淋"，煎服 1～2h 即可排解小便，尚未见明显的毒副作用。

处方 6 ■ 黄芪琥珀汤：生黄芪、琥珀末（冲服）30g，车前子 15g，王不留行、夏枯草、山茱萸各 10g，肉桂、桔梗各 5g；每剂水煎 2 次口服，每日 1 剂，连服 30 剂为 1 疗程。有尿频、尿急、尿痛时，宜去掉肉桂，加用瞿麦、萹蓄、金钱草；大便秘结者，宜加大黄；严重血尿时，可加仙鹤草。能益气补肾、化瘀散结；主治前列腺增生症。用此方治疗 83 例显示，治愈者 24 例、显效者 40 例、好转者

14 例。在历代文献中都有记载，琥珀能散瘀止血、通利小便。

处方7 ■ 补肾活血汤：蒲公英、石韦、路路通各 30g，怀牛膝、知母、炮穿山甲、赤芍、桃仁、莪术、山茱萸各 10g，肉桂 3g，皂角刺、生地黄各 15g；每剂水煎 2 次分服，每日 1 剂，连用 30 剂为 1 疗程。腹胀甚重者，加小茴香、泽泻等；尿频尿急者，加冬葵子、川黄柏等。气虚甚重者，宜加升麻、党参等；若大便秘结，可加生大黄。能清热解毒、活血化瘀、益肾利湿；主治老年性前列腺增生症。用此方经治 37 例显示，显效者 20 例、好转者 13 例，总有效率为 89%。路路通又称枫实、枫果，为金缕梅科枫香的成熟果实，能发挥通络利水的作用。

处方8 ■ 羊藿菟丝验方：淫羊藿 20g，半枝莲、牡蛎各 30g，菟丝子、山茱萸、仙茅、车前子、怀牛膝、王不留行、巴戟天各 15g，炮穿山甲、桃仁、红花各 12g，大黄（后下）6g；每剂水煎 2 遍，混汁分 2 次口服；每日 1 剂，连服 1~2 个月为 1 疗程。肾阴虚者，宜加黄柏、知母；肝阳上亢者，可加用生地黄、生龙骨；出现肾阳虚，宜加制附子；出现气血虚，须加黄芪、党参等。血尿明显时，宜去红花、桃仁，加入三七、茜草、白茅根；若合并便溏，宜去大黄，加入山药、白扁豆；若有咳喘，应去水蛭，加入葶苈子和大枣。能温肾助阳、活血化瘀；主治前列腺增生症。此方经治疗 48 例显示，近期治愈者 28 例、好转者 17 例，总有效率可达 94%。

处方9 ■ 启癃汤：菟丝子、王不留行各 30g，山茱萸、穿山甲珠、枸杞子、冬葵子、仙茅各 15g，肉桂 4g，沉香 5g；每剂水煎 2 次，分 2 次口服，每日 1 剂。患者肾虚，宜加鹿角胶、附片；瘀阻甚重，可加丹参、桃仁、红花；倘若出现夹热，应加琥珀、黄柏、知母。能益肾活血、行气利水；主治前列腺增生症。用此方经治 67 例显示，治愈者

17例、显效者22例、有效者25例，总有效率可达96％。

注意： 哌唑嗪仅限于本病早期的治疗，并且慎用于合并肾功能不全者。首次给药时要避免本品有可能产生的直立性低血压和晕厥等不良反应。此病宜酌情尽早实施前列腺摘除术，此术更适用于明显尿道梗阻、体质状况尚好、不存在严重心肺肝肾等重大脏器功能障碍的患者；另外，也可考虑酌情选择激光、射频和微波等现代医疗技术治疗。

三、 男性性功能障碍

男性性功能障碍常指男性发生的性行为和性感受障碍，主要表现是患者性生理反应异常或缺失，并且出现在整个性生理过程的任何环节，既可呈现以阳痿为代表的勃起障碍，也可呈现射精障碍，例如早泄或者不射精等；另外，相当一部分患者是产生了性欲减退、性厌恶之类的性欲障碍。限于篇幅，以下重点介绍几则治疗阳痿、早泄和不射精的中药验方。

西医处方

处方1 ■ 适用于性激素肌注替补性治疗

丙酸睾酮（25mg/支） 每次25～100mg 肌注 每周1～3次

或 庚酸睾酮（ET，100mg/支） 每次100mg 肌注 每3～4周1次

或 十一酸睾酮（Andriol，250mg/支） 每次250mg 肌注 每月1次

处方2 ■ 适用于性激素口服替补性治疗

安雄胶囊（40mg/粒） 每次40mg 口服 每日2次

处方3 ■ 适用于性激素自动泵替补性治疗

LHRH（100ug/支） 每次5～10μg 每隔90min 1个脉冲 皮下自动注射

中医处方

处方1 ■ 温肾治痿汤：山茱萸、枸杞子、菟丝子、沙苑子各 30g，仙茅、蛇床子、淫羊藿、巴戟天各 25g，当归、熟地黄各 20g；胡芦巴、肉桂各 10g；每剂水煎 2 次，取汁分 2 次口服；每日 1 剂，连服 15 剂为 1 疗程。心脾两虚者，宜加党参、黄芪；出现肝郁时，须加柴胡、香附；伴恐惧而伤肾者，可加龙骨、牡蛎、远志等。此方能温肾助阳、益精起痿；主治阳痿，适用于命门火衰证，如阳具不举、精薄清冷、畏寒肢冷、精神萎靡、腰膝酸软等。此方治疗 274 例显示，治愈者 226 例、好转者 40 例，总有效率约达 97%。

处方2 ■ 亢疾灵：蜈蚣 16g，当归、白芍、甘草各 60g；先将当归、白芍、甘草晒干，共研细末，过 90~120 目筛；接着把干蜈蚣研细，将两种药粉混匀，分成 40 个药包；治疗每次半包或 1 包，以白酒或黄酒送服，每日 2 次，连服 15 天为 1 疗程。个别服药者有轻度浮肿，但能逐渐自行消失。此方能养血柔肝、通经、滋阳、起痿；主治肝血不足、经气不通的阳痿。蜈蚣能通络止痉，带有头足者为上品。蜈蚣有毒，其用量绝不可任意增加。此方经治 737 例显示，近期治愈者 655 例、好转者 77 例。

处方3 ■ 二仙三子汤：淫羊藿、仙茅各 10g，菟丝子、枸杞子、当归、生白芍各 15g，五味子 6g，蜈蚣 2 条，炙刺猬皮 12g；每剂水煎 2 次，分 2~3 次口服；每日 1 剂，连服 15 剂为 1 疗程。肾阳虚者，加用生地黄、龟甲、鳖甲；命门火衰者，加用肉苁蓉、附子、鹿角片、巴戟天；脾肾气虚者，宜加山药、生黄芪、炒白术。肝郁气滞时，加用柴胡、郁金、枳壳；湿热下注时，宜加生地黄、龙胆、牡丹皮、栀子；心神不宁时，加用麦冬、龙骨、牡蛎、酸枣仁同煎。能温肾益精、活血通络；主治男性阳痿不举、不育症。此方治疗 54 例显示，经煎服 2~3 个疗程，已治愈者28例、有效者12例、好转者8例，总有效率可达89%。

处方4 ■ 黄连阿胶汤加减：黄连5g，白芍、石莲子、远志、茯苓各15g，黄柏、桑螵蛸、五味子、柏子仁、阿胶各10g，鸡子黄1枚。上药加水煎煮，取药液；待阿胶烊化，将鸡子黄兑入药液、搅匀，每日1次1剂。心火亢盛时，加用栀子；肝火旺盛时，加用龙胆；肾阳不足时，加菟丝子、韭菜子等。阳痿甚重时，须加锁阳、淫羊藿；早泄为主时，可加牡蛎、龙骨、芡实等。用药治疗时，应忌食辛辣刺激食品，暂停房事。能滋阴降火、养心安神；主治阳痿、早泄、不育症等。用此方治疗80例显示，煎服60天治愈者36例、好转者40例，无效者仅4例。

处方5 ■ 补阳求偶汤：蛤蚧、马钱子、蜈蚣各等份；共研细末，装成口服胶囊备用，每次2粒口服，早、晚各1次温开水送服，连用20天为1疗程，停药1周，再续服；服药治疗期间，应予停用西药。该方能滋肾益精、温肾通阳；主治肾虚性欲低下或勃起不坚。马钱子有毒，服药时病后即止，不可久服；用前要严行炮制。例如，现报道，马钱子含生物碱士的宁，过量时出现毒性反应，像咀嚼肌及颈肌抽搐、咽下困难、烦躁不安，重者表现角弓反张、握拳、牙关紧闭、苦笑面容等，需要立即停药。此方经治37例阳痿，疗效观察揭示，显效者19例、好转者13例。

处方6 ■ 龙胆地龙汤：龙胆、当归各15g，地龙20g，茯苓30g。制大黄、生地黄、泽泻、蛇床子各12g，车前子18g，川木通10g，蜈蚣5条；每剂水煎2次小滤汁，分为2～3次口服；每日1剂。肝郁者，宜加合欢皮，重用柴胡；伴有脾虚者，宜加党参、苍术、白术；伴有遗精者，须加莲须；伴有心神不宁者，加用炙远志、酸枣仁等。能清湿热、通宗筋、助勃举；主治湿热证阳痿。用此方治疗64例显示，近期治愈者51例，显效4例，有效4例。

处方7 ■ 金樱子汤：金樱子30g，莲子、五味子、菟丝子、莲须各10g，沙苑子、芡实、煅龙骨（先煎）、煅牡蛎（先煎）各15g；每剂水煎2次，取汁1次口服；每日1剂，连服10剂为1疗程；此外，房事前，宜用男士香露，配方有细辛、公丁香、海马各5g，蛇床子、淫羊藿各3g，随后以75％酒精50ml浸泡30天，滤药液装瓶即成，治疗时局部喷洒，每次0.5～1ml。脾肾阳虚者，用补骨脂、淫羊藿、山茱萸、党参、制附子；心肾不交者，可加用黄连、肉桂；阴虚火旺者，可加黄柏、知母；肾阴虚者，可加生地黄、龟甲、枸杞子、女贞子。大便干燥时，宜加当归、肉苁蓉；伴有腰酸背痛时，宜加杜仲、续断；阴茎勃起不坚时，宜加淫羊藿、锁阳、阳起石、仙茅。能补肾涩精；主治早泄。治疗112例疗效观察显示，治愈者有101例，总有效率可达90％。

处方8 ■ 王不留仙茅汤：路路通、王不留行、五味子、牛膝、仙茅、淫羊藿各15g，枸杞子、菟丝子、肉苁蓉、巴戟天各20g；上药水煎2次混汁，分2～3次口服；每日1剂，连用28天为1疗程。阴虚火旺者，加服知柏地黄丸；肾气不足者，加服红参10g、鹿茸1.5～2g。此方能补肾益精、活血化瘀；主治功能性不射精症；治疗189例显示，治愈者147例、好转者28例。为温补肾阳，宜选用路路通、王不留行、牛膝等活血通络之品。

四、血精症

精液正常时呈乳白色或乳黄色，倘若射出后呈鲜红色或暗红色甚至带血丝或血块等，统称为肉眼血精；倘若只能经显微镜涂片检查见有大量红细胞时，称为镜下血精。此症在25～45岁的男性发病率较高；绝大多数患者是于性交后被发现。有时此症也可能仅是一种良性或自限性疾病。鉴别诊断中尚须排除精囊炎、精囊癌、前列腺癌、生殖系统结核、坏血病、门静脉高压症、各类紫癜等。精囊炎属中医学血证的范畴，这十分类似于中医学曾经记载的血精证。此症应按照以下分型辨证论治：①阴虚火旺型，出现少量鲜红色血精、性欲旺盛、口干心烦、晚间盗汗、下后潮热、大便干结、舌红、苔少、脉细数；②湿热蕴结型，于急性发病期，血精量较大、呈鲜红色，有尿频尿急、尿道炽痛、口干而苦，常因酒后诱发，舌质红、舌苔黄、脉数；③气不统血型，血精反复发作，症状时轻时重，精色淡红，时多时少，多伴有疲乏无力、食少便溏、阴部坠胀、舌淡红、苔薄白、脉细弱，治宜统气摄血。

西医处方

处方1 ■ 适用于急性炎症的抗感染治疗

青霉素钠 240 万 U
生理盐水 200ml ｜ 缓慢静滴 每日 2 次 用前皮试

加 诺氟沙星（氟哌酸） 每次 0.2g 每日 3 次

或 氧氟沙星 每次 0.2g 每日 2 次 连用 10 天

或 乳酸环丙沙星 每次 0.2g 静滴 每日 2 次 连用 7 天

处方2 ■ 适用于一般性止血药治疗

酚磺乙胺（止血敏，止血定） 每次 0.5g 口服或肌注 每日 2～3 次

或 氨甲苯酸（止血芳酸） 每次 0.5g 口服或静注 每日 2～3 次

或 氨基己酸（EACA） 每次 2.0g 口服 每日 3～4 次

中医处方

处方1 ■ 凉精汤：藕节、白茅根、大蓟、小蓟各 15g，血余炭 100g；上药加水 600ml 同煎，先用武火、后改文火续煎 30min，滤出药汁 1 次口服；每日 1 剂，连服 7 剂为 1 疗程。此方能凉血滋阴；主治血精症，如阴虚火旺型，表现性欲旺盛、血精量少而鲜红、口干心烦、盗汗、午后

潮红、大便干结等，临床有效率已达 85％。

处方2 ■ 桂芪饮：黄芪 30g，肉桂 6g；将二药共研细末，装好胶囊备用，每次 3g、黄酒送服，每日 3 次；服药期间不可饮茶。能补气统血；主治血精症，如气不统血、血精复出、时轻时重，精色淡红、时多时少，伴浑身乏力等。临床治疗有效率为 91％。

处方3 ■ 马鞭三妙汤：马鞭草 30g，地锦草 20g，苍术、牛膝各 10g；上药加水 600ml 同煎，先用武火、后改用文火续煎 30min，取药汁后 1 次服完；每剂水煎 2 次，每日 1 剂，连服 10 天为 1 疗程。能清热利湿；主治血精症，如湿热蕴结证，血精量较大、呈鲜红色，有尿频、尿道炽热，口干而苦，饮酒后复发。

五、睾丸炎

　　这是一种睾丸或附睾的慢性非特异性炎症。急性睾丸炎多是经由血源性或淋巴系统的途径而感染，同时还可以作为各种急性传染病的并发症一起发生，如在流行性腮腺炎病毒感染后伴发等。急性睾丸炎若治疗不彻底，也可发展成睾丸组织纤维化、曲细精管基底膜玻璃样或退行性改变等。慢性附睾丸炎常因过度劳累或尿路感染后而复发。临床主要表现为睾丸肿大、质硬和轻微触痛，在急性期，患者体温增高，可上升至 38～40℃，有一侧或双侧睾丸肿痛或压痛、阴囊红肿、触诊检查睾丸跟附睾的关系不清，多无尿路刺激症状，偶见镜下血尿和微量蛋白。此病相当于中医学的子痈或卵子瘟等证，须按以下两型予以辨证论治：①肝络失和型，如出现睾丸隐隐胀痛，皮色不热、不变，附睾头部结节和压痛，可放射至胯腹部，检查舌淡、苔薄白、脉细弦；②肝肾不足型，表现为下腹坠胀不舒、一侧或双侧睾丸萎缩、偏小偏软、口干溲黄、腰酸乏力、舌质红、苔少、脉细数。

西医处方

处方 1 ■ 适用于感染性炎症的治疗

诺氟沙星（氟哌酸）　每次 0.2g　每日 3 次

或　氧氟沙星　每次 0.2g　每日 2 次　连用 10 天

加　青霉素钠 240 万 U ｜
生理盐水 200ml ｜　缓慢静滴　每日 2 次　用前皮试

或　乳酸环丙沙星 0.2g　静脉滴注　每日 2 次　连用 7 天

处方 2 ■ 适用于病毒时的治疗

利巴韦林（病毒唑）　每次 0.2g　口服　每日 3 次

或　吗啉胍（病毒灵）　每次 0.2g　口服　每日 3 次

或　利巴韦林 200～500mg ｜
10% 葡萄糖液 500ml ｜　静脉滴注　每日 1～2 次

中医处方

处方 1 ■ 王氏验方：海藻 30g，炒橘核、炒小茴香各 10g；上药加水 600ml 同煎，先用武火、后用文火续煎 30min；滤药汁 1 次服下，每日 1 剂；连服 10 剂为 1 疗程。此方能疏肝和络；主治伴有睾丸炎的前列腺增生症，如有睾丸隐痛、胯痛、腹痛、脉细弦等。

处方 2 ■ 秘藏汤：当归、牡丹皮各 10g，生地黄 15g，黄连 5g，升麻 3g；上药加水 500ml 同煎，先用武火、后用文火续煎 30min，每剂水煎 2 遍，口服，每日 1 剂；连服 12 剂为 1 疗程。能补益肝肾、活络定痛；主治慢性睾丸炎，如表现一侧或双侧睾丸萎缩、坠胀不舒伴腰酸乏力等，临床总有效率为 89%。

处方 3 ■ 海昆汤：海藻、昆布各 15g，生大黄 10g，芒硝 3g；上药加水 600ml，以武火煎沸后，改文火续煎 20min，取其药汁 1 次服下，每日 1 剂，连服 8～10 剂为 1 疗程。能软坚散结、祛瘀化痰；主治慢性附睾炎痰瘀互结型，表现附睾硬结、隐隐疼痛、会阴不适、阴囊下坠、舌淡暗、苔薄白、脉细涩。

处方 4 ■ 子痈汤：生黄芪 20g，橘核、苍术、川楝子各 10g，肉桂 9g；上药加水 500ml 同煎，每剂水煎 2 次，混汁后 1 次服下；每日 1 剂，连服 10 剂为 1 疗程。能疏肝理气、通络止痛；主治慢性附睾炎、肝脉郁滞证，表现阴囊疼痛、下坠不适，并可放射到下腹或股内侧区。此方治疗 60 例显示，煎服 7～14 剂被治愈者 49 例，痊愈率为 82%。

注意：治疗期间宜卧床休息、多加饮水、禁止食用刺激性食物、暂停房事。配合局部热敷，并宜抬高阴囊。宜同时应用抗生素和抗病毒药物治疗，中医应予采取辨证论治，以应用清热解毒药为主。

六、附睾炎

这是一种非特异性附睾感染，多同时罹患尿道炎、前列腺炎、精囊炎。此时某些致病菌可沿输精管上行感染而发生侵害。部分患者既往可能因有尿道狭窄、留置导尿管过久、使用治疗性器械操作不当的病史。主要致病菌多是大肠杆菌或葡萄球菌等。患者若为抗酸杆菌感染，仍可导致附睾结核，这也是产生男性附睾发炎或不育症的一项重大疾病。患者一旦发生附睾的抗酸杆菌感染，此外也会同期累及邻近的精囊和前列腺等，造成少精或无精，若伴冷性脓肿破溃时，即可排出脓汁或干酪样坏死组织，以至于发生经久不愈的瘘管。

西医处方

处方 1 ■ 适用于细菌感染时的治疗

　　　　头孢拉定　每次 0.5g　口服　每日 4 次

　或　盐酸四环素　每次 0.5g　口服　每日 4 次

　加　氧氟沙星　每次 200mg　口服　每日 3 次

　或　庆大霉素　每次 8 万 U　肌内注射　每日 2 次

处方 2 ■ 适用于附睾结核病患者的治疗

异烟肼　每次 0.3g　口服　每日 1 次　连用 6 个月

加　利福平　每次 0.45g　口服　每日 1 次　连用 6 个月

加　乙胺丁醇　每次 0.75g　口服　每日 1 次　连用 6 个月

注意：在急性期应卧床休息、避免性生活、托高阴囊、多加饮水、禁止摄入刺激性食物等。倘若发生淋球菌或衣原体感染时，应予选用氧氟沙星、四环素或红霉素治疗更佳。对附睾疼痛明显的患者，也可适当加服吲哚美辛或泼尼松进行治疗。对于附睾结核的治疗，应予采取规范的抗结核药物治疗，严格执行其用药原则和要求，并定期及时复查肝功能等。再则，针对严重的慢性破坏性附睾病变，还要尽早考虑实施附睾或连带睾丸、精索和前列腺一起切除治疗，以免疾病的全身性扩散。

七、包皮龟头炎

这是一种阴茎包皮龟头的非特异性炎症，可因包皮过长、包茎、擦伤、药物过敏反应所致，部分病例也可能是源自尿道或邻近组织器官的炎症波及，反复发病仍可致使患者尿道口狭窄。主要病原菌为大肠杆菌、链球菌和葡萄球菌等。主要临床表现为尿道口红、肿、热、痛，局部出现大量脓性分泌物，排尿时出现烧灼感等。急性期治疗，须及时去除病因、保持局部清洁、有效控制感染。中医学称此病为袖口疳、疳疮等。

西医处方

处方 1 ■ 适用于局部的清洗治疗

头孢氨苄　每次 0.25～0.5g　口服　每日 3 次

0.02% 高锰酸钾溶液 100ml　浸敷龟头

或　0.1% 依沙吖啶（利凡诺）溶液 100ml　浸敷龟头

处方 2 ■ 适用于细菌感染时的治疗

红霉素（肠溶片）　每次 0.3～0.5g　口服　每日 3 次

加　氧氟沙星　每次 200mg　口服　每日 3 次

或　庆大霉素　每次8万U　肌内注射　每日2次

处方3 ■ 适用于药物过敏反应时的治疗

泼尼松片　每次0.3～0.5g　口服　每日3次

加　氯苯那敏（扑尔敏）　每次8mg　口服　每日3次

或　苯海拉明（苯那君）　每次25mg　口服　每日3次

中医处方

处方1 ■ 银菊公英汤：金银花、蒲公英各30g，野菊花、黄柏、茯苓各12g；取上药加水800ml同煎，先用武火，后改文火续煎20min，水煎次滤药汁1次口服；每日1剂，连服6天为宜。此方能清热泻火、凉血解毒；主治热邪固结型包皮阴茎炎，如有水肿、红斑、轻微疼痛、局部发痒等。以此方经治26例患者，其疗效十分令人满意。

处方2 ■ 托里透脓汤：生黄芪15g，当归、川芎、穿山甲、皂角刺各10g；上药加水700ml略泡，先用武火煎沸，改文火续煎30min，滤药汁1次口服；每日1剂，连服8剂为1疗程。能扶正祛邪、托里透脓；主治正虚邪陷型阴茎龟头炎溃疡，如脓液清稀、肤色发暗等。

处方3 ■ 荆防胆草汤：蒲公英30g，晚蚕沙、龙胆各15g，荆芥、川牛膝各10g；上药加水600ml略泡，先用武火，后用文火续煎20min，滤药汁1次口服；每日1～2剂，连服6～10剂为宜。此方能清热利湿、解毒疗疮；主治湿热交阻型阴茎龟头皮肤糜烂等，如局部疼痛、行走不便者。以此方经治20例患者，服药5～10剂后的疗效即能令人满意。

注意： 急性炎症期，应将包皮上翻、用高锰酸钾或依沙吖啶溶液彻底冲洗，确保阴茎冠状沟和尿道口清洁；加强卧床休息，防止走路过多而产生局部摩擦。针对因过敏反应所导致的血管神经性水肿，要尽早应用糖皮质激素和抗组胺类药品治疗。口服氯苯那敏或苯海拉明时易于出现头晕、嗜睡等不良反应。对此须注意观察和调整。倘若合并淋球菌或衣原体感染时，应及时选用四环素等抗生素治疗，以及定期进行局部分泌物细菌学检验和分析，意在依据药物敏感试验结果不断调整抗生素治疗方案。

八、 男性不育症

　　生活在一起的正常育龄夫妇，有正常规律的性生活，又未采取任何避孕措施，2年以上未生育时，即可笼统地称为不育症。究其原因，由男方导致不育的比例大致占40%，常与生殖器官异常、性功能障碍、精液异常及自身免疫因素等诸多方面有关。中医学将男性不育称为绝育或无子等，主要由于肾阳不足、肾阴亏损、阴阳两虚、湿热内蕴、气血淤滞等原因引起。治疗时，多以补肾为主，配用活血化瘀、化痰通络、清热利湿类的中药。部分男性不育症病例还可能是因为阴囊精索静脉曲张或隐睾症所致，对此应予尽早配合或采取矫正性手术治疗。

西医处方

处方1 ■适用于睾丸发育不全者的治疗
　　　　十一酸睾酮（安雄）　每次40mg　口服　每日2～3次
处方2 ■适用于合并生殖道炎者的治疗
　　　　氧氟沙星　每次200mg　口服　每日3次
　　或　庆大霉素　每次8万U　肌内注射　每日2次

中医处方

处方1 ■加味芍药甘草汤：杭白芍20g，炙甘草、当归各10g，黄芪、枸杞子、淫羊藿各15g，麦芽30g；每剂水煎2次，分为2～3次口服，每日1剂。患者气虚、精子活动力低，宜加用党参、白术。阳虚者，可加附子；阴虚者，宜加知母、麦冬；倘若血虚明显，须重用当归、阿胶等。阳痿者，应加肉苁蓉、巴戟天；伴精索静脉曲张，可加赤芍、牡丹皮，伴精液不液化或液化不良，可试加液化丸，与熟地黄、知母、丹参、黄柏、茯苓、薏苡仁、砂仁等同煎。此方能补脾肾、养阴血；主治高泌乳素血症男性不育。用此方治疗 67 例揭示，治愈者 46 例、显效者 7 例、有效者 6 例，总有效率为 88%。

处方 2 ■ 丹兰鸳鸯汤：丹参、泽兰各 12g，水蛭 6g，虎杖、薏苡仁各 20g，黄柏、知母、淫羊藿、车前子各 10g；每剂水煎 2 次，滤汁分 2～3 次口服，每日 1 剂。腰部酸痛时，宜加菟丝子、巴戟天；小腹下坠或前列腺肿痛甚重，宜加蒲公英、败酱草；腹部发胀，加用白扁豆、焦三仙；若伴口干舌燥，可加玄参、麦冬；气虚明显时，可加山药、黄芪。此方能清热利湿、益肾化瘀；主治精液不液化症。治疗 86 例疗效显示，治愈者 46 例、显效者 18 例、有效者 19 例，总有效率为 96.5%。

处方 3 ■ 补肾益精方：菟丝子 20g，何首乌、肉苁蓉、熟地黄各 15g，枸杞子、丹参、牡丹皮、淫羊藿、巴戟天、锁阳、山茱萸、覆盆子、女贞子各 12g，鹿角胶、龟甲胶、山药各 10g，桃仁、红花、海马、蛤蚧各 6g；水煎 2 次，分 2～3 次服下；每日 1 剂，连服 3 个月为 1 疗程。若病程和服药时间较长，须将上药制成可服性药丸。肝胆湿热或下焦湿热者，宜事先加服龙胆泻肝汤；待湿热清除后，再予煎服本方。当伴有高泌乳素血症时，可加用柴胡、麦芽、白芍、甘草等。能益肾填精、活血化瘀；主治重症少精症患者。用此方经治 25 例显示，痊愈者 19 例、有效者 2 例。

处方 4 ■ 淫羊藿汤：淫羊藿、车前子各 30g，肉苁蓉、女贞子、枸杞子、白芍、山茱萸、墨旱莲、黄芪各 15g，菟丝子、制何首乌、当归、续断各 20g，甘草 6g；上药加水煎煮 2 次，分为 2～3 次口服，每日 1 剂。遗精、滑精、早泄时，宜去肉苁蓉，加锁阳、芡实、金樱子；阳痿不举加补骨脂、巴戟天、核桃肉、鹿茸；精子数少、活动能力差，加紫河车、鹿角胶、龟甲胶；气虚明显者，宜加大黄芪、党参、白术；合并前列腺炎者，可加金银花、知母、黄柏、蒲公英。能益肾生精；主治死精子过多症。经此方治疗300例，有显效者120例、有效者140例，总有效率可达93％。

处方5 ■ 生精冲剂：川黄柏、肥知母、炙龟甲、炙鳖甲、鹿角片、枸杞子各9g，仙茅、巴戟天各12g，淫羊藿、肉苁蓉各15g。生精冲剂Ⅰ号：再加入金樱子9g，覆盆子、菟丝子各12g，五味子15g；生精冲剂Ⅱ号：再加潞党参、蛇床子各12g，炙黄芪15g，菟丝子、车前子、韭菜子各9g。将上药做成干膏或粉剂，选取适量冲服即可；每次3g冲服，每日3次，连用3个月为1疗程。该方均能滋肾生精或温肾生精；主治肾阴虚证男性不育症。该方经治51例揭示，服药2周期后已使精液明显改善者47例，能使女方妊娠者2例。

处方6 ■ 周氏清精汤：金银花、蒲公英、土茯苓各20～50g，败酱草、连翘、萹蓄各15～30g，黄柏、虎杖、车前子各10～15g；每剂水煎2次，取汁分成2～3次口服，每日1剂。湿热蕴结型患者，热重时宜加紫花地丁、野菊花、鱼腥草、大黄、生地黄、白茅根，湿重时可加瞿麦、石韦、萆薢、滑石，兼有淤滞时应加赤芍、牡丹皮、川牛膝、炮穿山甲、王不留行；兼有肾虚时应加枸杞子、菟丝子、蛇床子、淫羊藿。能清热解毒、利湿；主治慢性前列腺炎或附睾炎引起的不育症。用此方治疗103例，有痊愈者80例、好转者13例，总有效率可达90％，平均服药时间为90天。

处方7 ■ 羊睾验方：公羊肾1具（取用2～4岁公羊肾输尿管、睾丸），不要用水冲洗，用食盐卤3～7天后，晒干后切片，接着焙干研粉；此后，加熟地黄、山药、肉苁蓉、巴戟天、枸杞子各80g，山茱萸50g，菟丝子、淫羊藿各60g，五味子30g，当归40g；共研细粉、炼蜜为丸，每丸约重9g；每次2丸，用淡盐水送服，每日4次，连服50～60

天为 1 疗程。肾阳虚者，可加黑附子 30g、肉桂 15g；肾阴虚者，宜去淫羊藿、菟丝子，加生地黄 80g、知母 60g、墨旱莲 70g；兼有前列腺炎、小便发黄、涩痛时，宜去五味子，加知母、车前子、泽泻各 60g，黄柏 50g；气虚或精子活动力下降，须加黄芪 120g、党参 100g 或人参 60g，补骨脂 80g；出现气滞或睾丸胀痛时，可加白芍 60g、乌药 60g、柴胡 60g、小茴香 50g、川楝子 50g。能温肾壮阳、益肾填精；主治男性不育症。用此方治疗 24 例，煎服 1～4 个疗程后，已使女方妊娠者 16 例、显效者 6 例。

处方 8 ■ 健脾补精方：黄精、山药、党参、炙黄芪、续断各 20g，五味子、覆盆子、菟丝子、车前子、当归、茯苓各 10g；每剂水煎 2 次，分 2～3 次口服；每日 1 剂，1 个月为 1 疗程。阴虚火旺，宜加知母、黄柏、地骨皮、胡黄连；肾阳虚者，加用补骨脂、仙茅、淫羊藿、肉苁蓉；心脾两虚者，须伍用归脾汤；肝火旺盛者，宜加龙胆、黄芩；肝郁气滞，可加柴胡、郁金、川楝子、延胡索；痰湿明显者，须伍用半夏、陈皮等。此方能健脾益肾生精；主治精液异常而引起的不育症；治疗 76 例显示，痊愈者 24 例，生效者 29 例，总有效率为 70%。

处方 9 ■ 痰瘀液化汤：瓜姜 15g，丹参 30g，竹茹、陈皮、白术、赤芍、路路通、巴戟天、牡丹皮各 9g，茯苓、山药各 12g，甘草 6g；每剂水煎 2 次，1 次服完；每日 1 剂，连服 24 剂为 1 疗程。精液不液化、易结"团块"或棉絮状者，宜加玄参、夏枯草、牡蛎、浙贝母；若瘀血较重，可重用赤芍、丹参，加用桃仁、红花、泽兰叶等；若伴前列腺炎、死精子过多，须加蒲公英、金银花、大青叶、续断、当归、山药等；精子数量或活力下降，须配用生精汤，如淫羊藿、何首乌、黄芪、续断、当归、桑椹、五味子、枸杞子、菟丝子、覆盆子、车前子等。能化痰祛瘀；主治精液不液化症。用此方经治 50 例显示，治愈者 44 例、能使女方妊娠者 27 例。

处方10 ■ 育子汤：菟丝子20g，熟地黄、黄芪各30g，覆盆子、车前子、当归、白芍、牡丹皮、山药各15g；枸杞子、山茱萸、人参、白术、五味子各10g；茯苓12g，泽泻9g；每剂水煎2次，分成2~3次口服，每日1剂。阴虚火旺者，宜加知母、黄柏、地骨皮、胡黄连；肾阳虚者，应加淫羊藿、补骨脂、肉苁蓉、仙茅；若有阳痿不举，可加仙茅、阳起石等。经常性遗精、早泄及盗汗者，须加用金樱子、煅龙骨、芡实；心脾两虚者，应伍用归脾丸等；若肝郁气滞，应加柴胡、郁金、延胡索、川楝子；产生肝火旺盛时，应加龙胆。能健脾补肾益精；主治因精液异常而引起的不育症。此方经治96例揭示，煎服18~60剂痊愈者81例，可使女方妊娠者61例。该方源自五子衍宗丸、六味地黄汤、健脾养血汤的加减组方。

注意：十一酸睾酮禁用肝功异常、冠心病和前列腺疾病等。须及时查清病因，实施根治及提高性生活质量。

九、 男性更年期综合征

男性更年期综合征又称成人睾丸间质细胞衰竭，男性进入一定年龄段以后逐渐发生间质细胞功能减退，并能导致睾丸内分泌功能和精子生成能力降低，部分患者也可能是由于睾丸本身和患者全身性重大疾病引起。本病多发生在50~60岁，若有睾丸炎或进行睾丸手术者的起病时间也许会更早。主要表现为情绪不稳、焦虑、失眠、出现孤独感，伴有头痛、血压升高、心悸、性欲减退甚至阳痿等。俨然，此病可因患者自然衰老所致，临床中宜在采取积极治疗的同时，也应当叮嘱患者保持相对乐观的生活态度。中医学称本病为天癸竭或男子脏燥等。临床辨证论治中，应按照以下4型采用中药治疗。①肝肾阴亏型，患者烦躁易怒、忧郁紧张、头晕目眩、健忘多梦、潮热盗汗、五心烦热、阳痿、腰膝酸软，检查舌红、苔少、脉细弦；②脾肾阳虚型，患者神疲乏力、情绪低落、形寒怯冷、性欲减退、阳痿早泄、腰膝或少腹冷痛、纳差、大便溏稀、小便清长、舌淡胖、苔白滑、脉沉弱；③心肾不交型，患者心烦不定、多梦易惊、怔忡不安、忘前失后、潮热汗出、口咽干燥、头晕耳鸣、阳痿早泄、舌红、苔少、脉细数；④肝郁胆热型，患者有情志不畅、忧郁敏感、易生幻觉、胆怯多梦、性欲减退、早泄、头晕目眩、口苦咽干、舌红、苔黄腻、脉弦数等。

处方 1 ■ 适用于一般症状性控制治疗

　　谷维素　每次 20～40mg　口服　每日 3～4 次

加　维生素 E　每次 100～300U　口服　每日 1～4 次

处方 2 ■ 适用于性激素替补性治疗

　　丙酸睾酮（25mg/支）　每次 1500～2000U　肌注　每周 1～3 次

或　安雄胶囊（40mg/粒）　每次 40mg　口服　每日 2 次

或　庚酸睾酮（ET，100mg/支）　每次 100mg　肌注　每 3～4 周 1 次

或　十一酸睾酮（Andriol，250mg/支）　每次 250mg　肌注　每月 1 次

中医处方

处方 1 ■ 冷氏验方：巴戟天、补骨脂各 10g，淮山药 20g，熟地黄、山茱萸各 15g；上药加水 600ml 同煎，先用武火、后改文火续煎 20min，取药汁 1 次服下，每日 1 剂，连服 6 天为 1 疗程。能温补脾肾；主治男性更年期综合征，以脾肾阳虚型为主，如形寒怯冷、神疲乏力、性欲减退、阳痿早泄、纳滞便溏。

处方 2 ■ 加味二至丸：枸杞子 20g，墨旱莲、丹参各 10g，女贞子 15g，煅牡蛎 30g；上药加水 700ml 同煎，先用武火煎沸，改文火续煎 30min，滤出药汁 1 次服毕；每日 1 剂，连服 8 剂为 1 疗程。能滋补肝肾；主治肝肾阴亏型男性更年期

综合征，如头晕目眩、五心烦热、忧郁易怒、腰膝酸软等。用此方治疗 6 例，均已获得满意疗效。

处方 3 ■ 李氏温胆汤：白芍 15g，枳实、川楝子、制半夏各 10g，黄连 5g；上药加水 500ml 同煎，先用武火煎沸，再改为文火续煎 20min，取药汁 1 次服下；每日 1 剂，连服 6～12 剂。此方能疏肝清胆；主治肝郁胆热型男性更年期综合征，如表现忧郁烦闷、胆怯心悸、口苦咽干。

处方 4 ■ 菟仙汤：当归、莲子各 10g、菟丝子、淫羊藿各 15g，薏苡仁 30g；取上药加水 600ml 同煎，先用武火、后改文火续煎 30min，药汁 1 次服完；每日 1 剂，连服 8 剂为 1 疗程。能补脾、益肾生精；主治脾肾阳虚型男性更年期综合征，如形寒怯冷、性欲减退、阳痿早泄、大便溏稀等。

处方 5 ■ 百合大枣加减汤：百合 120g，浮小麦 30g，生地黄 15g，炙甘草、大枣各 10g；上药加水 500ml 煎煮，先用武火、后改文火续煎 30min，滤药汁 1 次口服；每日煎服 1 剂。能交通心肾；主治心肾不交型男性更年期综合征，如有心烦不宁、怔忡不安、潮热出汗、头晕耳鸣等。

第十二章

妇产科常见疾病

一、外阴瘙痒症

这是妇科患者的一种常见临床症状，多见于外阴皮肤病和感染时，外阴瘙痒严重时通常会影响病人的工作和生活质量。究其病因，或能跟滴虫性阴道炎、假丝酵母菌阴道炎、外阴部蛲虫感染、化学品刺激、药物过敏、糖尿病、贫血、黄疸、肝内胆汁淤积症、脂溶性维生素缺乏症等相关。单纯性外阴炎也可能是全身皮肤病所产生的特定的局部炎症之一，例如前庭大腺炎、非特异性外阴炎、假丝酵母菌外阴炎等。就非特异性外阴炎而言，通常可见于经血和分泌物对于外阴的刺激、月经垫使用不当、尿液侵及等；就假丝酵母菌外阴炎而言，多是由于糖尿病或长期应用抗生素所引发的假丝酵母菌感染。外阴炎治疗时，须确保局部清洁、及时详细检查出相关的病因、有的放矢地选择抗感染消炎治疗药物。

西医处方

处方 1 ■ 适用于一般性病例的止痒处理

  　　苯海拉明　每次 25mg　每日 3 次　连服 5 天

  加　1：5000 高锰酸钾　定时清洗外阴　每日 1～2 次

  接　40％氧化锌油膏　涂于患处，治疗急性炎症

  　　糖皮质激素软膏　涂外阴，治疗慢性炎症

处方 2 ■ 适用于假丝酵母菌感染的治疗

达可宁栓　每次 1 粒　阴道纳入　每晚 1 次

制霉菌素栓（膏）100 万 U　阴道纳入　每晚 1 次

处方 3 ■ 适用于皮肤正常、瘙痒症状严重时的治疗

95％无菌乙醇　每次 0.1～0.2ml/cm²　皮下注射封闭

处方 4 ■ 适用于前庭大腺炎时的治疗

青霉素钠 80 万 U　肌注　每日 2 次　用前皮试

或　多西环素　每次 0.1g　口服　每日 3 次

处方 5 ■ 适用于假丝酵母菌外阴炎的治疗

1∶2000 醋酸铅液　清洗外阴　每日 2 次

接　4％克霉唑乳膏　搽于患处　每日 2 次

或　制霉菌素软膏　涂搽外阴　每日 2 次

加　甲硝唑　每次 0.2～0.3g　口服或静滴　每日 2 次

或　替硝唑　每次 100～200mg　静脉滴注　每日 1 次

中医处方

处方 1 ■ 百蛇煎：百部、蛇床子、苦参、白鲜皮、鹤虱、蒲公英、紫花地丁、黄柏各 30g，川椒 15g，枯矾 10g；上药煎汤浓缩成 500ml，施以阴道冲洗；每日 1 次，连用 6 次为 1 疗程。重度滴虫性阴道炎，还可结合阴道纳用灭滴灵丸治疗，其疗效更佳，有助于消炎、杀虫和止痒。此方主治滴虫性阴道炎、真菌性阴道炎，临床总有效率为 95％。

处方 2 ■ 苦参妙洗方：苦参 60g，蛇床子、黄柏各 30g，苍术、薏苡仁各 15g。此方加水煎煮取汁，乘温热时清洗外阴及阴道，每日 1 剂，连洗 7 天为 1 个疗程。若有必要，尚可选用中药泡腾片或洁尔阴液帮助清洗治疗。能清热利湿、解毒杀虫、止痒；治疗阴道炎 35 例，全部痊愈。

处方 3 ■ 苦参蛇床子方：苦参、蛇床子各 50g；先将上药研细、过筛、混匀备用。另取上药一份，煎汤为 250ml 阴道冲洗液，待冷却后加入食醋 10ml、混匀备用。治疗时于每天

晨起以此药煎液进行阴道冲洗，随即再用该药粉 2g 均匀撒入阴道内，每日 1～2 次。

注意： 叮嘱患者保持月经期卫生、穿戴宽松透气内衣、禁用烟酒和刺激性食品。假丝酵母菌外阴炎者，主要选用氟康唑、酮康唑进行治疗，但在妊娠、哺乳期妇女以及急慢性肝炎时禁用。厌氧菌感染时，宜使用替硝唑与甲硝唑治疗，其效果更好。前庭大腺炎感染明显或脓肿已形成者，须尽早实施外科切开引流术治疗。保持妇女经期卫生，宜穿戴宽松透气的内衣，禁用烟酒和刺激性食品，及时发现和治愈滴虫性阴道炎、假丝酵母菌阴道炎、蛲虫感染、糖尿病、贫血、黄疸、过敏性疾病等。给予 40% 氧化锌油膏外搽，有益于治疗急性炎症；应用制霉菌素或达可宁栓则有助于治疗假丝酵母菌感染。对外阴皮肤正常而瘙痒症明显者，可考虑进行 95% 乙醇皮下注射疗法，这将有益于发挥临时的止痒效果，不可长期反复多次运用。

二、 阴道炎

这是一种在妇女任一年龄组都较为常见的感染性疾病，如细菌、真菌、滴虫、支原体、衣原体等病原体感染性阴道炎。育龄期妇女霉菌性阴道炎主要表现白带增多，可呈脓性、水样或豆渣样改变，略带有臭味。卵巢功能低下或绝经期的老年性阴道炎，主要因为雌激素水平下降和阴道内 pH 上升，故使阴道抵抗力降低和致病微生物入侵或发炎。滴虫性阴道炎是因阴道毛滴虫感染所致，患者出现阴部瘙痒、白带增多，伴有阴部灼热或疼痛等。中医学称阴道炎为带下、阴痒等，主要源自脾虚生湿、湿热下注、湿郁蕴热，中药治疗应予选取健脾利湿、清热利湿、杀虫解毒等治法。

西医处方

处方1 ■ 适用于细菌性阴道炎的治疗

氨苄西林片　每次 500mg　口服　每日 4 次

或　四环素片　每次 0.5g　口服　每日 4 次

或　克林霉素　每次 300mg　口服　每日 4 次

加　0.2%皮肤康稀释液 10ml　阴道冲洗　每日 1 次

或　磺胺噻唑片　每次 0.5g　经阴道给药　每晚 1 次

处方 2 ■ 适用于厌氧菌感染性阴道炎的治疗

甲硝唑片　每次 0.4g　口服　每日 2 次

或　替硝唑片　每日 2.0g　一次顿服

或　甲硝唑泡腾片　每次 200mg　阴道纳入　每晚 1 次

加　保菌清阴道栓 1 枚　纳入阴道　每晚 1 次　连用 12 天

处方 3 ■ 适用于念珠菌性阴道炎时的治疗

制霉菌素片　每次 1 片　阴道给药　每晚 1 次

或　皮肤康洗液　用冷开水 5 倍稀释后外洗　每日 1 次

或　氟康唑片　每次 100～150mg　一次顿服

或　伊曲康唑片　每次 0.2g　每日 1 次　连用 7 天

处方 4 ■ 适用于假丝酵母菌性阴道炎的治疗

4%碳酸氢钠溶液　阴道冲洗　每晚 1 次

咪康唑栓（达可宁栓）200mg　阴道纳入　每晚 1 次

或　制霉菌素　每次 100 万 U　阴道纳入　每晚 1 次

或　伊曲康唑（斯皮仁诺）　每次 200mg　口服　每日 2 次

或　氟康唑　每次 150mg　每日 1 次　口服　连用 3 天

或　酮康唑　每次 0.2g　口服　每日 2 次

处方 5 ■ 适用于滴虫性阴道炎时的治疗

甲硝唑　每次 200mg　每日 3 次　口服　连用 7 天

加　0.5%醋酸铅溶液 40ml　阴道冲洗　每晚冲洗 1 次

或　甲硝唑泡腾片　每次 200mg　阴道纳入　每晚 1 次

处方 6 ■ 适用于老年性阴道炎的治疗

0.5%醋酸铅溶液 40ml　阴道冲洗　每晚 1 次

或　甲硝唑栓　每次 10mg　阴道纳入　每晚 1 次

加　尼尔雌醇　每次 1mg　口服　每月 1 次

或　美倍力软膏　涂搽阴道　每日 2 次

中医处方

处方1 ■ 阴道炎外洗方：土茯苓、苦参、蛇床子各12g，百部、黄柏、地肤子、土槿皮、儿茶各9g，乌梅、苦楝皮各6g。以上两方共研粗末，治疗时取40g，用温水冲开，先熏后洗，最后再将阴道外塞药包纳入阴道；每日1次，连用6次为1疗程。此方能清热解毒、收湿止痒；主治真菌性阴道炎，临床总有效率为94％。

处方2 ■ 苦参妙洗方：苦参60g，蛇床子、黄柏各30g，苍术、薏苡仁各15g。此方加水煎汁，乘温时进行外阴及阴道清洗，每日1~2次，连洗10天为1个疗程。若有必要，尚可选用中药泡腾片或洁尔阴液帮助清洗治疗。能清热利湿、解毒杀虫、止痒；治疗阴道炎35例，即可全部痊愈。

处方3 ■ 加味赤小豆汤：赤小豆、当归各30g，土茯苓、黄柏各12g；取上药加水800ml略泡，煎煮30min左右，滤出药汁分2次口服，每日1剂。此方能清热利湿；主治湿热型、带下增多时的阴道炎，总有效率可达96％以上。

处方4 ■ 乌梅白芷汤：苦参、党参各20g，乌梅、白芷各10g；取上药加水800ml略泡，文火煎煮30min，滤去药渣分2次口服，每日1剂，连用6剂为1疗程。此方能化湿解毒、健脾止带；主治脾虚湿蕴化热型阴道炎，如白带量大、色黄或白，黏稠有异味等，总有效率约为91％。

处方5 ■ 熏洗方：白花蛇舌草60g，紫花地丁30g，苦参、黄柏、蛇床子、白鲜皮、明矾各15g，花椒9g，冰片（烊化）3g；上药水煎煮，过滤去渣，倒入盆内，放上冰片溶化，先熏阴部，待水温适度后坐浴，每次熏洗30min，每日2次，连用5剂为1疗程。阴部破损时，应去花椒。此方能清热解毒、祛湿止痒；主治各类阴道炎，总有效率约为为86％。

处方6 ■ 真阴炎洗剂：黄精30g，苦参、蛇床子、地肤子各20g，黄柏、苍术、茜草各15g，龙胆、乌梅各12g，花椒10g。上药加水2000ml煎煮，去渣取汁、混匀后，熏洗阴部，待温后再进坐浴，以消毒纱布浸入药液深入至阴道中清洗；每日3次，连续清洗5～6次为1疗程。能清热解毒、祛湿止痒；主治真菌性感染，观察30例患者，几乎全部奏效。

注意： 滴虫性或真菌性阴道治疗尚有一定困难，方法不当而易于复发。例如，念珠菌是一种条件性致病菌，为达到彻底治疗并防止复发，须保持局部干燥、透气，以及加强夫妻同治。在用碳酸氢钠溶液（苏打水）冲洗阴道时，须注意防止曾有可能造成诱发细菌性阴道炎的环境和条件。对妊娠或哺乳期妇女以及急慢性肝炎者，应禁用氟康唑、酮康唑之类抗真菌药物。在老年性阴道炎患者，常应首选0.5％乳酸或醋酸溶液实施阴道冲洗，以便能够恢复因阴道内pH值改变而出现抑制细菌生长的环境；若有必要，在冲洗过后可施加某些消炎药和雌性激素治疗，如尼尔雌醇，本品对子宫内膜的影响较小且相对安全，小剂量应用不至于产生子宫内膜癌或乳腺癌等。

三、盆腔炎

此病主要包括输卵管炎、子宫内膜炎、盆腔腹膜炎、输卵管-卵巢炎等，既可以局限于某一内生殖器官，同时也可累及上述多个部位发炎，慢性炎症常以输卵管炎相对多见。患者一旦发生急性盆腔炎扩散，也可导致弥漫性腹膜炎、败血症、感染性休克，严重时仍能危及生命。慢性盆腔炎多跟急性期未得到彻底治愈有关，因而易于导致此病反复发作、输卵管堵塞、不孕不育，影响到女性的身心健康。急性期应当卧床休息，发热时须及时降温、维持水与电解质平衡、选择敏感的抗生素控制感染。此病在中医学中属于带下、腹痛、发热、癥瘕等范畴，主因外感湿毒、热毒入侵、壅滞胞宫、气滞血瘀、冲任受损所致。外感湿毒或热毒者，容易致使营卫不和而发热；湿热下注者而易于发生带下增多、下腹疼痛等。治疗应采用清热解毒、理气活血、行瘀散结、利湿止痛之法。

西医处方

处方1 ■ 适用于本病症状较轻时的治疗

   或　甲硝唑　每次 0.2g　口服　每日 3 次

   加　罗红霉素　每次 0.15g　口服　每日 2 次

   或　头孢氨苄　每次 0.375g　口服　每日 3 次

   或　克林霉素　每次 0.3g　口服　每日 3 次

处方2 ■ 适用于症状较重患者的治疗

   青霉素钠 240 万 U ┃
   10％葡萄糖液 100ml ┃　静滴　每日 2 次　用前皮试

   加　甲硝唑 100ml（0.2g）　静滴　每日 1～2 次

   或　5％葡萄糖液 500ml ┃
   庆大霉素 16 万 U ┃　静脉滴注　每日 2 次

   或　盐酸林可霉素 600mg ┃
   5％葡萄糖液 500ml ┃　静脉滴注　每日 3 次

   或　头孢唑林 2.0g ┃
   5％葡萄糖盐水 40ml ┃　静脉注射　每日 2 次　用前皮试

处方3 ■ 适用于慢性盆腔炎时的治疗

   盐酸林可霉素 0.6g　肌注　每日 2 次　月经期选用

   或　氨苄西林　每次 0.5～1.0g　口服　每日 2～3 次

   加　甲硝唑　每次 0.2g　口服　每日 3 次

   加　氧氟沙星（氟嗪酸）　每次 0.2g　口服　每日 3 次

   或　庆大霉素　每次 8 万 U　肌注　每日 2 次　月经期选用

处方4 ■ 适用于慢性盆腔炎的辅助性治疗

   α-糜蛋白酶　每次 5mg　肌内注射　隔日 1 次

   或　透明质酸酶　每次 1500U　肌内注射　隔日 1 次

中医处方

处方1 ■ 康宁汤：紫花地丁、蒲公英各 50g，败酱草、白花蛇舌草各 30g，苦参 15g；上药加水煎煮并浓缩成 100ml，加入防腐剂备用。治疗时，每次取 50ml，加入开水稀释至 100ml，保留灌肠，速度宜慢不宜快；每日 1 次，连用 10 次为 1 疗程。能清热、解毒、利湿；主治盆腔炎。已治疗 50 例患者，治愈者 38 例、好转者 10 例、无效者 2 例。

处方 2 ■ 盆腔炎方：连翘、金银花、黄柏、苦参、生薏苡仁、赤芍、白芍各 15g，牛膝、当归、川芎各 12g，栀子 10g，木通 9g，甘草 6g；共研粗末，伍用二凤暖宫汤，加入大血藤、防风各 20g，益母草 30g，桂枝、白芷、高良姜各 10g，小茴香、花椒各 12g，艾叶、牛膝各 15g；然后，将此药一同装入布袋、扎口，煮沸 10～15min，取药袋挤净药汁，趁热敷于腹部病变处，每次 15～20min，反复煎煮 2～3 次更换新药；以连续治疗 1 周为宜。能清热解毒、活血化瘀，主治热毒淤滞型患者，曾治疗 70 例，治愈者 44 例，其自觉症状、盆腔包块和粘连消失或变软，可自然妊娠。

处方 3 ■ 败酱合剂：败酱草、夏枯草、薏苡仁各 30g，丹参 20g；赤芍、延胡索各 12g，木香 10g。取上药水煎 2 次，得煎汁约 500ml，每次 50ml 口服；日服 2 次，连服 15 剂为 1 疗程。能清热化瘀、行气止痛；主治慢性盆腔炎，经治 50 例患者，煎服 3 个疗程，出现痊愈者 14 例。

处方 4 ■ 红藤败酱汤：大血藤、败酱草、蒲公英各 30g，紫花地丁、野菊花、金银花各 20g。水煎 2 次去渣，浓缩至 100ml，药温保持在 30℃左右，灌肠保留 2h；每日 1 次，连用 10 次为 1 疗程。能清热解毒、活血化瘀，主治慢性盆腔炎，经治 50 例，并结合抗生素治疗，出现痊愈者 38 例、显效者 7 例、盆腔包块渐退而奏效者 4 例。

处方 5 ■ 除癥汤：丹参 20g；牡丹皮、赤芍、桃仁、鳖甲、海藻、三棱、莪术、猫爪草各 15g，桂枝 10g；每剂水煎 2 次，分为 2 次口服，每日 1 剂。此方能活血止痛、化瘀软坚，主治盆腔炎及其炎性包块，经治 64 例患者，均可获得令人满意的疗效，若与其他活血药伍用效果更好。

处方6 ■ 琥升汤：琥珀、升麻、大青叶、生地黄、当归、茵陈、薏苡仁、连翘、香附（醋炒）各15g，赤芍、五灵脂、牡丹皮各10g，败酱草25g，甘草梢6g；取上药水煎2次，分早、中、晚饭前温服，每日1剂。下腹疼痛明显时，加用乌药；若白带增多、月经量大、淋漓不断时，宜去赤芍、牡丹皮，加用三七（研末冲服）、地榆炭等。能清热解毒、行气化瘀；主治输卵管炎，以此方治疗30例患者，治愈者19例、显效者6例、有效者4例。

处方7 ■ 加减逍遥散：丹参30g，炒柴胡10g，炒白芍、茯苓、炒橘核、炒荔枝核各15g，当归、白术、香附、延胡索各12g，甘草3g；每剂水煎2次，分2次口服，每日1剂。疼痛严重者，加用炙乳香、没药各6g；腰酸痛明显者，可加用桑寄生30g、续断12g、菟丝子15g；包块明显时，可加入三棱、莪术、桃仁、穿山甲各10g，对伴有热盛者，可加用栀子、牡丹皮各10g同煎。能疏肝理气、活血止痛；主治慢性附件炎及其包块，已治疗46例病人，痊愈者32例、好转者13例。

处方8 ■ 大血藤汤：大血藤、败酱草、蒲公英各30g，桃仁、赤芍各15g。上药浓煎2次，取汁400ml，分早、晚2次灌肠，连用7天为1疗程。能清热解毒、活血化瘀；主治急慢性盆腔炎，经治121例患者，包括急性40例、慢性81例，显示痊愈者67例、好转者27例。

处方9 ■ 加味三黄汤：黄芩、黄柏、黄连各15g；虎杖30g；水煎浓缩成100ml，将温度调至38℃，保留灌肠；每日1次，连用10次为1个疗程。该方能清热解毒；主治慢性盆腔炎，经治128例，病程短者为1年，最长者可达10年之久。

注意： 急性盆腔炎多为混合细菌感染，选择抗生素治疗时，最好依照细菌培养和药敏试验结果进行。然而，在细菌培养和药敏试验结果报出之前，需要采取选择兼顾对抗不同的细菌感染的联合用药疗法。同时，还应避免因应用某些抗生素而有可能产生的严重胃肠道反应、皮疹和肝肾功能异常等。慢性盆腔炎的病程较长，彻底治愈也有一定困难，故应在月经期抵抗力下降时及时提供有效抗生素进行防治，甚至可加服和肌注 α-糜蛋白酶或透明质酸酶等。

四、 女性生殖器结核

此病通常是因肺内或肺外结核杆菌感染而引起的外阴、阴道、子宫、输卵管和卵巢的炎症，抑或简称为"结核盆腔炎"，例如可源于肺结核、腹膜结核、肠结核、骨结核、泌尿道结核、淋巴结核等，主要经由血行传播，其次是经淋巴系统或随性交过程而感染，20～40 岁的青壮年妇女更为常见，主要表现为不孕、月经失调、下腹坠痛，伴有低热、盗汗、食欲下降等全身中毒症状。活动期的治疗应当严格遵守"结核病的化疗原则"，前 2 个月要实施加强性化疗，待治疗 2 个月后再采取巩固性化疗，其目的在彻底地根治本病并防止复燃。全程治疗宜加强督导。

西医处方

处方 1 ■ 可选用的 2SHRZ/4HR 方案治疗

链霉素（S）0.75g　肌注　每日 1 次　用前皮试　连用 2 个月

加　异烟肼（H）300mg　口服　每日 1 次　连用 6 个月

加　利福平（R）450mg～600mg　口服　每日 1 次　连用 6 个月

加　吡嗪酰胺（Z）0.5g　口服　每日 3 次　连用 2 个月

处方 2 ■ 可选用的 2SHRZ/4H_3R_3 方案治疗

链霉素（S）0.75g　肌注　每日 1 次　用前皮试　连用 2 个月

加　异烟肼（H）300mg　口服　每日 1 次　连用 2 个月

加　利福平（R）450mg　口服　每日 1 次　连用 2 个月

加　吡嗪酰胺（Z）0.5g　口服　每日3次　连用2个月

加　异烟肼（H）600mg　口服　每日3次　后4个月连用

加　利福平（R）600mg　口服　每周3次　后4个月连用

处方3 ■ 可选用的2SHRZ/6HRE方案治疗

链霉素（S）0.75g　肌注　每日1次　用前皮试　连用2个月

加　异烟肼（H）300mg　口服　每日1次　连用8个月

加　利福平（R）450mg　口服　每日1次　连用8个月

加　吡嗪酰胺（Z）0.5g　口服　每日3次　连用2个月

加　乙胺丁醇（E）0.75~0.1g　口服　每日1次　后6个月连用

中医处方

处方1 ■ 壁虎百部散：壁虎粉300g，百部、黄柏、白及、百合100g；先将壁虎置于瓦上焙干，与以上余药共研细末，混匀后制成可口服性胶囊。治疗时，成人每次4粒温水送服；每日3次，连用30天为1疗程。此方能抗痨杀虫；主治阴虚型病例，如口干咽燥、五心灼热、骨蒸盗汗、虚烦等证，其临床有效率高达96%。

处方2 ■ 黄芪阿胶散：生黄芪30g，熟地黄、当归、川贝母、阿胶（后放）各10g；先取前4味药加水500ml略泡，置于文火上煎煮20min，接着放入阿胶烊化，早、晚各1次口服，每日1剂，连用25天为1疗程。此方能益气养血、清热散结；主治气血两虚型病例，如形体消瘦、面色无华，以至于结块溃破、流出稀脓或絮状物等。

处方3 ■ 三妙散：夏枯草、蒲公英、金银花各20g；将上药加水500ml，用文火水煎煮20min，滤药后再重煎1次，分为2次口服，每日1剂。此方能清热、解毒、散结等；主治阴虚火旺型病例，如肿块明显、与周围组织粘连、皮肤暗红。曾治疗1000余例，总有效率为95%。

注意：采取上述化学治疗期，仍须注意休息、增加营养和适当锻炼，以提高患者的体质和对抗本病的能力。倘若患者发生链霉素耐药时，可及时改用乙胺丁醇等。对治疗效果不明显或复燃者，如已形成较大的包裹性积液、盆腔肿块时，也可酌情考虑进一步实施外科手术切除治疗。

五、月经不调

此病泛指月经周期、血量、血色和月经性质异常等病症。例如月经赶前、月经延后、经血过多、经血过少等。通常认为，月经赶前多见于血热和气虚，月经延后多见于血寒、血虚和气郁，经血过多主因气虚或血热，经血过少主因血虚或血瘀。中医学辨证论治时，对实证者可选择清热凉血、温经散寒、活血化瘀、舒肝解郁等；对虚证者可选用补气养血、滋补肝肾法；在经血过多时，即可适当选择与收敛固涩和止血药伍用之法。

西医处方

处方1 ■ 适用于出血不止时的治疗
　　乙底酚（雌激素）　每次1～2mg　口服　每日3次
加　苯甲酸雌二醇　每次25mg　口服　每日3次
加　黄体酮　每次20mg　口服　肌注　每日1次　共用3～5天

处方2 ■ 适用于月经过多时的治疗
　　避孕Ⅰ号　每次1片　每日1次　自月经第5天起
加　硝苯地平（硝苯吡啶）10mg　含服　每日3次　连用2天

处方3 ■ 适用于垂体或丘脑下部性闭经者的治疗
　　绒促性素　每次500～1000U　肌内注射　连用5天　用前须做皮试

处方4 ■ 适用于皮质功能低下闭经者的治疗
　　泼尼松　每次5mg　口服　每日1次　连用20天

或 醋酸可的松 每次 25mg 口服 每日 1 次 连用 20 天

处方 5 ■ 适用于甲状腺功能低下闭经者的治疗

甲状腺素片 每次 20～34mg 口服 每日 1 次 连用 30～60 天

中医处方

处方 1 ■ 加味四物汤：生地黄、川芎各 10g，白芍 12g，当归、香附各 15g，茯神、甘草各 8g；上药水煎 2 次，分为 2 次口服，每日 1 剂。在血热时，宜加黄芩、栀子、续断、地榆；对血寒者，宜加黄芪、干姜、艾叶、丹参；出现血滞、月经量减少时，可加延胡索、青皮、泽兰叶；出现气虚、经量过多者，可加黄芪、白术、酸枣仁、远志等。能养血调经；宜主治月经不调。经治 180 例患者，痊愈者 174 例、好转者 5 例、无效者 1 例。

处方 2 ■ 加味当归补血汤：生黄芪 30～60g，当归 9g，生地榆 15～30g，黄芩炭 9g，甘草 3g；上药水煎 2 次，分为 2 次口服；每日 1 剂，于月经来潮时煎服。若月经色深、脉象滑数，可加栀子 6g、生地黄 15g；有口苦咽干、脉象弦数，宜将黄芪减量至 15g、外加柴胡 10g、夏枯草 15g；倘出现挟瘀，可加三七 3g；若伴有五心烦热、舌红少津，宜加用生地黄 12g、黄柏 6g、墨旱莲 15g。能益气固摄、凉血止血；主治月经过多性不调，已治 42 例患者，治愈者 31 例、好转者 7 例、无效者 4 例。加用生地榆、黄芩炭、甘草等，更适用于气虚血热证月经过多。

处方 3 ■ 复方宫血安冲剂：党参、续断 15g，炙黄芪 12g，白芍、女贞子各 10g，山楂、乌梅、墨旱莲各 8g，甘草 5g；取药制成颗粒样冲剂，每包约 120g；每次 1 包口服，每日 3 次；于经前第 5 天开始服药，连用 5 天为 1 疗程。能益气补肾、调经止血；主治月经过多症。经治经血过多症 43 例，年龄为 20～50 岁，完全消失、于停药 3 个周期后未再复发者 4 例；经血量较治疗前减少 1/3 或少于 100ml、行经期也较治疗前明显缩短，总有效率约达 92％。

处方 4 ■ 安冲汤：黄芪、白术、生地黄、煅龙骨、煅牡蛎 30g、海螵蛸、川续断各 20g，白芍、茜草各 15g；每剂水煎 2 次，分为 2 次口服，每日 1 剂；连服 3 个月为 1 疗程。患者肾阳虚，宜去生地黄，外加附子 10g、棕榈炭 15g、五倍子 0.5g；肝郁血热者，宜减黄芪、白术，外加牡丹皮、炒黄芩各 15g；肝郁气滞者，须加用柴胡 15g，香附、延胡索各 10g。能益气固冲，收敛止血；主治月经过多、过期不止或漏血不止者，经治 34 例患者，能使症状消失、月经周期恢复至正常者 21 例，阴道流血明显降低者 12 例。

处方 5 ■ 归脾汤加减方：黄芪、仙鹤草各 30g，党参 15g，白术、甘草、茯苓、酸枣仁、龙眼肉各 10g，熟地黄、血见愁各 20g；每剂水煎 2 次，分为 2 次口服，每日 1 剂，病情好转，应改为隔日 1 剂。若有肝郁，宜加柴胡、香附各 5g；伴有肾虚，可加用菟丝子 10g、续断 15g、桑寄生 30g；出现血热，宜去熟地黄，加生地黄 25g、地骨皮、地榆各 10g；出现血瘀，应加丹参 30g，桃仁、牡丹皮、当归各 10g。能补益心脾、益气止血；主治妇女月经提前、经量过多或淋漓不尽。随症加减，治疗 46 例，痊愈者 31 例（占 67％）、显效者 6 例（占 13％）、好转者 5 例（占 11％）。

处方 6 ■ 养阴调经汤：生地黄、熟地黄各 20g，枸杞子、白芍、玄参各 15g，丹参 10g；每剂水煎 2 次，分 2～3 次口服；每日 1 剂，连服 1 个月为 1 疗程。内热严重时，宜加知母、地骨皮；出现阳亢，可加钩藤、生决明子；若郁热加重，宜加入玫瑰花、川楝子；经血过大，加用墨旱莲、女贞子。能养阴调经；主治月经不调阴虚型。用此方随症加减，治疗 142 例，年龄为 14～55 岁，阴虚内热型 64 例、阴虚郁热型 48 例、阴虚阳亢型 30 例，临床总有效率约达 92％。

处方 7 ■ 调经三联方

① 经前用方：当归 12g，炒白芍、柴胡各 15g，醋炒香附、泽兰叶、桃仁、青陈皮各 10g，红花、栀子、甘草各 6g。

② 经期用方：当归 12g，川芎、桃仁各 10g，红花、炮姜各 6g，益母草 15g，甘草 6g。

③ 经后用方：熟地黄、白芍各 15g，当归、茯苓、太子参各 12g，黄芪 25g，白术、女贞子各 10g，甘草 6g。能养血活血、疏肝调经、温经调血、益气养血。经治60 例患者，年龄最小 17 岁、最大 42 岁，临床治疗总有效率约为 88%。

处方 8 ■ 圣愈汤加味方：党参 20～30g，黄芪 30～50g，白芍、茜草炭各 15g，炒当归 6～10g，川芎 3～6g，熟地黄、仙鹤草、乌贼骨各 15～30g，阿胶 15～20g（烊化），甘草 6g；每剂水煎 2 次，分为 2 次口服，每日 1 剂。血热者宜加重，选加黄芩、栀子、生地黄；血瘀加重，宜选加益母草、熟大黄等；伴纳差，可加用陈皮、砂仁、白豆蔻等。能益气养血、收敛固摄；主治月经提前、量多色淡、气血不足。经治 36 例，有 20 岁以下 3 例，20～45 岁 30 例，46 岁以上 3 例，总有效率约达 94%。

六、 功能性痛经

患者凡在月经行经前后出现下腹部坠胀或胀痛、相伴腰酸和不适时即可称为痛经，严重者还会影响到患者的正常工作和生活。原发性痛经的病因不明，即是指在月经初潮后不久而开始出现的痛经；继发性痛经主要源自于内生殖器官的某种器质性疾病。大部分原发性痛经者尚无明显的生殖器官病变，常发生在月经初潮或初潮后不久，多见于未婚或未孕妇女，于生育之后多能使经期的疼痛缓解或消失。患者月经分泌物中含有大量前列腺素，能引起子宫平滑肌收缩，从而造成子宫缺血和疼痛，多在月经第 1～2 天出现下腹部阵痛，有时也可放射至阴部和腰骶部，并伴有恶心、呕吐或腹泻等症状；剧痛者还可出现面色苍白、手足冰凉、出冷汗。中医学认为本病是先天发育不足，主因肝肾不足、精血亏少、胃寒饮冷、经血凝涩、情志不调、肝郁气滞等。于是，应当选择益气养血、补益肝肾、温宫散寒、疏肝理气、活血化瘀类中药治疗。

西医处方

处方1 ■ 适用于经前期紧张综合征的治疗

地西泮（安定） 每次 2.5～5mg 口服 每日 3 次

加 氢氯噻嗪 每次 25mg 口服 每日 3 次

加 维生素 B_6 每次 10～20mg 口服 每日 3 次

加 甲地孕酮 每次 2mg 口服 每日 1 次 自下次月经第 16 天起

处方2 ■ 可以选择应用的解痉药物治疗

阿托品 每次 0.3mg 口服 每日 3 次

处方3 ■ 可以选择应用的镇痛药物治疗

布洛芬 每次 300mg 口服 每日 2 次

或 甲芬那酸（甲灭酸） 每次 500mg 口服 每日 3 次

或 哌替啶（杜冷丁） 每次 50mg 肌内注射 立即

或 双氯芬酸钾 每次 25mg 口服 每日 3 次

处方4 ■ 可用于需要避孕或月经过多时的治疗

避孕 I 号 每次 1 片 每日 1 次 自月经第 5 天起

加 硝苯地平（硝苯吡啶，心痛定） 每次 10mg 含服 每日 3 次 连用 2 天

中医处方

处方1 ■ 三味痛经膏：五灵脂、郁金各 250g，冰片 1g；将上药共研细末，装瓶备用；于月经来潮前第 3～5 天，用白酒调成糊状贴敷以下穴位，如关元、中极穴等；当月经来潮后第 2～3 天已无痛经，即及时去除此种药膏贴敷。此方能行气活血、化瘀止痛；主治功能性痛经或月经不调等。

经治 33 例，年龄为 14～25 岁，有痊愈者 31 例、好转者 2 例，通常能在 2～3 个月经周期后彻底治愈。

处方 2 ■ 少腹逐瘀汤：当归、川芎、赤芍、生蒲黄、五灵脂、延胡索、肉桂、制没药各 10g，小茴香 12g，干姜 6g；水煎 2 次口服，每日 1 剂。每次月经前 1～2 天或行经期服药、经后停药；下次月经期再服，连治疗 2～3 个月经周期。剧痛者可加乌药；肝郁气滞者可加香附；宫寒显著时，可加吴茱萸。能活血祛瘀、温经止痛；主治痛经，已治疗 137 例，包括未婚 91 例、已婚 46 例，年龄为 16～36 岁，服药后痛经终止、月经已恢复至正常 103 例，痛经减轻、月经可恢复至正常 31 例。

处方 3 ■ 化瘀消膜汤：三棱、莪术、炒五灵脂、炒蒲黄、穿山甲、王不留行、香附、菟丝子各 10g，当归、山楂、党参各 15g，血竭（冲服）2g；每剂水煎 2 次服，每日 1 剂；于月经干净后开始服药，到下次行经时开始停药，连服 2 个月经周期为 1 个疗程。同时兼有寒证，可加肉桂 6g、淫羊藿和艾叶各 10g；兼有热证者，宜加赤芍及黄芩各 10g；气滞显著者，宜伍用青皮、延胡索等。能行气活血、化瘀止痛；主治膜样痛经，经治 32 例，年龄为 16～31 岁，已有 24 例痊愈、6 例显效。

处方 4 ■ 乌黄定痛汤：丹参 15g，赤石脂、乌药各 10g，生蒲黄（包煎），五灵脂、制附片、川椒各 5g，沉香（后下）、制大黄、干姜、制川乌、制草乌、细辛各 3g；水煎 2 次口服，每日 1 剂。轻度或经前期疼痛，宜于经前 1 周开始服药；中度及经期痛，宜在经前 3 天起服药，维持至经行期 1～2 天；重度及在经前、中、后三期出现疼痛，或于经前 3 天至经后期而持续服药。剧痛者，须加服三七或三七片；血块增多者，应加用桃仁 10g、红花 8g。能温宫散寒、化瘀止痛；主治原发性痛经，经治原发性痛经 105 例，有痊愈者 78 例、显效者 12 例、好转者 9 例。

处方 5 ■ 加减膈下逐瘀汤：当归 10g，赤芍、牡丹皮、益母草各

15g，红花 10g；枳壳 20g，延胡索 9g，五灵脂 70g，香附 12g；须于经期内煎服，每日 1 剂。能行气活血、化瘀止痛；主治原发性痛经，经治痛经 486 例，年龄为 15～40 岁，已除外子宫内膜异位症、子宫肌瘤、炎症及生殖器异常等，痊愈者 290 例、好转者 162 例，停药后观察 3 个月经周期未见复发。

处方6 ■ 泽兰汤：泽兰、续断各 14g，醋炒延胡索、当归各 10g，制香附、赤芍、柏子仁各 12g，红花 2g，牛膝 3g；文火煎煮 30min，取药汁 200ml 口服，每日 1 剂。若伴大血块，重用当归和牛膝；月经量较大，宜加阿胶 12g；相伴气虚，可加黄芪 20g、焦白术 10g；月经提前，宜加牡丹皮、栀子各 10g；伴经期拖后，宜加炒小茴香 6g、乌药 10g。能补肾调经、化瘀止痛；主治痛经。已治疗 120 例患者，痊愈者 104 例、好转者 13 例。

处方7 ■ 宣郁通经汤：柴胡、郁金、栀子、牡丹皮、黄芩、延胡索、白芍各 10g，制香附 15g，芥子、甘草各 6g；宜于经前 5～7 天煎服，每日 1 剂；见效后应持续服药 3～4 个月经周期。经量少、呈紫色时，宜加红花、桃仁、五灵脂各 10g；月经量多、呈红色时，宜加墨旱莲、紫草各 15g，三七粉 3g；伴头痛，可加蔓荆子 10g、地骨皮 15g。能疏肝理气、宣郁通经；主治肝郁型痛经。随症加减治疗 30 例患者，多在煎服 1 个疗程后奏效。

处方8 ■ 加味桃红四物汤：白芍 15g，桃仁、生蒲黄（包煎）各 2g，红花、地黄、当归、川芎、五灵脂各 10g；每剂水煎分 2 次口服，每日 1 剂；以自月经第 5 天开始连服 20 天为宜。患者气滞，宜加青皮、柴胡、香附各 10g；出现寒凝血滞，可加小茴香 10g，肉桂、吴茱萸各 6g。能养血活血、化瘀止痛；主治膜样痛经淤滞型。已治疗 60 例患者，治愈者 28 例、好转者 24 例。

处方9 ■ 痛经灵：延胡索 25g，炒小茴香、炒土鳖虫、乌药各 15g，细辛 10g；将上药共碎细粉，打成药片 100 片。于经前 2

周开始服用，每次 5 片饭后口服；每日 3 次，连用 10 天为 1 疗程。此能通过行气、化瘀、温经而达到止痛效果。能行气活血、温经散寒；主治原发性痛经。经治原发性痛经 117 例，在治疗 3 个疗程和 3 个月经周期后开始奏效。

注意：要重视结合精神心理性治疗。在疼痛非常严重并不能忍受时，也可采取非麻醉性镇痛药治疗。针对需要避孕或月经过多的妇女，可选用子宫平滑肌钙通道阻滞药治疗，此药有助于舒缓子宫平滑肌细胞收缩而发挥止痛效果，但此药口服后可出现头痛、面红、血压降低等不良反应。

七、 经前紧张征

这是指月经来潮前第 7～10 天部分妇女相伴出现的生理、精神和行为改变，例如乳房胀痛、紧张性头痛、全身疲乏无力、易怒失眠、腹痛、水肿等一系列临床变化。此反应较严重时，甚至有可能影响日常工作和生活。本病以 20～30 岁妇女居多，其发生率占 30%～68%，究其原因不明。此病也可在月经来潮过后能自然恢复。中医学将此征称为经行头痛、经行乳痛、经行发热、经行泄泻、经行浮肿等，跟肝、脾、肾脏腑失调、气血和经络受阻相关。常被分成肝郁气滞、肝肾阴虚、脾肾阳虚、心脾气虚、瘀血阻滞等病证。治疗时，重在采取补肾温脾、疏肝理气、益气祛痰等法。

西医处方

处方 1 ■适用于经前期紧张综合征的治疗

地西泮（安定） 每次 2.5～5mg 口服 每日 3 次

加 谷维素 每次 10～20mg 口服 每日 3 次

加 维生素 B_6 每次 10～20mg 口服 每日 3 次

加 氢氯噻嗪 每次 25mg 口服 每日 1～2 次

处方 2 ■可选择性激素类制剂治疗

甲基睾酮　每次 5mg　口服　每日 3 次　于经前 14 天始
用，连服 10 天

或　丙酸睾酮　每次 25mg　肌注　隔日 1 次　于经前 14 天始
用，连用 10 天

或　黄体酮　每次 10～20mg　肌注　每日 1 次　连用 10 天

中医处方

处方 1 ■ 柴胡疏肝散加减：柴胡、陈皮各 6g，枳壳、芍药、川芎、
香附各 5g，炙甘草 3g；上药加水 500ml 煎煮沸，每剂水
煎 2 次，混合分成 2 次口服，每日 1 剂，连服 4～6 剂为
1 疗程。能疏肝解郁、理气止痛；主治经前期紧张征。已
治疗 33 例，其年龄介于 14～25 岁，显示痊愈者 31 例、
好转者 2 例。

处方 2 ■ 舒肝解郁汤：柴胡、合欢皮、制香附各 10g，白蒺藜、川
芎、赤芍各 9g，苏罗子、路路通、橘叶、橘核各 6g，广
郁金 5g；上药加水 600ml 煎煮，每剂水煎 2 次，混合后，
分成 2 次口服；每日 1 剂，以连服 4～6 剂为宜。乳部肿
痛者，可加王不留行、夏枯草；小腹冷痛，宜可加高良
姜或香附。此方能疏肝理气、解瘀止痛；主治经前期紧
张征。

处方 3 ■ 疏肝调冲汤：八月札 20g，青皮、生麦芽、苏罗子、合欢
皮各 15g，路路通、郁金各 10g，川芎、当归、香附各
6g；上药加水 500ml 煎煮，每剂煎 2 次，混合后分 2 次
口服；每日 1 剂，连服 4～6 剂为宜。经前乳房胀痛明显
者，宜加老鹳草、羊乳；乳房硬块不退，宜加昆布、海
藻、浙贝母、皂角刺、夏枯草、王不留行等。此方能疏
理调冲；主治经前期紧张征，比如胸胁胀满、乳房或乳
头疼痛，或曾已触及硬结或硬块等。

处方 4 ■ 行气开瘀汤：香附、合欢皮、路路通、苏罗子各 9g，广
郁金、焦白术、陈皮、炒乌药、炒枳壳各 3g；上药加水
600ml 煎服，每剂煎 2 次，混合后分 2 次口服；每日 1

剂，连用4～7天为宜。乳房胀痛明显者宜加青橘叶、川楝子、蒲公英；乳房包块不退，宜加用昆布、海藻、王不留行。兼有肾虚时，可加用杜仲、续断；兼有血虚时，可加用当归、熟地黄等。能行气开郁、健脾和胃；主治经前期紧张征，如有经前胸闷、乳房胀痛、纳差、欲吐、小腹寒痛。

处方5 ■ 知柏地黄汤加味：熟地黄24g，山药、山茱萸各12g，茯苓、牡丹皮、泽泻各9g；黄柏、知母各6g；上药加水500ml煎服，每剂水煎2次，混合，分为2次口服，每日1剂。若有潮热多汗时，须加用龟甲同煎。能滋肾养肝、清热降火；主治经前期紧张征。

处方6 ■ 清眩平肝汤：白芍、生地黄各12g，桑叶、菊花、女贞子、黄芩、墨旱莲、红花、牛膝各9g，当归3g，川芎4.5g；上药加水600ml，水煎2次，每次30min，混合分为2次口服，每日1剂。热重时，宜去当归和川芎，加用马尾连；肝阳旺盛时，宜加用生龙骨同煎。能滋阴养肝、清热平肝、活血调经；主治经前紧张征，如出现肝肾阴虚、肝阳旺盛，出现头痛、头晕、心烦易怒以及血压升高者。

处方7 ■ 归脾汤加减：黄芪、龙眼肉、酸枣仁各12g，白术、茯神、当归各9g，党参、木香、远志各6g，甘草3g，生姜6片，大枣1枚；取上药加水500ml，水煎2次，每次30min，分成2次口服；每日1剂，连服6剂。若经行感冒，宜去当归、酸枣仁、龙眼肉，加用防风、荆芥；若皮肤风疹，宜去龙眼肉、生姜，加用生地黄、白蒺藜。能健脾升阳、益气固表；主治经前紧张征。

处方8 ■ 趁痛散加味：黄芪、牛膝、鸡血藤各12g，当归、白术、桑寄生各9g，独活、肉桂、薤白、炙甘草各6g；取上药加水600ml水煎，每剂煎2次，混合，分为2次温服；每日1剂，连续煎服4～6剂。能温经通络、活血散瘀；治疗经前紧张综合征。

处方 9 ■ 调经验方一：益母草 15g，香附 12g，柴胡、当归、白芍、郁金、川芎各 9g，甘草 3g；每剂水煎 2 次，混合后，分成 2 次温服；每日 1 剂，连服 8 剂为 1 疗程。出现肝郁化火，可用炒栀子、牡丹皮；若伴有纳差、腹胀，宜加苍术、川厚朴、陈皮；若有小腹胀痛，应加枳实、青皮、木香、槟榔等。此方能疏肝开瘀、理气活血；主治经前期乳房胀痛等。

处方 10 ■ 调经验方二：益母草 15g，香附、槟榔各 12g，乌药、木香、当归、川芎、牛膝各 9g，甘草 3g；将上药加水 600ml，水煎 2 遍，每一煎约 30min，滤药汁分 2 次温服；每日 1 剂，连服 6 剂为 1 疗程。出现小腹胀痛，宜加延胡索、五灵脂、高良姜；出现气郁化火，宜加用炒栀子、牡丹皮。能理气活血、调经；主治经前小腹胀痛，出现舌质红、苔薄、脉沉弦者。

八、子宫内膜异位症

这是发生在盆腔内的一种良性疾病，既可朝向远处转移，又可在局部四周发生种植，时常发生在具有生育能力的妇女，以 30～40 岁的患者居多，本病可能与卵巢生殖周期性改变相关，主要表现特征为继发性或进行性痛经，并伴有月经失调、不孕不育和性交疼痛等；妇科检查可见子宫粘连、呈后倾位并且相对固定等。针对仍有生育要求或已经发生广泛病变的患者，只可适用于药物治疗，而不宜实施手术。

西医处方

处方 1 ■ 宜采用激素治疗
　　　　甲羟孕酮（安宫黄体酮）　每次 10mg　口服　每日 3 次
　　　　连用 6 个月
　　或　己酸孕酮　每次 250mg　肌内注射　每 2 周 1 次　连用 3

　　　　个月

　接　己酸孕酮　每次 250mg　肌内注射　每月 1 次　连用 3 个月

处方 2 ■ 适用于需要抑制卵巢激素合成和短期闭经的治疗

　　　达那唑（安宫唑）　每次 100～200mg　口服　每周服药 2 次

处方 3 ■ 适用于需要及时缓解疼痛时的治疗

　　　孕三烯酮　每次 2.5mg　口服　每周 2 次　连服 6 个月

处方 4 ■ 用于需要采取退化病灶时的治疗

　　　戈舍瑞林（诺雷德）3.6mg　每间隔 28 天，腹部皮下注射 1 次

中医处方

处方 1 ■ 左归丸加减：熟地黄、山药各 15g，川牛膝、丹参各 20g，枸杞子、山茱萸、菟丝子、三棱、莪术、鹿角胶、龟甲胶各 10g；取上药加水略泡煎煮 2 次，滤药汁混合分 2 次口服。此方能滋肾填精、化瘀调经；主治肾虚血瘀型病例等。

处方 2 ■ 清热调血汤加减：当归、白芍、香附、生地黄、延胡索各 15g，牡丹皮、川芎、桃仁、莪术、苍术、黄柏各 10g；取药水煎 2 次，混汁后口服，每日 1 剂。此方能清利热湿、化瘀止痛；主治湿热瘀阻型病例，其总有效率约达 78%。

处方 3 ■ 补阳还五汤：炙黄芪 30g，当归、赤芍、桃仁、红花各 12g，川芎、地龙、延胡索、水蛭各 10g；每剂水煎 2 次分服，每日 1 剂；对纳差便溏者，宜加白术、茯苓、党参等；对面色萎黄、唇甲色淡者，须加丹参、桂枝等。此方能益气活血、化瘀止痛；主治气虚血瘀型病例，临床总有效率约为 81%。

注意： 治疗中一旦发生大量出血，宜每日加服己烯雌酚 0.25～0.5mg。达那唑能直接抑制卵巢激素合成，故易于发生子宫内膜萎缩的短时性闭经，但此药须禁用于肝脏疾病，在用药期间还要定时

复查转氨酶等。孕三烯酮能产生强大的抗雌激素或抗孕激素作用，此外还能及时缓解本病的疼痛，停药后受孕率可达 60% 以上。戈舍瑞林作为一种能合成促性激素释放激素激动剂，有助于促使子宫内膜异位病灶退化。

九、 功能失调性子宫出血

此病是指患者在无全身或生殖器官病变条件下而发生的子宫异常流血。通常认为本病可能与正常情况下而调节生殖系统的神经内分泌失调相关。患者表现为月经周期长短不一、赶前拖后、经血量过多或有不规则阴道流血等。无排卵型病人多发生在青春期或更年期，流血量时多时少，有时也会发生大出血；有排卵型病人主要发生在育龄期妇女，此时虽能排卵但可表现为黄体功能不足和子宫内膜不规则的脱落。此病治疗需要加强休息，放慢生活节奏，调整月经周期，给予雌激素、孕激素或雄激素，并进行有效止血。此类疾病属于中医学的崩漏范畴，主因阴虚内热、迫血妄行、肝郁气滞、气滞血瘀、瘀阻冲任所致。本病需要急则治其标、缓则治其本。

西医处方

处方 1 ■ 适用于无排卵型的止血治疗

己烯雌酚　每次 2mg　口服　每 8h　1 次

或　苯甲酸雌二醇　每次 2mg　肌内注射　每 8h　1 次

或　黄体酮　每次 20mg　肌内注射　每日 1 次

或　丙酸睾酮　每次 50mg　肌内注射　每日 1 次

或　倍美力　每次 2.5mg　口服　每日 1 次　共用 20 天

或　补佳乐　每次 1～4mg　口服　每日 1 次　共用 20 天

处方 2 ■ 适用于加强调整月经周期的治疗

己烯雌酚　每次 1mg　口服　每晚 1 次　于出血第 5 天起

接　黄体酮　每次 10mg　肌注　每日 1 次　从服药第 16 天起

处方 3 ■ 适用于促进患者排卵的治疗

氯米芬（舒经芬，克罗米芬）　每次 50mg　口服　每日 1
次　于出血第 5 天起

处方 4 ■ 适用于有排卵型的止血治疗

氯米芬　每次 50mg　口服　每日 1 次　于月经第 5 天起，
应用 7 天

或　黄体酮　每次 10mg　每日 1 次　肌注　于排卵后开始，
连用 10 天

或　甲羟孕酮　每次 20mg　口服　于下次月经前第 8 天开始

中医处方

处方 1 ■ 加味五子衍宗汤：菟丝子、枸杞子、覆盆子、五味子、
车前子各 15g，益母草 30g，茜草 15g，白及 10g；水煎 2
次分服，每日 1 剂；连用 7 天为 1 疗程。此方能补肾固
精、化瘀止血，主治青春期功能性子宫出血。经治 41 例
患者显示，有痊愈者 33 例，阴道出血停止、月经周期已
恢复至正常；显效者 4 例，阴道出血明显减少、月经周
期基本恢复至正常。此方加用益母草、茜草、白及，重
用益母草，即能标本兼顾、调补冲任。

处方 2 ■ 加味调经止血汤：熟地黄 15g，杭白芍 10g，当归 10g，
黄芪 30g，贯众炭 30g，益母草 15g，三七（研末另外冲
服）10g；水煎 2 次分服，每日 1 剂；于每次月经来潮 3
天后开始服药；连服 3～6 天，并视流血量而定。月经量
少、色暗、有块及下腹胀痛者，宜加肉桂 3g，炮姜炭
6g，橘核、乌药、荔枝核各 10g；月经量多、色淡及气短
者，宜加党参 30g；月经量多、色红、心烦口渴、舌红、
脉细数者，可加牡丹皮、地骨皮、麦冬各 10g，黄柏 6g。
能益气养血、化瘀止血；主治功能失调性子宫出血，经
治 100 例患者显示，治愈者 79 例、显效者 11 例、好转者
5 例、无效者 5 例。

处方 3 ■ 疏肝养血汤：生龙骨、生牡蛎各 20g，柴胡、郁金、白
芍、三七（研末冲服）、地榆炭、茜草各 12g，半夏、生

姜、黄芩、当归各 10g，党参 15g，大枣、甘草各 6g；加水 1200ml 约浸泡 15min，文火煎煮 2 次，取药汁 300ml 混合，分为早、晚各 1 次温服，连用 7 天为 1 疗程。能疏肝养血、益阴固涩、化瘀止血；主治更年期功能性子宫出血。经治 32 例显示，年龄为 45～55 岁，总病程为 2～7 年，煎服 1～3 个疗程后，阴道流血终止，临床自觉症状始逐渐消失或缓解。

处方 4 ■ 当归芍药散：当归 150g，芍药 500g，川芎、泽泻各 250g，茯苓、白术各 200g；上药共研细末，装好胶囊备用，每粒含生药 0.4g；治疗时，每次 5 粒，每日 3 次，连服 15 剂为 1 个疗程。能养血柔肝、健脾利湿；主治功能性子宫出血。经治 60 例显示，其年龄 13～60 岁，病程从 15 天至 4 年不等，已痊愈者 39 例、好转者 12 例、无效者 9 例，总有效率 85%。

处方 5 ■ 青功饮：山药 20g，熟地黄、菟丝子、海螵蛸、牡蛎各 15g，山茱萸、茯苓、白术、阿胶各 10g，炒当归 12g，肉桂 5g；每剂水煎 2 次，分为 3 次口服，每日 1 剂。偏热证，加牡丹皮、墨旱莲；偏寒证，可加炮姜、制附子；血瘀显著时，宜加蒲黄、益母草；若气郁较重，应加用柴胡、香附等同煎。能补肾健脾、养血止血；主治青春期功能性子宫出血，经治 130 例，其总治愈率可达 92%。

处方 6 ■ 茅红汤：茅膏菜全草 12.5g，红花 4.5g；上药加水 300ml 后，煎煮 20min，取汁外加红糖 30g，于月经来潮第 2 天上午（月经量增多时）口服；服药后视患者酒量大小，饮白酒适量，卧床休息 1h 左右；然后，将药渣加水 200ml 续煎，下午如法口服 1 次；每日 1 剂，连服 3 剂为宜。能调经止血，主治可排卵性功能失调性子宫出血。经治 58 例，其中青春期病人 12 例、生育期病人 32 例、更年期病人 14 例，治疗结果表明，青春期功血显效者 10 例、有效者 2 例，对生育期功血显效者 29 例、无效 3 例，对更年期功血显效者 11 例、有效者 3 例。此药，对皮肤黏膜可产生一定刺激，应于餐后服药。

处方7 ■ 固本止崩汤：熟地黄30g，黄芪、焦白术各25g，海螵蛸、牡蛎、茜草、阿胶（烊化）各20g，党参、山药各15g，陈皮10g，升麻7.5g；取药水煎2次，分为3次口服，每日1剂，连用4剂为1个疗程。流血量大、色鲜质稠者，加用地榆炭20g、牡丹皮、生地黄各15g；出血色暗、挟有瘀块者，应去升麻，加茜草30g、三七片5片；日久流血不止，面色萎黄、畏寒者，应党参易人参，加用艾叶炭20g、炮姜10g同煎。能健脾益气，补肾固摄；主治功能性子宫出血。治疗127例，其中有青春期型37例、育龄期型52例、更年期型38例，出现痊愈者共107例，平均服药时间为1～4个疗程。

处方8 ■ 调经汤：黄芪、菟丝子、枸杞子各20g，当归、白芍、茯苓、白术、乌贼骨各15g，生地黄25g，茜草50g，柴胡、牡丹皮、甘草各10g，川芎2.5g；每剂水煎2次，分为2次口服；每日1剂，连用15剂为1疗程。能益气养血、调经止血；主治功能失调性子宫出血，经治128例，其治疗时间为10～60天，总有效率已达90%。

处方9 ■ 调理冲任汤：女贞子、墨旱莲、桑寄生、川续断、菟丝子、巴戟天、肉苁蓉、枸杞子各15g，炒山药30g。每日1剂，水煎后分2次口服。此方能固冲任、调经血；主治肾虚型病例。随症加减治疗436例，结果表明此方对轻、中、重度流血者有效，继续维持服药还可预防复发，可建立起正常月经周期。

注意： 为调整月经周期，在己烯雌酚和黄体酮同时用毕，约停药3～7天后患者开始恢复流血；通常于出血第5天后再予使用本品，以连续治疗3个周期为宜。孕激素能使增生过长的子宫内膜转化到分泌期，待停药后常可发生内膜脱落，出现撤药后出血。氯米芬发挥微弱的雌激素作用，能在下丘脑产生竞争性结合雌激素受体的作用，故于患者体内产生对抗雌激素的作用，从而诱导促性腺激素释放激素的释放，帮助患者产生排卵，然而此药不可以长时间使用，须防发生卵巢过度刺激综合征；另外，氯米芬还适用于治疗黄体功能不足、发生卵泡过长的病例，通过增进患者的卵泡发育而有助于促进正常的黄体形成。

十、不孕症

本症系是指夫妇同居 2 年以上未孕或婚后流产并延续 2 年以上未能受孕者。前者称为原发性不孕症，后者称为继发性不孕症。该症病因十分复杂，每在排除男性不育的因素以后，女性不孕症病因主要包括卵子发育不良和排卵异常等病变。因而，治疗前一定要查清本病病因，选择有的放矢的综合治疗措施。中医认为此病主要内因是禀赋虚弱、肾气不足、冲任亏损、气血失调，而外因则与寒、湿、痰、瘀阻塞于胞宫有关。临床上，需要选用温肾暖宫、滋肾养阴、益气补血、疏肝理气、活血化瘀、清热利湿类中药治疗。

西医处方

处方 1 ■ 适用于帮助诱发患者产生排卵的治疗

氯米芬（克罗米芬） 每次 50mg 口服 每日 1 次 月经第 5 天始，连用 5 天

处方 2 ■ 适用于黄体功能不全时的治疗

绒促性素 每次 5000U 肌注 停用氯米芬 7 天后 用前皮试

处方 3 ■ 适用于需要补充黄体分泌时的治疗

黄体酮 每次 20mg 肌注 每日 1 次 于月经第 20 天始，连续应用 5 天

处方 4 ■ 可选用绝经促性素（HMC）的治疗

尿促性素 每次 1 支 肌注 每日 1 次 连用 7 天，自月经第 6 天起

或 绒促性素 每次 5000U 肌注 于停用 HMG 后 24～36h 用前皮试

处方 5 ■ 适用于改善宫颈黏液的治疗，以有利于精子的通过

己烯雌酚　每次 0.2mg　每日 1 次　连用 10 天，于月经第 5 天起

处方 6 ■ 可以选用的输卵管内注药治疗

地塞米松 5mg

庆大霉素 4 万 U　　混匀，宫腔注入　每周 2 次　用

糜蛋白酶 5mg　　　至排卵前月经后第 3 天为止

生理盐水 20ml

中医处方

处方 1 ■ 化瘀益肾汤：鸡血藤 30g，桃仁、车前子、杜仲各 15g，当归、川续断、木香、艾叶、焦三仙各 10g，三棱、莪术、泽泻、佛手各 6g；每剂水煎 2 次口服，每日 1 剂；在月经前第 3 天开始服药。此方能化瘀止痛、补肾调经；主治痛经或不孕症。经治 33 例已显示，有痊愈者 29 例，待痛经完全消失后，续服 1～2 个月可开始受孕。

处方 2 ■ 化瘀通络汤：丹参 30g，赤芍 15g，路路通 12g，当归、桃仁、红花、王不留行、川芎、穿山甲各 9g；每剂水煎 2 次，分成 2 次口服，每日 1 剂；仍可伍用丹参注射液 10～12ml，此药加 10% 葡萄糖液 500ml 稀释后缓慢静滴；再则，也可采用中药煎汤灌肠治疗，如加用制乳香 9g、制没药 9g、川芎 9g、土茯苓 30g、五灵脂 9g、红藤 30g，每晚灌肠 1 次，连用 10 天为 1 疗程。能养血活血、化瘀通络；主治输卵管阻塞不孕症。文献报道已治愈 33 例，年龄为 24～38 岁，而包括继发性不孕症 14 例、原发性不孕症 19 例。

处方 3 ■ 艾附暖宫丸加减：艾叶 10g，香附、五灵脂、当归各 15g，吴茱萸、白芍、川芎各 12g，续断、淫羊藿、蒲黄、菟丝子、益母草各 10g，肉桂 5g；每剂水煎 2 次，混匀后分 3 次口服，每日 1 剂；在服药期间，须叮嘱夫妻分居并不可少于 3 个月。此方能行气活血、补肾温宫；主治原发性不

孕。以此方治疗 50 例，痊愈者 25 例，使其自觉症状消失、开始妊娠；有好转者 19 例，其自觉症状明显减轻、月经周期规律，有效率 88%。

处方 4 ■补肾汤：熟地黄、菟丝子、山茱萸、山药各 20g，川芎、巴戟天、鹿角胶各 10g，女贞子 30g，墨旱莲 15g；水煎分 2 次服，每日 1 剂。子宫偏小者，可加紫河车 10g，茺蔚子 10g，覆盆子 10g。月经正常者，于经血干净后连服 7～10 天。此方能补肾填精；主治无排卵性不孕症。随症加减治疗 40 例，其中包括原发性不孕 27 例、继发性不孕 13 例，病程已长达 2～21 年；观察治疗结果发现，已有 22 例妊娠，占 55%。

处方 5 ■氤氲育子汤：紫石英 40g，淫羊藿 20g，菟丝子、枸杞子各 20g，川椒 2g，人参、露蜂房、益母草、王不留行、红花、香附、柴胡、枳壳各 10g；取药水煎口服，每日 1 剂，连服 5～12 剂。于月经第 5 天开始服药，闭经者宜连续煎服 3 剂、停药 3 天，再续服 3 剂。能补肾暖宫、行气活血；主治无排卵性不孕症；临床总有效率大致为 77%。

处方 6 ■柴胡通任煎：柴胡、皂刺、王不留行、丹参、赤芍、香附、乌药各 10g，莪术 6g，穿山甲 20g，鹿角霜、山茱萸、延胡索各 10g；每剂水煎分服，每日 1 剂，连服 3 个月为 1 疗程。在月经期第 5～12 天开始服药。此方能疏肝行气，活血通任，主治不孕症。经治 65 例患者，年龄 25～29 岁者共 54 例，大于 30 岁者 10 例，共有痊愈者 58 例，痊愈者疗程最短者 45 天、最长者 156 天，总有效率可达 89%。若同时伍用鹿角霜、山茱萸，能补肾敛涩，可防以上诸药活血太过之弊。

处方 7 ■温阳疏通汤：柴胡、香附、王不留行、红花各 15g，桃仁、三棱各 20g，莪术 30g，牛膝 17g；每剂水煎 2 次，分为 3 次口服；每日 1 剂，连服 3 个月为 1 疗程。肝郁气滞明显，宜加用青皮；伴寒凝，可加肉桂、附子；伴肾阳虚者，可加用肉苁蓉等。患者一旦发生输卵管积水或附件炎，须加用猪苓、蒲公英、车前子、紫花地丁等。能疏肝解郁、破血化瘀；主治输卵管阻塞性不孕症。经治82例，包括原发性不孕70例、继发性不孕12例，在煎服1个疗程以后，被治愈者61例，使输卵管通畅并可妊娠者4例，总有效率约为79%。

处方8 ■ 促排卵验方：当归、续断、桑寄生、赤芍、茺蔚子各10g，川芎、香附、泽兰、怀牛膝各9g，丹参12g。另方：熟地黄20g，女贞子、当归、续断、枸杞子、桑寄生各10g，淫羊藿、党参、泽兰各9g，菟丝子、覆盆子各15g，丹参12g。能理气活血、益气养血、补肾填精；主治排卵功能障碍性不孕症。已经治疗18例患者，8例子宫发育不全，持续监测有关的卵泡发育、测定血清雌二醇（E_2）、促卵泡激素（FSH）、促黄体素（LH）和孕酮（P）参数，经治1个月经周期的排卵率约为72%，平均卵泡发育速度为每天0.3～0.8mm，在排卵前2天增长最快，大致为4.0mm，平均最大卵泡直径可达(22.4±2.9)mm。

处方9 ■ 免疫性不孕验方：生晒参、炙远志各9g，熟地黄、菟丝子、五味子、炙甘草各15g，山药20g，山茱萸10g；将上药水煎后口服，每日1剂，连服30剂为1疗程。第1疗程结束后，月经中期实施精子制动试验（SIT）复查，转阴后即可停药。此方能补肾填精；主治免疫性不孕症，如患者已有抗精子抗体形成。经治免疫性不孕症60例，结果显示痊愈者19例，SIT转阴，停药后1年开始妊娠，临床治愈率和总有效率分别为32%和85%。

注意：给予氯米芬要自月经第5天起开始服药，起初先从小剂量应用，最大剂量每日不可超过200mg，通常在服药第7天前后开始排卵，经过3个周期后可自然行经，连服3个周期为一个疗程。绒促性素有类似于黄体生成素的生理作用，使用该药有益于补充和促进黄体分泌的功能，通常宜在治疗中将绒促性素与氯米芬配合一起使用。西医处方6经由子宫腔内注射，宜持续用药2～3个周期，既能减轻局部充血、水肿，又可抑制纤维组织形成，此方更适用于治疗那些由慢性输卵管炎所致的不孕症。

十一、子宫脱垂

这是指子宫从正常位置沿阴道下降至宫颈外口并达坐骨棘水平以下，以至于子宫已全部脱出于阴道口之外，部分患者甚可伴发阴道前后壁膨出。本病多见于经产妇，与生育较多密切相关。在中医学文献中统称本病为阴挺，主因身体虚弱、分娩时难产、用力太过、产程过长、产后而过早参加体力劳动，从而导致脾虚气弱、中气下陷而引起子宫胞络松弛、不能固摄宫体，使之移位或下坠。所以，对阴挺的治疗，必须从补益脾肾、益气固摄、补中益气、升阳举陷入手。

西医处方

处方 ■ 及早手术并配合止咳、通便的降腹压疗法

喷托维林（咳必清）　每次 25mg　酌情口服

或　复方甘草片　每次 2～3 片　口服　每日 2～3 次

加　复方芦荟胶囊　每次 2 粒　口服　每晚 1 次

中医处方

处方 1 ■ 升提汤：枳壳 15g，茺蔚子 15g。将上药浓煎为 100ml 左右，加入食糖适量，每瓶 500ml，大约含有升提汤 5 剂；治疗时，每次 50ml 口服，每日 2 次；每一疗程煎服 6 瓶。此方能升阳举陷；主治子宫脱垂。经治 924 例显示，有显效者 602 例、有效者 173 例，临床总效率约为 84%。

处方 2 ■ 升麻鸡蛋方：升麻 4g（研末），鸡蛋 1 个；先把鸡蛋顶钻一黄豆大小圆孔，将药末放入蛋内搅匀，取纸盖封孔，放蒸笼内蒸熟；每天食服 1 个药蛋，连用 10 天为 1 个疗程，间休 2 天后，再实施下一疗程的服药，此期忌房事

或体力劳动过重。此方能益气、升阳举陷，适用于治疗轻度子宫脱垂。服药 1 个疗程，被痊愈者 62 例；服药 2 个疗程，被痊愈者 36 例；服药 3 个疗程，被痊愈者 8 例。

处方 3 ■ 升提固脱煎

① 内服药方：党参、炒白术、生黄芪、炙黄精、炙龟甲、大枣各 15g，枳壳、巴戟天各 20g，当归、升麻各 9g，益母草 30g。水煎后分次口服，每日 1 剂。

② 外用煎药，可取益母草、枳壳各 30g，即煎即熏，凉后坐浴，早、晚各熏 1 次，每次持续 5～10min。能益气补肾、升提固脱；主治子宫脱垂。以此方经治 20 例显示，有治愈者 15 例、好转者 4 例，总有效率 95%。

处方 4 ■ 缩宫药散：肉桂、白胡椒、附片、白芍、党参各 20g。将上药共研末，加入红糖 60g，混匀后分制 30 小包，每日 1 包空腹时口服，温开水送下；服药前最好先饮少许黄酒或 1 小杯白酒，连用 15 剂为 1 个疗程。能温中益气；主治子宫脱垂、中焦虚寒型患者，经治 73 例，于 1 个疗程痊愈者 35 例，在 2 个疗程痊愈者 21 例，经 3 个疗程痊愈者 7 例，临床总有效率为 86%。

处方 5 ■ 升麻牡蛎散：升麻 6g，牡蛎 12g；取上药共研末，每日 1 剂，分 2 次空腹口服。在Ⅱ度脱垂者口服 2 个月、在Ⅲ度脱垂者口服 3 个月为 1 个疗程，以服药 3 个疗程为宜。有少数服药者，有时可在 1 周以内有轻微下腹痛，则不必停药或减量，继续用药即可自然缓解。能升阳举陷、收敛固涩；主治子宫脱垂。经治 723 例显示，痊愈者 529 例，约占 73%，其总有效率高达 95%。

十二、多囊卵巢综合征

多囊卵巢综合征是指妇女恰于生育年龄期发生的一种极其复杂的内分泌及代谢异常的疾病。此病发生率为 0.6%～4.5%；并在生殖年龄组当中的发生率为 3.5%～7.5%。主要临床特征是生育期妇女发生的较长期不排卵现象，患者出现闭经、月经不调、子宫内膜增生，经超声检查还可证明有不同程度的卵巢增大。本病属于中医学崩漏、不孕、闭经等病证，患者有脾、肾、肝脏腑气血运行失调，其外因系由痰邪侵袭为主，从而导致痰湿阻于胞宫，出现肾虚、痰湿阻滞、肝瘀化火、气滞血瘀等证。治疗时须选用能燥湿化痰、补益肝肾、调理冲脉、养血调经、益肾活血类中药。

西医处方

处方 1 ■ 适用于雄激素水平增高者的治疗

地塞米松　每晚 0.25mg　一次顿服

　加　螺内酯　每次 20～40mg　口服　每日 1 次

处方 2 ■ 适用于月经不调时的治疗

炔诺酮（妇康片）　每次 2.5mg　口服　每日或隔日 1 次，3～4 个月为 1 疗程

　或　甲炔诺酮（18-甲基炔诺酮）　每次 1 片　口服　每日或隔日 1 次，6 个月为 1 疗程

中医处方

处方 1 ■ 右归丸：熟地黄 24g，山药、当归、杜仲、鹿角胶、菟丝子各 12g，枸杞子、山茱萸、当归各 9g，肉桂、制附子各 6g；取上药加水 600ml 煎煮，分 2 次口服，每日 1 剂，连服 6 剂为 1 疗程。月经量增多，须去附子、肉桂、当归，加入黄芪、党参、艾叶炭、炮姜炭等；出现形体肢冷、小便清长、性欲淡漠时，可加紫河车、肉苁蓉、淫羊藿、巴戟天等。能温补肾阳、填精益髓；主治多囊卵巢综合征。

处方 2 ■ 石英毓麟汤加减：紫石英、淫羊藿、川牛膝、当归、续断、赤芍、红花、桃仁、川芎、枸杞子、香附、菟丝子、肉桂各 9g；上药加水 600ml 煎煮，分 2 次口服，每日 1 剂，连服 6 剂为 1 疗程。有必要时，应及时临证加减。

此方能补肾活血；主治多囊卵巢综合征；也可与西药氯米芬合用。经治 36 例显示，临床排卵率为 83.4%，妊娠率为 54.1%，总有效率可达 89%。

处方3 ■ 苍附导痰丸加味：茯苓 15g，苍术、香附、半夏、陈皮、枳实、当归各 10g，胆南星、神曲、川芎、生姜各 9g；上药加水 800ml 煎煮分服，每日 1 剂，连服 6～10 剂为 1 疗程。患者痰多、体态肥胖、多毛时，宜加山慈菇、皂角刺、石菖蒲、穿山甲；如触及小腹包块时，应加用昆布、夏枯草等。能燥湿除痰、理气行滞；主治多囊卵巢综合征。经治 30 例显示，治愈者 22 例，约占 73%，其中包括 2 例排卵和妊娠者，临床总有效率可达 91%。

处方4 ■ 丹栀逍遥散：当归、白芍、柴胡、白术、茯苓各 10g，牡丹皮、栀子、甘草各 6g；取药加水 800ml 煎后分次口服，每日 1 剂，连服 6～10 剂为 1 疗程。对胸胁或乳房胀痛时，宜加用郁金、王不留行、路路通等；伴大便秘结时，可加入大黄、牛膝、神曲同煎。此方能疏肝解郁、清热泻火；主治多囊卵巢综合征。

处方5 ■ 膈下逐瘀汤：赤芍、牡丹皮、枳壳、白芍、延胡索各 12g，当归、香附各 15g，川芎、红花、桃仁、五灵脂各 10g，甘草 6g；上药加水 600ml 煎后分服，每日 1 剂，连服 7～10 剂为 1 疗程。患者心烦易怒，可加青皮、柴胡、木香；腹内产生可触及瘕块时，可加三棱、莪术等。能活血祛瘀、行气止痛；主治多囊卵巢综合征。

处方6 ■ 龙胆泻肝汤：栀子、黄芩、泽泻各 9g，龙胆、木通、柴胡、生地黄各 6g，当归、甘草各 3g；上药加水 600ml 煎后分服，每日 1 剂，连服 6 剂为 1 疗程。肝胆实火旺盛者，宜去除木通，加黄连；若有湿盛热轻时，可去黄芩和生地黄，加滑石及薏苡仁；若有下焦湿热者，宜去柴胡，加黄连、大黄、连翘等。能清肝泻火、祛除湿热；主治多发卵巢综合征，总有效率约为 89%。

处方7 ■ 补肾化瘀汤：生地黄、熟地黄、当归、黄精各 10g，皂角刺 12g，麦冬 9g；取上药加水 500ml 煎煮，分为了次口服，每日 1剂，连服 10～12 剂为 1 疗程。于月经中期服药，须加用活血化瘀药同煎。能滋补肾阴、活血通络；宜治由雄激素过高引起的 PCOS、双乳胀痛的肝郁型病例，曾治 24 例患者，结果显示连服 3 个周期后，检测血液睾酮和胰岛素含量明显下降，其排卵恢复率为 60%，妊娠率可达 41%。

十三、 更年期综合征

此征又称围绝经期综合征或绝经期综合征，通常发生在 45～55 岁，因为此期的妇女已进入了更年期后，致使体内雌激素分泌减少或逐渐停止，并且伴有整个机体明显老化，从而产生一系列绝经期临床改变，如时常有潮热、心悸、出汗、多疑、失眠等自主神经系统功能失调，以及子宫颈和阴道上皮萎缩、阴道分泌物减少、骨质疏松或病理性骨折。部分患者甚至可出现尿频、尿急、尿失禁、月经不调、阴道萎缩、性交困难等。对此，应要求患者多进行户外活动、晒晒太阳，结合进行相应的雌激素替补治疗和对症处理。中医学认为此病后期为肾气衰、冲任虚少、天癸将竭，则导致了肾阴不足、阳失潜藏或肾阳虚衰，使脏腑功能下降并出现以上临床表现。治疗时，须选择滋阴潜阳、补肾温阳、疏肝解郁类中药治疗。

西医处方

处方 1 ■ 可以选择的雌激素补充治疗

尼尔雌醇（维尼安） 每次 2mg 口服 每 2 周 1 次

或 倍美力 每次 0.625mg 口服 每日 1 次

加 甲羟孕酮（安宫黄体酮） 每次 4mg 口服 隔日 1 次

处方 2 ■ 适用于采用激素加对症处理

谷维素 每次 20mg 口服 每日 3 次

加 乳酸钙 每次 2.0g 口服 每日 3 次

加　雷洛昔芬　每次 60mg　口服　每日 1 次

或　醋酸甲羟孕酮　每次 2～4mg　口服　每日 1～2 次

中医处方

处方1 ■ 清心平肝汤：黄连 3g，麦冬、白芍、白薇、丹参、酸枣仁各 9g，龙骨 15g；将上药煎汤剂或打成药片。煎服时每日 1 剂；吞服药片每次 6 片，每日 3 次，连服 30 天为 1 疗程。此方能滋阴清热、安神；主治更年期综合征。经治 144 例显示，临床总有效率为 80%～91%。

处方2 ■ 活血补肾汤：女贞子、鸡血藤各 20g，枸杞子 15g，桃仁、红花、山茱萸各 12g，当归 9g；取药水煎 2 次，分 2 次口服；每日 1 剂，以连用 2 个月为宜。能补肾活血；主治更年期综合征。经治 60 例显示，治愈者 5 例、显效者 11 例、好转者 8 例，优于单用补肾的药物治疗。

处方3 ■ 更年新方：生地黄 20g，牡丹皮、炒酸枣仁、朱茯苓、钩藤各 10g，煅紫贝齿、莲子心各 15g，每剂水煎 2 次口服，每日 1 剂，连用 14 天为 1 疗程。能补肾潜阳、清心安神；主治阴虚型更年期综合征。经治 120 例显示，显效者 33 例、好转者 74 例，总有效率约 89%。

处方4 ■ 龙牡加味逍遥散：生龙骨、生牡蛎各 30g，当归、女贞子各 12g，柴胡、白术、五味子各 10g，茯苓、白芍各 15g，甘草 10g；每剂水煎 2 次，分为 2 次口服，每日 1 剂。能补肾潜阳、疏肝健脾；主治更年期综合征。曾经治疗 102 例更年期综合征，年龄介于 37～56 岁，结果显示自觉症状完全消失者 92 例、基本消失者 8 例、中断治疗者 2 例，治疗时间最短为 15 天、最长为 62 天。若以逍遥散加减，加入生龙骨、生牡蛎、女贞子、五味子同煎，更适合于肝郁血虚、脾失健运证的治疗。

处方5 ■ 更年舒糖浆：当归、白芍、菟丝子、黄柏、淫羊藿各 80g，生地黄、熟地黄、知母各 60g，红枣 50g，川芎、炙甘草各 40g，淮小麦 20g。煎浓汁 500ml，酌加防腐剂。治疗时，每次 50ml 口服，连服 15 天为 1 疗程，每月使用 1 个疗程。能调补阴阳、养血安神；主治更年期综合征。经治 30 例显示，已痊愈者 17 例、好转者 8 例。

处方 6 ■ 更年合剂：生地黄、女贞子、墨旱莲、炒酸枣仁、朱茯苓各 12g，煅紫贝齿 20g，钩藤、合欢皮各 10g，紫草 9g，莲子心 1g。还可取淫羊藿、仙茅各 10g，黄芪、党参各 12g，炒酸枣仁、防己、茯苓、川续断、合欢皮各 10g。先将上药制成浓缩合剂每瓶 200ml（内加 0.3％的苯甲酸钠防腐）。治疗时，每日 100ml（相当于一剂生药量），分为早、中、晚 3 次口服，连服 8 周以上。能滋阴潜阳、温阳益气、养心安神；主要用于更年期综合征的防治。经治疗 108 例显示，显效者 16 例、好转者 39 例。

注意：此病须加强更年期保健工作，及时做好心理疏导，在采取雌激素替代治疗的同时，给予钙制剂和谷维素等综合性对症处理。雌激素替代最为普遍的药物是尼尔雌醇，此药能控制潮热、出汗、阴道干燥和尿路感染等症状。对子宫出血原因不明和合并雌激素依赖性肿瘤者，应禁用雌激素治疗。给予尼尔雌醇期间也应密切监测，以防止子宫内膜和乳腺小叶增生等不良作用。服用倍美力或补佳乐时，也可增服甲羟孕酮（安宫黄体酮），以帮助抵消倍美力或补佳乐对于子宫内膜的刺激性增生作用。

十四、子宫肌瘤

　　此病通常源于不成熟的子宫平滑肌细胞增生，又称之为子宫平滑肌瘤。主要临床特征是子宫增大、经血过多或淋漓不止等。大凡瘤体较大、症状明显、西药治疗效果不佳者，均可试用中医中药治疗。本病在中医学称为癥证，多由气滞血瘀、湿热瘀结或痰积所致；治疗应采取行气活血、活血破瘀、消癥散结、清热化瘀、导痰消积之法，崩漏不止者也可采用塞流、澄源、复旧等法加以调治。

处方 ■ 适用于一般性促性腺激素治疗

亮丙瑞林（leuprorelin） 每次 3.75mg 口服 每日 1 次

或 格舍瑞林（goserelin） 每次 3.6mg 口服 每日 1 次

或 米非司酮（mifepristone） 每次 12.5mg 口服 每日 1 次

中医处方

处方 1 ■ 化瘀破癥汤：海藻 45g，丹参、瓜蒌各 30g，橘核、牛膝、山楂各 20g，赤芍、蒲黄、五灵脂各 15g，三棱、莪术、延胡索、血竭、连翘、穿山甲珠、桂枝、半夏、贝母、香附、青皮各 10g；每剂水煎 2 次，分 2 次口服；每日 1 剂，连服 30 剂为 1 疗程。出现肝郁时，宜加柴胡 15g；产生闭经者，宜加入红花 10g；月经量过多时，可加入地榆炭 30g；带下增多时，应加入菟丝子 20g 同煎。此方能活血化瘀、软坚散结；主治子宫肌瘤。经治 31 例显示，已有 31 例治愈，最多煎服 65 剂，随访 3～6 年未见复发。

处方 2 ■ 加味生化汤：当归 24g，川芎 5g，益母草 30g，桃仁、炒荆芥穗各 9g，炮姜、炙甘草各 3g；取药水煎分 2 次口服，每日 1 剂。对伴出血者，时常以生姜 6g 取代炮姜；对伴有多结节者，可加三棱 6g、莪术 6g、肉桂 3g；要于月经期或出血量较多时煎服，尽量减少方内桃仁、当归、益母草用量。能活血化瘀、温中止血；主治子宫肌瘤、子宫增大等。经此方治疗子宫肌瘤 24 例、子宫肥大症 46 例，患者年龄介于 30～50 岁。临床结果证明，有 24 例子宫肌瘤，治愈者 8 例、显效者 13 例；有 46 例子宫肥大，治愈者 25 例、显效 18 例。

处方 3 ■ 地黄通经丸：熟地黄 10～30g，水蛭 6～12g，全蝎 3～6g，桃仁 9～18g，丹参 15～30g，穿山甲 9～15g，香附 12～15g；每剂水煎后，分早、晚空腹温服；每日 1 剂，连服 10 次为 1 个疗程。若气虚时，可加黄芪 30～60g，党参 15～30g；若少腹痛，可加延胡索 9～15g，以及制乳香、制没药各 9～12g；血瘀明显，宜加三棱、莪术各 6～12g。能行气活血、化瘀破癥；主治子宫肌瘤。用此方治疗 68 例患者，煎服 40 剂后显效，能使临床症状解除和瘤体消失者为 39 例。

处方 4 ■ 软坚散结汤：海藻、昆布、海浮石（打碎先煎）、生牡蛎（打碎先煎）各 30g，山慈菇、夏枯草各 15g；水煎 2 次口服，每日 1 剂，连用 20 天为 1 疗程。能化痰软坚、消肿散结；主治子宫肌瘤。用此方治疗 30 例患者，年龄最小者 33 岁、最大者 50 岁，煎服 3～4 个疗程后显示，显效者 7 例、生效者 21 例，会使经血恢复至正常。

处方 5 ■ 桂苓消瘤丸：桂枝 12g，茯苓 15g，牡丹皮、桃仁、穿山甲各 10g，赤芍、鳖甲各 12g；将上药共研细末，炼蜜成药丸，每丸约重 10g；治疗时，每次 1 丸口服，早、晚各服 1 次，连用 1 个月为 1 疗程。能化瘀软坚；主治子宫肌瘤。经治 30 例患者，年龄最小者 40 岁、最大者 50 岁，平均服药时间为 1～2 年，已痊愈者 18 例、显效者 5 例，总有效率可达 77%。

　　也可采取桂枝茯苓丸伍用鳖甲和穿山甲，加入海藻、山慈菇、三棱、莪术、夏枯草同煎，进行保留灌肠。

处方 6 ■ 消瘤丸：党参、白术、莪术、赤芍、桂枝、牛膝各 15g，茯苓 20g，三棱 25g。将上药共研细末，炼蜜成药丸，每丸约重 9g，每次 1 丸口服，分早、晚各服 1 次。能益气活血、化瘀散结；主治子宫肌瘤。此方治疗 118 例，年龄 25～57 岁，服药后已痊愈者 27 例、显效者 33 例。

十五、 先兆性流产

妊娠早期有阴道少量出血，伴有轻度下腹疼痛或腰痛下坠感，并且同时存在早孕反应。此时若进行妇科检查，发现子宫增大与妊娠月份相符，而子宫口尚未打开。每当妊娠不足 28 周、胎儿体重不足 1000g 之前而被终止妊娠者称为流产。在早期妊娠期间，卵巢的妊娠黄体是分泌孕激素的主要场所，随后则相伴着胎盘的逐渐形成，胎盘滋养细胞即可生成孕激素，至妊娠 8 周以后孕激素生成更为明显。此期倘若黄体酮功能不全即可影响到孕卵种植，易导致妊娠者流产。中医学称此症为胎漏、胎动不安、妊娠腹痛等，起因为脾肾气虚、肝气郁滞或血热等。治疗时要采取补肾益气、安胎固摄之大法。对兼有气滞者，宜加用理气解郁之品；对兼有胎热者，宜加用清热安胎药；对血流不止者，可加入收敛止血类的中药。

西医处方

处方 1 ■ 可以采用的保胎黄体酮治疗

　　黄体酮　每次 20mg　肌注　每日 1 次　适当延长用药期

加　维生素 E（生育醇）　每次 100mg　口服　每日 1 次

处方 2 ■ 可以采用的保胎盘绒促性素治疗

　　绒促性素　每次 1000U　肌注　每日 1 次或延长用药时间

中医处方

处方 1 ■ 寿胎丸加味：菟丝子、川续断、阿胶（加入冰糖烊化冲服）、党参、炒白术、山药、白芍、黄芩各 10g，桑寄生25g；每剂水煎 2 次，分 2 次温服；每日 1 剂，连服 10 剂为 1 个疗程。必要时也可伍用黄体酮及维生素 E；出血较多者，应视具体病情随症加用止血药。能补肾益气、安胎固摄；主治妇女肾虚滑胎、先兆流产。此方治疗肾虚先兆流产 110 例，在 1 个疗程之后，曾有 106 例奏效。此方的安胎作用如下：①抑制子宫平滑肌收缩活动；②促进垂体-卵巢促黄体功能；③充分发挥雌激素样作用，尤以菟丝子、黄芩、续断之功效更为明显。

处方 2 ■ 安胎合剂：党参、山药、制何首乌、桑寄生各 15g，白术、炒杜仲、菟丝子、续断各 10g；每剂水煎 2 次，分成 2 次口服，每日 1 剂。患者血热重，可加苎麻根 15g、黄芩 10g；阴道出血量大时，宜加阿胶 10g、藕节 20g 同煎。能益气固摄、补肾安胎；主治先兆流产。此方加味治疗 131 例，其临床总有效率可达 94%。

处方 3 ■ 安胎止血汤：菟丝子、桑寄生、杜仲、熟地黄、白芍、党参、山药各 15g，当归身、山茱萸、阿胶（烊化冲服）各 10g；墨旱莲、苎麻根各 30g，生甘草 6g；每剂水煎 2 次，分为 2 次口服，每日 1 剂。能补肾益气、固摄安胎；主治先兆流产。以此方加减治疗 50 例，痊愈者 32 例、好转者 16 例。

处方 4 ■ 固肾益气汤：黄芪、菟丝子各 40～60g，桑寄生、川续断、白术、煅龙骨各 30g，人参 6～9g（党参 30g），阿胶、荆芥炭 10～15g；每剂水煎 2 次口服，每日 1 剂。腹痛明显时，可加白芍 12～15g；出现气滞时，可加柴胡 6g、香附 10g；伴有血虚时，可加熟地黄 20g；当血热明显时，可加黄芩 10g、生地黄 30g。能补肾安胎、益气固冲；主治先兆流产。以此方加减治疗 30 例，曾有 28 例于服药后临床症状消失，孕期度过了 3 个月，B 超显示胎儿发育过程基本正常。

处方 5 ■ 益肾安胎饮：菟丝子 20g，川续断、党参、女贞子、山药各 15g，白芍 12g，阿胶、白术各 10g；加水后煎煮，分早、晚 2 次口服，每日 1 剂；方中阿胶要在烊化后冲服。能补肾固胎、健脾益气；主治先兆流产。此方治疗 97 例，包括 58 例曾有流产病史者。治疗结果证明该方总有效率为 93%。

处方 6 ■ 益气固肾汤：黄芪 30g，山药 20g，川续断、桑寄生、菟丝子、白芍、生地黄、熟地黄各 15g，黄芩 10g；取药后水煎 2 次，分为 2 次口服，每日 1 剂。若有脾虚，可加砂仁 6g、茯苓 12g；若为血虚，宜加用何首乌 20g；阴道出血不止，须加用阿胶10g（烊化）；腹痛显著者，可重用白芍和配入甘草10g同煎。此方能益气补肾、安胎；主治先兆流产。用此方加减治疗48例，能使胎儿发育正常、足月分娩者46例。

处方7 ■ 安胎饮：党参、黄芪、山药、杜仲、枸杞子、续断、阿胶（烊化）、紫苏梗、黄芩、白芍各15g，白术20g，砂仁3g，甘草9g；每剂水煎2次，分为3次口服，每日1剂。能益气补肾、理气安胎；主治先兆流产。以此方治疗93例，其总有效率可高达96％。

处方8 ■ 安奠二天汤加减：党参、白术各24g，山药20g，熟地黄、菟丝子各15g，墨旱莲30g，炒杜仲、续断、白扁豆各10g，炙甘草3g；水煎后分2次口服，每日1剂。出血量较大时，宜加地榆炭15～30g，阿胶10g（烊化冲服）；若有恶心、呕吐加重时，须加法半夏10g、陈皮6g。此方能健脾益气、补肾安胎；主治先兆流产，如出现妊娠腹痛、胎动不安、相伴坠痛感等。再加入熟地黄、白术（用土炒）各30g，山药（炒）、山茱萸（蒸）、白扁豆（炒去皮）各15g，炙甘草3g，枸杞子、杜仲（炒黑）各8g，则更善于治疗妊娠腹痛、胎动不安、先兆流产等。

注意： 严格卧床休息，严禁性生活，消除紧张情绪，提供充足的营养支持。有必要时可适当使用少量的镇静药。黄体酮系一类天然的孕激素，它既能补充黄体功能，又能抑制子宫的收缩，从而降低子宫对于催产素的敏感性并发挥保胎作用；黄体酮使用时间一定要持续延长至阴道流血停止后1周，绝不可以随意停药或增加每次给药的间隔时间。绒促性素也具有类似于黄体生成素的作用，因此使用本品也能维持患者的黄体功能。维生素E本身也有类似于黄体酮的治疗作用，二药配合使用时，其治疗效果更佳。再则，在给保胎药治疗期间，要加强血人绒毛膜促性腺激素（HCG）、孕酮水平的动态观察，并依据检测结果进一步调整用药剂量、间隔时间和决定是否可以停药。

十六、 习惯性流产

此病系特指上述流产已经自然连续发生 3 次以上的病例，较为常见的病因包括孕妇黄体酮功能不全、甲状腺功能减退症、染色体异常、子宫畸形或发育不良、宫颈内口松弛等因素。对此，应予采取全方位系统检查，着手治疗之前必须查清病因，以便提供更为妥善的处理方法。例如，针对于子宫颈内口松弛者，要于妊娠之前提早实施宫颈内口修补术，抑或是在妊娠 12～18 周时再次进行宫颈口环扎术。

西医处方

处方 1 ■ 可以采纳的绒促性素治疗

绒促性素　每次 1000U　肌注　每周期 2～3 次

处方 2 ■ 可以采纳的黄体酮加维生素 E 治疗

黄体酮　每次 20mg　肌注　每日 1 次　或延长用药时间

加　维生素 E　每次 100mg　口服　每日 1 次

中医处方

处方 1 ■ 固胎饮：熟地黄、山药各 15g，当归、菟丝子、党参、白术、黄芩、川续断、桑寄生、甘草各 10g，五味子 3g；于妊娠 40 天后，开始煎服此药；每日 1 剂，口服 5 天为 1 疗程，连服 2～3 个疗程。必要时也可伍用黄体酮及维生素 E；出血较多者，应视具体病情随证加用止血药。能补肾益气、安胎固摄；主治妇女习惯性流产，其总有效率为 81％。

处方 2 ■ 补肾固冲丸：菟丝子 240g，熟地黄 150g，党参、阿胶各 120g，巴戟天、杜仲、当归、鹿角霜、枸杞子、白术各 90g，砂仁 15g，无核大枣 5 枚；取上药作为一个疗程用量，制成蜜丸或水丸，于妊娠前 8 个月开始服用，每次

6g，每日 2 次，月经期间停服。用该方治疗的总有效率可达 89%。

处方 3 ■ 保产无忧汤：当归、川芎各 5g，菟丝子、荆芥穗、川贝母各 3g，艾叶、厚朴、独活、生黄芪、枳壳、炙甘草各 2g，生姜 3 片，大枣 3 枚；上药每剂水煎 2 次，混汁后分 2 次口服，每日 1 剂。能补肾、固摄安胎；主治习惯性流产，临床总有效率可达 97%。

注意： 倘若确定再次妊娠时，应马上提早选择更为妥善的保胎治疗，其保胎时间应直至超过妊娠 10 周或既往曾经发生的过流产月份以上。一般治疗首要的是要求患者卧床休息、禁忌性生活、给予维生素 E 和适量镇静药。使用绒促性素治疗，本药仍有类似于黄体生成素的作用，能够维持患者的黄体功能。但须注意此药要禁用于卵巢癌和生殖器炎症的患者，若大剂量应用还会导致患者卵巢肥大、呕吐、发热，以及部分用药者可发生过敏反应等。

十七、异位妊娠

此病即指受精卵在子宫体腔外着床发育，曾称宫外孕，其实二者略有不同。一般而言，异位妊娠包括了输卵管妊娠、卵巢妊娠、腹腔妊娠、宫颈妊娠和子宫残角妊娠等；单独的宫外孕并不包含宫颈妊娠、子宫残角妊娠等。大多数患者发生在高龄孕妇，在未破裂之前对隐匿性发病者的确诊仍有一定困难。通常要在妊娠 6～8 个月而引起输卵管妊娠流产、输卵管妊娠破裂、陈旧性宫外孕、继发性腹腔妊娠等。此病在中医学归属于妊娠腹痛、胎动不安、胎漏等范畴，主因少腹宿有瘀血、冲任胞脉胞络不畅、先天肾气不足、后天脾气受损所致，宜按下列类型辨证论治：①胎块阻络型，有明确的停经史和早孕反应，伴有阴道淋漓出血、一侧下腹隐痛，检查可触及包块，超声显示异位妊娠未破，脉象略滑；②气虚血脱型，已产生破裂和大出血，突然剧痛、面色苍白、四肢厥冷、大汗淋漓、头痛、头晕、烦躁不安、血压下降，脉微欲绝或细数无力；③气虚血瘀型，输卵管妊娠破裂不久、腹痛拒按、检查触及包块边界不清、伴小量阴道流血、头昏神疲，舌质暗红、苔薄、脉细弦滑；④胎块瘀结型，胎损于胞脉过久，或卵管已破裂、流产日久，伴有血肿形成，小腹疼痛延缓或消失。

西医处方

处方 1 ■ 适用于异位妊娠未破裂时的治疗

甲氨蝶呤　每次 20mg　肌注　每日 1 次　连用 5 天

　或　米非司酮　每次 50mg　口服　每日 2 次　连用 3 天

处方 2 ■ 适用于未破异位妊娠囊的封注疗法

甲氨蝶呤　抽吸 50mg　输卵管妊娠一次性封注

中医处方

处方 1 ■ 异位杀胚汤：紫草 30g，红藤 20g，丹参、失笑散、炒赤芍、炒白芍各 10g，制大黄 9g，牡丹皮、水蛭、血竭、甘草各 6g；上药加水 600ml 同煎，先用武火、后改文火续煎 20min，分为 2 次口服，每日 1 剂。病情稳定后，宜加用皂角刺、穿山甲、三棱、莪术等同煎。此方能活血化瘀、清热杀胚；主治异位妊娠。用此方治疗 37 例，2 例需转行手术治疗，其余 35 例均已得到保守治疗，其成功率高达 94%。

处方 2 ■ 宫外孕验方一：丹参、赤芍各 15g，桃仁、三棱、莪术各 9g；上药加水 500ml，每剂水煎 2 次，取药汁分 2 次口服，连服 3～4 剂为 1 疗程。倘若胚胎可成活时，须另加天花粉、蜈蚣，或加蜈蚣、全蝎、紫草同煎。能活血化瘀、消块杀胚；宜主治异位妊娠。用此方治疗 15 例，有 2 例转为急诊手术治疗、12 例被完全治愈，总有效率约为 91%。

处方 3 ■ 宫外孕验方二：丹参、党参、赤芍各 15g，黄芪 20g，桃仁 9g；上药加水 600ml，每剂水煎 2 次；取药汁分成 2 次口服，每日 1 剂。若相伴发热、舌红、苔黄、脉数时，宜加用金银花、红藤等，若有腹部胀痛、大便秘结、舌苔黄腻时，可加大黄、厚朴等。此方能活血化瘀，佐以益气；主治异位妊娠。

处方4 ■ 参附汤：人参12g，丹参15g，炮附子、桃仁、赤芍各9g；上药加水500ml同煎，武火煎沸后，改为文火续煎20min，取其药汁1次口服，每日1剂；流血不止者，须加三七粉；气虚明显时，可加用黄芪、黄精等。能回阳固脱、活血化瘀；主治气虚出血型病人。

处方5 ■ 失笑散：蒲黄、五灵脂各6g，人参12g，附子9g，三七粉3g（兑用）；上药加水500ml同煎，取浓缩药汁250～300ml，分为2次口服；每日1剂，连服6剂为1疗程。若血虚明显，宜加用熟地黄、当归、白芍、川芎等。能活血祛瘀、止血止痛；宜主治异位妊娠。

处方6 ■ 大黄牡丹汤：大黄、瓜蒌各12g，牡丹、芒硝各9g，桃仁6g；上药加水500ml，水煎2次，取药汁分2次口服，每日1剂。能活血化瘀、益气通便；主治气虚血瘀型异位妊娠。

处方7 ■ 加味易产汤：当归15g（另包先入），桑寄生12g，紫苏梗、川芎各10g，桔梗8g，炒枳壳6g；加水600ml，水煎煮30min，分成2次口服；每日1剂，连服3～6剂为1疗程。对胸脘痞闷、明显腹胀者，宜加用大腹皮、土藿香；对心悸口苦、烦闷不安者，可加入竹茹、瓜蒌皮、茯苓；有呼吸急促，宜加川厚朴；出现形寒肢冷，可加生黄芪、山药、川续断、菟丝子、川桂枝、紫苏梗等。能调营气、益肝肾；主治气虚血瘀型病例，更适用于治疗妊娠32周后的胎位不正。

处方8 ■ 补阳还五汤加味：炙黄芪、赤芍、地龙各12g，当归、桃仁、水蛭各9g；上药加水600ml，每剂水煎2次，每天煎服1剂。腰部酸痛时，宜加杜仲、川续断；经血过多时，可加服震丹灵；淋漓不净时，宜加蒲黄炭、花蕊石；气滞明显时，可加用川楝子、延胡索等。能益气化瘀、消块散结；主治胎块瘀结型病例。治疗 40 例陈旧性宫外孕，已出现痊愈者 38 例、有效者 2 例，总有效率为 100%。

处方 9 ■ 桃红活血汤：桃仁、大黄各 9～15g，川楝子、赤芍、牡丹皮各 12g，丹参 15～30g，穿山甲 9～12g；上药加水 600ml；水煎 2 次，分早、晚各服 1 次，连服 6 天为 1 疗程。休克或低血压者，须加黄芪、人参、附子；病情稳定、血肿或囊肿吸收较慢者，应加鳖甲、土鳖虫、三棱、莪术等；出现血肿或感染时，宜加金银花、蒲公英、益母草、连翘同煎。此方能活血化瘀、止血等；主治各种异位妊娠等。

注意： 在及时选择药物治疗的同时，一定要严密观察病情，做好输血、输液和手术之前的准备工作，一旦发生破裂出血应予立即实施紧急手术，以防突然大出血和休克而危及患者的生命。对尚未破裂的输卵管妊娠囊，在选择局部封注疗法时，操作前的定位应当做到准确无误，最好是在 B 超监测引导下进行操作。此外，还要细心观察注药后仍有可能发生的不良反应，如支气管哮喘、青光眼和肝肾功能异常等。

十八、胎位异常

通常，孕妇胎儿枕前位为正常胎位，其余位如横位、臀位均为异常胎位，即是造成难产的主要原因。胎位异常的形成可能与羊水过多、经产妇腹壁过松、胎儿在子宫腔内活动范围过大，以及双胎或羊水过少、子宫畸形等相关。中药学治疗可慎选用来纠正胎位不正的方剂，于妊娠 28 周以后开始使用，意在为患者调补气血。

中医处方

处方 1 ■ 当归芍药散：当归、川芎各 9g，芍药 18g；茯苓、白术、泽泻各 12g；先将上药杵为散剂，每次取 6g 口服，以温酒送服，每日 3 次；也可把药粉打成药片，每次 5 片温水吞服，每日 3 次。能疏肝健脾、调补气血；主治肝郁气滞、胎位不正。用此方纠治胎儿臀位 119 例，结合常规采取胸膝卧位加以矫正，在经治 31 周后的头位转位率分别为 73％和 91％。

处方 2 ■ 加味补中汤：党参 15g，黄芪 20g，当归、白术、茯苓、炙黄芩各 12g，柴胡、升麻、陈皮各 9g，炙甘草 6g；每剂水煎 2 次，分次口服，每日 1 剂。服药前排尿、排便，入睡前服药宜采取侧卧位，煎服 3～6 剂为 1 疗程。能补中益气、升阳举陷；主治中气不足、胎位不正。以此方纠正胎位不正 105 例，服药 3～6 剂过后，由臀位转成头位者 85 例，可达 81％。此外，于此方内加入茯苓、炙黄芩等，黄芩能清胎热，茯苓可健脾利水，二者伍用均适合于安胎，治疗中气不足、胎位不正等。

处方 3 ■ 加减四物汤：当归、川芎、白芍、白术、茯苓各 15g；水煎 2 次，晚间 1 次口服，每日 1 剂，连用 3 剂为 1 疗程。服药每周后，复查胎位 1 次，连用 2 周为宜。此方能养血调肝、健脾益气；主治胎位不正。以此方治疗 80 例患者，有 8 例横位和 2 例斜位已转成正位；还有 70 例臀位，已有 65 例转成正位而顺产。

处方 4 ■ 转胎方：菟丝子 20g，桑寄生 15g，当归、党参、白术、泽泻各 10g，赤芍、川续断各 12g，川芎 6g；水煎 2 次，每日早、晚各服 1 次；每日 1 剂，连服 3 剂为 1 疗程。服后让孕妇平卧 60min，每周复查 1 次；胎位未被纠正者，可继续进行第 2 个疗程服药。此方能调补气血、固肾安胎；主治孕妇胎位不正。观察治疗结果表明，煎服一个疗程后胎位转为正位者 39 例，煎服两个疗程胎位转为正位者 3 例，临床总有效率约为 85％。

处方 5 ■ 保产无忧散：当归、川芎各 4.5g，生黄芪、荆芥穗各 2.4g，白芍 3.6g，菟丝子、川贝母各 3g；枳壳 1.8g，厚朴、艾叶各 2.1g，羌活、甘草各 1.5g；生姜 3 片。每剂水煎 2 次口服，每日 1 剂；6～10 剂为 1 疗程。能调补气血、固肾安胎；主治孕妇胎位不正异常。用本方治疗 33 例，对虚证者加人参，煎服 1 剂后胎位正常者 2 例，煎服 2 剂后胎位正常者 11 例，煎服 3～5 剂后胎位正常者 16 例，临床总有效率可达 88％。

十九、产褥期感染

这是指在分娩和产褥期生殖道受到病原体侵害而导致的局部或全身性感染，如患者多在分娩 24h 到产后第 10 天能使体温升达 38℃以上。主要包括急性外阴、阴道、子宫内膜、子宫颈感染、急性盆腔炎、弥漫性腹膜炎；以及生殖道外感染，如乳腺炎、泌尿道或呼吸道感染、血栓性静脉炎、脓毒血症、败血症等。产褥期感染发生率在 1％～18％，也是导致产妇死亡的重要病因。主要病原体菌包括 4 大类：①需氧菌，如 β 溶血性链球菌、大肠杆菌、变形杆菌、克雷伯菌属、金黄色葡萄球菌、表皮葡萄球菌等；②厌氧菌：如消化链球菌、脆弱类杆菌、产气荚膜杆菌等；③支原体：如人型支原体、解脲支原体等；④衣原体：如沙眼衣原体等。中医学称此病为产后发热，主因外感邪毒、正邪交争、营卫不合、败血停滞所致。①邪毒瘀结型，如发热恶寒、腹痛拒按、恶露较多、呈紫暗色，伴有烦躁口渴、尿少而赤、大便秘结、舌红、苔黄、脉弦数；②血瘀发热型，孕妇乍寒乍热、恶露不畅、量少、呈紫暗色、夹杂有血块，伴口干不欲饮、腹痛拒按、便秘不畅、舌暗、有瘀点瘀斑、脉弦或弦涩；③热入营血型，持续高热、心烦汗出、皮肤斑疹、舌红绛、苔黄燥；④热入心包型，产后高热不退、神昏谵语、昏迷不醒、面色苍白、四肢厥冷、脉细微而数。

西医处方

处方 1 ■ 适用于致病菌抗感染时的治疗

$$
\left.\begin{array}{l} \text{青霉素钠 240 万 U} \\ 5\%\text{葡萄糖液 250ml} \end{array}\right\} \quad \text{静滴} \quad \text{每日 2 次} \quad \text{用前皮试}
$$

或 $\left.\begin{array}{l} \text{头孢唑林钠 2g} \\ 5\%\text{葡萄糖液 100ml} \end{array}\right\}$ 静脉滴注 每日 2 次 用前皮试

接 0.5%甲硝唑 100ml 静脉滴注 每日 2 次

或 替硝唑 100mg 静脉滴注 每日 2 次

处方 2 ■ 适用于血栓栓塞性事件的防治

$\left.\begin{array}{l} \text{肝素钠注射液 5000U} \\ 5\%\text{葡萄糖液 500ml} \end{array}\right\}$ 静脉滴注 每6h 1 次 连用 6 天

或 $\left.\begin{array}{l} \text{尿激素酶 40 万 U} \\ 5\%\text{葡萄糖液 500ml} \end{array}\right\}$ 静脉滴注 每日 1 次 连用 10 天

中医处方

处方 1 ■ 五味消毒饮加减：蒲公英、紫花地丁、鱼腥草各 15g，金银花、赤芍、益母草各 12g，野菊花、天葵子、蒲黄、牡丹皮、五灵脂各 9g；上药加水 600ml 煎煮，每日 1 剂，连用 2～10 剂。汗出烦渴、高热不退者，可加生石膏、天花粉、沙参、知母、石斛；高热、腹痛拒按、大便不通者，宜加大黄、桃仁、芒硝、败酱草、益母草、冬瓜仁等。能清热解毒、凉血化瘀；主治产后感染，如发热、恶露不止、烦躁口渴、小便赤少、大便秘结等。

处方 2 ■ 白虎加人参汤：生石膏 30g（先煎），苍术、白术、香薷、智母、陈皮、川厚朴、青蒿、鲜荷叶各 10g，碧玉散 6g；上药加水 500ml 煎服，分为 2 次口服；每日 1 剂，连服 6 剂为 1 疗程。能清热凉血、解毒利湿；主治产后感染等。经此方治疗 56 例，全被治愈，服药时间最长者仅为 7 剂。

处方 3 ■ 银翘红酱解毒汤：金银花、连翘、红藤、败酱草各 30g，赤芍、桃仁、栀子、薏苡仁、川楝子各 12g，牡丹皮、延胡索各 9g，炙乳香、炙没药各 4.5g；上药加水 600ml 煎煮，分为 2 次口服；每日 1 剂，连服 6 剂为 1 疗程。表现热证明显，宜去乳香、没药，加用生地黄、黄芩；表现血瘀明显，宜加丹参、当归、益母草；出现显著伤阴，可加入当归、知母同煎。能清热解毒、凉血化瘀；主治产后感染，其治愈率约94%。

处方 4 ■ 加减半夏泻心汤：半夏、黄芩、枳实、川芎、杏仁、郁金、陈皮、川厚朴各 9g，黄连 6g；上药加水 600ml 煎煮，分成 2 次口服；每日 1 剂，连服 6～8 剂为 1 疗程。若有发热、头痛、鼻塞，宜加紫苏叶、柴胡、荆芥；若血瘀经络、小腹疼痛、舌质紫暗，可加用当归、赤芍、蒲黄、五灵脂等；若小腹胀痛，须加香附；腰部酸痛时，应加川牛膝；恶露不止时，可加桃仁、红花、益母草。能清热除湿、和胃降逆、理气开窍；主治产后感染，如有胸脘痞闷、恶心呕吐、脉滑数等。

处方 5 ■ 桃花消瘀汤：败酱草 20g，牛膝 15g，丹参、当归尾、桃仁、红花、乳香、益母草、川楝子各 10g，甘草 6g；上药加水 500ml 煎煮，分为 2 次口服；每日 1 剂，连服 8 剂为 1 疗程。能清热解毒、凉血化瘀；主治产后感染，如有乍寒乍热、恶露不畅、夹血包块、小腹拒按、脉弦脉涩等。

处方 6 ■ 加味当归补血汤：黄芪 30g，柴胡、当归、酒炒白芍、地骨皮各 10g；上药加水 500ml，水煎后早、晚各服一次；每日 1 剂，连服 8 剂为 1 疗程。能益气补血、活血、行瘀止血；主治产后发热等。

处方 7 ■ 生化汤加减：生地黄、白芍、牡丹皮、地骨皮、桃仁、金银花、连翘、升麻各 9g，没药、红花、柴胡各 6g；上药加水 600ml，水煎 2 次后口服；每日 1 剂，连用 6～8 剂为 1 疗程。出现腹满、便结，宜伍用调味承气汤或犀角地黄或神犀丹等。能清热、凉血、开窍；主治产后恶寒战栗、体温升腾、谵妄昏迷、脓性恶露、脉滑大而数。

处方 8 ■ 清营汤：水牛角 15g（先煎），蒲公英、紫花地丁、金银花各 15g，丹参、连翘、竹叶、栀子、牡丹皮各 12g，生地黄、玄参、黄连各 10g；上药加水 800ml，煎煮 2 次口服；每日 1 剂，连服 8 剂为 1 疗程。能清营解毒、凉血养阴；主治产后持续高热、心烦汗出、皮肤斑疹、舌质红绛、苔黄燥等。

处方 9 ■ 清营汤送服紫雪丹：水牛角、寒水石、磁石、滑石、石膏各 30g，生地黄 15g，金银花、丹参、麦冬各 12g，连翘、玄参、青木香、川黄连、硝石各 9g，沉香、丁香、甘草各 6g，升麻各 3g，麝香、朱砂各 0.3g；上药加水 800ml，水煎 2 次口服；每日 1 剂，连服 6 剂为 1 疗程。有必要时，也可加服西黄丸，每次 3g，每天 2 次。能清热解毒、开窍醒神；主治产后高热不退、神昏谵语、面色苍白、四肢厥冷、脉细微而数，以至于昏迷或休克。

处方 10 ■ 清透活血汤：石膏 20g，苍术、桃仁、山楂各 15g，当归 12g，连翘、竹叶、知母、黄连、川芎各 10g，甘草 5g；取上药加水 600ml 煎煮，分为 2 次口服；每日 1 剂，连服 8 剂为 1 疗程。患者有壮热口渴、舌红苔黄，须重用石膏，伍用栀子；若出现少腹坠痛、恶露不止，可加紫苏木、红花、少量大黄等。能宣泄清透、活血行瘀；主治盆腔感染发热等。此方治疗 36 例，有 32 例在服药 3 天体温降至正常、自觉症状消失、血沉和白细胞恢复至正常。

注意：此病须加强营养、补充足量维生素、增加肌体抵抗力，取其半卧位，意在防止局部炎症扩散和有利于恶露引出。对宫腔内组织残留较多者，宜行清宫术；会阴处裂伤感染者，要及时地拆除缝线以帮助引流，抑或进行脓肿形切开引流术等。最好是依据细菌培养及药敏试验结果，合理选择抗生素治疗；在药敏试验结果尚未报出之前，应首选青霉素、头孢唑林钠和新型喹诺酮类的药物治疗。为防止发生血栓性事件，宜静脉滴注肝素钠或口服双香豆素、阿司匹林等。肝素钠静脉滴注，最初开始为每 6h 1 次，待患者体温下降之后再改为每日滴注 2 次，结合定时检测与之相关的血细胞和凝血功能。

第十三章

儿科常见疾病

一、儿童气管-支气管炎

此病是指儿童期发生的急性上、下呼吸道炎症。主要病原体依次为病毒、细菌以及支原体等。其部分病例即继发性上呼吸道感染，以3岁以下儿童较为多见，一年四季均可发病，但以冬、春两季居多。病毒感染主要见于流感病毒、鼻病毒、腺病毒等。患儿出现烦躁不安、轻度呼吸困难、皮肤发绀，甚至产生昏迷及呼吸衰竭等。治疗中须保持呼吸道通畅，严密观察病情，呼吸道黏膜水肿、分泌物增多时，要及时吸痰，须避免因呛咳或呕吐引发窒息，并注意加强护理和抗感染治疗。中医中药治疗，宜按风寒、风热、痰热、痰湿证论治，常用之法为宣肺、化痰、降气。由于小儿脏腑娇嫩、形气未充、病易多变，临床中要与肺炎早期加以鉴别。下列儿科处方的药物剂量是以6～8岁的20～25kg体重儿童为例，后文对每种疾病都不再专门说明。

西医处方

处方1 ■ 适用于一般病例的治疗

　　　复方氨基比林　每次1ml　肌内注射　立即

　　　阿莫西林干糖浆　每次0.25g　口服　每日3次

　　　　板蓝根冲剂　每次 7.5g　水冲服　每日 3 次

　　　　复方甘草合剂　每次 1ml　口服　每日 3 次

处方 2 ■ 适用于较严重病例的治疗

　　　　青霉素钠 40 万～80 万 U｜

　　　　10％葡萄糖液 100ml｜　缓慢静滴　每日 2 次　用前皮试

　加　地塞米松注射液 1ml｜

　　　　生理盐水 3ml｜　静脉注射　立即

处方 3 ■ 利巴韦林液 100ml｜

　　　　10％葡萄糖液 50～100ml｜　缓慢静滴　每日 1 次　连用 3 天

处方 4 ■ 庆大霉素注射液 4 万 U｜

　　　　α-糜蛋白酶注射液 5mg｜

　　　　利巴韦林注射液 100mg｜　超声雾化吸入　每日 2 次

　　　　生理盐水 20ml｜

中医处方

处方 1 ■ 宣降汤：麻黄 2～4g，杏仁、前胡各 6～8g，桔梗 3～6g，紫苏子、葶苈子各 4～6g；每剂水煎 2 次，分为 3～4 次口服，每日 1 剂。风寒证患儿，宜加紫苏叶、荆芥、防风；风热型患儿，宜加桑叶、薄荷、金银花；咽部肿痛，宜加板蓝根、蒲公英、生地黄；若伴痰热蕴肺，宜加鱼腥草、川贝母、桑白皮；对口渴津伤者，可加入芦根、生石膏同煎。此方能疏散外邪、宣肺降气；主治小儿表邪未尽、咳嗽不畅、痰稠量多。多在煎服 3～5 剂后即能治愈。

处方 2 ■ 儿咳清肺汤：鲜芦根 90g，生石膏、车前子、净枇杷叶各 30g，桔梗、生甘草、光杏仁、制僵蚕、净连翘、浙贝母、陈皮各 10g；上药加水煎，浓缩至 250ml，装瓶备用。治疗时，1～2 岁每瓶药口服 3～4 天、3～4 岁每瓶药口服 2.5～3 天、5～6 岁每瓶药口服 2～2.5 天、7 岁以上每瓶药口服 2 天；每日剂量分成 3 次口服，连用 3 天为 1 疗程。能清肺、化痰止咳；主治小儿急性支气管炎。以此方治疗 280 例，有痊愈者 166 例、好转者 92 例，总有效率可达 92％以上。

处方 3 ■ 三拗三子汤：炙麻黄 6～9g，紫苏子、莱菔子、葶苈子、地龙各 10g，竹茹、枳壳、杏仁、胆南星各 9g，炙甘草各 6g；将上药加水 300ml 煎煮，浓缩至 100ml，分为 2 次口服，每日 1 剂。上方剂量为 2 岁以上小儿，对 2 岁以下或体虚者应减半应用，对久咳超过 1 周或反复发病者，宜加入当归 3～4.5g 同煎。此方能化痰止咳、肃肺平喘；主治小儿急性支气管炎，如有气喘、咳嗽、痰涎阻盛等。经此方治疗 88 例，结果显示痊愈者 58 例、显效者 18 例、有效者 9 例，总有效率约达 96.6％。

处方 4 ■ 射干麻黄细辛汤：射干、钩藤、青黛、乌梅、大枣各 10g，麻黄、干姜各 5g，细辛 3g；每剂水煎 2 次，分为 2～4 次口服，每日 1 剂。此方能温肺散寒、化痰止咳；主治小儿毛细支气管炎，如患儿出现频咳、痰鸣、气促等。以此方配合西药治疗 48 例，煎服 2～4 剂后均已治愈，其平均住院治疗时间少于 5 天。

处方 5 ■ 王氏止嗽散：半夏 15g，川贝母 8g，熟大黄、竹沥各 6g；先将前 4 味药烘干、研成细末、过筛，再把竹沥混入药粉当中，包成 1 包；治疗时，1 岁以下每次口服 1/3 包，1～3 岁口服 1/2 包，3～5 岁口服 2/3 包，5～10 岁口服 1 包，10 岁以上口服 2 包；服药前用纱布把药末包好，置于茶缸中加水适量，再煎煮 5～10min，挤尽药包内药汁，每日分为 2 次饮服。能清热化痰、通腑泻肺；主治小儿急性支气管炎。经此方治疗 48 例，在服药 2 天治愈者 21 例、3～7 天以后治愈者 27 例，平均住院治疗时间不到 5 天。处方中葶苈子、大黄、杏仁、桑白皮各 6g，治小儿急性喘息性支气管炎，也能获得满意的疗效。

处方 6 ■ 咳喘汤：百部、紫苏子、芥子、莱菔子、葶苈子、冬花、紫菀、陈皮各 10g，制半夏 6g，甘草 4g；每剂水煎 2 次，分为 2～4 次口服，每日 1 剂。此方能止咳化痰、降肺平喘；主治小儿哮喘性支气管炎，如患儿出现咳嗽、哮喘、气促、痰鸣等。此方随症加减治疗75例，观察结果表明，显效者63例、好转者8例、总有效率可达95％。

注意： 患儿发生细菌或混合性感染时，最好选用第1、2线抗生素治疗，但要认真地问清患儿有无过敏史和目前相关规定的用药前皮肤过敏试验等。加强对症处理，对高热不退者，可口服小儿复方阿司匹林每次10mg/kg，或选取小儿退热栓灵栓剂纳肛降温；并且注意预防因高热出汗脱水等有可能发生的水与电解质失衡和代谢性酸中毒等。出现喉头水肿或呼吸困难不断加重时，在征得家长同意的前提下，要尽早实施气管插管或气管切开后吸氧。

二、 小儿支气管肺炎

此病主要是继发于上呼吸道感染的小叶性肺炎，也可作为麻疹、百日咳等急性传染病的前驱临床症状。常见病原体包括病毒、细菌、白色念球菌和支原体等。病毒感染为流感病毒、鼻病毒、腺病毒、呼吸道合胞病毒等；细菌感染通常为流感嗜血杆菌、肺炎双球菌、金黄色葡萄球菌等。病情严重时，患者出现高热、呼吸道症状不断加重，处理不当极容易合并急性呼吸和循环衰竭、中毒性脑病、中毒性肠麻痹等，最终极易导致患儿死亡。中医学称此病为喘嗽等。①风热犯肺型，症见发热、恶风、汗出、咳嗽气促、咳痰不利、黄稠、舌红、脉浮数；②风寒袭肺型，症见发热、无汗、流清涕咳嗽气急、咳稀色白、舌淡红、脉浮紧；③阴虚肺热型等。

西医处方

处方1 ■ 适用于一般性病例的处理

　　　　复方甘草合剂　每次3ml　口服　每日3次

　　　　双黄连口服液　每次10ml　口服　每日3次

处方2 ■ 适用于细菌性肺炎的治疗

青霉素钠 60 万～120 万 U | 静滴　每日 2 次　用前皮试
10％葡萄糖液 100ml

或　注射用磷霉素 1.0g | 静滴　每日 2 次　连用 7 天
10％葡萄糖液 100ml

处方 3 ■适用于血压下降、急性循环衰竭时的治疗

10％葡萄糖液 50ml　静脉滴注　立即

接　酚妥拉明 10mg
间羟胺 5mg | 静脉滴注　每日 2 次　连用 3 天
10％葡萄糖液 30ml

或　10％葡萄糖液 20～30ml | 静注　每日 2 次　连用 3 天
毛花苷 C 0.02～0.03mg/kg

处方 4 ■适用于病毒性肺炎的治疗

利巴韦林注射液 100mg | 静滴　每日 1 次　连用 7 天
10％葡萄糖注射液 50ml

加　庆大霉素注射液 4 万 U
α-糜蛋白酶 5mg | 超声雾化吸入　每日 2 次
利巴韦林注射液 100mg
生理盐水 20ml

处方 5 ■适用于支原体肺炎的治疗

红霉素 250mg | 静滴　每日 2 次　连用 7 天
10％葡萄糖液 50ml

加　三磷腺苷 20mg
辅酶 A 100U
维生素 C 1.0g | 静滴　每日 1 次　连用 7 天
10％葡萄糖液 60ml
生理盐水 20ml

处方 6 ■适用于加强镇咳化痰的治疗

庆大霉素注射液 4 万 U
注射用 α-糜蛋白酶 5mg | 超声雾化吸入　每日 2 次
地塞米松注射液 2mg
生理盐水 20ml

复方甘草合剂　每次 10ml　口服　每日 3 次

中医处方

处方 1 ■ 银黛合剂：寒水石 15g，白果、地骨皮、紫苏子各 10g，
青黛 6g；先取寒水石加水 1000ml 煎煮 30min，接下来另
煎余药，约 30min 过后取汁口服，每日 1 剂。该方能清
热泻火、止咳平喘；主治阴虚肺热型小儿肺炎，如病程
较长、低热出汗、干咳无痰、舌红而干。

处方 2 ■ 三拗汤：生甘草、炙麻黄、杏仁各 6g；取上药加水 550ml
煎煮，滤汁分 2 次口服，每日 1 剂。此方能祛风宜肺、止
咳平喘；主治风寒袭肺型小儿肺炎，如表现发热、无汗、
咳嗽气急、痰稀色白；临床治疗总有效率约为 91%。

处方 3 ■ 沙参山药汤：沙参、山药各 15g；上药加水 300ml 后煎煮，
浓缩至 100ml，分为 2 次口服，每日 1 剂。该方能补肺健脾、
益气化痰；主治肺脾气虚型小儿肺炎，如病程较长、低热起
伏、气短多汗、咳嗽无力；用此方经治 26 例显示，治愈者
13 例、有效者 11 例、无效者 3 例，临床总有效率约达 96%。

注意：绝大部分患儿对青霉素治疗比较敏感；倘若发生耐药性金黄
色葡萄球菌株感染，也可以改用苯唑西林（苯唑青霉素）或头孢曲
松等抗生素，其疗程需要 3～4 周。病毒性肺炎患儿，可以选用一
些抗病毒药品治疗，但其疗效并不确定，有必要加用某些清热解毒
类中药治疗。支原体肺炎使用青霉素治疗无效，应试用四环素和大
环内酯类抗生素治疗。患儿若出现恶心、呕吐、肝功能损害等明显
的毒副作用时，须改用吉他霉素治疗，每日 10～15mg/kg，分为 2
次静滴。此外，本病应保持呼吸道通畅、严密观察病情，及时结合
采用治疗合并心力衰竭的正性肌力药。

三、 小儿厌食症

此病特指小儿出现较长时间的见食不贪、食欲缺乏甚至产生拒

食的一种常见疾病。究其病原因，与平素饮食或喂养不当有关，并且发生脾胃不和、纳运失健，以 1～6 岁儿童居多。治疗时，应采取运脾、养胃、健脾之法，治疗时既可将中药煎汤内服，也可进行中药外用敷脐。

西医处方

处方 1 ■ 适宜于消化不良时的治疗
　　　　小儿消食片　每次 2～3 片　口服　每日 3 次
　　加　谷维素　每次 10mg　口服　每日 3 次

处方 2 ■ 适当补充营养和微量元素治疗
　　　　口服锌合剂　每次 5～10ml　饭前口服　每日 3 次
　　或　金施尔康　每日 1 粒　口服　每日 3 次

中医处方

处方 1 ■ 儿宝冲剂：苍术 10g，陈皮 4g，鸡内金 3g，焦山楂 10g；将上药混合，制成颗粒状冲剂，约 30g；治疗时每次 10g 以温开水冲服，每日 3 次。此方能健脾燥湿、消食导滞；主治脾失健运型小儿厌食症。

　　　　此外，还可取党参、茯苓、神曲各 10g，陈皮 3g；然后制成可口服糖浆，大约 30ml；每次取 10ml 口服，每日 3 次。能健脾益气、消食和胃；主治脾气不足型小儿厌食症。已治疗 488 例，其临床总有效率 86％～92％。现代实验研究表明，本方能提高患儿 D-木糖排泄率和发内锌、铁、钴、铅等 8 种元素的含量，增加血液 T 淋巴细胞比值与唾液免疫球蛋白 A（IgA）含量。

处方 2 ■ 小儿厌食方：太子参、山药、炒白扁豆、鸡内金各 5～10g，生麦芽 8～12g，莱菔子、陈皮各 3～6g；每剂水煎 2 次，分 3～4 次口服，隔日煎服 1 剂。能益气健脾、消食导滞；主治小儿厌食症。以此方治疗 97 例，食欲明显增加者 84 例，食欲略有增加者 13 例。

处方 3 ■ 运脾消食汤：炒白术、云茯苓、佛手片、焦三仙各 10g，陈皮 6g，砂仁 3g；每剂水煎 2 次，分为 4 次口服；每日 1 剂，连用 5 剂为 1 疗程。能健脾化湿、理气消食；主治小儿厌食症。此方遂证加减治疗 132 例，平均厌食病程曾达 53 个月，煎服后显示痊愈者 94 例、显效者 21 例、有效者 15 例。

处方 4 ■ 芦荟开胃汤：芦荟 1g，胡黄连 2g，苍术 6g，使君子、党参、山楂各 8g；取上药水煎 2 次，混合为 100ml，加少许蔗糖，分成多次饮服；每日 1 剂，连服 5 剂为 1 疗程。对体弱多汗、精神萎靡者，须伍用黄芪、山药一同煎服。能健脾清热、杀虫消积；主治小儿厌食症。用此方治疗 107 例，结果显示食欲、食量恢复至正常者 89 例，临床总有效率可达 83%。

处方 5 ■ 健脾饮：木瓜、乌梅、茯苓各 6～9g，山药 12～15g；白扁豆、薏苡仁、麦芽各 9～12g，鲜荷叶（后下）20g，甘草 3～6g；每剂水煎 2 次，分为 3 次口服；每日 1 剂，连服 10 剂为 1 疗程。患儿伴有食积，可加焦山楂、神曲；若产生脾虚，宜加党参、黄芪；伴湿阻中焦，宜加砂仁、藿香等。能健脾利湿、开胃消食；主治小儿厌食症。经此方治疗 86 例，均能获得比较满意的疗效。

处方 6 ■ 药米健脾粉：山药、薏苡仁各 250g，芡实 200g，大米 500g。将上药分别下锅，以微火炒成淡黄色，混匀后共研细末、过筛即成。治疗时，每日早、晚各取 1 汤匙冲服，连用 20 天为 1 疗程。大便溏稀者，宜加白扁豆 150g；积滞腹胀者，应加鸡内金 100g；伴有口渴多饮者，可加天花粉 60g、白芍 60g 同煎。能健补脾胃；主治小儿厌食症。此方治疗 50 例，其结果表明均可获得满意疗效。

处方 7 ■ 消化散：炒神曲、炒麦芽、焦山楂各 10g，炒莱菔子、炒鸡内金各 5g；将上药共研细末，加入淀粉 1～3g，用开水调成糊状，睡前敷于脐部，以绷带固定，次日晨起取下；

每日 1 次，连敷 5 次为 1 疗程。能消食运脾；主治小儿厌食症。治疗 122 例显示有效者 101 例，食欲已恢复，体重在 3 个月后增加 750～2200g。

处方 8 ■ 敷脐膏：大黄、槟榔、白豆蔻仁、三仙、高良姜、陈皮各等份。取上药共研细末、过 120 目筛，加凡士林调配成药膏备用。治疗时，每次取莲子大小的药膏置于一块 4.5cm×4.5cm 橡皮布中央，对准脐心贴敷药膏，将四周加以固定；贴敷每次 8～12h，每天 1 次，连用 10 天 1 个疗程。能消食运脾；主治小儿厌食症。以此方治疗 300 例患者，年龄最小 8 个月、最大 12 岁，贴敷 5 次即可使饮食大增。

注意：多进行户外活动，增加夜间睡眠。

四、 小儿腹泻

通常是指由不同原因导致患儿以腹泻和呕吐为主的一类综合征，主要见于 2 岁以内的婴幼儿。感染性腹泻的致病微生物主要包括细菌性痢疾、霍乱、金黄色葡萄球菌、致病性大肠杆菌、轮状病毒等；非感染性腹泻很可能与饮食不当、气候改变、特异性体质等因素引发的消化不良，又可称为"小儿单纯性腹泻"。病程仅限于 2 周以内发病者称为急性腹泻，病程 2 周～2 个月者可称为迁延性腹泻，超过 2 个月以上者可称为慢性腹泻。轻症每日＜10 次、超过 10ml 水样便，仅伴轻中度脱水，无全身中毒症状；重症病例每日＞10 次、超过 10ml 水样便，伴中等程度脱水和全身中毒症状，发热及水、电解质和酸碱平衡失调，患儿病死率增高。对此，应抓紧时间救治，加强抗感染、助消化和增加胃肠道休息，及时补充血容量和纠正水及电解质失衡。本病在中医学中属于泄泻等病证。主因脾胃运化失常、清浊不分、走于大肠所致。治疗时，须首先分清寒热虚实。对实证者应祛寒、清热或祛湿消食；对虚证者应补益脾胃或配合应用收敛涩肠类中药。

处方 1 ■ 适用于轻型腹泻的治疗

　　　　氨苄西林　每次 0.5g　肌注　每日 2 次　用前皮试

　　　　口服补液盐（ORS）1000～1500ml　于 4h 内饮毕

　　　　复合维生素 B_1　每次 0.5～1 片　口服　每日 3 次

处方 2 ■ 适用于重型腹泻（重度等渗性脱水）的治疗

　　　　1.4％碳酸氢钠液 100ml

　　　　生理盐水 100ml　　　　静滴（30～60min 内）　立即

　接　10％葡萄糖液 300ml

　　　　生理盐水 200ml

　　　　1.4％碳酸氢钠 100ml　　静滴（100ml/h）　持续静滴 6～12h

　　　　10％氯化钾液 20ml

　接　10％葡萄糖液 600ml

　　　　生理盐水 200ml　　　　静滴（50ml/h）　持续静滴 6～12h

　　　　10％氯化钾 20ml

　接　氨苄西林 0.5g

　　　　生理盐水 50ml　　　　静滴　每日 2 次　用前皮试

　或　头孢噻肟钠 100mg/kg

　　　　10％葡萄糖液 250ml　　静滴　每日 2 次　连用 5 天

　加　10％氯化钙注射液 10ml

　　　　10％葡萄糖注射液 50ml　静脉滴注　每日 1 次　连用 3 天

中医处方

处方 1 ■ 调气汤：紫苏梗、藿香梗、煨木香、焦白术、茯苓、白
扁豆衣、炒藕节、炒竹茹各 10g，煨葛根、陈皮各 5g，白
豆蔻仁 3g；每剂水煎 2 次，分为 3～4 次口服，每日 1
剂。此方能理气健脾、止泻；主治小儿腹泻，尤适用于
伴有脘腹胀满或呕吐者。用此方治疗 256 例，有 1 岁以内
患儿 193 例，煎服此药治疗 2～4 周，治愈者 232 例、好

转者 18 例。

处方 2 ■ 小儿止泻汤：肉桂、肉豆蔻各 3～4g，党参 6～10g，白术、茯苓各 6～8g；藿香（后下）3g；每剂水煎 2 次，分为 3 次口服，每日 1 剂。能健脾化湿、温中止泻；主治秋季小儿腹泻。用此方治疗 117 例，年龄在 6 个月至 4 岁之间，发病时间最短 5h、最长可达 11 天，已痊愈者 109 例、好转 8 例，总有效率几乎为 100%。

处方 3 ■ 腹泻效灵汤：茯苓、泽泻、车前子、乌梅各 9g，党参、白术 6g，干姜、滑石各 3g；每剂水煎 2 次，分为 3 次温服，每日 1 剂。能健脾利湿、涩肠止泻；主治秋季小儿腹泻。此方治疗 30 例显示，煎服 1～3 剂后痊愈者 29 例、煎服 5 剂后痊愈者 1 例。

处方 4 ■ 健脾止泻灵：生白扁豆 12g，党参、金银花、莲子、山楂、车前子各 6g，黄连、干姜、黄芩各 3g；每剂水煎 2 次，混合后续煎，浓缩为 100ml。治疗中应按年龄酌情增减用量，＜1 岁每次 5～10ml 口服，＞1 岁每次 10～15ml 口服；每日 4～6 次，连用 1 周为 1 疗程。此方能调和肠胃、健脾止泻；主治小儿迁延性以及慢性腹泻。治疗 62 例显示，服药 2 个疗程后，治愈者 38 例、好转者 19 例，治愈天数为 5～8 天。

处方 5 ■ 丁香散：丁香 30g，车前子（炒）20g，荜茇、白胡椒、肉桂、吴茱萸各 5g；此药共研细末，装瓶备用。治疗时，取药粉 0.1～0.3g，置于脐窝内，以胶布固定；每隔 1～2 天换药 1 次。能温中止泻；主治小儿腹泻。此方治疗 321 例，年龄在 1 个月至 4 岁，痊愈者 221 例、有效 92 例。

处方 6 ■ 丁桂散：丁香、肉桂各等份。上药共研细末，过 120 目筛，装瓶备用；治疗时，每次取 2～3g 敷于肚脐内，外加胶布固定，每间隔 8h 换药 1 次，连用 3 次为 1 疗程。能温中止泻；主治小儿泄泻。经此方治疗 100 例，年龄在 2 个月到 3 岁，已有痊愈者 94 例。

处方 7 ■ 小儿敷剂散：吴茱萸、苍术、干姜、白术各等份。上药共研细末，过 120 目筛，装瓶备用。治疗时，每次适量加入黄酒调匀，贴敷肚脐中，纱布覆盖固定，每日换药 1 次。能温中止泻、燥湿健脾；主治婴幼儿腹泻。用此方治疗 300 例，包括 1 岁以内 76 例、1～3 岁 154 例、3 岁以上 70 例。结果证明轻型腹泻治愈率为 99％、重型腹泻治愈率为 86％。

处方 8 ■ 健童散：淡干姜、鸡爪黄连、五味子、肉桂、吴茱萸、龙脑以 4：4：4：2：2：1 的比例制成散剂。治疗时，每次取 1～2g 填肚脐窝内；然后，再把 1 粒五味子放置于脐窝正中，外用伤湿止痛膏固定，稍揉片刻；每间隔 2～3 日换药 1 次，连用 2 次为 1 疗程。用药期间，注意应每日按揉 3～5 次。能调和肠胃、敛脾止泻；主治小儿腹泻。此方治疗 800 例，治愈率为 53％，显效率约为 44％，总有效率可达 90％。

注意： 为促进急性腹泻症状尽快好转，须加强消化道适当休息，将饮食量减半并后延 4～6h，对重症病例后延 6～12h；口服上述补液盐。恢复进食宜先从饮用米汤和藕粉类流质食物开始，掌握由稀到浓、由少到多，逐渐予以恢复。待消化功能逐渐恢复后，还宜补钙和维生素 AD 等。在补钾前须注意观察其尿量和禁止静注。在实施补液之前，须依据患儿病情、脱水性质与程度、有无其他电解质损失等状况作出液体丢失量和性质的准确评估和周密的治疗方案（表 1 和表 2）；与此同时，还应根据病情的不断进展而采取适当治疗调整。纠正酸中毒应依据治疗前、后临床表现和其不同程度拟定补给碱性液体的需要量。通常在进行适当静脉输液或补充碳酸氢钠液后，酸中毒即可得到纠正。使用抗生素治疗控制感染时，最好能在水、电解质得到补充和酸中毒得以纠正的前提下进行，这样则能获得更为显著的疗效以及减少某些药物的不良反应。此外，补钾时绝对禁忌通过静脉推注方式给药。

表 1　患儿脱水程度及其补液量的临床评判

脱水程度	患儿的失水量		患儿的每日正常补液/(ml/kg)			
	百分比/%	量/(ml/kg)	累积损失量	继续损失量	日需要量	总体量
轻度脱水	5	50	50	10～30	60～80	90～120
中度脱水	5～10	50～100	50～100	10～30	60～80	120～150
重度脱水	50～100	100～120	100～120	10～30	60～80	150～180

表 2　患儿脱水程度及其补液性质的临床评判

脱水类型	失水与失钠	血钠/(mmol/L)	补液张力	液体类型
低渗脱水	失钠＞失水	＜130	2/3 张	4:3:2 溶液
等渗脱水	失钠＝失水	130～150	1/2 张	3:2:1 溶液
高渗脱水	失钠＜失水	＞150	1/3 张	1:2 溶液

注：补充液体种类的配方中 4:3:2 溶液包括 4 份生理盐水、3 份 10% 葡萄糖液和 2 份 1.4% 碳酸氢钠液；3:2:1 溶液包括 3 份 10% 葡萄糖液、2 份生理盐水和 1 份 1.4% 碳酸氢钠液；1:2 溶液包括 1 份上述的 1.4% 碳酸氢钠液和 2 份 10% 葡萄糖液。

五、　小儿低钙与佝偻病

　　这是因维生素 D 缺乏导致的患儿体内钙、磷代谢异常。一般而言，佝偻病自身是由于钙盐不易于在骨骼内沉积，故严重地影响患儿的骨骼生长和发育，最终致使儿童期骨骼畸形，以致同期合并肺炎、腹泻和贫血等，查体时可见婴幼儿囟门晚闭、出牙迟缓、开始能够坐走时间延迟、方颅、鸡胸、漏斗胸以及 O 型腿或 X 型腿等。就手足搐搦症而言，是低钙性惊厥发作的一种表现形式，血清钙浓度降低并致使神经肌肉兴奋性增强，患儿突然出现惊厥、手足搐搦、喉肌痉挛等症状，且以 4 个月到 3 岁的婴幼儿更为常见。

西医处方

处方 1 ■ 适用于佝偻病的治疗
　　　维生素 D　每次 4000U　口服　每日 1 次

加　葡萄糖酸钙片　每次 0.5g　口服　每日 3 次

或　乐力胶囊　每次 1 粒　口服　每日 2 次

或　维生素 D_3　每次 30 万 U　仅供 1 次肌注　必要时

加　乳酸钙片　每次 0.5g　口服　每日 3 次

处方 2 ■ 适用于手足搐搦症的紧急处理

　　　　苯巴比妥钠 75mg　肌内注射　立即

接　10％葡萄糖酸钙 10ml｜
　　10％葡萄糖液 10ml　｜缓慢静注　每日 2 次

加　维生素 D_3 注射液　每次 30 万 U　肌内注射　立即

中医处方

处方 1 ■ 河车蚣蝎散：紫河车、全蝎各 10g、蜈蚣 10 条；先将上药焙干，共研细末分成 40 包。治疗时，每次 1 包温水送服，每日早、晚各 1 次。此方能补益平肝；主治血虚肝旺型佝偻病，如头痛多汗、面色无华、发少、夜啼易惊等。

处方 2 ■ 参芪丁糖浆：生黄芪、党参各 9g，丁香 1.5g；上药加水 660ml，文火续煎 30min，滤药汁 1 次口服，每日 1 剂。该方益体健脾；主治脾肺气虚型佝偻病，如面色苍白、形体虚胖、神疲无力、多汗、肌肉松软等。临床治疗总有效率为 96％。

处方 3 ■ 佝偻糖浆：黄芪、白术、菟丝子各 10g；取上药加水 700ml，续煎 20min，滤出药汁 1 次顿服，每日 1 剂。该方能补脾益肾；主治脾肾亏损型佝偻病，如头面多汗、虚烦肢软、齿萌迟缓、方颅、乒乓球样骨骼畸形等。临床治疗总有效率约为 94％。

注意： 仍有一部分学者认为，佝偻病可能是一种自限性疾病，通过经常接受日光照射或提供生理量维生素 D 即能治愈。对此，应叮嘱患儿家长坚持带小儿到户外活动、多晒太阳，于日常膳食中要增加富含钙和维生素 D 的食品。一旦出现手足搐搦症，常提示此时缺钙更为显著。对伴发喉痉挛者，若处理不当则易于导致窒息和死亡。一旦有喉痉挛，要抓紧时机进行抢救，将患儿置于平卧位、把头偏向一侧、进行吸氧，必要时一定考虑实施紧急气管插管和人工呼吸等。

六、营养不良性贫血

这是小儿时期的一种常见疾病，系指单位体积血液中红细胞、血红蛋白和血细胞比容低于正常值，或只有一项显著低于正常值。临床诊断中通常是以红细胞和血红蛋白视为常用的衡量参数。导致小儿贫血的主要原因，包括红细胞生成减少、破坏过多以及慢性失血等。重症贫血不仅影响小儿生长发育而且还会成为某些感染性疾病的诱因。小细胞性贫血是由于长时间缺铁引起，从而致使红细胞合成和数量减少，时常发生在 6 个月到 3 岁的婴幼儿；大细胞性贫血系因体内维生素 B_{12} 和叶酸缺乏所致，以红细胞数量锐减更为明显，多在出生 6 个月后发病。贫血患儿主要表现为皮肤黏膜苍白，伴有肝、脾与淋巴结肿大等。治疗时须尽早查出和纠正引起营养性贫血的原发病，一并提供带有针对性的有效应对方案。

西医处方

处方 1 ■ 适用于小细胞缺铁性贫血治疗

   硫酸亚铁　1 岁以下　每次 60mg　口服　每日 3 次

       1～5 岁　每次 120mg　口服　每日 3 次

       6～12 岁　每次 300mg　口服　每日 3 次

 或　葡萄酸亚铁　每次 10mg/kg　口服　每日 3 次

 或　富马酸亚铁片　1 岁以下　每次 35mg　口服　每日 3 次

       1～5 岁　每次 70mg　口服　每日 3 次

       6～12 岁　每次 140mg　口服　每日 3 次

 加　维生素 C　每次 50～100mg　口服　每日 3 次

 加　新鲜全血　每次 50～100ml　静脉滴注　必要时

处方 2 ■ 适用于营养性大细胞性贫血的治疗

维生素 B$_{12}$ 注射液　每次 100μg　肌内注射　每周 3 次

加　叶酸（维生素 M）　每次 2.5～5mg　口服　每日 3 次

维生素 C 片　每次 100mg　口服　每日 3 次

中医处方

处方 1 ■ 补血生血汤：生黄芪 15g，党参、陈皮、白术各 10g；上药加水 750ml，文火续煎 30min，每剂水煎 2 遍，取药汁 1 次口服，每日 1 剂。此方能补脾益气；主治气血亏虚型营养不良性贫血，如面色萎黄或淡白、倦怠无力、心悸气短、头晕等。临床治疗总有效率为 91%。

处方 2 ■ 当归补血汤：黄芪 30g，当归 6g；上药加水 700ml，用文火续煎 30min，滤药汁 1 次口服，每日 1 剂。该方补气生血；主治气血亏虚型营养不良性贫血，如面色萎黄或淡白、浑身无力、腰腿酸软、心悸多汗等。临床治疗总有效率可达 94%。

处方 3 ■ 运脾合剂：苍术、焦山楂各 10g，陈皮、鸡内金各 6g；取上药加水 700ml，文火续煎 30min，滤出药汁 1 次顿服，每日 1 剂。该方能健脾助运；主治疳气型小儿营养不良，如面色萎黄、形体消瘦、发稀、纳差、大便不调。临床治疗总有效率约为 86%。

处方 4 ■ 健脾补血汤：黄芪、黄精各 15g，当归、熟地黄、白芍各 10g；取上药加水 800ml，文火续煎 30min，取药汁 1 次顿服，每日 1 剂。此方能营阴补气；主治肝肾阴、气虚型营养不良性贫血，如面色淡白、目眩耳鸣、倦怠无力、腰腿酸软、潮热盗汗等。临床治疗总有效率可达 98%。

注意：部分患儿口服铁剂治疗时，可出现恶心、呕吐、腹痛、腹泻或胃部不适等，可将原定铁剂用量减半，待反应症状减轻或消失后再恢复正常口服用量。口服铁剂治疗的确不可耐受时，即可改用适量右旋糖酐铁深部肌内注射。注铁总量(mg)计算公式＝[125－患儿血红蛋白(g/L)]×患儿体重(kg)×4；注射本品时还须防止过敏反应和肝肾功能损害等。仅为单纯维生素 B$_{12}$ 缺乏发生神经症状者，不需要补给叶酸，只肌注维生素 B_{12} 即可，补给大量叶酸很易于加重患儿的神经精神症状。口服维生素 C 可有益于促进叶酸的利用。

七、儿童遗尿症

通常是指 3 岁以上儿童于睡眠中发生小便自遗，待醒后才觉察的一种疾病。轻则数夜一次，重则一夜多次。临床表现时轻时重，有的延续至青春期以后才消失。主要是由大脑皮质和皮质下中枢功能失调所致，故可称为功能性遗尿症，有人认为本病可能与遗传因素、泌尿系统功能发育不成熟及精神因素有关。中医学认为此症是因肾虚则膀胱失养、脾肺气虚则水道约束无权、肝失疏泄则膀胱失约所致，患儿以虚证居多，实证为肝经湿热。治疗虚证应采取温肾收涩或益气固摄，治疗实证则要以清利疏泄为主。

西医处方

处方 ■ 可选用的西药治疗

氯酯醒片　每次 60～90mg　口服　每日 3 次；或睡前 1 次性口服

或　普鲁苯辛　每次 0.5mg/kg　口服　每日 2～3 次

或　苯丙胺　5 岁以下每次 2.5～5mg，5 岁以上每次 5～8mg　睡前 1 次顿服

加　谷维素　每次 10mg　口服　每日 3 次

中医处方

处方 1 ■ 节泉汤：酸枣仁 15g，党参、鸡内金各 10g，桑螵蛸、菟丝子各 12g；每剂水煎后，分早、晚各 1 次口服，每日 1 剂。膀胱湿热者，宜加用黄柏 6g 同煎。此方能补肾益气、固涩止遗；主治儿童遗尿症。此方治疗 192 例，其治愈率为 83%、显效率为 13%；总有效率为 97%。

处方 2 ■ 固泉汤：益智仁 20g，补骨脂、潞党参、桑螵蛸各 10g，炒白术、石菖蒲各 6g，炒山药、覆盆子各 15g，鸡内金 9g，肉桂 5g，生麻黄 3g。对 9 岁以下儿童须酌情减量。每剂水煎 2 次，每日 1 剂；每日分早、中、晚温服。服药时宜禁茶、少水，并防止过量活动。此方能补肾益气、缩泉止遗；主治遗尿症。此方治疗 91 例显示，痊愈者 62 例、显效者 23 例，临床总有效率约 93%。

处方 3 ■ 遗尿合剂：生牡蛎（先煎）30g，党参、沙参、白术、生地黄、覆盆子、桑螵蛸、仙鹤草各 9g，当归、石菖蒲各 6g，远志、五味子各 3g；上药水煎 2 次，滤液浓缩至 100ml；治疗时，每次 20ml 口服，每日 3 次，连服 7 天为 1 疗程。能益气健脾、补肾固涩；主治遗尿症。经治 40 例显示，服药 3 个疗程痊愈者 22 例、好转者 12 例，临床总有效率为 85%。

处方 4 ■ 单味麻黄汤：生麻黄适量，加水 200ml 煎煮。年龄分组用量：5～7 岁为 3g，8～15 岁为 5g，15 岁以上为 10g；煎后除去上沫，每晚睡前一次顿服，连用 10 天为 1 疗程。此方能宣肺止遗；主治小儿遗尿症，常经煎服 2～6 次即可以治愈。现代药理学研究，麻黄主要含麻黄碱，具有中枢神经系统兴奋作用，能显著兴奋大脑皮质，调节中枢神经并导致精神亢奋，尿意发生时方可促使儿童自醒。

处方 5 ■ 遗尿散：麻黄 42g，五味子、菟丝子各 28g，益智仁 21g；将上药研细，分成 7 包，每晚临睡前取 1 小包，用开水冲服，对年幼者用量酌减。此方能宣肺、补肾止遗；主治遗尿症。此方治疗 63 例显示，除 1 例因故治疗中断外，其余 62 例均已痊愈。方内重用麻黄，能使大脑皮质亢奋，伍用菟丝子、益智仁、五味子，则有利于补肾固涩，获得较确定的治疗效果。

处方 6 ■ 止遗合剂：当归 60g，车前草 30g，炙麻黄 10g。取上药加水煎煮，浓缩至 200ml。14 岁以下儿童，每次取 100ml 口服；14 岁以上儿童，每次取 200ml 口服。通常在每晚临睡前 60min 进行温服，连服 7 剂为 1 疗程。此方能养血、利水、宣肺；主治遗尿症。以此方治疗 100 例，4～8 岁儿童 70 例、9 岁以上儿童 30 例，其疗程最短 4 天、最长 2 个疗程，总有效率为 80%。方中重用当归，可维持膀胱平滑肌兴奋性，达到较确切的治疗效果。

处方 7 ■ 何首乌散：何首乌 3g，五倍子 3g；取上药研末，以食醋调成软膏状药糊。在临睡前敷于脐部，用纱布覆盖，帮助固定；于次日晨起后取下，连用 5 夜为宜。此方能补肾固涩；主治小儿遗尿症。经此方治疗 60 例，平均年龄为 3～14 岁，其病程曾达 1～4 年，结果显示治愈者 44 例、好转者 14 例。

注意：对本病患者应实施耐心教育，不要斥责，以免精神紧张；宜在临睡前排尿，并于夜间按时唤醒后排尿 1～2 次。同时，注意预防外生殖器官炎症，必要时予以包皮切除术或口服适量吡喹酸抗感染治疗。

八、儿童风湿热

这是一种由甲型溶血链球菌感染后发生变态反应，自此而产生自身免疫性疾病，致使慢性全身性结缔组织炎症，常见于儿童与青壮年。疾病急性主要累及关节、皮肤和心脏等，主要表现为低热或不规则发热、多汗、食欲降低以及游走性大关节疼痛，局部检查见有红、肿、热、痛等。另外，此病还可以伴发心肌炎、脉管炎、胸膜炎、肾炎、慢性心瓣膜口病等。结合实验室检查，抗链球菌溶血素"O"增高、C 反应蛋白阳性，临床诊断并不十分困难。

西医处方

处方 1 ■ 青霉素钠　每次 80 万 U　肌注　每日 2 次　用前皮试
　　加　泼尼松　每次 20mg　口服　每日 3 次　待 4 周后减少用量
　　加　卡托普利　每次 12.5mg　口服　每日 3 次

加　辅酶 Q_{10} 胶囊　每次 10mg　口服　每日 3 次

加　葡萄糖酸钙片　每次 1.0g　口服　每日 3 次

处方2 ■ 罗红霉素　每次 50～125mg　口服　每日 2 次

加　10％氯化钾合剂　每次 2.5～5ml　口服　每日 3 次

加　肠溶阿司匹林　每次 0.6g　口服　每日 4 次　连用 6 周

加　卡托普利　每次 12.5mg　口服　每日 3 次

加　辅酶 Q_{10} 胶囊　每次 10mg　口服　每日 3 次

中医处方

处方1 ■ 石地知乌汤加减：生石膏 120g，生地黄 60g，知母 25g，山药 15g，制川乌 3g，乳香、没药、甘草、三七粉（冲）各 2g；上药每剂加水煎 2 遍，去渣分 3 次口服，每日 1 剂。此方主治儿童急性风湿热，也可随症加减或调整用量。

处方2 ■ 甲珠羌活汤加减：穿山甲、乌梢蛇、羌活、防风、连翘、桂枝、制乌头、乳香、没药各 6g，细辛、蜈蚣各 2g；上药每剂加水煎 2 遍，去渣分 3～4 次口服，每日 1 剂。此方主治儿童急性风湿热，随症加减，酌情调整用量。如热盛者宜加大黄、金银花、蒲公英等，总有效率可达 91％。

处方3 ■ 经验组方一：薏苡仁 15g，黄芪 6g，防风、桂枝、当归、白芍、羌活、独活、白术、苍术各 4g；此方水煎 2 遍，去渣分 3 次口服，每日 1 剂；主治急性风湿性关节炎，宜酌情随症加减或调整用量。用该方经治 60 例显示，临床总有效率为 91％。

注意： 首选比较敏感的青霉素钠或长效青霉素控制链球菌感染。若有过敏反应，可以改换成口服红霉素治疗，但服药量大易于出现较为明显的胃肠反应。进行正规抗风湿是本病治愈的关键，在患儿不合并严重心脏损害时首选水杨酸制剂，一旦出现明显心脏损害应尽早运用糖皮质激素治疗，使用剂量视病情而定，泼尼松口服时间不应少于 2～4 周，停药之前除注意逐渐减量外，还须提早 2 周开始加服肠溶阿司匹林等。长时间使用激素，须密切观察和纠正因用药可能出现的不良反应，如人体抵抗力下降、感染扩散、体重增加、满月脸、痤疮、血压升高、生长停滞、神经兴奋性增加等。

九、 幼年型类风湿关节炎

曾经一度称为变应性亚败血症，即是一种病因不明的变应性疾病，患者不仅罹患多发性关节炎，还侵害全身其他结缔组织。患儿表现为长期不规则性发热、皮疹、淋巴结肿大、肝脾肿大、心包和纵隔等内脏损伤，伴随着儿童年龄增长表现有一定的自愈性倾向。在急性期治疗，须加强护理和对症治疗，旨在尽早缓解和避免患儿产生重大脏器并发症。

西医处方

处方 1 ■ 青霉素钠　每次 80 万 U　肌注　每日 2 次　用前皮试
　加　金施尔康　每次 1 粒　每日 2 次
　加　肠溶阿司匹林　每次 0.6g　口服　每日 3 次
　或　布洛芬　每次 0.3g　口服　每日 3 次

处方 2 ■ 泼尼松片　每次 10mg　口服　每 6h 1 次
　加　青霉素钠　每次 80 万 U　肌注　每日 2 次　用前皮试
　加　葡萄糖酸钙片　每次 1.0g　口服　每日 3 次
　加　10%氯化钾合剂　每次 2.5ml　口服　每日 3 次

中医处方

处方 1 ■ 经验组方一：茯苓 15g，金银花、薏苡仁各 12g，蒲公英、牛膝各 10g，车前子、泽泻、苍术、黄柏各 6g；取上药水煎 2 遍，去渣，分早、中、晚 3 次口服，每日 1 剂。此方主治阴虚内热型活动性关节炎，宜随症加减和调整用量。临床治疗总效率为 92%。

处方 2 ■ 经验组方二：当归、黄芪、防己各 15g，牛膝、钻地风、生地黄各 6g，川乌头（先煎）、草乌头（先煎）、白附子、全蝎、蜈蚣、独活各 3g；取药后加水煎 2 遍，滤药汁分 3 次口服，每日 1 剂。此方主治儿童疼痛明显的类风湿关节炎，临床治疗总有效率约为 93%。

处方3 ■ 经验组方三：黄芪、白芍各 15g，乌梢蛇、鸡血藤、伸筋草、大枣各 12g，独活、秦艽、防己各 6g，制川乌、制草乌、麻黄各 3g；上药每剂加水煎 2 遍，滤出药汁分 3 次口服，每日 1 剂。此方主治关节疼痛而肿大的患者，对出现血虚夹瘀者，须加丹参、姜黄各 6g；对伴有湿盛者，可加薏苡仁、苍术各 6g；对寒凉型病例，宜加桂枝、白芷、乳香、没药等。

注意：治疗应强调选择有效抗炎药物，如口服阿司匹林可产生解热、抗炎和镇痛作用，常在服药 1～4 周后即能奏效，但维持用药治疗不可少于半年，甚至要口服数年以上。阿司匹林常见不良反应有耳鸣、听力下降、酸中毒、胃肠道出血、肝功能损害等。若此病合并重症心肺损害和虹膜睫状体炎，最好应尽早加服泼尼松，意在控制病情的急骤加剧；然而糖皮质激素并不能遏止关节病变的损坏进程，相反还可因用药时间过长而促使无菌性骨及软骨坏死、儿童生长和发育延迟。此外，本病急性发热期还需提供充足的营养和适当休息，但应该避免过长时间的卧床休息有可能导致的骨关节病变和肌肉萎缩。

十、 儿童多动症

这是一种病因未明的儿童行为问题，表现好动不宁，以学龄及学龄前患儿更为常见。究其病因不太清楚，可能与大脑额叶发育迟缓、神经纤维髓鞘化过程延迟等因素相关。主要出现注意力障碍、做事容易分心、易激惹、时常坐立不安等。宜在配合心理治疗和特殊教育的同时，使用以下精神兴奋药物，如哌醋甲酯（利他林）和苯异妥英（匹莫林）等治疗。随着患儿年龄不断增加，上述临床症状可趋于减轻或消失。中医学认为，该病主因肾虚、脑髓不充、发育迟缓，其肝阳上亢、心神不宁仅是部分的外在表现。治疗时应以补肾、填精充脑之法治其本，以潜阳安神之法治其标。

西医处方

处方 ■ 哌醋甲酯　每次5mg　饭前口服　每日2～3次。若3天无效，宜增至每次10mg，但每日总量不可超过60mg

　或　苯异妥英　每次10mg　口服　每日1次。若3天无效，宜增至每次20mg，但每日总量不可超过60mg

中医处方

处方1 ■ 加减三甲复脉汤：生地黄、麦冬、鳖甲、龟甲各10g，白芍、太子参各12g，阿胶（烊化）、炙甘草、郁金、远志、川芎各6g，生牡蛎20g，石菖蒲、地龙各9g；水煎后分为2～3次口服；每日1剂，连用30天为1疗程。该方能滋阴潜阳、息风安神；主治小儿多动症。上方治疗68例，已使症状消失者61例、好转者3例，总有效率为94%。

处方2 ■ 清脑益智汤：鹿角粉、益智仁各6g，熟地黄20g，生龙骨30g，炙龟甲、丹参各15g，石菖蒲、栀子各9g，砂仁、炙远志3g；除鹿角粉外，余药加水煎煮，分为3次口服，每日1剂；鹿角粉冲服，每次2g，连服2个月为宜。能补肾填精、宁心安神；主治小儿多动症。经治30例显示，显效者4例、生效者18例。

处方3 ■ 女贞牡蛎汤：女贞子15g，枸杞子、首乌藤、生牡蛎（先煎）各12g，珍珠母（先煎）、白芍各10g；水煎2次，分成3次口服，每日1剂。面色萎黄者，宜加熟地黄10g、阿胶（烊化）12g；脾虚纳少、便溏、乏力者，应加白术6g、茯苓15g；夜寐不安者，可加炒酸枣仁15g同煎。能滋补肝肾、平肝潜阳；主治小儿多动症，尤以治疗阴血不足者疗效更好。此方治疗15例，已全被治愈，最少服15剂、最多服55剂，随访6个月后未再复发。

处方 4 ■ 菖志龙牡汤：生龙骨、生牡蛎各 30g，九节菖蒲 15g，炙远志 4.5g，琥珀（研末吞服）2g；加水煎煮，分 2～3 次口服，每日 1 剂。肝火旺盛时，加龙胆、黄连、钩藤、火麻仁；痰湿加重时，可加半夏、陈皮、茯苓。阳虚者，须加鹿角片、附片、黄芪；出现阴虚者，应加龟甲、生地黄、百合、石斛等。能镇心安神、益智开窍；主治小儿多动症。此方治疗 50 例显示，有显效者 14 例、好转者 24 例，总有效率可达 76％。

注意： 精神兴奋类药物治疗要从小剂量开始，每日早餐后一次性顿服。随着儿童生长发育与活动自制能力增强，宜给予哌醋甲酯或苯异妥英治疗，并将精神兴奋类药逐渐减量至自然停用。对 6 岁以下儿童和青春期过后患儿都不宜采取服药治疗。口服哌醋甲酯副作用较少，仅可偶见食欲下降、心悸、焦虑、口干、淡漠、退缩、抑郁、腹部不适、心动过速、血压升高等；苯异妥英口服时，可以导致失眠、食欲下降、头痛、易激惹、焦虑、口干以及转氨酶升高，长期应用尚能出现自杀性倾向等毒副作用。

第十四章
皮肤与性传播疾病

一、荨麻疹

这是一种以皮肤过敏为主的局限性急性炎症反应，其病理特征是皮肤黏膜小血管扩张和血液渗透性增加。究其病因十分复杂，可能跟食物、服药、内分泌、感染及理化因素等有关，从而产生的一种局限性水肿反应。骤然出现皮疹性"风团"，随起随消，消退后不留痕迹；成人或儿童均可发病。中医学称本病为瘾疹、风疹块，主因是由腠理不密、汗出受风、正邪相搏、瘀肤发疹、日久化热、伤及阴液、气血亏虚、久病不愈所致。治疗时，须选择祛风为主，并佐行清热或祛寒之法；对年大体虚者，还应选择与益气、养血、调摄冲任类中药进行配伍。

西医处方

处方 1 ■ 适用于急性荨麻疹的抗过敏治疗

　　　氯雷他定（克敏能）　每次 10mg　口服　立即

　加　西咪替丁（甲氰咪胍）　每次 0.2g　口服　每日 3 次

　加　10％葡萄糖液 500ml
　　　地塞米松 5～10mg　　　维持静滴　每日 1 次　连用 5 天
　　　维生素 C 2.0g

　或　10％葡萄糖酸钙液 10ml　静脉注射　立即

加　苯海拉明　每次 20mg　肌内注射　立即

加　炉甘石洗剂 100ml　外搽

处方 2 ■适用于慢性荨麻疹的口服药物治疗

　　美喹他嗪（甲喹吩嗪）　每次 5mg　口服　每日 2 次

或　桂利嗪（脑益嗪）　每次 25mg　口服　每日 3 次

加　西咪替丁（甲氰咪胍）　每次 0.2g　口服　每日 3 次

加　维生素 C　每次 0.1g　口服　每日 3 次

加　阿伐斯汀（新敏灵）　每次 8mg　口服　每日 2 次

或　赛庚啶片　每次 2mg　口服　每日 3 次

加　多塞平　每次 25mg　口服　每日 3 次

加　泛酸钙片　每次 10mg　口服　每日 3 次

中医处方

处方 1 ■疏风活血汤：赤芍、丹参、苦参、蛇床子、地肤子各
20g，地龙、乳香、独活、防风、没药各 15g、白芷 10g；
水煎 2 次口服，每日 1 剂。能疏风活血、止痒；主治皮
肤荨麻疹。方内赤芍、丹参、乳香、没药等能活血化瘀，
防风、白芷、独活与地肤子、蛇床子伍用能疏风止痒，
若加入地龙、苦参等还可产生清热、燥湿通络之功效。
此方治疗 80 例，平均年龄为 22～50 岁，全被治愈，包
括服药 2～4 剂治愈者 48 例、服药 5～6 剂治愈者 27 例。

处方 2 ■脱敏方：蛇床子、路路通、地肤子各 15g，荆芥、蝉蜕、
白蒺藜、白鲜皮、乌梢蛇、露蜂房各 10g，防风、蛇蜕、
全蝎、生甘草各 6g；每剂水煎 2 次，分早、晚各 1 次口
服，每日 1 剂；小儿须酌情减量。应禁食辛辣、腥膻和
蛋类食物。此方能祛风止痒；主治荨麻疹。蝉蜕水煎具
有良好的抗过敏作用，若与蛇蜕伍用，能善治浑身癫癣
瘙痒等。此方治疗 187 例显示，有治愈者 139 例、有效者
38 例。

处方 3 ■消顽汤：熟地黄、当归、白芍各 20g，黄芪、何首乌各
30g，白蒺藜、荆芥、防风、川芎各 12g，蝉蜕、甘草各

10g；每剂水煎 2 次，每日早、晚各 1 次口服。服药期忌食用腥膻类食物。此方能益气养血、疏风止痒；主治顽固性荨麻疹。重用黄芪能益气固表，增加用何首乌和四物汤，尚能养血和营、疏风止痒，达到标本兼治。治疗 60 例患者，年龄为 12～68 岁，已治愈者 44 例、显效者 16 例，总有效率约 100％。

处方 4 ■ 消风散：当归、生地黄、知母各 10～15g，石膏 15～30g，苦参、亚麻子、荆芥、防风、木通、蝉蜕、牛蒡子各 5～10g，甘草 3～5g；每剂水煎 2 次，于每餐饭前口服；每日 1 剂，连服 10 剂为 1 个疗程。能养血祛风、清热燥湿；主治慢性荨麻疹。此方治疗 37 例，病程介于 1～13 年，痊愈者 26 例、生效者 9 例，总有效率高达 94.6％。

处方 5 ■ 变通阳和汤：麻黄、炮姜各 5g，芥子、红花各 10g，熟地黄、桂枝各 12g，鹿角霜、荆芥、防风各 15g，黄芪 18g，甘草 6g；水煎口服，每日 1 剂。能温经散寒、益气和血、祛风止痒；主治皮肤荨麻疹寒冷型，如有皮疹色白，遇冷风则剧、得暖则痊、冬重夏轻，苔薄白或薄腻、脉迟或濡缓。此方治疗 50 例，有治愈者 42 例、奏效者 6 例，总有效率可达 96％。

处方 6 ■ 过敏煎：防风 6g，生黄芪、生乌梅、制何首乌各 15g，地肤子、地龙、牡丹皮、甘草各 10g；每剂水煎 2 次，早、晚各 1 次口服，每日 1 剂。疹色鲜红、遇热即甚者，可加生地黄 15g、蝉蜕 8g；遇冷即发时，可加桂枝 8g、制附片 6g；若伴腹泻腹痛时，加用广木香 8g、生薏苡仁 30g；嗜酸粒细胞显著增高时，重用乌梅，其剂量可增至 30g，如防风 15g、甘草 12g。此方能疏风清热、益气凉血；主治荨麻疹。

处方 7 ■ 地肤白鲜皮汤：地肤子 30g，土茯苓 20g，白鲜皮、荆芥、秦艽各 15g，防风、蝉蜕、浮萍各 10g；每剂水煎 2 次，分早、晚各 1 次口服，每日 1 剂。能清热利湿、疏风止痒；主治慢性荨麻疹。此方治疗 154 例，结果显示已痊愈者 115 例，显效者 28 例，总有效率已达 93%。

注意： 尽快查出和治疗相关的病因，对合并感染者须提供有效抗生素治疗。一旦发生过敏性休克、喉头水肿和呼吸困难，须立即采取紧急抗过敏，并请求相关科室提供帮助和处理，比如及时实施气管插管和切开而机械性呼吸等。必要时口服缓泻药，以便促进胃肠对某些致敏物质的排泄作用。一般性荨麻疹的患者，应予加强卧床休息、多加饮水，摄取清淡、富含维生素食物，忌食辛辣刺激性食物及鱼虾类产品。天气寒冷时还需给予保暖和镇静治疗；同时还应避免抓伤局部皮肤等。

二、 药物性皮炎

这是由于应用某些药物有可能导致的一类过敏性皮炎，包括药品内服、注射、吸入或介入等各种使用形式而发生的过敏。患者的皮肤黏膜损害广泛，多呈对称性分布，可出现荨麻疹、麻疹样皮疹、多形红斑样、猩红热样、血管性水肿、大疱性表皮松解性皮炎或剥脱性皮炎等形态；重症病例还可合并产生内脏黏膜损害，甚至出现畏寒、发热、头痛、心悸、恶心、呕吐、全身无力等症状。本病治疗时须及时停药，并且加强对症治疗和临床监护。

西医处方

处方 1 ■ 适用于一般病例的治疗用药

    氯苯那敏（扑尔敏） 每次 4mg 口服 每日 3 次

加 西咪替丁 每次 0.2g 口服 每日 3 次

加 泛酸钙片 每次 10mg 口服 每日 3 次

加 硫代硫酸钠 0.64g
注射用水 20ml ｜ 静脉注射 每日 1 次 连用 5 天

加 地塞米松霜 20g 局部外搽 每日 2 次

或 炉甘石洗剂 100ml 局部外搽 每日 3 次

处方 2 ■ 适用于重症病例的治疗用药

	氯雷他定（克敏能）　每次 10mg　　口服　每日 1 次
或	氯苯那敏（氯苯吡胺）　每次 4mg　　口服　每日 3 次
加	西咪替丁（甲氰咪胍）　每次 0.2g　口服　每日 3 次
加	复合维生素 B　每次 2 片　　口服　每日 3 次

处方 3 ■ 适用于重症病例的静脉给药治疗

	10％葡萄糖液 500ml	
	氢化可的松 200mg	缓慢、维持静滴　每日 1 次
	维生素 C 2.0g	

接	5％葡萄糖液 500ml	
	三磷腺苷 20mg	
	辅霉 A 100U	静脉滴注　每日 1 次
	肌苷 0.2g	
	10％氯化钾液 10ml	

接	10％葡萄糖酸钙液 10ml　缓慢静注　每日 1 次

加	5％葡萄糖盐水 500ml	
	维生素 B$_6$ 50ml	
	三磷腺苷 20mg	静脉滴注　每日 1 次
	肌苷 0.2g	
	10％氯化钾液 10ml	

中医处方

处方 1 ■ 过敏煎：五味子 15g，乌梅 12g，银柴胡、防风各 10g，甘草 6g；每剂水煎 2 次，分早、晚各 1 次口服，每日 1 剂；小儿须酌情减量。该方能祛风胜湿、调和营卫；主治热毒夹湿型药疹，如出现红斑、肿胀、大疱、水疱，伴有发热、头痛头晕、舌红、苔白、脉滑数等。

处方 2 ■ 犀角地黄汤：地黄 30g，赤芍 12g，牡丹皮 9g，犀角 3g（水牛角 10g 代）；取上药切碎，加水 1000ml，文火煎煮 30min，滤出药汁大约 400ml，分次温服，每日 1 剂。此方能清热解毒、凉血散瘀。主治热毒入营型药疹，如皮肤呈鲜红或紫红、血疱，伴高热、神志不清、口干、便秘、舌红、苔少、脉数等。

处方3 ■ 增液汤：玄参 30g，生地黄、麦冬各 24g；取上药加水
600ml 略泡，以文火煎煮 20min，滤出药汁，分为 2 次温
服。此方能清热养阴、扶正祛邪；主治热毒伤阴型药疹，
如皮疹潮红、渗液减少、表皮干燥、脱屑、口渴无力、
便干、舌红、苔少、脉细数等。临床治疗总有效率
约 94%。

注意： 本病一旦确诊，须立即停用一切可疑的致敏性药物，并且须
在病历上详细记录"禁止使用"或"慎重应用"该种药物和其类似
的制剂。病情严重者，如发生多形红斑、大疱性表皮松解、坏死性
或剥脱性损害时，要加强全身支持疗法，补给高热量、高蛋白及多
种维生素类，酌情尽早足量使用糖皮质激素，如氢化可的松等，旨
在及时缓解急性药物过敏病情。为减少使用糖皮质激素副作用，待
其病情恶化走势得到控制以后应逐渐减量并停药。此外，还应维持
患者水与电解质平衡，确保患者心、肝、肾等重大脏器的生理
功能。

三、 结节性红斑

这是指一种局限于皮下组织和真皮深层的毛细血管炎，在冬季
发病率最高，常见于于青年女性。主要表现特征是皮肤红斑、结
节、水肿以及发热等；疾病最初出现高热、寒战、咽痛、关节痛、
疲劳乏力等。皮肤损害呈对称性改变，主要在小腿伸侧面其次是小
腿屈侧和大腿或前臂等处，局部出现 1～5cm 不等的皮下结节，略
高于皮面，并有散在性皮下水肿、表面呈鲜红色。皮肤损害消退
后，其结节略呈紫红、暗红色或黄褐色，质地变软并不破溃；部分
患者还伴有小腿水肿、疼痛或轻微压痛。中医学称本病为瓜藤缠或
温热流注等。①温热瘀阻证，急性起病、肢体皮下结节显示高出表
面、比较坚硬，伴有发热、口渴，舌质红、苔白腻、脉滑数；②气
血淤滞证，反复发作，呈暗红色或紫红色、疼痛如刺，舌质紫、有

瘀斑或瘀点、苔薄白、脉弦或涩，宜使用活血化瘀、理气通络类中药治疗。

西医处方

处方1 ■ 萘丁美酮（瑞力芬） 每次500mg 口服 每日1次

或 双氯芬酸 每次25～50mg 口服 每日3次

或 布洛芬缓释片（芬必得） 每次300mg 口服 每日2次

加 地塞米松霜 每次取适量外涂 每日3次

处方2 ■ 适用于重症病例的用药治疗

泼尼松 每次10～20mg 口服 每日3次

加 雷公藤多苷 每次20mg 口服 每日3次

加 复合维生素B 每次2片 口服 每日3次

加 维生素E 每次100～300mg 口服 每日1次

中医处方

处方1 ■ 泻心汤：黄芩、黄连、黄柏、大黄各10g，牡丹皮、赤芍各15g；先将黄芩、黄连、黄柏、牡丹皮、赤芍加水600ml后，浸泡30min，先用武火、后改文火续煎30min，再加入大黄续煎10min，取药汁1次温服；每日1剂，连用7天为1疗程。此方能清热利湿、凉血解毒；主治湿热瘀阻型结节性红斑。

处方2 ■ 凉血五枢汤：白茅根30～60g，瓜蒌根15～30g，茜草根、紫草根、板蓝根各9～15g；上药加水600ml后同煎，先用武火煎、后改用文火续煎30min，取药汁约400ml一次服毕，每日1剂。能凉血活血、解毒化斑；主治湿热瘀阻型结节性红斑，如起病急，伴有明显红、肿、热、痛。

处方3 ■ 桃红四物汤：桃仁、红花、当归、赤芍、生地黄、川芎各10g；将上药加水800ml同煎，先用武火煎沸，再改用文火续煎20min，取药汁分成早、晚各1次口服，每日1剂。能活血祛瘀；主治气血淤滞型结节性红斑，患者皮肤结节反复发作，疼痛加剧，舌紫或有瘀斑、苔薄白、脉弦或涩。此方加减治疗 12 例显示，治愈者 6 例、有效者 4 例。

处方 4 ■ 四妙药：黄柏、薏苡仁各 200g、苍术、怀牛膝各 120g；先将上药共研细末，水泛成丸，每次取 6g 口服，每日 2 次。此方能清热利湿、凉血解毒；主治湿热瘀阻型结节性红斑，患者起病急，皮肤结节略高出皮面、触之坚硬、肿痛较明显。

四、 皮肤-黏膜单纯疱疹

这是一种传染性单纯疱疹病毒引起的皮肤-黏膜疾病。病毒浸入细胞以后即可以终身携带，每当人体缺水或抵抗力下降时即可发病，患者时常发生高热、脱水和胃肠道功能失调。疱疹围绕着口唇和鼻腔皮肤-黏膜交界区簇集着发生，部分病例仍可发生在眼睑、外阴、包皮的皮肤-黏膜交界处。疾病一开始出现呈针头状大小的水疱，随后数天即可破裂、糜烂，并逐渐干燥结痂等；严重者还可引发附近淋巴结肿大和压痛。

西医处方

处方 1 ■ 适用于一般病例的处理

溶菌酶片　每次 30mg　口服　每日 3 次

加　维生素 B_2　每次 10mg　口服　每日 3 次

加　阿昔洛韦（无环鸟苷）　每次 0.2g　口服　每日 4 次

或　聚肌胞注射液　每次 2ml　肌内注射　每周 2 次

处方 2 ■ 适用于加强免疫力与抗病毒的治疗措施

γ-干扰素　每次 100 万 U　肌内注射　隔日 1 次

加　阿昔洛韦　每次 0.2g　口服　每日 4 次

加　3％阿昔洛韦软膏　局部外用　每日 2 次

或　0.1％阿昔洛韦滴眼液　局部外搽　每日 3 次

处方 3 ■ 适用于合并细菌感染时的治疗

青霉素钠　每次80万U　肌注　每日2次　用前皮试

或　头孢噻肟钠2g
　　5%葡萄糖液200ml ｜ 静脉滴注　每日1～2次　用前皮试

中医处方

处方1 ■ 龙胆草煎：龙胆、车前草各9g，生甘草6g；将上药加水500ml煎煮2次，先用武火煎煮，再改文火续煎30min；然后将药液混合一次性口服，每日1剂。此方能清热利湿、解毒止痛，主治湿热下注型单纯性疱疹。此方治疗32例，结果显示在服药6天后全部痊愈，未留任何后遗症。

处方2 ■ 黄连解毒汤：黄连、栀子各9g，黄芩、黄柏各6g；取上药加水600ml后，先用武火煮沸，改用文火续煎30min；滤药汁后添水再煎一次，两次药液混合，分作两次口服，每日1剂。此方能泻火、解毒，主治风热毒盛型单纯性疱疹，如口唇、红晕刺痛等。

处方3 ■ 补津汤：玄参30g，麦冬、生地黄各24g；将上药加水600ml同煎，先用武火煎煮，再改文火续煎30min；滤其药液，然后添水再煎，将两次药液混合，分作2次口服，每日1剂。此方能滋阴清热、润燥；主治反复发作、咽干、口渴、舌红的单纯性疱疹。此方治疗25例，显示疾病后期临床疗效甚好。

注意： 此病不曾合并致病菌感染时，通常在历时7～10天可以自行愈合，但在更多情况下将因人体抵抗力下降而时常多次复发。因此，要求患者自身加强日常生活的管理，避免过劳、饮酒，预防感冒和胃肠道疾病等。

五、 带状疱疹

这是一种由传染性水痘-带状疱疹病毒引起的急性皮肤病，疱疹出现部位通常沿着周围神经走行分布，为单侧的非对称性发病，在面部和躯干一侧的皮疹不会越过人体中心线区另外一侧。患者有皮肤感觉过敏或神经痛，例如面部三叉神经痛、肋间神经痛、腹痛等；皮肤疱疹呈相对集中而簇拥状的绿豆粒大小水疱，外周红晕，可为带状排列；部分患者将呈现体温升高；病情严重时，也可出现附近的淋巴结肿大等。在未发生细菌感染者，能于接下来的数日之内逐渐破裂、出水、干燥，以后开始结痂和愈合，不留任何后遗症。

西医处方

处方 1 ■ 适用于一般病例的处理

转移因子　每次 2ml　肌内注射　每 2 周 1 次

0.1% 碘苷（疱疹净）　每次 50ml　局部湿敷　每日 4 次

维生素 C　每次 0.1g　口服　每日 3 次

维生素 B_1　每次 10mg　口服　每日 3 次

处方 2 ■ 适用于免疫和抗病毒病例的治疗

阿昔洛韦（无环鸟苷）　每次 0.2g　口服　每日 4 次

或　聚肌胞注射液　每次 2ml　肌内注射　每日 1 次

加　金霉素眼膏　涂擦患处　每日 3～6 次

处方 3 ■ 适用于神经痛较明显时的治疗

卡马西平（酰胺咪嗪）　每次 100mg　口服　每日 3 次

加　吲哚美辛（消炎痛）　每次 25mg　口服　每日 2～3 次

处方 4 ■ 适用于合并细菌感染的治疗

青霉素钠　每次 80 万 U　肌内注射　每日 2 次　用前皮试

或　头孢噻肟钠 2g ┐
　　5% 葡萄糖液 200ml ┘　静脉滴注　每日 1～2 次　用前皮试

中医处方

处方 1 ■ 二乌酒精浸液：生川乌、生草乌、生南星、生半夏、白芷、大黄、雄黄各 10g，冰片 1g，蜈蚣 4 条。将上药共研细末，用95％乙醇500ml浸泡2周；把浸泡液摇匀，涂搽患处，每日3～4次。此方能解毒止痛；主治带状疱疹。此方治疗62例显示，于搽药5天痊愈者48例、基本痊愈者有2例。本品有毒，绝不可内服，疱疹溃破后不可应用。

处方2 ■ 大黄五倍子膏：生大黄2份，黄柏2份，五倍子1份，芒硝1份；取上药共研细末，加凡士林制成30％软膏，治疗时外搽患处，每日2～3次。能清热解毒、燥湿收敛；主治带状疱疹。此方治疗150例，其疗效明显，敷药最多4次、最少2次即可治愈。

处方3 ■ 王不留糊剂：王不留行适量。取药用文火焙干，呈黄褐色（或爆米花状），共研细末，用鸡蛋清调成糊状，搽于患处，每日3次。能活血止痛；主治带状疱疹。用此方治疗36例，搽药3～5天痊愈者28例，6～7天痊愈者4例、10～15天痊愈者4例。

处方4 ■ 加减升降汤：生大黄（后下）、姜黄、僵蚕、生地黄、赤芍各10g，生栀子、黄连各5g，大青叶15g；取药水煎2次口服，每日1剂。大便增多者，宜去大黄；高热者，宜加生石膏；局部疼痛明显时，适量加入乳香同煎。能泻火解毒、活血止痛；主治带状疱疹。此方治疗112例，有痊愈者98例，疗程最短1天、最长4天。

处方5 ■ 加减龙胆泻肝汤：龙胆15g，柴胡、黄芩、车前子各10g，栀子、熟地黄各20g，木通、当归12g；水煎2次口服，每日1剂，连服5～7天。重症者、水疱疹面积大、刺痛剧烈，可加重楼20g，大青叶30g，绿豆衣12g；煎后留药渣捣碎，搽于患处，每日换药2次。此方能清肝泻火、利湿解毒；主治带状疱疹。此方治疗45例显示，已治愈者41例、好转者3例，总有效率大致为98％。应该采用川木通，因关木通易致肾功能损害。

处方6 ■ 金芍一贯煎：白芍、生地黄各10～50g，郁金、北沙参、麦冬、枸杞子各10～30g，当归、川楝子各6～15g；水煎

2 次口服，每日 1 剂。能滋阴养血、理气止痛；主治老年人带状疱疹，以补为主，疏补同用。以此方治疗 30 例患者，多于用药 2～5 天炎症出现消退、3～5 天水疱变为干痂、3～18 天疼痛消失。

处方 7 ■ 雄黄散：雄黄、明矾各 8g，蜈蚣 2g。上药共研细末，用香油或冷开水调成糊状；搽敷患处，每日 3～4 次，连用 3 天为 1 个疗程。能解毒止痛、收敛燥湿；主治带状疱疹。此方治疗 39 例显示，痊愈者 39 例，已使皮疹和疼痛全部消失；在 3 天以内痊愈者 34 例，待 6 天以上方能痊愈者 5 例。

处方 8 ■ 龙衣散：蛇蜕 5g，灯心草 10g，凤凰衣 3g；先将蛇蜕、灯心草同烧成灰，把凤凰衣研成细末，混匀即成。治疗时，取适量药粉，兑入香油调制成糊状，涂于患处，每日 2～3 次。此方能祛风止痒、敛疮生肌；主治带状疱疹。此方治疗 78 例显示，痊愈者 56 例、好转者 20 例。通常多在用药 1 次即使其灼痛减轻，用药 2 天后皮疹不再发展，水疱干痂。

注意：此病须以抗病毒、消炎、止痛、预防致病菌感染和缩短病情为主。对发病 1 周以内的无其他疾病者，可选用糖皮质激素治疗，如泼尼松 10mg 口服，每日 3 次，连服 1 周，则有益于急性炎症消退或止痛，从而缩短其病程，但应避免有可能因激素而发生病毒的感染扩散。疼痛十分剧烈难以入睡者，可加服吲哚美辛和（或）卡马西平。若发生眼部带状疱疹时，给予 0.1% 阿昔洛韦眼药水或磺苷眼药水点眼；若出现耳部带状疱疹时，宜及时选用抗病毒滴耳液滴耳。此病好发于胸胁和腰部间，所以中医学称之为缠腰火丹、蛇丹、蛇串疮等。主因肝火脾湿郁内、毒邪乘虚于外，故应选取清肝泻火、利湿解毒、化瘀止痛类中药治疗。

六、 传染性软疣

此病是由传染性软疣病毒引起的一种表皮良性赘生物，多通过直接接触传染或自身接种感染。本病在人体免疫功能低下或糖皮质激素和免疫抑制药应用不当时，时常会产生更为广泛的皮肤损害，出现粟粒状大小的半球样丘疹，为灰色或珍珠色、中央区出现脐窝状凹陷，可挤出白色乳酪样物质，主要好发生于躯干，偶见于颈、面部以及外阴处。如扁平疣好发于青少年，主要侵及面部、手背和前臂。皮肤损害是由群集或分散发生扁平丘疹、质软、顶部光滑、呈粟粒状或绿豆粒样大小、皮色淡褐、不痛、不痒或微痒。此病中医学称为扁痕，主要发生机理可能与风毒（或夹湿）邪气入侵、阻于经络等有关，其次是肝热搏于肌腠或痰气交结于络、终行于皮里膜外；治疗应选用清热解毒、活血软坚、行气、化痰散结类中药。

西医处方

处方 1 ■ 阿昔洛韦（无环鸟苷）　每次 200mg　口服　每日 3 次

　　或　聚肌胞注射液　每次 2ml　肌内注射　每周 2 次

　　加　左旋咪唑（左咪唑）　每次 50mg　口服　每日 3 次

处方 2 ■ 伐昔洛韦　每次 300mg　口服　每日 2 次

　　加　干扰素　每次 500mg　肌注　每日或隔日 1 次　连用 7 天为宜

处方 3 ■ 局部针挑或电烧灼疗法，彻底挤出软疣小体

中医处方

处方 1 ■ 化湿解毒汤：土茯苓、紫草、大青叶、薏苡仁各 30g，苦参、白术、徐长卿、甘草各 10g，地肤子、昆布、海藻各 15g，赭石（先煎）30～60g，车前子（包）12g；将药水煎 2 次，分成早、晚各 1 次口服，每日 1 剂；把药渣捣碎敷于患处。能清热解毒、化痰软坚；主治扁平疣。此方治疗 48 例显示，有治愈者 25 例、奏效者 18 例，总有效率可达 89.6％。

处方 2 ■ 三子粉：芥子、紫苏子、莱菔子各 100g，糯米 750g；上药物炒后，共研细末，要把糯米炒黄炒熟；混合其药粉，

制作散剂，作为 30 天常用剂量。治疗时，每晚取 35g，用适量红糖调味，温开水送服；必要时，还可结合实施复方柴胡注射液局部涂搽。能行气、化痰散结；主治扁平疣。以此方治疗 125 例，常在治疗 1 个月后痊愈，连治 3 个月而不再复发。

处方3 ■ 平疣酊：香附 500g，木贼 250g，苍耳子 125g。将上药分别研成粗粉，用 70％酒精浸泡 10 天左右，滤其药酒待用。每日早、晚各外涂 1 次，连用 2 周为 1 疗程。此方能疏肝理气、祛风除湿；主治扁平疣，其有效治愈率为 63％、显效率为 11％。

处方4 ■ 平疣汤：蒲公英、夏枯草、木贼各 15g，连翘、黄芩、紫草、赤芍、白蒺藜、桑叶各 10g，土牛膝 12g，生薏苡仁 15g；每剂水煎 2 次，早、晚各 1 次分服；每日 1 剂，连用 5 周为 1 疗程；儿童用量须酌减。病程长、皮疹为深褐色者，宜加赭石 15g、桃仁 10g 同煎。能清热解毒、疏风活血；主治扁平疣。此方治疗 50 例，临床总有效率可达 88％。

处方5 ■ 白胡椒外治方：白胡椒 30g，五倍子 20g，薄荷 5g；上药共研细末，经 100 目过筛、备用。用前以食醋或维生素 B_6 调糊，敷于患处；每日 1～3 次。此方能疏风解毒；主治扁平疣或寻常疣等。治疗扁平疣 79 例显示，已治愈者 67 例、有效者 4 例，平均治疗时间为 25 天。治疗寻常疣 40 例显示，已治愈者 33 例、奏效者 2 例，平均治疗时间为 19 天。

处方6 ■ 消疣汤：薏苡仁 30g，板蓝根、生地黄、赤芍、桃仁、香附各 15g，柴胡、红花各 9g；水煎口服，每日 1 剂，连用 10 天为 1 个疗程；儿童用量须酌减。随后将药渣趁热敷于患处，但不可灼伤皮肤，每日 2 次。能清热利湿、活血理气；主治扁平疣。此方治疗 48 例显示，经 1 个疗程痊愈者 30 例、经 2 个疗程痊愈者 17 例，总有效率可达 98％。

七、疖与痈

通常是指感染性皮肤毛囊炎、疖病与痈或组织化脓之类的疾病，多因致病菌经由毛囊或汗腺侵入方式等导致的急性化脓性感染，炎症扩散至皮下组织而引起大量组织破坏，此类致病菌以金黄色葡萄球菌及表皮葡萄球菌更为常见。局部出现隆起，红、肿、痛、热，逐渐增大，在未得到及时治疗时，最终可液化，形成积聚有组织坏死的单个或多个脓包。本病治疗关键是早期应用大量有效抗生素控制感染，预防败血症和脓毒血症，以及加强正确的感染灶处理。倘若由金黄色葡萄球菌感染引发多个相邻毛囊和皮脂腺的急性化脓性感染，红、肿、热、痛、明显浸润，中央区呈现坏死，从而形成脓栓或似蜂窝样改变，此时患者伴有高热、寒战等全身中毒症状。该病归属于中医学痈证等范畴，主因过食膏粱厚味、湿热火毒内生、阴虚内热、复感外邪或热毒阻塞经络所致，从而造成了运行不畅、毒发为疮痈。应予选择"清热解毒、活血消痈"类中药治疗。

西医处方

处方1 ■ 适用于皮肤疖肿的治疗

　　　10%鱼石脂软膏　局部外搽

　加　复方磺胺甲噁唑（SMZ）　每次2片　口服　每日2次

　或　青霉素钠　每次80万U　肌注　每日2次　用前皮试

处方2 ■ 适用于感染性毛囊炎的治疗

　　　肤炎宁搽剂　局部外搽　每日3次

　或　莫匹罗星软膏（百多邦）　局部外搽　每日2次

　　　青霉素钠　每次80万U　肌注　每日2次　用前皮试

　或　红霉素　每次0.25g　口服　每日4次

　或　四环素片　每次0.25g　口服　每日4次

处方3 ■ 适用于皮肤组织脓肿的治疗

青霉素钠　每次 80 万 U　肌注　每日 3 次　用前皮试

加　庆大霉素 16 万 U
　　5％葡萄糖液 250ml ｜ 静脉滴注　每日 1 次　连用 7 天

处方 4 ■ 适用于急性蜂窝织炎的治疗

青霉素钠 240 万 U
生理盐水 100ml ｜ 静滴　每日 2 次　用前皮试

或　头孢唑林 1～2g
　　5％葡萄糖盐水 40ml ｜ 静脉注射　每日 2 次　用前皮试

加　氧氟沙星　每次 0.1g　口服　每日 3 次

中医处方

处方 1 ■ 黄石散（膏）

① 黄石散：黄柏、煅石膏、皂角、漏芦、连翘，取 5：4：3：3：2 的剂量进行配伍。先将上药共研细末、过 120 目筛，装瓶备用。能清热泻火、解毒散结；主治疮疡初起。治疗时，取黄石散，用生理盐水或蒸馏水调散成糊状，敷于患处，每日换药 1 次。

② 黄石膏：黄柏、石膏、皂角、漏芦、连翘、穿山甲片，按 5：4：3：3：2：4 剂量配伍。黄石膏制，用香油调匀，装瓶备用。此方能清热解毒、消肿排脓；主治疮疡中后期脓肿形成。

经治 100 例患者显示，局部红肿热痛和全身症状消失而痊愈者 96 例；使局部和全身症状消失、疮口愈合欠佳而好转者 4 例。用药时间平均为 3～7 天，最短 3 天，最长 15 天。

处方 2 ■ 大黄蜂蜡膏：大黄、川芎各 10g，白芷 6g，冰片 0.5g，蜂蜡适量。先把大黄、川芎、白芷浸泡于麻油内，浸透后再置于火上烤成黑色、冷却，用纱布滤过，去渣留油；然后加入蜂蜡，加热熔化，待油温降至 60～70℃加入冰片搅匀、放冷后即成。治疗先取适量药膏摊在纱布上、外敷于患处，每隔 2～3 日换药 1 次。此方能清热解毒、化瘀止痛；主治各种皮肤疮疡，临床总治愈率为88%～90%。

处方3 ■ 银芷消疮汤：金银花30g，白芷9g，当归、丹参各12g，甘草6g；取上药加水煎煮，轻者每日1剂、重者每日2剂。疮痈初起相伴寒热，加入白菊花和荆芥各9g；若相伴高热，可加生石膏20g、大青叶15g；痈欲化脓，加穿山甲、皂刺各9g；出脓后伤口愈合不良，宜加用生黄芪15g。能清热解毒、活血消肿；主治各种疮痈，临床总有效率为85%。

处方4 ■ 创愈膏：黄芪、黄柏、干姜粉各30g，铅粉6g，大黄10g，黄连20g，樟脑、冰片各6g；取上药共研细末、过120目筛，加适量凡士林调成药膏。治疗时，先用生理盐水冲洗创面，按创面大小取药膏均摊于无菌纱布上面，以药膏覆盖创面，用胶布固定；每隔1～2天换药1次，直到痊愈为止。能清热解毒、消肿愈疮；主治各类疮疡。已用此方治疗323例，包括急性乳腺炎15例、疖痈76例、淋巴结炎19例、肛门脓肿7例、褥疮8例、闭塞性肢端坏疽溃烂24例、清创缝合术继发性感染38例、久治不愈皮肤溃疡23例、其他原因引起创伤性感染113例。结果显示临床总有效率可达92%。

处方5 ■ 仙方活命饮：金银花30g，穿山甲片、防风、赤芍、白芷、当归尾、贝母、天花粉、皂角刺各10g，没药、乳香、生甘草、陈皮各6g；上药加水略浸泡，每剂水煎2次口服，每日1剂；倘若病情较重也可每日煎服2剂。热盛者加蒲公英、连翘；湿重者加黄柏、车前子；寒重者可加桂枝、生姜；患者气虚，宜加黄芪、太子参等。能清热解毒、活血消肿；主治疮痈或肿毒初起。上方治疗54例显示，痊愈者46例、好转者6例，治疗总有效率为96%。

注意：炎症性感染初期，用金黄膏外敷可发挥清热解毒、消肿止痛治疗作用。另外，同时口服六神丸，7～12岁儿童每次5粒，6岁以下时每次3粒，每日3次，也能产生解毒、消肿治疗作用。若为厌氧菌、拟杆菌及肠杆菌感染，常易于出现蜂窝织炎，此时可每次取0.2%甲硝唑250ml缓慢静滴，每日1次，连续3～5天。若有必要，宜选择波动处进行穿刺抽脓或切开引流，一并彻底清除坏死组织，最后伤处须常规进行3%过氧化氢溶液（双氧水）冲洗。

八、 淋巴结炎与淋巴管炎

急性淋巴结炎和（或）淋巴管炎，因病原菌通过皮肤或黏膜等表浅组织损伤而导致的感染，主要致病菌为金葡菌及溶血性链球菌等，可源于疖痈、水疱感染、足癣的继发性入侵感染。通过组织的淋巴间隙进入淋巴管内，引起淋巴管及其周围的急性炎症，查体能发现沿肢体淋巴管走向分布数个条状红肿隆起，伴有发热和疼痛，于淋巴结汇集处一侧存在大小不等的感染性病灶。中医学称此病为痈或红丝疔等，分为火毒入络、火毒入营、风热湿毒、气血耗伤等类型。①风热湿毒型，突然于皮肉之间出现肿胀不适，产生硬结、皮肤发红、灼热疼痛，以及伴有全身发热、寒战、舌质红、苔黄腻、脉洪数等；②气血耗伤型，可使局部病灶破溃、稠脓引流不畅，伴面色萎黄、纳谷不佳，舌淡红、苔薄白、脉细。本病治疗须选用补益气血、扶正祛邪类中药。

西医处方

处方1 ■ 适用于一般性的抗感染治疗

复方磺胺甲噁唑（SMZ） 每次2～3片 口服 每日2次

或 青霉素钠 每次80万U 肌注 每日2次 用前皮试

或 红霉素 每次0.25g 口服 每日4次

或 四环素片 每次0.25g 口服 每日4次

处方2 ■ 适用于重症病例急性期的治疗

青霉素钠240万U
生理盐水100ml ｜ 静滴 每日2次 用前皮试

或　头孢唑林　每次 2g　静脉注射　每日 2 次

加　0.2％甲硝唑 220ml　静脉滴注　每日 1～2 次

加　氧氟沙星　每次 0.1g　口服　每日 3 次

中医处方

处方 1 ■ 板蓝银花汤：板蓝根、金银花各 60g，甘草 3g；上药加水
600ml 同煎，每剂水煎 2 次，取其药汁 1 次顿服；每日 1
剂，连用 4～6 天为 1 疗程。能疏风清热、行气活血；主
治急性淋巴结炎、风热湿毒者，如皮下硬结、局部红肿、
灼热疼痛等。

处方 2 ■ 银花甘草汤：金银花、绿豆各 50g，生甘草 15g；将上药
加水 600ml 同煎，每剂水煎 2 次，取汁 1 次性顿服；每日
1 剂，连用 6 天为 1 疗程。能疏风清热、行气活血；主治
急性淋巴结炎、风热湿毒者，如皮肉之间肿胀、局部发
红、灼热和疼痛，临床总有效率可达 93％。

处方 3 ■ 银花桑白汤：金银花 15g，土茯苓 24g，桑白皮 12g，甘
草 10g；取上药加水 600ml 同煎，先用武火、后用文火续
煎 30min，取药汁 1 次口服；每日 1 剂，连服 6～8 天为 1
疗程。能清热解毒、托毒排脓；主治急性淋巴结炎、热
盛证患者，有淋巴结淋巴管明显肿胀、跳痛加剧、包块
变软、化脓。用此方治疗 38 例，总有效率可达 90％。

处方 4 ■ 金银刺甲汤：金银花、连翘各 15g，皂角刺、穿山甲各
10g；取上药加水 600ml 同煎，先用武火、后用文火续煎
30min，取药汁 1 次服毕；每日 1 剂，以连服 6～8 天为
宜。能清热解毒、托毒排脓；主治急性淋巴结炎、热盛
肉腐证，淋巴结淋巴管肿胀、跳痛加剧、开始变软或化
脓。用此方治疗 42 例，总有效率已达 93％。

处方 5 ■ 黄明白及汤：黄明胶 15g，白及、泽兰叶各 30g；上药加
水 500ml 同煎，先用武火煎沸，再改用文火续煎 20min，
取药汁 1 次服毕；每日 1 剂，连服 6 剂为 1 疗程。能补益
气血、扶正祛邪；主治淋巴结淋巴管炎、气血耗伤证，

破溃、脓液黏稠、引流不畅，伴面色萎黄、舌淡红、苔薄白、脉细等。

处方6 ■ 白薇苍术汤：白薇 30g，苍术 10g；上药加水 600ml 同煎，每剂水煎 2 次，取其药汁 1 次服完；每日 1 剂；必要时，药渣捣碎敷于患处，加用纱布包扎固定。能清热解毒、凉血和络；主治急性淋巴管炎、火毒入络证，局部有细小红丝、色泽鲜红、略有压痛。经此方治疗 36 例，口服 2 剂均可治愈，短期未予复发。

处方7 ■ 当归补血汤：当归、生黄芪各 30g；将上药加水 500ml 同煎，先用武火、后改文火续煎 30min，取汁 1 次服完；每日 1 剂，连服 6 剂为 1 疗程。能补益气血、扶正祛邪；主治淋巴结淋巴管炎，气血耗伤，局部破溃，流出稀薄脓液、纳差，面色萎黄、舌淡、苔白、脉细。

处方8 ■ 加味消毒汤：金银花、野菊花、牡丹皮各 30g，生甘草 15g；取上药加水 600ml 同煎，先用武火煎沸后，改用文火续煎 20min，取药汁 1 次服下；每日 1 剂，连服 6～8 天。能清热解毒、凉血和络；主治火毒入络型的急性淋巴管炎，如病灶出现红丝、色泽鲜红、略有触痛。

注意： 在急性期要将患肢抬高，结合施以局部热敷、理疗、外搽金黄膏等。抗生素治疗应选针对金黄色葡萄球菌及溶血性链球菌敏感的广谱制剂，如青霉素、红霉素、四环素等。倘若病情严重、感染范围比较广或者合并败血症时，尚须采用多个种族型抗菌药配合应用，并以静脉给药为宜，如西医处方 2 合用甲硝唑和氧氟沙星治疗，则有助于提高控制诸如厌氧性链球菌、拟杆菌及肠杆菌等感染，给予 0.2% 甲硝唑每次 200ml 缓慢静滴，每日 1～2 次，连续治疗 3～5 天，其效果更为显著。

九、丹　毒

此病是由皮肤与网状淋巴管产生的一种急性炎症，多因 β 型溶血性链球菌经皮肤或黏膜的微小损伤口侵入，通过皮肤网状淋巴管蔓延很快，一般不宜产生相关组织坏死和化脓。肢体或面部病灶呈现大片略可隆起的红疹、边界清楚、中间稍淡、感觉有灼痛，同时可伴有局部淋巴结或淋巴管炎；有时患者全身症状明显，出现头痛、畏寒和发热等。对此，须尽早使用敏感性抗生素的局部消肿止痛药治疗。皮肤及其极小网状淋巴管的急性感染，好发于下肢或面部，则以患有足癣者尤为多见。倘若下肢反复发作，最终也可发生淋巴性水肿或象皮腿。中医学曾称本病为抱头火丹、流火、内发丹毒、赤游丹等，须按以下分型辨证论治。①风火邪毒证，如头面部出现小片红斑、迅速蔓延成片、胀痛、边界尚清；病情加重时，伴有高热，局部呈大小不等的水疱；舌质红、苔薄白或薄黄、脉洪大或滑数。②湿热下注证，如有下肢皮肤肿胀、潮红、灼热、疼痛，伴口苦咽干、胁痛，舌红、苔黄腻、脉濡数等；须进行清热利湿、凉血解毒。③肝火郁结证，出现胸腹或腰胯部皮肤潮红、灼热、胀痛，伴有口苦咽干、胁痛，舌质红、苔黄、脉弦数等；宜选取清肝泻火、凉血解毒类中药治疗。

西医处方

处方 1 ■ 适用于控制溶血链球菌感染的治疗

青霉素钠 240 万 U
生理盐水 100ml ｜ 静脉滴注　每日 2 次

或　头孢唑林 1～2g
5％葡萄糖液 40ml ｜ 静脉注射　每日 2 次

或　头孢噻肟钠 2g
5％葡萄糖液 200ml ｜ 静脉滴注　每日 1～2 次

加　50％硫酸镁 10ml　局部外敷　每日 1 次换药

处方 2 ■ 适用于手癣、足癣感染原发病灶的治疗

克霉唑霜　局部外涂　每日 2 次

加　伊曲康唑（斯皮仁诺）　每次 200mg　餐后即服　每日 1 次

处方1 ■ 板蓝牛蒡汤：板蓝根50g，马齿苋100g，野菊花30g，牛蒡子15g；取上药加水800ml同煎，先以武火、后改文火续煎30min；取其药汁1次性口服；每日1次，连服6剂为1疗程。能疏风清热、凉血解毒；主治抱头火丹、风火邪毒证，如面部出现片状红斑，蔓延迅速，伴有肿痛等。

处方2 ■ 野菊土苓汤：野菊花、土茯苓各30g；将上药加水600ml同煎，先以武火煎、后改文火续煎30min，分成2次口服，每日1次。能清热解毒、凉血化瘀；主治丹毒、肝火瘀结或湿热下注证，有局部红斑，迅速连成一片、肿胀明显、有灼痛。用本方治疗26例，几乎全被治愈，未再复发。

处方3 ■ 五神汤：野菊花20g，川牛膝、紫花地丁、茯苓、车前子各10g；取上药加水600ml同煎；取药水煎2遍，分为2次口服；每日1次，连用8～10剂。能清热利湿、凉血解毒；主治丹毒、湿热下注证，如有发热、下肢肿胀、潮红、灼热、疼痛、舌质红、苔黄腻、脉濡数。用此方治疗27例，均能明显奏效。

处方4 ■ 银花丹皮汤：金银花30g，牡丹皮、蒲公英、紫花地丁各10g，生栀子5g；取上药加水500ml同煎，先用武火、后用文火续煎，取其药汁1次顿服；每日1次，连用6～8剂。能清热解毒、凉血化瘀；主治丹毒、肝火郁结或湿热下注证，有片状红斑、迅速蔓延，出现局部灼痛。

处方5 ■ 野菊丹皮汤：野菊花、土茯苓各30g，牡丹皮、赤芍各10g，生甘草5g；取上药加水600ml同煎，水煎2次，取药汁1次顿服；每日1次，连服6～10天为1疗程。能清热解毒、凉血化瘀；主治丹毒、肝火郁结或湿热下注证，有发热、下肢肿痛、皮肤潮红，舌红、苔黄腻、脉数。用此方治疗62例，其总有效率为90%。

注意： 此病须卧床休息，适当抬高患肢。在给予敏感抗生素治疗同时，还应当加强手癣、足癣原发病灶的有效处理。抗生素应用时间要延续至局部和全身症状完全消失后3～5天，以避免本病多次复发。

十、脓疱疮

这是由金黄色葡萄球菌和（或）溶血性链球菌引起的皮肤化脓性感染，其人体接触性传染甚强，在得病后而且具有自身接种发生感染的特征。起病后皮损处可导致多处脓疱和脓痂，且以面部和四肢等暴露部位最为明显，出现红斑、水疱，并迅速发展成脓疱，似米粒或黄豆大小，甚至伴有发热、淋巴结或淋巴管炎等。治疗中须有效控制感染和预防败血症或急性肾小球肾炎等。单个脓疱经由4～8天后可以吸收、脱痂后而自愈；重症患者可产生高热，伴有附近淋巴结肿大或淋巴管炎。中医学称此病为黄水疮、滴脓疮等，辨证论治应按湿热证或脾虚证分别选取中药治疗。

西医处方

处方1 ■ 可以选用的有效抗生素治疗

　　　青霉素钠　每次80万U　肌注　每日2次　用前皮试

或　头孢噻肟钠2g

　　5％葡萄糖液200ml｜静脉滴注　每日1～2次

加　复方磺胺甲噁唑　每次2片　口服　每日2次

处方2 ■ 通常可以选用的局部抗生素药膏

　　　红霉素软膏　局部涂用　每日3次

或　四环素软膏　局部涂用　每日3次

或　莫匹罗星（百多邦）软膏　局部涂用　每日2次

或　绿药膏　局部外涂　每日2次

中医处方

处方1 ■ 五味消毒饮：金银花20g、野菊花、蒲公英、紫花地丁、天葵子各 15g；加水 800ml 与上药同煎，先用武火、后文火续煎 30min，取汁 1 次口服，每日 1 剂。能清热解毒；主治湿热证脓疱疮，如发热、口干、尿黄、脓疱密集、四周红晕。

处方 2 ■ 银连汤：金银花、连翘各 9g，陈皮、桔梗、甘草各 3g；加水 800ml 煎服，先用武火、后改文火续煎 30min，取汁 1 次口服；每剂水煎 2 次，每日 1 剂。能清热解毒、理气祛湿；主治脓疱疮湿热证，如发热、口干、尿黄、脓疱密集、糜烂、四周红晕，伴有发热、小便赤黄等。

处方 3 ■ 菊花饮：野菊花 20g；加水 800ml 煎服，先用武火、后改文火续煎 30min，滤出药汁 1 次口服，每日 1 剂。能清热解毒、祛湿止痒；主治脓疱疮湿热证，如表现局部脓疱密集、四周布有红晕。

处方 4 ■ 蒲丁汤：蒲公英、紫花地丁、苍术各 9g，黄柏 6g；取上药加水 700ml 煎服，先用武火、后改文火续煎 30min，其药汁 1 次服下，每日 1 剂。能清热、解毒、燥湿等；主治湿热证脓疱疮，局部脓疱密集、潮红，伴发热、口渴、便秘等。

处方 5 ■ 马齿苋粉：马齿苋 100g；取药，先焙干，共研细末，制成胶囊备用；每次取 3g 口服，每日 3 次。能清热利湿；主治湿热证脓疱疮，如发热、口干、尿赤，脓疱密集、四周红晕，甚至破溃、糜烂等。

处方 6 ■ 土茯苓验方：土茯苓、金银花各 25g，黄柏 10g；上药加水 700ml 略泡煎服；用武火煎沸后，改用文火续煎 30min，滤药汁 1 次口服，每日 1 剂。此方能清热利湿、解毒；主治湿热证脓疱疮，如有发热、大便秘结、局部脓疱密集和潮红等。

注意：除了及时控制全身症状和严重感染外，应积极采取合理的局部疗法，如清洁损伤面、外涂可杀菌与收敛的药膏、谨防感染后患者自身接种或其扩散。损伤面清洗要选择相适当比例浓度的高锰酸钾溶液，接着外搽在西医处方 2 中所介绍的抗生素软膏。倘若疱疹皮损面积大，又有畏寒、发热、淋巴系统反应症状明显时，须及早提供敏感的抗生素和磺胺类药治疗，且不可以只顾等待脓液的细菌培养和药敏试验结果。

十一、体 癣

皮肤真菌感染性疾病众多，浅表性真菌感染主要有头癣、体癣、股癣、手癣、足癣、花斑癣、灰指甲等，对此可通过肉眼即能察觉到相关的皮肤损害。临床上将头癣分为黄癣、白癣和黑癣，传染性很强，能通过理发工具、帽子、枕巾等器具接触性传染，故表现为脓疱或结痂。体癣或股癣通常分别发生在人体躯干和外生殖或肛门附近，可先后发生丘疹、水疱、丘疱疹和鳞屑等。手癣和足癣分别发生于手掌指间或足跖与趾间，是由红色毛癣菌、石膏样毛癣菌或絮状表皮癣菌感染所致，局部皮损可以出现水疱、丘疹、浸渍、糜烂、脱屑等。目前，此类癣疾治疗的抗真菌药物进展甚快，倘能合理选择和使用均能奏效。股癣系指发生于大腿内侧和靠近生殖器及臀部皮肤的浅部霉菌感染，以夏秋两季天气湿热时发病居多，于冬、春两季将有所减轻或消退。初起为局部红丘疹，逐渐向外扩展，中心皮损逐渐消退，形成环状或半环状，其边缘由丘疹、水疱构成，伴有鳞屑。因股内侧区经常发生摩擦，可失去环状和半环状改变；若日久不愈，还可产生不同程度的苔藓样或湿疹样改变。中医治疗须采用清热燥湿、祛风杀虫类中药为主。

西医处方

处方1 ■ 主要用于头癣的治疗

　　　　克霉唑软膏　局部外涂　每日2次

　加　灰黄霉素片　每次0.25g　口服　每日3次

　或　酮康唑片　每次100mg　口服　每日1次

　或　伊曲康唑片　每次0.2g　口服　每日2次

处方2 ■ 主要用于体癣和股癣的治疗

克霉唑霜　局部外涂　每日2次

或　咪康唑霜（达克宁霜）　涂于患处　每日2次

或　联苯苄唑软膏（孚琪软膏）　局部外涂　每日1次

或　复方软肥皂液　涂于患处　每日1次

加　伊曲康唑（斯皮仁诺）　每次200mg　餐后即服　每日1次

或　特比萘芬片（疗霉舒）　每次0.25g　口服　每日1次

处方3 ■ 主要用于手、足癣的治疗

1∶2000醋酸铅溶液　浸泡患足10～15min　每日2次

克霉唑霜　搽于患处　每日2次

处方4 ■ 血蝎搽剂　搽于患处　每日2次

10%水杨酸醋　搽于患处　每日2次

或　1∶2000醋酸铅溶液　浸泡患足10～15min　每日2次

加　克霉唑霜　涂于患处　每日2次

处方5 ■ 主要适用于甲癣的治疗

50%冰醋酸溶液　患甲外涂　每日2次

或　甲癣酊　患甲外涂　每日2次

加　伊曲康唑（斯皮仁诺）　每次200mg　餐后即服　每日2次

或　特比萘芬　每日0.125～0.25g　分为2次　口服

处方6 ■ 主要适用于花斑癣的治疗

40%硫代硫酸钠溶液　搽于患处　每日3次

接　1%稀盐酸溶液　涂搽患处　每日3次

加　氟康唑胶囊　每次150mg　口服　每周1次

或　酮康唑片　每次200mg　口服　每日1次

中医处方

处方1 ■ 股癣煎：土槿皮40g，大风子、黄精、土茯苓、川楝子、白头翁各30g，龙胆、荆芥、防风各20g，生大黄、白鲜皮各15g，红花6g；上药宜加入食醋1000ml、白酒50ml连续浸泡3h；然后，再兑入清水1000ml，煮沸15min，

去渣，晾至温后，涂于局部，每日 2 次；此外，留渣于翌日加水再煮，每剂煎用 2 天，延续治疗 1 周为 1 疗程。能清热利湿、祛风杀虫；主治股癣，如有腹股沟内及与阴囊相接触的大腿根部皮损，或蔓延至耻部，或连及臀部，呈红色或暗红色，其丘疹或间有脓疱，境界甚清、周缘隆起、对称发生，伴有瘙痒等。用此方治疗 94 例股癣，其中 79 例合并足癣、36 例合并手癣，临床治疗总有效率为 91%。

处方 2 ■ 复方苦参酊：苦参、地榆、地肤子、胡黄连各 200g；该药加入 75%乙醇 1000ml 浸泡 7 天，然后，用纱布滤出，再兑入 75%乙醇 1000ml，使之每 100ml 乙醇内约含方内中药各 20g。治疗时，搽于患处，每日 3 次，连搽 14 天为 1 个疗程。能清热燥湿、杀虫止痒；主治体癣、股癣、足癣、手癣等。方内苦参和胡黄连能产生较强的抗真菌作用，而地榆次之。以此方治疗 50 例，其中有体癣 16例、股癣 23 例、手癣 5 例、足癣 6 例，临床总有效率为 90%。

处方 3 ■ 麦芽酒精搽剂：生麦芽 40g。此药兑入 75%酒精 100ml，浸泡 7 天左右，取上清液或过滤而获橙黄色澄明药液。治疗时，搽于患处；每日 2 次，连治 28 天为 1 疗程。能抑菌止痒；主治股癣、手足癣、花斑癣。现经治股癣 30例，有效率为 100%；经治花斑癣 15 例，有效率为 93%；经治手足癣 35 例，有效率为 86%；经治角化过度型足癣7 例，有效率为 30%。

处方 4 ■ 香连复方外洗液：藿香、大黄各 30g，黄连、龙胆、枯矾、薄荷各 15g，丁香 12g，冰片 1g；取药加水煎煮，冲洗或浸泡患处 20min，每日 1 剂。此方能清热燥湿、杀虫止痒；主治股癣等其他真菌感染，其治愈率可高达 86%。

处方 5 ■ 股癣汤：蛇床子、白头翁、生黄精各 20g，藿香 15g，黄柏 10g；取药加水煎汤，滤其药液兑入食醋 25ml，外洗患处，每次 20～30min；每日 1～2 次，每日 1 剂。瘙痒甚重时，宜加地肤子 25g、白鲜皮 15g、川椒 10g、苦参 40g；出现红肿时，应加金银花 15g、龙胆 25g。能清热燥湿、杀虫止痒；主治股癣，治疗 50 例已全部治愈。

注意： 头癣治疗时，须同期一起采取服药、剪发、局部搽洗有效药膏等，如口服灰黄霉素、伊曲康唑、特比萘芬等，还须外搽用克霉唑或硫黄或联苯苄唑软膏或达克宁霜等，对长时期用药者须不断定期复查肝功能等，一旦发现肝功能异常应当立即停药。对体癣、股癣一般也可以单外用抗真菌药治疗。若要加服抗真菌药时，可首选新型制剂。诸如伊曲康唑、特比萘芬等。所有真菌感染的病例，都应尽力避免使用糖皮质激素和（或）免疫抑制药治疗。成群水疱型病变或分散的小水疱型感染，都可融合成为大疱，其界限清楚、水疱破后可有脱屑，对此需要做好局部抗感染护理，一并预防进一步传播。对较为严重的指（趾）甲癣，须加服特比萘芬片每日 0.125～0.25g，分为 2 次口服，并随时酌情调整用量，以连服 2～11 周以上为宜。

十二、银屑病

银屑病俗称牛皮癣，是一种原因不明、易于复发的慢性皮肤病。此病通常累及患者全身任何部位，但以头皮、躯干和四肢伸侧面好发。临床中可分为以下类型：①寻常型，出现红色丘疹，可融合成斑片、边缘明显，上面覆有多层银白色鳞屑，强行刮擦可有发亮的薄膜、剥脱处下方产生点状出血；②脓疱型，出现具有针头大小的浅表性无菌脓疱；③关节炎型，多与脓疱型的银屑病共存，时常伴发生关节病变；④红皮病型，有浑身皮肤的弥漫性发红，有大量鳞屑。中医学称此病为松皮癣、白疕等，主因肺脾湿热、复感风湿热邪、蕴于肌肤，导致局部气血运行失畅、久郁则生热；或许由风寒外袭、营卫失调、郁久则化燥所致，而产生皮肤失养。治疗时，应选用清热、凉血、润燥、活血、祛风类中药治疗。此病主要发于头皮发际处上下；其次为胸背部、腰骶部与四肢关节伸面。其中绝大多数都是发生在极易受到摩擦的部位。本病初发时为红色丘疹或红色斑块，随后可逐渐形成银白色云母状干燥性鳞屑，强行剥除后能露出半透性薄膜样或点状出血。在脓疱型病例，还常见有针头大小或绿豆状的无菌性脓疱。病情严重者，还可侵及不同的骨关节，大多发生在手、腕、足等小关节上，以指（趾）末节关节更为常见，酷似于类风湿关节炎。本病尽管可不断反复发作或加重，但就整个病程而言，它是一种自限性病程。

西医处方

处方1 ■ 适用于寻常型病例的全身性用药治疗

维生素 B_{12}（弥可保） 每次 1～2 片 口服 每日 1～3 次

加 甲状腺片 每次 60mg 口服 每晚 1 次

加 赛庚啶片 每次 4mg 睡前口服 每日 1 次

或 阿伐斯汀（新敏乐） 每次 8mg 口服 每日 2 次

维生素 A 酸胶囊 每次 10mg 口服 每日 3 次

处方2 ■ 适用于各型病例的全身性用药治疗

加 维生素 B_6 每次 10mg 口服 每日 3 次

加 赛庚啶片 每次 24mg 口服 每日 2 次

加 阿维 A 酯（银屑灵）冲剂 每次 1 包 冲服 每日 3 次

或 迪银片 每次 2 片 口服 每日 3 次

或 维胺酯胶囊 每次 25mg 口服 每日 2 次

或 雷公藤多苷 每次 10mg 口服 每日 3 次

或 艾力可片 每次 20mg 口服 每日 2 次

处方3 ■ 适用于各型病例的局部性用药治疗

地塞米松霜 局部外涂 每日 2 次

或 复方地塞米松（皮炎平）软膏 局部外用 每日 2～3 次

或 哈西奈德（氯氟舒松）霜 局部外涂 每日 2 次

或 丁苯羟酸（皮炎灵）硬膏 贴于患处 每日换药 1 次

或 地塞米松霜 局部外涂 每日 2 次

或　氟轻松（肤轻松）软膏　局部外涂　每日 2 次

加　锌硼糊　局部外涂　每日 2 次

处方 4 ■适用于寻常型病例的外用药治疗

1：20000 芥子气软膏　适量外搽　每日 1 次

或　0.1％～0.5％地蒽芬软膏　适量外搽　每日 1 次

或　0.1％维 A 酸霜　适量外搽　每日 2 次

或　氯氟舒松霜（哈西奈德）　涂搽头面部、外阴病灶

或　复方曲安缩松（新亚富龙）　涂于患处　每日 2～3 次

或　他扎罗汀（他扎洛替）软膏　适量涂于患处　每日 3 次

处方 5 ■适用于红皮病型的外用药治疗

10％硼酸软膏　涂于患处　每日 2 次

处方 6 ■适用于脓疱型的外用药物治疗

0.1％依沙吖啶液（雷佛奴尔）　局部外搽　每日 2 次

或　炉甘石洗剂　局部外搽　每日 2 次

中医处方

处方 1 ■解毒活血汤：蒲公英、板蓝根、白花蛇舌草、重楼各 15g，三棱、莪术、白蒺藜、龙葵各 10g；每剂水煎 2 次，分早、晚各 1 次口服；每日 1 剂，连用 28 天为 1 个疗程。对血热者，可加白茅根、生地黄；对风盛者，可加乌梢蛇、僵蚕；对风湿阻络者，宜加秦艽、白鲜皮；对血燥者，应加当归、丹参、女贞子同煎。能清热解毒、活血祛风；主治银屑病，治疗 51 例，痊愈者 26 例、好转者 22 例。

处方 2 ■搜风解毒汤：土茯苓 30g，白鲜皮、金银花、薏苡仁、防风、木通、木瓜、皂角各 15g；每剂水煎 2 次，分早、晚各 1 次口服；每日 1 剂。血热者可加生地黄、赤芍、牡丹皮；血虚者可加当归、何首乌；血瘀者可加丹参、桃仁、红花。此方能清热解毒、利湿祛风；主治寻常型银屑病。用此方治疗 47 例，年龄最大 67 岁、最小 8 岁，病程最长 22 年、最短 10 天。结果表明，服药 1～2 个月，可有 29

例痊愈、2 例好转。

处方3 ■ 消银丸：石见穿、青黛各 60g，三棱、莪术、乌梢蛇、郁金、生甘草、白花蛇舌草各 15g，鬼箭羽、白芷、乌梅、金银花、黄芪各 30g，菝葜 20g，土鳖虫、陈皮、风化硝各 10g；上药为细末，水泛为丸。每次 6～9g 口服，每日 2 次，连用 2 个月为 1 疗程。能清热解毒、活血化瘀；主治寻常型银屑病。上方治疗 100 例，病程长达 5 年者 27 例，其疗效显示痊愈者 28 例、显效 39 例、改善者 24 例，总有效率可达 91%。

处方4 ■ 复方斑蝥洗剂：斑蝥 12 只，土茯苓 60g，金银花、地肤子、白蒺藜、大黄、芒硝、荆芥、苦参各 30g，白鲜皮 20g；上药除芒硝外，加水 2500ml，煎煮 30min，滤液去渣，纳入芒硝，搅烂溶化，趁温泡洗患处，每日 1 次。能攻毒清热、祛风利湿；主治银屑病。用此方治疗 50 例，病程短则 1 年、最长 22 年；疗效显示基本痊愈者 39 例、好转者 7 例，临床总有效率为 92%。

处方5 ■ 乌蛇搜风汤：乌梢蛇 20～30g，金银花、生地黄各 25g，苦参、蝉蜕、槐花各 15g，牡丹皮、赤芍、生百部、生甘草各 10g，露蜂房 5g，白鲜皮 20g。先把乌梢蛇切碎，放入铁锅中，加少许香油，微火焙之；待略黄脆后，共研细末。再将余药加水煎煮 2 次，混匀后，分 3 次口服，同时与乌梢蛇粉一起送服，每日 1 剂。患者血热重，可加重楼 20g，紫草 20g、土茯苓 30g；血燥较甚，宜加全蝎 5～10g、荆芥穗 10g，或重用乌梢蛇；湿毒较盛者，可加入丝瓜络 25g，黄芩 10g，蜈蚣 1 条。能搜风剔邪、凉血解毒；主治银屑病。用此方治疗 64 例，总有效率高达 92%。

注意：此病需要按上述不同分型，择优选用更为具体而有效的治疗方案。寻常型银屑病宜采取外用角质促成剂治疗，如芥子气软膏、地蒽芬软膏，开始应用低浓度软膏，随后逐渐使用高浓度软膏涂搽。针对头面部、外阴等处皮肤，选择缓和类外用剂型及浓度，如优选外搽氯氟舒松霜等，倘若用药后出现局部发红、肿胀等强烈刺激反应，可改换成糖皮质激素制剂外用。除非为病情较重的脓疱型、红皮病型或关节病型银屑病，通常不主张选用免疫抑制药和抗肿瘤药治疗。脓疱型或红皮病型银屑病时常伴有畏寒、发热等全身临床症状；对此，还应进一步加强对症处理和支持治疗，并且要确保肝肾功能和水与电解质、酸碱平衡。此病治疗时确有一定困难，若有必要应配合适当免疫抑制药治疗，如采取甲氨蝶呤或博来霉素等。同时注意预防该病复发或继发性感染。

十三、湿　疹

　　这是因有多种内外因素引起的一种皮肤炎症反应，并且伴有较明显的渗出特征，其发生率不存在年龄及性别差异，也无显著的季节性。有人推测本病可能与患者的过敏性体质相关。急性期主要皮损是丘疱疹，慢性期即可产生肥厚和苔藓样变化，出现剧烈瘙痒、抓痕、脱屑或血痂等，以肘窝、腘窝、阴囊、女阴及四周屈侧面更为常见。为彻底治愈，应积极寻找及纠治病因，一并加强对症处理。中医学称此病为面游风、旋耳疮、绣球风、肾囊风、湿臁疮等，主要由于风热或湿热相搏、浸淫肌肤所致，病久者即可伤及营血、化燥生风、肌肤失养而转为慢性。急性期治疗，应采取清热解毒、祛风利湿之法；慢性期治疗，可选用清热利湿、活血养阴、化瘀软坚类中药治疗。

西医处方

处方 1 ■ 适用于各型湿疹的常用口服药治疗

　　　氯苯那敏（扑尔敏）　每次 4mg　口服　每日 3 次

或　氯雷他定　每次 10mg　口服　每日 1 次

或　赛庚啶片　每次 4mg　睡前口服　每日 1 次

或　阿伐斯汀（新敏乐）　每次 8mg　口服　每日 2 次

加　维生素 C　每次 0.2g　口服　每日 3 次

加　西咪替丁（甲氰咪胍）　每次 0.2g　口服　每日 3 次

加　葡萄糖酸钙片　每次 1.0g　口服　每日 3 次

或　泛酸钙片　每次 10mg　口服　每日 3 次

处方 2 ■ 适用于各型湿疹的常用注射药治疗

硫代硫酸钠液 0.64g
注射用水 20ml ┃ 缓慢静注　每日 1 次

加　10％葡萄糖酸钙 10ml　缓慢静注　每日 1 次

加　5％葡萄糖液 250ml
七叶皂苷钠 15mg ┃ 静脉滴注　每日 1 次

或　5％葡萄糖液 250ml
甘草酸二铵 150mg ┃ 静脉滴注　每日 1 次

处方 3 ■ 适用于急性湿疹无渗出的外用药治疗

炉甘石洗剂　局部外搽

或　1∶2000 醋酸铅溶液　局部湿敷　每日 2 次

处方 4 ■ 主要适用于亚急性湿疹的治疗

锌硼糊　局部外涂　每日 2 次

或　氧化锌糊剂
10％硼酸软膏 ┃ 两药混匀　敷于患处

或　地塞米松霜　局部外涂　每日 2 次

处方 5 ■ 主要适用于慢性湿疹的治疗

氟轻松（肤轻松）软膏　局部外涂　每日 2 次

或　地塞米松霜　局部外涂　每日 2 次

或　皮炎平软膏　局部外用

或　哈西奈德（氯氟舒松）霜　局部外涂　每日 2 次

或　丁苯羟酸（皮炎灵）硬膏　贴于患处　每日换药 1 次

中医处方

处方 1 ■ 除湿止痒洗剂：土茯苓、茵陈、白鲜皮、黄柏、地肤子、苦参、五倍子、白矾各 30g；取药加水 2500ml 煎煮，浓缩成 1500ml，温后，频洗患处，每次 30min；每日 1～2 次，连用 3 天为 1 疗程。湿疹潮红、热盛者，宜加生地榆

30g；亚急性或慢性湿疹皮损增厚者，可加入皂角刺、三棱各 30g 同煎。能清热解毒、利湿敛疮；主治皮肤湿疹。治疗 67 例患者，年龄介于 13～57 岁，结果有痊愈者 53 例、显效者 14 例。

处方 2 ■ 蒿苏艾合剂：黄花蒿 100g，紫苏、艾叶各 50g，冰片 10g；取前三味药加水煎煮，浓缩成 1000ml，再加入冰片粉，混匀后备用。治疗时，用纱布浸入药液，进行湿敷或洗浴 30min 左右，每天 4～6 次。能清热凉血、止痒；主治阴囊湿疹。此方治疗 165 例，病程长达 3 年，已显示痊愈者 161 例、好转者 4 例。

处方 3 ■ 藜芦湿疹散：藜芦、五倍子、枯矾各 10g，硼砂、雄黄 8g，黄连 6g，冰片 2g；将上药共研细末，过 200 目筛，装瓶后备用。治疗时，先用盐水或浓茶把患处洗净，撒上药粉，待疮面干燥后，用菜油调和药粉涂于局部。能清热解毒、收湿止痒；主治婴幼儿湿疹。此方治疗 60 例显示，已使创面愈合、临床症状消失、半年以内未复发者 49 例，创面基本愈合、临床症状消失、偶有复发而好转者 11 例。

处方 4 ■ 复方四皮洗液：桃树嫩皮、花椒树嫩皮各 100g，苦楝树嫩皮 90g，白鲜皮、苦参、葛根各 60g，明矾（研细粉）、硫黄（研细粉）各 30g。上药除明矾、硫黄外，加开水 2000ml 煎煮 30min，待药温降至 30℃左右，另外兑入明矾和硫黄粉、搅匀，稍等片刻局部泡洗，每天 1 次，每剂可反复加温使用 5 次，连用 10 天为 1 疗程。

此方能清热解毒、收湿止痒；主治皮肤湿疹等。治疗 34 例患者，包括急性湿疹 16 例、慢性湿疹 13 例、婴儿湿疹 5 例。治疗结果显示，急性湿疹 16 例及婴儿湿疹 5 例泡洗 3～6 天全被治愈，慢性湿疹泡洗 6～10 天治愈 12 例、好转者 1 例，总的治愈率为 97%。

处方 5 ■ 苦参汤：苦参 50g，地肤子、蛇床子、白鲜皮各 30g，花椒、黄柏、苍术、大黄、野菊花各 15g，甘草 10g；上药加水后，先用武火、再改文火续煎 15min，利用药液热气熏蒸，待药温下降实施坐浴，每日坐浴 2～3 次。

此方能清热利湿、解毒止痒；主治肛门湿疹。方内苦参、蛇床子、黄柏等多药伍用，煎汤外洗或者内服，均有清热利湿、杀虫止痒之功效；还能治湿热下注型霉菌性阴道炎、滴虫性阴道炎、手足癣、阴囊湿疹、外阴瘙痒等。以此法治疗 214 例，包括原发性肛门湿疹 103 例、继发性肛门湿疹 111 例；结果观察显示经治 1 周的痊愈率几乎为 100%。

处方 6 ■ 没银煎液：没药、金银花各 50g；上药加水 1000ml 煎煮，浓缩至 500～700ml，以 6～8 层纱布浸取药汁，平敷在病灶处，每次 30min，每日 3 次。能清热解毒、散血化瘀；主治皮肤湿疹、皮炎、足癣等。

现代医药学研究已发现，金银花提取物能对深红色发癣菌、星形奴卡菌等真菌产生抑杀作用；也能对大鼠巴豆油性肉芽囊肿产生较为明显的抗渗出及抗增生作用。经治 192 例患者，包括急性湿疹 67 例、慢性湿疹急性发作 42 例、接触性皮炎 52 例、足癣合并感染 26 例。观察结果显示 1～2 天治愈者 184 例、用药 5 天治愈者 8 例。

处方 7 ■ 紫归油：紫草、地骨皮、丁香各 10g，当归 5g；取上药，兑入香油 250g 浸泡 24h，运用瓷缸文火焙焦去渣。治疗时，将药液涂搽局部；每日 2～3 次，连续治疗 10 天为 1 疗程。能润燥生肌、止痒；主治皲裂性湿疹，如皮损处有发干、粗糙、脱屑、皲裂，但无糜烂、渗出，镜检时见到真菌。此方经治 98 例显示，治愈者 65 例、奏效者 28 例。

注意：要尽量避开各种可疑的致病因素，忌食辛辣、酒水或鱼虾类等刺激性食物，在清洁肌肤时也应减少肥皂刺激等。对合并继发性感染者，须采用有效抗感染治疗，在感染被控制后，仍可继续使用湿疹对症处理方案。

十四、 神经性皮炎

此病是一种慢性皮肤炎，其发病以青壮年男性为多。发病机制并不清楚，或许与神经功能障碍、大脑皮质兴奋与抑制的平衡失调有关；因而，患者的神经精神症状、刺激性食物、局部刺激等均可成为本病的诱发因素。主要发生部位多在肢体皮肤受摩擦区，其次是肘窝、腘窝、前臂、腰骶部或小腿前外侧处，通常为双侧对称性皮损病灶。瘙痒抓破后，可产生针头大小、极不规则、三角形扁平丘疹、最终渐变成淡褐色苔藓样干燥性斑块。本病治疗时须以缓解工作压力、去除诱因和对症处理为主。中医学称此病为牛皮癣，而不完全同意西医有关此病银屑病或牛皮癣的叙述。该病主因风、湿、热邪蕴于肌肤所致；如果日久不愈，也可能源于血虚生燥、经络阻滞及皮肤失养等。

西医处方

处方1 ■ 可以选用的外用药物治疗

　　　　20%尿素霜　局部外搽　每日2次

　或　曲安西龙溶液（安隆溶液）　局部外涂　每日2次

　或　曲安西龙尿素软膏　局部外搽　每日2次

　或　氟轻松（肤轻松）软膏　局部外搽　每日2次

　或　皮炎平软膏　局部外搽　每日2~3次

　或　丁苯羟酸（皮炎灵）硬膏　贴于患处　每日2次

　或　哈西奈德（氯氟舒松）霜　局部外搽　每日2次

处方2 ■ 可以选用的内服药物治疗

　　　　赛庚啶片　每次4mg　睡前口服　每日1次

　或　阿伐斯汀（新敏乐）　每次8mg　口服　每日2次

　加　5%葡萄糖液 250ml｜
　　　甘草酸二铵 150mg｜ 静脉滴注　每日1次

加　维生素 C　　每次 0.2g　口服　每日 3 次

　　加　泛酸钙片　　每次 10mg　口服　每日 3 次

　　或　西咪替丁（甲氰咪胍）　每次 0.2g　口服　每日 3 次

中医处方

处方 1 ■ 消风化瘀汤：重楼、生地黄各 15g，紫草 20g，荆芥、防风、三棱、莪术、生甘草各 10g，蝉蜕 5g，露蜂房 3g；取药水煎 2 次口服，每日 1 剂；此外，本方也可随症减轻；留下药渣，趁热装入布袋，进行局部热敷或泡洗治疗，每次 15min，一日 1 次；但在妇女月经或妊娠期忌用。此方能祛风活血、凉血解毒；主治神经性皮炎。经治疗 39 例，其总有效率为 92%，治疗时间短者 36 天、长者 112 天。

处方 2 ■ 复方斑蝥酊：斑蝥、蜈蚣各 10g；取上药，用 75% 酒精 1000ml 浸泡 1 周后，去掉药渣，兑入水杨酸 30g、樟脑 10g、薄荷 10g。用毛笔蘸取少许药液，涂搽患处，每日早、晚各 1 次，但禁止反复涂搽，以防生疱；连续 2 个月为 1 疗程。一旦生疱，可外涂龙胆紫或消毒液，用纱布包扎。注意不宜把药液搽在眼周、口周和会阴部。方内斑蝥毒性甚大，应严格控制用量。此方能攻毒蚀疮、化瘀散结；主治神经性皮炎。经治 43 例显示，有痊愈者 35 例、好转者 5 例。

处方 3 ■ 外用皮炎液：水蛭 12g，白矾、硫黄各 30g，石菖蒲 20g，斑蝥 6g。取上药兑入白酒 2500ml 浸泡 15 天，滤出后封存。用药前，先用温开水洗净局部，直至局部微热为止，接着搽涂此药，每日 3～4 次，待局部症状完全消失为止。此方能破血逐瘀、解毒止痒；主治神经性皮炎等。此方治疗 192 例，结果显示搽药 2 月后痊愈者 158 例，总有效率为 82.3%。

处方 4 ■ 五皮止痒饮：梓白皮、川槿皮、榆白皮、白鲜皮、海桐皮、生地黄、熟地黄各 15g，地肤子、蛇床子各 9g，苦参、何首乌各10g，当归、赤芍各9g，红花6g，甘草5g。每剂水煎2次，分成早、晚各2次口服，每日1剂。留下药渣，加入苦参、蛇床子各30g复煎，每晚临睡前进行患处泡洗。能杀虫止痒、养血祛风；主治神经性皮炎，治疗70例结果显示，治愈者53例、显效者9例、好转者6例。

注意： 慢性神经性皮炎治疗十分困难，极不容易获得根治。使用上药治疗，大多数病例可以达到止痒和暂时缓解急性炎症的作用。倘若患者在寻求某些验方或所谓"以毒攻毒"方法治疗时，一定要定时复查肝肾功能等，以防止导致严重的脏器损害。

十五、 头皮脂溢性皮炎

此病又称为脂溢性脱发，是一种皮脂溢出部位的慢性炎症，很可能与患者存在一定的先天性脂溢体质及其某些病原体有关，如卵圆形糠秕孢子菌等，但至今尚未得到完全的确定。好发部位以头面部为主，也可见于前胸、后背处，皮损区域可出现黄红或红色的斑片等，有油脂状鳞屑，边界清楚，重症尚不断蔓延和糜烂、渗出、脱发和结痂等。本病中医学称为白屑病，须按不同病情加以辨证施治：①血湿风燥证，主要侵及头皮、眉弓、鼻唇沟、耳前、项后、腋窝等处，出现大小不一的斑片、基底部微红、呈弥漫性粉状脱屑，舌质红、苔少、脉细弦；②湿热蕴结证，出现红斑、糜烂、流滋，产生大量油腻性脱屑、结痂和轻度瘙痒，同时伴有胸闷、纳差、口苦、大小便异常、舌质红、苔黄腻、脉濡或弦。治宜选取养血、祛风、润燥、清热利湿类中药，在服药期间，忌食辛辣、油腻食品、浓茶、咖啡、烟酒等。

西医处方

处方1 ■可用于局部的外用药治疗

2％酮康唑洗剂（采乐） 依次定时洗头 每周2次

或　2.5%二硫化硒洗剂　依次定时洗头　每周2次

或　5%硫黄霜　外搽患处　每日2次

处方2 ■ 可用于一般病例的服药治疗

维生素B₆　每次10mg　口服　每日3次

加　红霉素片　每次0.25g　口服　每日3次

加　维胺酯胶囊　每次25mg　口服　每日3次

加　赛庚啶4片　每次2mg　口服　每日2次

处方3 ■ 适用于头皮脂溢性皮炎和脱发的治疗

泛酸钙片　每次20mg口服　每日3次

加　胱氨酸片　每次50mg　口服　每日3次

或　复合维生素B　每次2片　口服　每日3次

加　螺内酯（安体舒通）　每次20mg　口服　每日2次

处方4 ■ 适用于相伴感染时的治疗

米诺环素（美满霉素）　每次50mg　口服　每日2次

加　酮康唑片　每次0.2g　口服　每日1次

中医处方

处方1 ■ 茵陈蒿汤：茵陈18g，栀子15g，大黄6g；将上药洗净，兑水600ml，先煎茵陈20min；然后，再兑水400ml和栀子及大黄续煎30min，滤取药汁约300ml，分早、晚各服一半；每日1剂，连用6～8剂为1疗程。能清热利湿；主治湿热蕴结证脂溢性皮炎，如有发红或糜烂、流滋，产生油腻性脱屑或结痂、瘙痒，伴胸闷、口苦、纳差、大便或秘或溏、小便赤黄等。

处方2 ■ 山楂荷叶汤：山楂80g，生甘草50g，荷叶1～2张；先将上药洗净，加水1000ml同煎，武火煎沸后，改用文火续煎30min，滤药汁约300ml，分为早、晚各服一半；每天1剂，连用3～4周为宜。此方能清热利湿、解毒止痒；主治湿热蕴结证脂溢性皮炎，如有油腻性脱屑或结痂，出现轻度瘙痒、红斑、糜烂、流滋等，舌红、苔黄腻、脉濡或数。

注意：若出现湿疹样病变，首先须按照湿疹样治疗进行处理，在使急性症状控制后再用治疗本病的外用中药冲洗。因为本品可刺激皮肤，一旦发现不良反应须及时停药或改用其他剂型。当拟诊卵圆形糠秕孢子菌感染或合并化脓菌感染时，尚应选用米诺环素、四环素和酮康唑等药治疗。

十六、白癜风

这是一种原发性皮肤色素脱失症，见于不同年龄段，全身各处都可出现白斑，尤易于出现在受到摩擦和暴露于阳光下照晒的部位。通常，在临床中将其分为下列类型：局限型、散发型、泛发型、节段型等。该病易诊难治，特别是针对于泛发型和节段型的治疗，将更为棘手。中医学称此病为白驳风，主因七情内伤、肝气郁结、气机不畅、复感风邪、搏于肌肤所致，故而产生气血失和所生病。治疗时，应当选择活血祛风、祛风退斑类中药。

西医处方

处方1 ■ 适用于一般性口服药治疗

维生素 B$_1$　每次 10mg　口服　每日 3 次

加　维生素 E　每次 100mg　口服　每日 1 次

加　烟酸　每次 100mg　口服　每日 1 次

加　次水杨酸铋油　每次 2ml　肌注　每间隔 5 天 1 次　连用 10 次为 1 疗程

处方2 ■ 适用于一般性外用药治疗

30%补骨脂酊　局部外搽　每日 3～6 次

或　0.05%盐酸氮芥酒精　局部外搽　每日 4 次

或　30%补骨脂酊　局部外搽　每日 3～6 次

中医处方

处方1 ■ 消白冲剂：补骨脂、当归、牡丹皮各 100g，陈皮、白蒺藜、赤芍、茜草、鸡血藤、沙参各 200g，甘草 120g，磁石 600g，白糖 1200g。先取补骨脂、当归、牡丹皮、陈皮共研细末，另余 7 味药加水煎煮、浓缩药汁成稀膏，与上述药末和白糖混匀、制丸，干燥被分装成 10g 的药包。治疗时，每次取 1 包，温开水送服；每日 3 次，连服 2 个月为 1 疗程。能活血祛风；主治白癜风。经治 50 例显示，有肤色转为正常的痊愈者 12 例、白斑消退或缩小而 60% 恢复正常肤色者 17 例，临床总有效率可达 93%。

处方2 ■ 抗白酊：①乌梅 15g，白芷 8g，地塞米松 0.05g，二甲基亚砜 10ml；能祛风、退斑。②乌梅 15g，白芷 8g，补骨脂 15g，红花 2g，地塞米松 0.05g，二甲基亚砜 10ml；先将上药共研粉碎成粗粒，兑入 95% 酒精，浸泡 10 天，每日搅拌 1 次；然后压榨、过滤，把榨出液静置 24h，再滤其浸液。另外，将地塞米松加入适量酒精溶解，再加入二甲基亚砜、滤出，添入 95% 酒精至 100ml。上方均能祛风、活血退斑；主治各型白癜风。治疗时，把本药液涂于患处，每日 3 次，连用 1～4 个月为 1 疗程，治疗总有效率为 79.5%～86%。

处方3 ■ 白癜酊：补骨脂 200g，骨碎补 100g，花椒、黑芝麻、石榴皮各 50g，75% 酒精 500ml。取上药兑入酒精浸泡 1 周，过滤去渣备用。治疗时，用棉签蘸药液涂搽患处，涂药后最好置日光下局部照射 10～20min；每日 2～3 次，连涂 30 天为 1 疗程。用药 10～30 天后，患者可述稍有痒感、表面微红，无需介意，能自动康复。能祛风、补肾、消斑；主治白癜风。经此方治疗 33 例，在 1～2 个疗程以后，治愈者 17 例；在 3 个疗程以后，治愈者 10 例；治疗的总有效率 82%。

处方4 ■ 白癜康：黄芪、何首乌各 30g，姜黄、丹参、自然铜、补骨脂各 15g，白蒺藜、防风各 10g，白鲜皮 30g。将上药兑入 85% 酒精 300ml 浸泡 2 周，过滤去渣，制成药液外搽；每日 3～4 次，连续涂搽 3 个月为 1 疗程，以 2～3 个疗程为宜。能益气补肾、祛风活血；主治白癜风。此方治疗 31 例，2～3 个疗程已有治愈者 9 例、显效者 10 例，总有效率约为 61％。

注意：上述疗效不明显者，须进行紫外线照射，甚至通过外科实施植皮术治疗。

十七、 天疱疮

这是一种比较严重的大疱性皮肤黏膜受损疾病，多数病例发生在中年以上患者，主要特征是皮肤松弛性薄壁大疱和糜烂，极不易于愈合，临床治疗十分棘手。通常根据皮肤之不同特征，可将其分为寻常型、落叶型、红斑型和增生型。寻常型多伴有口腔黏膜损害，红斑型好发于头面部和胸背部上方，增生型多半将产生乳头状或蕈样增生，以皮肤皱襞区更为常见。治疗时，应提供高蛋白、高热量、多种维生素食谱，以及加强眼、口腔、外阴等皮损处护理，尽早使用大量糖皮质激素和有效抗生素治疗。

西医处方

处方 1 ■ 可以选用的内服药治疗

泼尼松　每次 10mg　口服　每日 3 次

加　泛酸钙片　每次 10mg　口服　每日 3 次

加　雷尼替丁　每次 0.15g　口服　每日 2 次

加　维生素 B_2　每次 10mg　口服　每日 3 次

加　维生素 E　每次 0.1g　口服　每日 2 次

处方 2 ■ 可以选用的注射药治疗

10％葡萄糖液 500ml ｜
氢化可的松 200mg ｜ 静脉滴注　每日 1 次

接　林格液 500ml　静脉滴注　每日 1～2 次

加　青霉素钠 240 万 U ｜
生理盐水 100ml ｜ 静滴　每日 2 次　用前皮试

接　5％葡萄糖溶液 500ml ⎤
　　三磷腺苷 20mg
　　辅酶 A 100U　　　　缓慢静滴　每日 1 次
　　肌苷 0.2g
　　10％氯化钾溶液 10ml ⎦

处方 3 ■可以选用的外用药治疗

　　口泰漱口液　每次 50ml　口含漱或冲洗　每日 3 次

或　复方硼砂漱口液 50ml　口含漱或冲洗　每日 3 次

加　0.1％依沙吖啶（雷佛奴尔）50ml　局部湿敷　每日 6 次

或　0.4％庆大霉素液 50ml　局部湿敷　每日 4～6 次

中医处方

处方 1 ■龙胆三味饮：龙胆 30g，丹参 15g，川芎 10g；取上述加水略泡，煎煮药汁口服，每日 1 剂，连服 30 天为 1 疗程。治疗天疱疮，临床总有效率约为 83％。

处方 2 ■瓜蒌散加味：全瓜蒌 60g，生甘草、栀子、红花、柴胡、白芷各 10g；取上述加水略泡，煎煮药汁温服，每日 1 剂，连服 2 个月为 1 疗程。主治各型天疱疮，治疗总有效率为 81％。

处方 3 ■青硼外用膏：青黛 30g，黄柏 25g，地榆 20g，黄连、黄芩各 10g，冰片 5g；取药后一起捣成细末，过 100 目筛，装入备用瓶，用时取出后调匀。治疗时，先将患处以 0.02％呋喃西林浸洗，涂上本品，用消毒纱布包扎，每日换药 1 次。该方能清热解毒、燥湿凉血、祛腐生肌；主治各型天疱疮。此方经治 56 例，其总有效率可达 98％以上。

注意： 对无禁忌证者，应首选大量糖皮质激素治疗，如给予泼尼松每日 60～80mg，倘若在治疗 4～5 天仍出现新的水疱者，需要进一步增大激素用量，达 30％～40％，直待水疱和糜烂面基本愈合后可逐渐减量并相继停药。本病如激素过早、过快减量或停药容易导致复发。患者存在应用激素禁忌证或无效及出现明显不良反应时，还应尽早考虑选取免疫抑制疗法，如环磷酰胺等药物，但须定时复查肝肾功能和血细胞分析。此外，需要多鼓励和协助患者经常翻身，预防继发性压疮和肺部感染、泌尿系统感染等。

十八、 非细菌性尿道炎

此病指除淋病之外由其他病原体引起的尿道感染，诸如沙眼衣原体、解脲支原体等病原体感染，这其中也包括滴虫和抗真菌的感染。本病多经由性接触传播，出现尿道刺痛、刺痒，伴有轻重不等的尿急、尿频和排尿困难，晨起或初次排尿时，可在尿道口处见有稀薄的黏液性分泌物。若处理不当或治疗不及时，患者容易出现各种严重并发症，如感染性附睾炎、细菌性前列腺炎、眼炎、Reiter眼病、不育不孕症等。临床血清学检验，时常能够找到特异性病原的抗体等。此病大致相当于中医学的淋证，须按以下类型辨证论治：①热湿下注证，有尿道刺痒、轻度尿频、尿痛、排尿困难、余沥不尽、尿道口黏性分泌物或裤裆污秽增多，以至于见到脓性分泌物，并伴有口干、舌红、苔微黄、脉弦数等；②气滞不畅证，有排尿刺痒或疼痛、滴沥不尽、晨起多见尿道口被黏液封堵，伴有少腹、会阴、阴囊内酸胀不适，舌质淡紫、苔薄白、脉细涩等。

西医处方

处方1 ■ 适用于衣原体或支原体感染时的治疗

　　　　阿奇霉素　　每次 0.5～1.0g　口服　每日 1 次顿服

　或　米诺环素（美满霉素）　每次 0.1g　口服　每日 2 次

　或　多西环素（强力霉素）　每次 0.1g 口服　每日 2 次

　加　环丙沙星　　每次 0.5g　口服　每日 2 次

　或　氧氟沙星　　每次 0.1g　口服　每日 2 次

　或　加替沙星　　每次 0.2g　静脉滴注　每日 1 次

处方2 ■ 适用于真菌或滴虫感染时的治疗

　　　　氟康唑注射液　每次100ml　静脉滴注　每日1次

　　加　环丙沙星　每次0.5g　口服　每日2次

　　或　氧氟沙星　每次0.1g　口服　每日2次

　　加　甲硝唑　每次0.2g　口服　每日2次

中医处方

处方1 ■ 地柏秦苓泽泻汤：生地黄18g，茯苓、黄柏、秦艽各9g，车前子15g，泽泻10g；将上药加水600ml同煎，先用武火、后改文火续煎30min，取药汁1次口服，每日1剂。此方能清热养阴、利湿通淋；主治非淋菌性尿道炎热湿下注证，如尿道刺痒，伴尿频、尿急等刺激症状。

处方2 ■ 行气汤：青木香、瞿麦各10g，沉香5g，六一散20g（包好）；上药加水500ml同煎，先以武火、后改文火续煎30min，每剂水煎2遍，滤药混汁1次口服，每日1剂。能理气行滞、清利湿热；主治非淋病性尿道炎气滞不畅证。如有阴茎中不适、尿道口秽堵、会阴部坠痛等。现有报道，此方临床疗效令人满意。

注意：本病最初治疗通常可选用大环内酯类、四环素或喹诺酮类抗生素，此类制剂更适用于治疗衣原体、支原体感染。此外，也可选择阿奇霉素与多西环素交替应用，或采取阿奇霉素与新型喹诺酮类药物交替应用。倘若合并淋病双球菌感染，还应当首先采取抗淋病双球菌治疗。妊娠或哺乳期妇女禁用红霉素，用药期间禁止饮酒或含醇饮料；当病原菌感染蔓延至前列腺时，其抗感染治疗时间应当延长到3周以上，以进一步防止疾病复发。

十九、 急性淋病

　　这是由淋病双球菌感染引起的泌尿系统传染病，主要因不洁性交或少数由污染用具间接传染。急性感染者潜伏期为3～5天，表现为急性尿道炎、尿道口红肿、有浆液或脓性分泌物、尿道内烧灼感或刺痒，通常无尿频和尿急刺激征，可以伴发前列腺肿大和压痛，女性患者还会出现白带增多，呈脓性改变，出现尿频和下腹胀痛等。慢性感染即指出现上述症状已超过1个月者，部分病例仍可反复出现而急性发作，男性多伴有慢性前列腺炎、附睾炎，女性病例多伴有宫颈炎、前庭大腺炎或附件炎等。中医学曾称此病为淋证或毒淋，须按以下分型辨证论治。①湿热蕴毒证，有尿道红肿、疼痛、尿道口溢出大量黄色脓液，同时可伴发热、局部淋巴结肿大、舌红、苔黄、脉细数；②湿热淤阻证，表现为排尿疼痛、困难，脓尿，晨起时更为明显，同时可伴心烦口干、失眠多梦、经久不愈、舌暗红和瘀斑、苔薄腻、脉涩；③肾气虚弱证，其病程较长、迁延不愈，尿道口脓性分泌物较少且有排尿不畅和疼痛，会阴部坠胀不适，可伴有头晕、耳鸣、舌淡红、苔白、脉细弱。治疗时应以温补肾阳、化瘀利湿为主。

西医处方

处方1 ■ 适用于单纯淋病无合并症时的治疗

普卡青霉素　每次480万U　双侧臀肌分别注射　用前皮试

丙磺舒　每次1g　口服　每日1次顿服

或　头孢曲松钠（菌必治）　每次1g　静脉注射　每日2次

或　大观霉素（淋必治）　每次2g　肌内注射　每日1～2次

或　庆大霉素　每次16万～24万U　肌内注射　每日2次

加　氧氟沙星（氟嗪酸）　每次0.4～0.6g　口服　每日3次

或　诺氟沙星（氟哌酸）　每次0.8g　口服　每日3次

加　四环素　每次0.5g　口服　每日4次

或　红霉素　每次0.5g　口服　每日4次

或　阿奇霉素　每次0.5g　口服　每日1次

或　米诺环素（美满霉素）　每次0.1g　口服　每日2次

或　盐酸头孢他美酯　每次0.5g　口服　每日2次

处方2 ■ 适用于相伴其他衣原体或支原体时的治疗

普卡青霉素　每次 480 万 U　双侧臀肌分别注射　用前皮试

加　丙磺舒　每次 0.1g　口服　每日 2 次

加　氨苄西林　每次 0.5g　口服　每日 4 次

或　大观霉素　每次 2g　肌内注射　每日 1 次

加　加替沙星　每次 0.2g（100ml）　静脉滴注　每日 1 次

或　头孢曲松钠　每次 0.5g　肌内注射　每日 1 次　用前皮试

中医处方

处方 1 ■ 消淋解毒汤：土茯苓、蒲公英、马齿苋、败酱草、天花粉各 30g，车前子、连翘 15g，露蜂房、牛膝、甘草各 15g；每剂水煎 2 遍，分 3 次口服；每日 1 剂，连用 7 天为 1 疗程，煎服 1～3 个疗程为佳。同期结合用 1∶5000 高锰酸钾液温水坐浴，每日 2 次。能清热解毒利湿、活血化瘀；主治急性淋病。经治 56 例显示，痊愈者 48 例、好转者 4 例，总有效率高达 93％。治疗五淋白浊、杨梅疮毒，还可与清热解毒和清热利湿药伍用。

处方 2 ■ 通淋祛毒验方：龙胆 20g，土茯苓 30g，草薢 15g，黄芩、金银花各 12g，泽泻、甘草各 10g，杏仁 6g；水煎 2 次，分 2～3 次口服，每日 1 剂。肾阴虚挟、湿热蕴结证者，宜去龙胆、金银花，另加牡丹皮、生地黄、续断；肾阳虚挟、湿浊聚结证者，宜去龙胆、黄芩、金银花，另加淫羊藿、巴戟天等。能清热解毒利湿；主治淋病。此方经治 200 例，服药 2 个疗程后，治愈者 151 例、好转者 40 例。

处方 3 ■ 八正散化裁汤：制大黄 12～20g，萹蓄、瞿麦各 9g，车前子、滑石各 12g，甘草梢 3g，木通 6g；水煎口服，每日 1 剂。血尿明显者，可加白茅根、墨旱莲、地榆炭；尿痛、尿急者，宜加用蒲公英、金银花。能清热利湿；主治淋病。以此方经治 68 例显示，服药 20 天的平均治愈率

74%。重用大黄或生大黄还可治便秘。方内要选用川木通而非关木通，以防导致肾功能障碍。

处方4 ■ 解湿消淋汤：土茯苓、鱼腥草、败酱草、紫花地丁30g，赤芍15g，露蜂房、牛膝、甘草各15g；上药加水900ml同煎，先用武火、后改文火续煎20min，取药汁1次服完，每日1剂，连服1周为1疗程。能清热利湿、解毒通淋化瘀；主治湿热蕴毒证急性淋病，如尿道肿痛、尿道口外溢黄色脓性分泌物、伴发热和淋巴结肿大时。

处方5 ■ 化瘀消淋汤：黄柏、鸡血藤各30g，赤芍、泽兰各12g；上药加水800ml同煎，先用武火、后改文火续煎30min，每剂水煎2次；将药汁1次服下，每日1剂。能利湿通淋、活血化瘀；主治淋病、湿热瘀阻证，如脓尿、晨起明显、伴排尿困难、心烦口渴、失眠多梦、经久不愈、舌质红、有瘀斑、脉涩等。

处方6 ■ 五神汤：紫花地丁20g，金银花、车前子各15g，茯苓、牛膝各10g；将上药加水600ml同煎，先用武火煎沸后，改用文火续煎10min，取其药汁1次口服；每日1剂，连服6剂为1疗程。能清热解毒、利湿通淋；主治湿热蕴毒证淋病，如尿道肿痛、尿道口外溢黄色脓性分泌物，伴有发热等。

处方7 ■ 补肾消淋汤：马鞭草20g，熟地黄、石菖蒲各15g，茯苓10g；上药加水600ml同煎，先用武火煎沸后，改用文火续煎10min，取药汁1次服完；每日1剂，连服10剂为1疗程。能补肾益气、化瘀通淋；主治肾气虚弱证淋病，如病程较长、迁延不愈、尿道口脓性分泌物不多、排尿不畅和疼痛、会阴处坠胀，伴有头晕、耳鸣，舌质淡红、苔薄白、脉细弱。此方临床平均治愈率为90%。

注意：尽管长效青霉素曾是治疗淋病的一线药品，但因其产青霉素酶淋球菌株出现，故易导致耐药，迄今大多首选大观霉素或头孢曲松钠（菌必治）进行抗感染治疗，意在防止急性淋病对青霉素治疗不利所导致的病程迁延不愈。若同时合并衣原体感染，最好采取头孢菌素类或青霉素类与四环素类抗生素同用；甚至通过延长使用阿奇霉素和多西环素治疗时间予以巩固抗感染疗效及减少本病复发。

二十、尖锐湿疣

尖锐湿疣又称生殖器疣或性病疣，它是由人乳头瘤病毒（HPV）感染引起的性传播疾病，大多发生在外阴、生殖器、肛门等部位，为表皮瘤样增生，甚至成为生殖器癌肿，例如子宫颈癌、阴茎癌、肛门癌等。最初病灶是单个、集簇或散在的淡红色丘疹，逐渐生长并产生具有特征性的乳头状或菜花样改变。有时可以自然消退，但极容易复发。此病属于中医学疣目的范畴，可按湿热内蕴和正虚邪恋不离加以论治。①湿热内蕴证，如出现阴部或肛门四周瘀肿突起，为乳头状或菜花状，局部潮湿，有恶臭，小便发黄，舌红，苔黄腻，脉滑数；②正虚邪恋证，如病程较长、反复发作，局部出现不典型皮损，体质下降、易患感冒，舌淡、苔薄微腻、脉细，治疗应以扶正祛邪为主。

西医处方

处方 1 ■ 可以选用的局部药物

　　　10%足叶草酯酊　涂于患处　每周 1 次

　或　5%氟尿嘧啶软膏　涂于患处　每日 1 次　孕妇禁用

　或　50%三氯醋酸溶液　搽于患处　每日 1 次　连用 6 次

　或　氟尿嘧啶溶液 125mg　皮损中心注入　每 7～14 天 1 次

处方 2 ■ 可以选择的干扰素注射免疫治疗

　　　α-干扰素　每次 200 万 U　皮下注射　每日 1 次

中医处方

处方 1 ■ 金根叶煎：金钱草 50g，大青叶、板蓝根各 30g，大黄 10g；上药加水 500ml 同煎，先用武火、后改文火续煎

30min，取汁一半口服，用另外一半和药渣一起外洗，每日1剂。能清热解毒通、利湿消疣；主治湿热蕴毒证尖锐湿疣，如舌红、苔黄腻、脉细数。

处方2 ■ 扶正汤：生黄芪30g，枸杞子、桑椹各20g，郁金10g，丹参15g；将上药加水800ml同煎，先用武火煎沸，后改为文火续煎30min，将药汁1次服毕，每日1剂。能利湿通淋、活血化瘀；主治正虚邪恋证尖锐湿疣，如疣目复生、易受外感等。现代药学研究证明，用此方可以提高人体免疫T细胞功能。

处方3 ■ 湿疣验方一：板蓝根30g，薏苡仁20g，苍术、莪术、牛膝各10g；将上药加水600ml同煎，先用武火、后改文火续煎30min，取汁1次服毕，每日1剂。能清热解毒；主治湿热蕴毒证尖锐湿疣，如阴部潮湿、小便赤黄、苔黄腻。与此同时，也可配合下方进行局部清洗。

处方4 ■ 湿疣外洗方一：白花蛇舌草、土茯苓各60g，苦参、香附、木贼、薏苡仁各30g；上方加水3000ml略泡，煎煮40min；取汁坐浴熏洗，分早、晚各洗1次，每日1剂。能清热解毒利湿；主治尖锐湿疣。此方治疗32例显示，痊愈者28例、好转者2例。

处方5 ■ 湿疣外洗方二：板蓝根、苦参、生香附、露蜂房、木贼各250g；上药加水5000ml煎煮1h，取汤2000ml，加入陈醋500ml，装瓶遮光备用。治疗时，先用棉签拭干患处，再用苯扎溴铵溶液消毒，实施药液冲洗，每日3～5次，连用2周为1疗程。能清热解毒、化瘀散结；主治尖锐湿疣。此方治疗43例显示，局部外搽6～30天，痊愈者41例。

处方6 ■ 湿疣外洗方三：狼毒、蒲公英、地肤子、藤梨根各30g，透骨草20g，黄柏15g，明矾、冰片各10g；水煎2次，混匀后外洗，每日1剂。辨证论治，也可选取相应的中药煎汁口服。能清热解毒、祛湿散结；主治尖锐湿疣。此方经治40例结果显示，治愈者28例、有效者10例，平均治愈时间为 45 天。

注意：迄今对本病疣体的治愈率较高，但复发可能性甚大。因而，在治疗期间或治愈后要叮嘱患者做好自我保健，如始终要保持外阴部清洁、干燥。男性若包皮过长时，在疣体消失后及时实施包皮环切术。此外，在进行冷冻、激光、手术切除术时，均须注意保护好疣体病灶四周的正常皮肤，以免引起各种灼伤、溃疡或局部残失等。

二十一、 生殖器疱疹

这是由乙型单纯性疱疹病毒感染引起的一种性病，其发生率恰在连年不断上升，男女两性的感染机会均等，可发生在任何的年龄段，常以 20～30 岁年轻人居多。传染源为患者和无症状病毒携带者。感染不久，人体内即可产生对应的抗体。主要临床症状为发热、头痛、不适或肌肉酸痛等；局部症状相对突出，在生殖器处出现丘疹、小水疱或脓疱等，一旦破裂则易于发生糜烂或溃疡等，也极易于复发。中医学曾称此病为热疮、阴疮等，属于热证，源自风热而犯。本病常须按照以下分型辨证论治。①湿热下注证，如阴部疱疹或糜烂、灼热痒痛、口苦纳差、小便发黄、大便干燥、舌红苔黄、脉滑数；②热毒蕴结证，见阴部疱疹糜烂、脓液腥臭、局部疼痛，伴有发热、头痛、心烦口干、小便短赤、大便秘结、舌苔黄腻、脉弦数；③肝肾阴虚证，如阴部疱疹反复发作、疱液量较少、疱面破溃带有少量脓液，多伴头晕、耳鸣、腰酸背痛、咽干口渴、舌质红苔少、脉细数。

西医处方

处方 1 ■ 适用于一般性的抗感染治疗

　　　　红霉素片　每次 250～500mg　口服　每日 3～4 次

　或　阿奇霉素　每次 250～500mg　口服　每日 1 次

　或　复方磺胺甲噁唑　每次 3 片　每日 4 次　连服 14～21 天

加　氧氟沙星　每次 100～200mg　口服　每日 2～3 次

或　环丙沙星　每次 250～500mg　口服　每日 2～3 次

处方 2 ■ 适用于一般性的免疫治疗

　　　　干扰素注射液　每次 $30×10^5$ U　肌内注射　隔日 1 次

或　胸腺肽　每次 2mg　肌内注射　酌情使用

加　左旋咪唑　每次 25～50mg　口服　每日 3 次

处方 3 ■ 适用于抗病毒性感染治疗措施

　　　　阿昔洛韦　每次 250～500mg　口服　每日 2 次

或　利巴韦林　每次 100～200mg　口服　每日 2 次

或　伐昔洛韦　每次 300mg　口服　每日 2 次

中医处方

处方 1 ■ 龙胆泻肝汤：板蓝根、薏苡仁各 20g，龙胆 10g，泽泻
15g，栀子、黄芩、柴胡、生地黄、车前子各 12g，木通
9g，甘草 6g；上药加水 500ml 煎煮，分为 2～3 次口服，
每日 1 剂。大便干结者，宜用大黄、苦参各 10～15g；疱
疹疼痛明显，可加入蒲公英 15g 同煎。能清热利湿、解
毒，宜主治生殖器疱疹。

处方 2 ■ 知柏地黄丸加味：板蓝根 20g，熟地黄、山茱萸、牡丹
皮、云苓、土茯苓、紫草、淮山药各 15g，知母、泽泻各
12g；将上药加水 500ml 略泡，煎汁分 2～3 次口服；每
日 1 剂，连服 7 剂为 1 疗程。肾阳虚重时，可配合右归丸
加减。此方能清热解毒、活血化瘀、益气养阴；主治软
性下疳。

处方 3 ■ 黄连解毒汤：板蓝根、土茯苓各 20g，蒲公英、薏苡仁各
15g，黄芩、黄柏、牡丹皮、泽泻各 12g，黄连 9g，甘草
6g；取药加水 500ml 煎煮，分为 2～3 次服下；每日 1
剂，连用 6 剂为 1 疗程。伴发热、口渴者，宜加生石膏
30g，芦根 15g 同煎。能清热解毒、利湿；主治生殖器疱
疹、软性下疳等。

处方 4 ■ 疱疹汤：薏苡仁 30g，板蓝根、土茯苓、白花蛇舌草、大

青叶各 20g，柴胡、黄柏各 10g，甘草 6g；将上药加水500ml 煎服，分 2～3 次；每日 1 剂，连用 6～10 天为 1疗程。能清热解毒；主治生殖器疱疹。

处方 5 ■ 四黄药膏：连翘、黄柏各 25g，黄芩、黄连、大黄各 15g，金银花、大青叶各 15g；将上药制成粉末，用凡士林调成四黄药膏。治疗时，将药膏涂于疱疹表面，接下来再用大功率氦氖激光器 50mV 连续进行局部照射，功率密度以 4mV/cm^2 为宜，每次 5～10min；每日 2～3 次；连续照射 7 天。此方能清热解毒、散结消肿；主治生殖器疱疹、软性下疳等。用上法经治 42 例显示，痊愈者 38 例、显效者 3 例，有效者 1 例。治疗时间最短为 3 天、最长为14 天。

处方 6 ■ 加减真人活命饮：炮穿山甲、皂角刺各 12g，金银花、天花粉、赤芍、生地黄、紫草、野菊花各 15g，连翘、黄柏各 10g，人参 6g，土茯苓 20g；每剂水煎 2 次，分成 2～3次口服；每日 1 剂，连治 7 天为 1 个疗程。此方还可外加苦参、大黄各 50g，蒲公英、黄柏各 30g；加水重煎 2 次，分 2～3 次口服，每日 1 剂；最后，再把余渣重煎，取汤泡洗患处，每次 20min。能清热解毒、活血化瘀、益气养阴；主治生殖器疱疹、软性下疳等。上方经治 32 例显示，痊愈者 20 例、好转者 11 例。

处方 7 ■ 疱疹验方之一：龙胆、生地黄、金银花各 12g，栀子、黄芩、柴胡、木通、车前子（包煎）、紫草、生甘草、板蓝根各 10g，苦参 15g。将上药加水 500ml 煎煮，分为 2～3次口服；每日 1 剂，连用 7～10 天为 1 疗程。能清热泻火、解毒利湿；主治生殖器官疱疹、邪毒炽盛证等。

处方 8 ■ 疱疹验方之二：木通、栀子、生大黄（后下）、车前子（包煎）、黄柏、金银花各 10g，滑石 20g，萹蓄、连翘、紫花地丁各 12g，黄连 3g，生甘草 5g；加水 600ml 后煎煮，分为 2～3 次口服；每日 1 剂，连用 7 天为 1 疗程。能清热利湿；主治生殖器疱疹、湿热下注等。

处方9 ■ 疱疹验方之三：薏苡仁30g，黄芪、丹参、当归尾各15g，党参、炒白术、红花各12g，炙甘草、茯苓、莲子、桃仁各10g；砂仁5g。上药加水600ml同煎，分为2～3次口服；每日1剂，连服6剂为1疗程。能健脾利湿、活血化瘀；主治生殖器疱疹、脾虚血瘀等。

二十二、腹股沟肉芽肿

此病曾称为性病肉芽肿或杜诺凡病，即是一种肉芽肿荚膜杆菌经由性生活传播的疾病。主要表现是在患者外阴部、腹股沟和肛门等处产生无痛性溃疡，组织较脆而易于出血。在肉芽肿不断增殖过程中而产生肥厚性瘢痕和瘘管，双侧腹股沟淋巴结不易触及。抗感染治疗时，本病若对使用青霉素无效，应予改用红霉素、四环素、氯霉素和磺胺类药等进行治疗。

西医处方

处方1 ■ 可以选择的口服敏感性抗感染治疗药
  复方磺胺甲噁唑（SMZ） 每次2片 口服 每日2次
  连用3周
 或 红霉素 每次0.5g 口服 每日3次 连用3周
 或 氯霉素 每次0.25g 口服 每日4次 连用3周
处方2 ■ 可以试用的局部搽洗治疗药
  1∶5000高锰酸钾液 每次1000ml 局部清洗
 接 四环素软膏 涂于患处 每日2次
 或 红霉素软膏 涂于患处 每日2次

中医处方

处方1 ■ 自拟验方一：黄芪、白术、金银花、茯苓各20g，丹参、桃仁、红花、桂枝、黄柏各12g；取上药加水600ml略泡后煎煮2次；先用武火煎煮，后改文火续煎20min；两次药液混合，分 2 次口服，每日 1 剂；煎服 10 天为一疗程，连服 6～8 个疗程。此方能清热、解毒，活血化结，主治双侧腹股沟淋巴结肿大型肉芽肿。

处方 2 ■ 自拟验方二：地黄、黄芪各 30g，芍药、川芎各 12g，牡丹皮、水牛角各 9g；取上药加水 1000ml 同煎，先用武火，后改文火续煎 30min；滤药汁 400ml，分成 2 次口服，每日 1 剂。此方能清热解毒，凉血散瘀，主治热毒炽盛型肉芽肿，如伴有高热、口干和肌肉酸痛的患者。

注意： 使用抗感染治疗，须遵守及时、足量、规律的用药原则，否则所给磺胺类、四环素、红霉素、氯霉素的疗效不够理想。进行抗感染的治疗时间，一定要延长至溃疡彻底消退以后为止，以防引起本病复发。对已有肥厚性瘢痕或瘘管形成者，则应尽早采取外科切除术进行根治。

二十三、 淋病性淋巴肉芽肿

此病又称为第四性病，是一种由衣原体感染引起的性传播疾病。主要特征是患者在外生殖器处出现小水疱或脓疱，病情严重即可发生溃破和不易愈合的溃疡，部分病例也可伴发双侧腹股沟淋巴结肿大、化脓、甚至有瘘管。本病晚期还可产生生殖器象皮肿、直肠粘连或狭窄等。治疗时，此病对使用四环素和磺胺类药的疗效较为满意、预后尚可。

西医处方

处方 1 ■ 可以选择口服的敏感性抗感染药物

　　　四环素　每次 0.5g　口服　每日 3 次

或　复方磺胺甲噁唑（SMZ）　每次 2 片　口服　每日 2 次

或　红霉素　每次 0.5g　口服　每日 4 次

或　多西环素　每次 0.1g　口服　每日 3 次

处方 2 ■ 可使用的局部搽洗治疗药物

1：5000 高锰酸钾液　每次 1000ml　局部清洗

接　四环素软膏　涂于患处　每日 2 次

中医处方

处方 1 ■ 抗淋胶囊：苦参、金银花各 16g，黄连、黄柏、茯苓各 20g，丹参各 12g；取上药共研细末，制成口服胶囊；治疗时，每次口服 3 粒，每日 3 次；服药 8 天为一疗程，连服 6 个疗程。此方能清热、解毒，活血散结；主治早期淋病性淋巴肉芽肿。此方经治 36 例患者，其临床有效率为 86％。

处方 2 ■ 益母草煎：益母草 20g，当归、枸杞子、肉苁蓉各 20g，芍药、川芎各 12g；将上药加水 600ml 同煎，先用武火，后改文火续煎 30min；滤药汁 400ml 左右，分为 2 次温热后口服，每日 1 剂。此方能清热解毒，益肾活血；主治阴血不足、冷结型淋病性淋巴肉芽肿。以此方治疗 42 例患者，其临床有效率约为 82％。

注意： 须首选口服四环素和（或）复方磺胺甲噁唑片治疗。一旦出现腹股沟淋巴结肿大或化脓，应该运用带有粗针头的注射器穿刺抽吸，但绝不可采取切开引流术而防止伤口不易愈合。局部溃疡面大、分泌物多，宜用 1：5000 高锰酸钾液冲洗，尔后外敷四环素软膏或三黄软膏治疗。

第十五章
外科常见疾病

一、 急性乳腺炎

这常是由于乳汁淤积、细菌入侵导致的急性乳房化脓性感染，其致病菌主要是金黄色葡萄球菌，其次为链球菌等，好发于初产妇产后 3～4 周的哺乳期。开始乳房胀痛，接下来出现发热、局部红肿性硬结、压痛、局部淋巴结肿大、白细胞计数升高；部分患者产生局部搏动性疼痛，伴有怕冷恶寒、食欲下降等。乳腺脓肿形成是产生胀痛加剧主要原因。对此，需要行深部脓肿穿刺和及时切开引流。中医学称本病为乳痈或吹乳痈，治疗时应选用清热解毒、消肿散结、疏肝理气、活血化瘀类中药。一旦硬块变软或化脓，应采取引流术治疗。

西医处方

处方 1 ■ 适用于脓肿形成前的治疗
　　　青霉素钠　每次 80 万 U　肌注　每日 3 次　用前皮试
　或　苯唑青霉素钠　每次 1.0g　肌注　每日 3 次　用前皮试
　加　25% 硫酸镁 50ml　局部湿热敷　每日 3 次
处方 2 ■ 适用于对青霉素钠过敏者的治疗
　　　头孢噻肟钠　每次 1.0g　肌内注射　每日 2 次　用前皮试

或　头孢哌酮钠　每次 2.0g　肌内注射　每日 2 次　用前
　　　　皮试
　　加　红霉素片　每次 0.25g　口服　每日 3 次
处方 3 ■ 适用于需要回乳者的治疗
　　　　己烯雌酚　每次 1～2mg　口服　每日 3 次　连用 3 天
　　或　苯甲酸雌二酚　每次 2mg　肌注　每日 1 次　收乳后为止
处方 4 ■ 适用于脓肿形成后的抗感染治疗
　　　　头孢唑林 2.0g｜静脉注射　每日 3 次　用前皮试　连用
　　　　注射用水 20ml｜7 天
　　或　头孢哌酮钠 3.0g｜静脉注射　每日 3 次　用前皮试　连
　　　　注射用水 20ml｜用 7 天

中医处方

处方 1 ■ 通乳汤：金银花、蒲公英各 30g，路路通、王不留行各
　　　　15g，赤芍、皂角刺、炮穿山甲珠各 12g，当归、丝瓜络、
　　　　陈皮各 9g；每剂水煎 2 次，煎液混匀后，分早、晚 2 次
　　　　口服，每日 1 剂。能清热解毒、通乳散结；主治乳腺炎
　　　　等。经治 110 例，包括瘀乳期 70 例、化脓期 40 例；均已
　　　　产生了不同程度的改善。

处方 2 ■ 乳毒散：蜈蚣 2 条，斑蝥、蝉蜕、僵蚕各 5g，全蝎 8g，
　　　　半枝莲 10g，鸡蛋 4 个，麻油 200g。将上药置于油锅内煎
　　　　炸，随后将油点燃，烧成炭，压碎成粉备用。治疗急性
　　　　乳腺炎，每晚临睡前半小时，取药粉约 50g，温开水 1 次
　　　　冲服；治疗慢性乳腺炎，每隔一日晚口服 1 次，嘱其入
　　　　睡，盖好被子出汗。能攻毒散结、通络止痛；主治乳腺
　　　　炎。用方治疗 73 例，包括急性乳腺炎 34 例、慢性乳腺
　　　　炎 39 例，临床总有效率为 82%。

处方 3 ■ 乳没蜂黄膏：乳香、没药、大黄、露蜂房各 10g，蜂蜜适
　　　　量。先将前四味研成细末，加入蜂蜜捣如泥状，敷于乳
　　　　房结块处，然后覆盖纱布并加以固定，每天或隔日换药 1
　　　　次。能清热解毒，消肿止痛；主治产后乳痈，治疗乳痈

30 例，几乎全已治愈。

处方 4 ■ 复方仙人掌糊：仙人掌（去皮刺）150g，青黛、朱砂各 30g，冰片 15g，甘草 5g；仙人掌捣烂如泥，其他药共研细粉，与仙人掌泥共调药糊。治疗时，直接涂于患处，轻者每日外涂 3～5 次，重者每日外涂 5～8 次，并保持其湿润。此方能清热、拔毒、化腐；主治各个时期的乳痈。经治 732 例，其总有效率高达 93%。现代药理学研究认为，仙人掌具有明显的抗炎作用，捣烂外敷仅 3～5 天就可奏效。

注意：乳腺脓肿形成之前，须暂停哺乳，确保婴儿健康。结合用吸乳器吸乳，以避免产生大量积乳。此外，尚须避免使用可以通过乳汁的抗生素而影响婴儿，例如氨基糖苷类、四环素类、甲硝唑和磺胺类制剂等。对局部水肿明显者，还可结合使用硫酸镁进行湿热敷，每次 20～30min，以早期控制感染扩散。对感染严重或乳瘘已形成者，应予及时终止乳汁分泌和停止母乳喂养。

二、 乳腺小叶增生症

此病常俗称为乳腺病，为女性乳腺实质中常见的一种良性增生，人群普查在 30～50 岁的发病率可达 15%，待妇女绝经过后使开始逐渐降低。这是一种生理性增生与局部复旧不全而造成的乳腺结构变异，2%～3% 病例有可能在日后发生恶变，应叮嘱患者要每间隔 3～6 个月复查一次，以免延误了诸如乳腺癌等恶性疾病的治疗。局部触诊检查可发现单侧或双侧性乳房包块，呈结节状、大小不一、质地韧而不硬，与皮肤和深部组织不发生粘连、推之易动。中医学称此病为乳癖，主因肝气郁结或冲任失调所致，治疗应以疏肝理气为主，并佐以活血行瘀或化痰散结类中药。

处方 ■ 适用于中重度病例的治疗

    甲基睾酮（甲睾素） 每次 5mg 口服 每日 3 次

 或 丙酸睾酮（丙睾素） 每次 25mg 肌注 每日 3 次

 加 乳癖消 每次 5 片 口服 每日 3 次 连用 3 个月

 或 逍遥丸 每次 3g 口服 每日 3 次 连用 3 个月

中医处方

处方 1 ■ 乳腺增生汤：柴胡 10g，当归、玄参、浙贝母、白术各 12g，茯苓、生牡蛎、鹿角霜各 15g，薄荷、甘草各 6g；每剂水煎 2 次，分早、晚各服 1 次；每日 1 剂，连服 30 天为 1 疗程。血虚证，宜加鸡血藤 12g；肾虚证，可加紫石英 15g；肝郁化火，应加牡丹皮 15g，栀子 12g；局部痛甚，加用路路通、川楝子各 15g；伴有月经不调，可加益母草 30g。此方能疏肝解郁、软坚散结；主治乳腺小叶增生症。此方治疗 50 例患者，结果证明在服药 3 个疗程后即可奏效。

处方 2 ■ 山甲全蝎胶囊：穿山甲、全蝎、蜈蚣、延胡索，上药量按 2∶1∶1∶1.6 的比例配伍，选取 40～60℃ 的温度将药烘干，研末后混合，经 100 目过筛，做成口服胶囊，每粒含生药 0.25g；治疗时，每次 2 粒口服，餐后温水送服；每日 3 次，连服 10 天为 1 疗程。倘若疗效不明显，可将剂量渐加至每次 4 粒，每日 4 次。能活血化瘀、散结止痛；主治乳腺小叶增生症。用上方治疗 250 例，临床治愈率为 64%、总有效率可达 91%。

处方 3 ■ 鹿甲散：鹿角片、穿山甲各 60g，王不留行、三棱、莪术各 100g，取上药，混合研细末，过 80 目筛；每次取 9g，餐后用温水送服；每日 3 次，连服 3～4 个月。能补肾温阳、化瘀散结；主治乳腺小叶增生症。经上方治疗 40 例，包括男 3 例、女 37 例，年龄介于 25～50 岁，均能奏效，已使乳块缩小、胀痛减轻。

处方 4 ■ 消癖汤：丹参、穿山甲、延胡索、海蛤粉各 20g，月季花、青皮、佛手片、姜黄、香附、露蜂房、猫爪草各 15g，生牡蛎 50g；每剂水煎 2 次，分为 2 次口服，每日 1 剂。乳块较硬时，加石见穿、三棱、莪术；气血亏虚时，加党参、黄芪；腰膝无力时，可加山茱萸、杜仲、鹿角霜；心烦不宁时，应加栀子、生地黄等。此方能行气止痛、活血软坚；主治乳腺增生症。经治 90 例显示，痊愈者 18 例，占 20%，能使乳块和压痛消失。

处方 5 ■ 乳癖消：天冬、生麦芽各 30g，昆布、海藻各 15g，大贝母、鹿角片（先煎）、荔橘核各 12g，生牡蛎（先煎）30g，芥子、三棱、莪术、僵蚕、露蜂房各 10g；每剂水煎 2 次，分成 2 次口服，每日 1 剂。能软坚散结；主治乳腺增生症。经治 114 例显示，已痊愈者 71 例、约占 62%，好转者 41 例、约占 36%。

注意：目前本病尚无特殊治疗方法，对年龄较大者，应当除外某些不良性增生病变，而尽早采取组织活检和实施必要的根治切除术治疗。若患者乳腺局部疼痛症状明显，以及影响到工作和生活时，可予短期使用雄激素的抑制性治疗，用药时机宜在月经前 1 周内开始口服或进行肌内注射，应在 3～5 天马上停药，以防长期用药可能导致人体激素平衡失调等。乳癖消应于饭后温开水送服，在月经行经期暂停服药，共服药 3 个月为一疗程，若肿块变软、缩小或消退即提示治疗有效，并予继续服药和观察。

三、血栓闭塞性脉管炎

　　本病是一种由周围脉管慢性持续性、进行性血管炎症病变所导致的血栓形成、管腔闭塞、肢体缺血性损害的疾病，并且好发于青年男性。临床上可见患者足趾或手指冷痛、麻木、苍白、发绀，休息或遇暖略可减轻；活动中易于出现典型的间歇性跛行。严重者可出现患指（趾）剧痛，甚至发展成持续性静息痛，足趾等局部皮肤出现黑斑、坏死或溃疡。本病属于中医学"脱疽"的范畴，可被分成血瘀型、阴虚型、气血两虚型、湿热型、热毒型等。在急性期，以湿热型和热毒型居多；在好转稳定期，以血瘀型、阴虚型和气血两虚型更为多见。依据坏疽范围，也可将本病分为三级：Ⅰ级为局部缺血期，坏疽仅局限于趾（指）部；Ⅱ级为营养障碍期，坏疽已延及趾（指掌）关节；Ⅲ级为组织坏死期，坏疽已向上延伸至足跟、踝（腕）关节上方。

西医处方

处方1 ■ 本病的常用口服药物

　　　　妥拉唑林　每次 50mg　口服　每日 3 次

　或　烟酸　每次 50mg　口服　每日 3 次

处方2 ■ 本病的常用肌内注射药物

　　　　复方丹参注射液　每次 4ml　肌注　每日 1 次

　或　妥拉唑林　每次 25mg　肌内注射　每日 1 次

处方3 ■ 本病的常用静脉内用药

　　　　2.5％硫酸镁溶液 100ml　静脉滴注　每日 1 次

　或　右旋糖酐 40　500ml　静脉滴注　每日 1 次

　或　前列腺素 E_1 100μg
5％葡萄糖液 500ml ｜ 静滴　每日 1 次　连用 7 天

处方4 ■ 本病可以选用的溶栓药治疗

尿激酶 100 万 U
5％葡萄糖液 100ml ｜ 静脉滴注　每日 1 次

中医处方

处方1 ■ 脉通灵Ⅰ：金银花 30g，赤芍、玄参、生地黄、当归各 15g；能清热凉血、滋阴解毒；主治热毒证。把上药加水浓煎，分为 2 次口服，每次约 100ml，于饭后 2h 温水送服，连用 2 个月为 1 疗程。

处方2 ■ 脉通灵Ⅱ号方：当归、赤芍、生地黄各 15g，红花、生黄芪各 10g。能益气活血、化瘀通脉；主治血瘀证。将上药加水浓煎后，分成 2 次口服，每次约 100ml，于饭后 2h 温水送服，连用 2 个月为 1 疗程。共治疗 270 例、显示痊愈者 104 例、显效者 60 例、有效者 27 例。

处方 3 ■ 当归四逆汤加味：当归、桂枝、芍药各 9g，细辛 3g，炙甘草 6g，地龙、牛膝、丹参、制没药、制乳香各 9g，桃仁、红花、通草各 6g，大枣 5 枚；每剂水煎 2 次，分早、晚各 1 次温服，每日 1 剂。此方能温经散寒；主治寒瘀型患者。此方经治 33 例显示，22 例治愈、10 例好转，总有效率可达 97%。

处方 4 ■ 四妙勇安汤：玄参、金银花各 90g，当归 60g，炙甘草 30g；上药水煎 2 次，分次口服；每日 1 剂，连用 10 天为 1 疗程。需要益气养阴及活血时，可加川石斛、生黄芪、潞党参、牛膝各 12g，土茯苓、鸡血藤各 15g，红花 10g。此方能养阴清热、活血通脉；主治血栓闭塞性脉管炎。经治 34 例患者，有 8 例痊愈、20 例显效、3 例好转，总治愈率约 91%。

处方 5 ■ 多药通脉片：太子参，黄芪，当归，石斛，玄参，金银花，牛膝，水蛭，土鳖虫，乌梢蛇，罂粟壳，檀香木。上药各取等份，加工成药片，每片约含 1.5g；治疗时，每日早、晚各服 8～12 片；另外，该药也可制成通脉散剂，每次 9g 口服，每日 2 次。主治各型血栓闭塞性脉管炎。已治疗 83 例，其总有效率可达 93%；其远期疗效优于给予右旋糖酐静滴。

处方 6 ■ 舒脉宁：黄芪、党参、丹参各 15g，红花、石斛、延胡索各 10g，制附子 6g，肉桂 3g，金银花、连翘各 12g，制乳香、制没药各 10g；每剂水煎 2 次，分早、晚 2 次口服；每日 1 剂，连服 30 天为 1 疗程。能益气温阳、活血止痛；主治血栓闭塞性脉管炎，经治 79 例患者，已全被治愈。

注意：此病治疗与预后主要取决于患肢血液供应的尽早恢复。药物治疗可选用前列腺素 E_1 静滴，滴速为 20 滴/min。为减少炎症的扩散，应防局部破溃或继发性感染，如常规应用扩血管、抗凝和溶栓剂，静滴右旋糖酐 40，考虑酌情配合实施高压氧疗或血管重建术等。为保持患肢局部干燥，对干性坏疽区要定时用酒精消毒，严防发生湿性坏疽和严重感染等。

四、落枕

落枕又称为失枕，系由睡眠姿势不端或颈部受风着凉引起的颈项疼痛，以至于头颈不能随意转动，可发生在任何年龄段。患者发病较急，时常于睡眠后突然感觉一侧颈部酸痛或活动不便，并朝向上肢或肩部放射，严重时甚至于造成头颈部歪向另一侧，但经 X 线摄片或 CT 检查并无异常改变。中医学认为，本病是因睡眠姿势不当而产生的颈部血行不畅、风寒侵袭、痹阻经络之证。治疗时，须选用祛风散寒、行气活血、温经止痛类中药。

中医处方

处方 1 ■ 加味芍甘汤：葛根 20g，木瓜 15g，防风、威灵仙各 12g，白芍 6g；上药加水 800ml 略泡，先用武火煎沸后，再改用文火续煎 30min，滤出药汁 1 次口服，每日 1 剂。寒重者，宜加用桂枝；久病或外伤者，可加地龙和没药等同煎。能祛风散寒、舒筋络；主治落枕、风寒痹阻型，如患者有肩背疼痛、拘紧麻木、舌质淡、苔薄白、脉弦紧等。曾以此方加减治疗 46 例，临床总有效率约 88%。

处方 2 ■ 加减益气汤：黄芪、人参各 12g，升麻、葛根各 9g，白芍 3g；上药加水 700ml 后略泡，先用武火、后改文火续煎 30min，取汁 1 次口服，每日 1 剂。能益气养血、解痉止痛；主治不同类型的落枕，如恶风畏寒、肩部隐痛、舌质淡、苔白、脉缓等。

处方 3 ■ 杏仁葛根汤：金银花 20g，连翘、葛根各 12g，桔梗、杏仁各 9g；上药加水 600ml 略泡，先用武火煎沸，改用小火续煎 20min，滤药汁 1 次口服，每日 1 剂。能舒风解表、消痰通络；主治风寒痹阻型落枕，如肩背酸痛、逐成恶风、头痛、舌质淡、苔薄细腻、脉濡缓。通常于服药 2～3 天时治愈。

处方 4 ■ 刀豆壳汤：刀豆壳 15g，羌活、防风各 9g；上药加水 800ml 后略泡，先用武火、后改文火续煎 30min，滤出药汁 1 次口服，每日 1 剂。能舒风通络；主治风寒痹阻型落枕，如肩背疼痛、渐成恶风，伴有头痛不舒，舌色发淡、苔白、脉弦紧等。用上方治疗 63 例，分别在煎服 1 剂治愈 6 例、煎服 2 剂治愈 41 例、煎服 3 剂治愈 14 例，临床有效率约 97％。

五、 颈椎病

此病曾经称为颈肩综合征，它是由颈椎及其周围软组织病理改变而引起的压迫或刺激性临床症状。例如椎间盘、后纵韧带、黄韧带、脊髓鞘膜等对于颈神经根、颈椎、椎动脉及交感神经的压迫。此病以超过 40 岁的中老年人更为常见。由于颈部组织受压部位不同，通常将本病分为神经根型、脊髓型和椎动脉型。此病可借助颈部 X 线和 CT 扫描予以确诊和鉴别。患者临床症状明显并出现手术指征时，应及时推荐施以骨科手术进行治疗。中医学认为，颈椎病主因络脉瘀阻、风寒湿邪入侵、痹阻太阳经脉、经隧不通、气血不足所致，并且产生筋脉失养、肾虚精亏、髓不养骨诸证，应选取解肌通脉、缓急止痛、舒筋活血、化痰宁心类中药进行治疗。

西医处方

处方 1 ■ 双氯芬酸（双氯灭痛）　每次 25mg　口服　每日 3 次
　　　或　伊索昔康（异恶噻酰胺）　每次 200mg　口服　每日 1 次
处方 2 ■ 氯唑沙宗（迈立新）　每次 200mg　口服　每日 2 次

中医处方

处方 1 ■ 灵仙鸡血藤汤：白芍 13g，木瓜、鸡血藤、威灵仙各 12g，葛根 10g；取上药加水略泡，煎煮 2 遍，滤药汁混合，分为 2 次口服，每日 1 剂。能活血舒筋、缓急止痛；主治气滞血瘀型颈椎病，如颈痛固定，伴有上肢麻木、舌质暗、脉弦等。

处方 2 ■ 桂芍黄芪汤：黄芪 30g，生姜 60g，白芍 20g，桂枝 15g，大枣 15g；将药水煎 2 遍，滤药汁混合，分为 3 次口服，每日 1 剂。该方能祛风散寒、益气通络；主治恶寒畏风型颈椎病，如有颈、肩、上肢窜痛麻木，伴活动不便、舌淡、苔薄、脉细弦等。

处方 3 ■ 葛根汤：葛根 20～40g，桂枝 20g，白芍 30g，麻黄 6g，炙甘草 10g，生姜 12g，大枣 7 枚；水煎 2 次，分 2 次口服，每日 1 剂。能解肌通脉、缓急止痛；主治颈椎病。已治疗 70 例，总有效率可达 94%，平均服药 30～50 天。

处方 4 ■ 颈椎 2 号：白芍 240g，甘草 30g，伸筋草 90g，葛根、乳香、没药、桃仁、红花各 60g；上药共研细粉，打成药片，每片 0.5g，含生药 0.3g；治疗时，每次 5 片；每日 3 次口服，连服 1 月为 1 疗程。此方能缓急止痛、舒筋活血；主治神经根型颈椎病。此方治疗 232 例，总有效率为 91%，平均服药时间约 4 个月。

处方 5 ■ 颈椎宁胶囊：马钱子粉，白花蛇粉，狗脊粉，琥珀粉，桂枝粉；依次按照 1∶10∶10∶3∶3 进行配备剂量。先将上药研成细末，混匀后，装成口服胶囊，每粒约重 0.4g。治疗时，第 1～3 天分早、中、晚餐后，各口服 1 次，每次 1 粒；随后治疗，每日分早、中、晚餐后，各口服 1 次，每次 2 粒。能通络止痛；主治颈椎病。经此方治疗 167 例、其中有效者 135 例，有效率约为 92%。

处方 6 ■ 定眩汤：天麻、半夏、全蝎、僵蚕各 9g，白芍、首乌藤各 24g，钩藤（另包后下）20g，茯苓 15g；丹参 30g；每剂水煎 2 次，分为 2 次口服；每日 1 剂，连服 15 天为 1 疗程。能平肝息风、化痰宁心；主治椎动脉型颈椎病。以此方治疗 60 例患者，表现为颈项强硬、背痛、眩晕、恶心、呕吐、头痛、耳鸣、视物模糊等，其总有效率可达 91%。

处方 7 ■ 舒筋通络汤：白芍 30g，威灵仙、延胡索各 12g，酸枣仁、牡蛎各 10g；将药水煎 2 遍，滤药汁混合，分为 3 次口服，每日 1 剂。此方能舒筋通络，解痉止痛；主治颈椎病，如颈痛、活动受限、双手麻木，两肩有异物感等，临床治疗总有效率为 82%。

注意： 本病是一种老年人的退行性病变，尚无特殊治疗药物及方法，仅限于一般对症处理和通过外科手术减压疗法。临床上尽管可以选用上述消炎止痛或肌松药物，但疗效并不理想。对压迫症状相对突出者，可试行局部痛点的封闭治疗：醋酸氢化可的松 12.5～25mg 或地塞米松 2～5mg，再加入 1% 普鲁卡因 2～4ml，找到压痛点进行封闭止痛，每周 1 次，但绝不可以长时期实施。为减轻患者颈部负担，宜选择更为舒适的枕头或采取颈椎牵引术治疗。

六、 肩关节周围炎

此病又俗称肩周炎、五十肩、凝肩、冻结肩，指的是一种肩关节周围肌性组织、肌腱、滑囊等损伤性炎症，容易造成关节内外的组织粘连，多见于 50 岁左右的中老年人，主要表现肩关节活动性疼痛和运动性功能障碍，若不能得到有效治疗，多于数月之内出现临床症状逐渐加剧。此病还要与冠心病、颈椎病、肺炎、胆囊炎的反射性肩部疼痛相鉴别。临床中本病应取以保守疗法为主。中医学认为本病是因肝肾亏损、气血虚弱、血不荣筋、外伤后遗、痰浊密阻、复感风寒湿邪所致，继而造成了血滞不畅、筋脉拘挛等证，治疗时宜按风寒湿阻、瘀血阻滞和气血亏虚分型进行辩证治疗，应选用祛风胜湿、益气活血、温经散寒、祛风活络的中药。

西医处方

处方 1 ■ 可以选用的口服镇痛药物

　　　扶他林　每次 75mg　口服　每日 1 次

　或　复方氯唑沙宗　每次 2 片　口服　每日 3 次

　或　对乙酰氨基酚　每次 0.5g　口服　每日 3 次

处方 2 ■ 可用于局部封闭治疗的药物

　　　曲安奈德 25mg ⎤
　　　　　　　　　　　⎬　封闭　每周 1 次　共 3 次
　　　2% 利多卡因 4ml ⎦

中医处方

处方 1 ■ 蠲痹汤：羌活 25g，炙黄芪 30g，防风、当归各 20g，姜黄、赤芍各 15g，甘草 5g，生姜 3g；水煎分为 2 次口服，每日 1 剂。畏寒较剧时，加用桂枝、制川乌、制草乌各 10g；肩部痛甚者，可加用没药、乳香各 10g；屈伸不利者，可加木瓜、防己各 15g。偏于气虚时，应重用黄芪，外加肉苁蓉或巴戟天等；血瘀明显时，可加红花、桃仁各 10g 同煎。能祛风胜湿、益气活血；主治肩关节周围炎。此方经治 56 例显示，治愈者 32 例、有效者 11 例，总有效率为 77%。

处方 2 ■ 温通活血汤：鸡血藤 30g，黄芪 20g，海风藤 25g，制川乌、制草乌（先煎 2h）各 8g，桑枝 25g，细辛 6g，附片（先煎 2h）、路路通、川芎、当归、羌活、片姜黄、红花各 15g，地龙、桂枝各 12g，炙甘草 10g；用文火煎汁，分早、晚各 1 次口服，每日 1 剂；随后，留药渣煎汤，泡洗患处 15min，连续 18 天为 1 疗程。能温经散寒、祛风活络；主治肩周炎。用此方治疗 416 例，病程介于半月至 6 年不等，已显示治愈者 380 例、有效者 32 例，总有效率高达 99%。

处方 3 ■ 秦艽木瓜酒：透骨草、鸡血藤各 30g，木瓜 20g，秦艽、郁金、制川乌、制草乌、羌活、川芎各 10g，全蝎 2g，红花 8g；上药浸入 60％粮食酒 1000ml 中，半月后即可服用。每日晚饮服 15～30ml。能祛风胜湿、通络止痛；主治肩周炎。此方经治 73 例，总有效率可达 91％。

处方 4 ■ 祛寒化湿散：桂枝 20g，薏苡仁、苍术、威灵仙各 12g，麻黄、樟脑、高良姜各 10g，红花、细辛、白芷、没药、赤芍、羌活、独活各 6g；上药研成细末，加蜜调匀，如糊状；睡前将药膏一次性敷于患肩，外盖塑料薄膜，再以热水袋熨之，每次 5～10h，每间隔 5 天更换敷药。能温经散寒、祛风胜湿；主治肩周炎。此方经治 531 例显示，治愈者 251 例、显效者 195 例、好转者 85 例，总有效率高达 100％。

处方 5 ■ 肩痹汤：鲜桑枝 90g，鲜槐枝、鲜柏枝各 60g，鲜柳枝、鲜松枝、鲜艾叶各 30g；桂枝 15g，白酒（后下）16g；取药加水煎沸，局部熏洗，每次 20～30min，每日 2 次，每日 1 剂。每次熏洗后，嘱患者配合实施运动疗法。此方能祛风胜湿、通经活络；主治肩周炎。经治 513 例显示，痊愈者 263 例、好转者 245 例，分别各占 51％和 48％。

处方 6 ■ 肩痛灵：丹参、桂枝各 15g，威灵仙 18g，羌活、姜黄各 12g，蜈蚣 1～3 条；取上药加水 800ml 略泡，煎煮 2 遍，滤药汁混合，分为 2 次口服，每日 1 剂。此方能祛风散寒、除湿通络；主治风寒痹阻病例，如有肩部窜痛、遇风加剧、舌淡、苔白、脉弦滑或弦紧等。

处方 7 ■ 芍蜈散：白芍 20～30g，姜黄 12～15g，蜈蚣 1～3 条；将上药共研细末，治疗每次口服，每次 12～15g 温水送服，每日 3 次。能活血化瘀、通络止痛；主治瘀血阻滞型患者，如出现肩部胀痛、拒按、伴舌质暗、苔白薄或黄、脉弦涩等。

处方 8 ■ 姜黄散：姜黄 15g，炒白术、羌活各 10g，炙甘草 5g；取药加水 800ml 略泡，煎煮 2 遍，混合药汁、分 3 次口服，每日 1 剂。此方能祛风散寒、除湿止痛；主治风寒湿阻型肩周炎，通常在煎服 10～20 剂后开始生效，临床治疗总有效率为92%。

注意：叮嘱患者每日采取肩关节运动疗法，将患肩上肢上举附墙进行功能锻炼，事先站立在墙根。抬起上肢，把手掌贴于墙壁，尽力向上举伸，每日锻炼3~4次，每次6~10min。基本药物治疗是进行消炎止痛，局部贴敷伤湿止痛膏或天和骨痛贴等；在无禁忌情况之下，也可加服糖皮质激素进行消炎治疗。

七、雷诺病

这是一种发作性肢端血管痉挛综合征，多数是因血管神经功能失调所导致的小动脉痉挛，患者多在情绪波动和遇到寒冷刺激时诱发，以青壮年女性较为常见。通常表现阵发性肢端对称性间隙发白、发绀和潮红，则以前臂和手指更加常见，待诱因被去除后即可以恢复。中医学将此病归属于手足逆冷或脉痹证等，须按以下分型进行辨证论治。①阴寒证，如肢体发凉，苍白或淡红色，出现麻木疼痛，喜暖怕冷；②血瘀证，产生手指持续性青紫、发凉、胀痛甚至瘀肿，舌绛或有瘀斑、苔薄白、脉细涩；③湿热证，出现手指肿胀、潮红、疼痛明显，时常合并有溃疡，舌质红、苔黄、脉数；④脾肾阳虚证，患者手指苍白，迟迟不能转红，冬季寒冷时更甚，或合并腰酸背痛，舌质淡、苔白、脉沉细。

西医处方

处方1 ■ 可应用的钙通道阻滞药

　　非洛地平缓释片（波依定）　每次5mg　口服　每日1次

　或　氨氯地平（络活喜）　每次5mg　口服　每日1次

处方2 ■ 可应用的血管紧张素转换酶抑制药

　　卡托普利（开搏通）　每次25mg　口服　每日2次

　或　贝那普利　每次25mg　口服　每日1次

处方3 ■ 可以选用的局部用药

　　2%硝酸甘油软膏　涂于患处　每日2~3次

中医处方

处方1 ■ 丹参胶丸：壁虎、丹参各50g；取上药置于砖片焙干、共研细末，分装成胶囊；每次5g口服，每日3次。此方能活血化瘀、理气止痛；主治血瘀证雷诺病患者。此方经治24例显示，治愈者20例、好转者2例，总有效率约为92%。

处方2 ■ 姜附汤：制附子10g，干姜、葱白各15g；先取制附子加水600ml煎煮，先用武火、后改文火续煎20min，取药汁1次口服；每日1剂。能温经散寒、通络止痛；主治阴寒证雷诺病，如表现肢冷、麻木疼痛、喜温怕冷、得温则暖。

处方3 ■ 黄苏汤：炙黄芪60g，紫苏木、川芎各15g；上药加水800ml煎煮，先用武火、后改用文火续煎30min，取药汁1次口服，每日1剂。能健脾益气、活血止痛；主治血瘀证雷诺病，如有肢端青紫、苍白潮红、天冷时更甚。此方经治52例显示，治愈者39例、好转者9例，总有效率可达92%。

处方4 ■ 回阳逐瘀汤：桂枝15g，炮姜10g，鹿茸6g，附子6g；先取鹿茸，加水900ml同煎，先用武火、后改文火续煎30min；接下来，再混入余药同煎；取药汁1次口服，每日1剂。能温阳散寒、通经化瘀；主治阴寒或脾肾阳证雷诺病，如肢端寒冷、苍白、迟不转红。以此方加减治疗42例，均已痊愈。

处方5 ■ 四妙永安汤：金银花20g，玄参、当归各15g、生甘草6g；上药加水500ml同煎，先用武火、后用文火续煎20min，取药汁1次口服；每日1剂，连服6～8剂为1疗程。能清热解毒、和营止痛；主治湿热证雷诺病，如手指潮红、破溃，伴有疼痛等。经此方治疗52例，几乎全被治愈。

处方6 ■ 舒脉酒：炙黄芪500g，丹参500g；取上药加酒1000ml同泡，再做成10%生药酒精，每次50ml口服，每日2次。

能益气健脾、和营止痛；主治湿热证雷诺病，如遇冷即显肢端潮红或手指瘀肿等。

注意：上述口服药治疗，旨在扩张血管和降低血压，因此需要依据血压和心率变动情况进行调整。

八、血栓性静脉炎

此病常发生在下肢浅静脉，偶尔见于上肢或胸、腹壁静脉。下肢静脉炎可出现浅静脉及其四周组织的红肿和疼痛，以及部分患者伴有恶寒、高热等全身症状。局部红肿、疼痛消退以后，可在皮肤上留下深褐色变化。胸、腹壁段浅静脉炎可产生触痛、牵拉痛的硬性索状物，通常不产生明显的全身症状。本病大多数病例可有许多年的静脉曲张病史。中医学称此病为恶脉或脉痹证，须按以下分型进行辨证论治。①脉络湿热型，如静脉走行区或原来纡曲团突然肿胀和灼痛，可触到硬结或索状物，伴或不伴有发热、大便干结、小便赤黄，舌淡红、苔黄腻、脉滑数；②脉络瘀阻型，在静脉走行区可触及长短不一、粗细不等硬条索状物，可伴有肿胀和灼痛、牵拉痛与轻微触痛、舌质淡紫、苔薄白、脉涩。

西医处方

处方1 ■ 可以采用的抗凝治疗

肝素　首次 100～1500U　静滴　立即

续　肝素　每次 800～1000U/h　静滴　7～10 天

续　华法林　每次 2.5mg　口服　每日 2 次　连服 3～6 个月

处方2 ■ 重症病例，也可采取溶栓治疗

尿激酶　每次 10 万 U　立即于 10min 内静脉滴毕

续　肝素　每次 800～1000U/h　静滴　7～10 天

中医处方

处方1 ■ 三妙丸：苍术 180g，黄柏 120g，牛膝 60g；先将黄柏加

白酒炒制，再与诸药共研细末，然后水泛为丸；治疗时，每次 6g 口服，每日 3 次。此方能清热利湿、消肿散结；主治血栓性静脉炎、脉络湿热，如有红肿和疼痛、四周皮肤灼痛。此方经治 26 例显示，治愈者 16 例、好转者 8 例，总有效率为 92%。

处方 2 ■ 五神汤：紫花地丁 20g，金银花、车前子各 15g，茯苓、牛膝各 10g；上药用水 700ml 浸泡 15min，先用武火、后改文火续煎 20min，取汁 1 次口服；每日 1 剂；连服 6～10 剂为 1 疗程。能清热解毒、利湿消肿；主治脉络湿热型血栓性静脉炎，静脉呈现索状硬块、局部肿痛灼热、压痛明显。

处方 3 ■ 活血通脉汤：当归、赤芍各 15g，丹参 20g，莪术各 10g；取上药加水 600ml 同煎，先用武火、后用文火续煎 20min，取药汁 1 次服下，每日 1 剂。能活血化瘀、通络散结；主治血栓性静脉炎、脉络瘀阻，如有静脉走行区硬块，牵动皮肤两端见有凹陷性浅沟、四周皮肤紫暗、久治未愈。以此方治疗 42 例，其疗效令人满意。

处方 4 ■ 四虫丸：全蝎、蜈蚣、地龙、土鳖虫各 3g；上药共研细末，装入口服胶囊，作为一天的用量。每次取 6g 口服，每日早、晚各 1 次，连服 6 天为 1 疗程。此方能活血化瘀、通络止痛；主治脉络瘀阻型病例，如出现浅静脉硬块、皮肤紫暗，但压痛不明显。以此方治疗 32 例，均已治愈，未见不良反应。

注意：倘若抗凝和（或）溶栓治疗，需要始终实施 APTT 的动态监测，尽力维持检测 INR 在 2～3。

九、 急性阑尾炎

这是临床中一种极其常见的急腹症，并以青壮年患者更为常见。主要特征是突然转移性右下腹痛，伴有发热、恶心、呕吐、压痛、反跳痛、腹肌紧张。若疾病之初治疗及时，能使一般病情迅速缓解，但易于导致反复发作，甚或成为慢性阑尾炎；急性期治疗不当，极易于产生阑尾坏死、化脓、穿孔、弥漫性腹膜炎、中毒性休克而危及生命。中医学称此病为肠痈，应按以下四型予以辨证论治。①气血淤滞型，大致相当于急性阑尾炎或脓肿的炎症消散期，此时疼痛已转移至右下腹部，为持续性阵发性加剧，有压痛和反跳痛、肌紧张不甚明显，可伴恶心呕吐、体温升高、白细胞增多、舌质淡红、苔薄白、脉弦紧或细涩；②湿热蕴结型，约相当于急性化脓性阑尾炎或脓肿形成早期，腹痛甚重、拒按、高热不退、口干欲饮、大便秘结、小便赤黄、压痛和反跳痛明显、白细胞明显增多、舌质红、苔薄黄或黄腻、脉弦数或滑数；③热毒甚重型，大致相当于坏疽性阑尾炎及其合并急性腹膜炎，出现高热、寒战、腹部剧痛、压痛、肌卫、肌紧张、烦渴欲饮、大便秘结、小便短赤、舌红绛、苔厚干燥或厚黄腻、脉弦滑；④正虚邪恋型，大致相当于慢性阑尾炎或阑尾脓肿期，明显腹痛，多伴有精神不振、纳差、大便溏稀、小便清长、舌质淡红、苔薄白、脉濡或脉细。

处方1 ■ 适用于急性单纯性阑尾炎的治疗

　　　青霉素钠　每次80万U　肌注　每日2次　用前皮试

　加　0.4%氧氟沙星　每次100ml　静脉滴注　每日2次

处方2 ■ 适用于急性化脓性、穿孔性阑尾炎的治疗

　　　头孢唑林2.0g｜
　　　注射用水20ml｜静脉注射　每8h1次　用前皮试

　加　0.2%甲硝唑250ml　静脉滴注　每12h1次

　或　0.4%氧氟沙星　每次100ml　静脉滴注　每日2次

中医处方

处方1 ■ 大黄牡丹汤：牡丹皮20g，大黄、桃仁、芒硝（冲服）各15g，冬瓜仁10g；上药加水600ml同煎，先用武火、后改文火续煎30min，取药汁1次口服；每日1剂，连用

4～6 剂为宜。能行气祛瘀、通腑泄热；主治气血瘀阻型阑尾炎，如急性单纯性阑尾炎、阑尾脓肿等，有较明显的压痛和反跳痛。经治 66 例，均被治愈，并免于手术治疗。

处方 2 ■ 大承气汤：厚朴 20g，制大黄、枳实各 10g，芒硝（冲服）90g；上药加水 600ml 同煎，先用武火、后改文火续煎 30min，取药汁 1 次口服，每日 1 剂。能通腑泄热、解毒透脓；主治湿热蕴型阑尾炎，如化脓性阑尾炎、早期阑尾脓肿等，腹痛显著、拒按、发热、大便秘结、小便赤黄、压痛和反跳痛显著。

处方 3 ■ 马齿公英汤：干马齿苋 100g，蒲公英 100g；取上药加水 500ml 同煎，先用武火、后用文火续煎 30min，取药汁 1 次口服，每日 1 剂。能解毒透脓；主治湿热蕴型阑尾炎，如急性化脓性阑尾炎、早期阑尾脓肿等，有发热、腹痛明显、拒按、局限性包块、大便秘结、小便赤黄、有压痛和反跳痛。经治 36 例，已有 35 例奏效。

处方 4 ■ 蛇莓白骨汤：干蛇莓 60g，干白骨树根 9g；取上药加水 500ml 同煎，先用武火煎沸后，改用文火续煎 20min，取药汁 1 次顿服，每日 1 剂。此方能通理攻下、清热解毒；主治热毒型阑尾炎、如急性坏疽性阑尾炎、腹膜炎，出现剧痛、弥漫性压痛、反跳痛、高热不退。以此方经治 50 例，其总有效率可达 92%。

处方 5 ■ 薏苡附子败酱散：生薏苡仁 100g，炮附子 20g，败酱草 30g；取上药加水 500ml 同煎，先用武火、后改文火续煎 20min，取药汁 1 次口服；每日 1 剂，连用 6 剂为宜。此方能消肿散结、扶正托毒；主治正虚邪恋型慢性阑尾炎，如出现右下腹疼痛、疲乏无力、大便溏稀，可因劳累和食欲不当被加重。此方经治 18 例患者，总有效率几乎达 100%。

处方 6 ■ 附子鱼薏汤：生薏苡仁 60g，鱼腥草 30g，炮附子 20g，白芍 15g，甘草 10g；取上药加水 600ml，浸泡 15min，先用武火、后用文火续煎 30min，取药汁 1 次口服；每日 1 剂，连服 6 剂为 1 疗程。能消肿散结、扶正托毒；主治正虚邪恋型慢性阑尾炎，如时常右下腹疼痛、多因劳累和食欲不慎时加重，并伴有精神不佳、大便溏稀、小便清长等。此方经治 46 例显示，治愈者 28 例、显效者 16 例、有效者 2 例，总有效率可达 100%。

处方 7 ■ 乌柏蛇莓汤：干乌柏树根 10g，干蛇莓 40g；上药加水 600ml 后同煎，先用武火、再改文火续煎 30min，取药汁 1 次口服，每日 1 剂。能通腑泄热、解毒透脓；主治湿热蕴结型阑尾炎，如急性化脓性或早期阑尾脓肿等，有明显腹痛、拒按、局部肿块、压痛和反跳痛明显、高热不退、白细胞明显升高。此方治疗 52 例化脓性阑尾炎，观察结果证明，痊愈者 39 例、好转者 9 例，总有效率可达 92%。

注意： 急性阑尾炎主要致病菌是革兰阴性杆菌和厌氧菌等。抗感染治疗应首选针对大肠杆菌的氨基糖类和（或）加用新型喹诺酮类抗菌药物；若合并厌氧菌时亦可同时选择效力较强的甲硝唑或替硝唑等。一旦发生急性化脓、穿孔性阑尾炎或已有可能出现局限性或弥漫性腹膜炎时，则须立即考虑实施外科手术治疗为妥。

十、急性肠梗阻

　　此病指的是肠内容物不能正常运行或在通过当中发生的阻碍。患者骤然腹痛，呈阵发性加剧，伴有呕吐、腹胀、排气排便停止，随后并导致局部或全身复杂的病理生理性改变。腹部检查可见到肠型、听诊有肠鸣音高亢和气过水声，腹部 X 线平片可显示液气平面等。治疗时应予及时解除肠段的梗阻、矫正本病可能伴发的其他病理生理性改变。于是，要严于禁食、施以胃肠减压、纠正水和电解质以及酸碱平衡失调等。此病一旦发生肠穿孔、肠坏死、弥漫性腹膜炎，还可造成中毒性休克并危及生命。

为了尽量降低此类风险，须尽早提供有效的手术治疗。中医学称本病为肠结、腹胀、关格等。①气滞型，如单纯性机械性肠梗阻，表现阵发性腹痛、自觉气体窜行、肠鸣音亢进，伴有恶心呕吐、腹软，无排便排气，多无腹膜刺激征，舌质淡、苔白或薄腻、脉弦；②瘀结型，如绞窄性肠梗阻，表现剧烈腹痛、中度腹胀，见有较明显的肠型、腹肌紧张、固定性疼痛、反跳痛，可触及肠襻、肠鸣音亢进、有气过水声，多伴有胸闷、发热、呕吐、无排气排便，舌红绛、苔腻、脉弦数或洪大；③疽结型，如晚期绞窄性肠梗阻或中毒性肠麻痹等，有腹痛腹胀持续不止、腹胀似鼓、全腹压痛、腹肌紧张、反跳痛、肠鸣音减弱或消失、剧烈呕吐、自肛内排出血性液体，伴有发热、烦躁、自汗、冷汗、四肢厥冷，舌质红、苔黄腻、脉沉细或沉数。

西医处方

处方 1 ■ 适用于解痉止痛的治疗

　　　　山莨菪碱（654-2）　每次 10mg　肌注　每日 3 次

　或　雷尼替丁　每次 0.15g　静脉注射　每日 3 次

处方 2 ■ 适用于患者的抗感染治疗

| 氨苄西林 2.0g | 静脉注射　每日 3 次　用前皮试　连用 |
| 注射用水 20ml | 7 天 |

| 或 | 庆大霉素 24 万 U | |
| | 维生素 C 2.0g | |

　　　5％葡萄糖盐水 500ml　静滴　每日 2 次　连用 7 天

　加　0.2％甲硝唑　每次 250ml　静滴　每日 1 次　连用 5 天

处方 3 ■ 适用于患者的对症处理

| 10％葡萄糖液 1000ml | 静脉滴注　每日 3 次　连用 7 天 |
| 维生素 B$_6$ 0.2g | |

　或　5％碳酸氢钠　每次 250ml　静脉滴注　必要时

中医处方

处方 1 ■ 牛膝木瓜酒：牛膝、木瓜各 50g，白酒 500ml；将上药先用酒水浸泡 7 天，每日晚入睡前适量饮用 1 次，但须防止酒精中毒。此方能理气通腑；主治气滞型粘连性肠梗阻。以此方治疗 24 例，饮服 3～5 天，自觉症状可以改善，总有效率可达 89%。

处方 2 ■ 厚朴三物气滞汤：厚朴、枳实、莱菔子各 30g，生大黄 20g；上药加水 500ml 同煎，先用武火、后改文火续煎 30min，浓缩成 200ml，分为 2 次口服。为防止服药呕吐，宜将每剂分为 4 次口服，成人每日 2～3 剂。对高位肠梗阻，宜事先置入胃管。经此管注入。此方能理气通腑；主治气滞型机械性肠梗阻、如阵发性腹痛、肠鸣音亢进，腹部膨胀、肠型或蠕动波明显、无排便及排气。此方经治 130 例显示，治愈者 98 例、显效者 13 例，总有效率达 85%。

处方 3 ■ 莱菔大黄汤：炒莱菔子 12g，大黄、木香各 9g；上药加水 400ml，先煎莱菔子 10min 后，再放入木香和大黄续煎 15min，取其药汁 150ml，分为 2 次口服，每次宜间隔 6～8h，每日 1～2 剂。此方能理气通腑；主治气滞型粘连性肠梗阻，如术后肠梗阻，有腹痛腹胀、恶心、呕吐、无排便排气。此方经治 124 例显示，治愈者 98 例、显效者 9 例，总有效率为 86%。

处方 4 ■ 黄芪皂刺粥：黄芪、皂角刺各 30g，糯米 50g；取黄芪、皂角刺加水 1000ml，用文火煎沸，留汁去渣，再放入糯米和适量开水煮粥，每日 1 剂，早晚分食，连用 2 周为 1 疗程。能理气通腑；主治气滞型粘连性肠梗阻。用此方治疗 66 例，均被治愈，可免于外科手术。

处方 5 ■ 硝菔汤：莱菔子 25g，大黄、芒硝（冲服）各 12g，蜂蜜 60g；先取上药加水 400ml，于沙锅内煎煮 15min，接着在滤渣后，再加入蜂蜜和芒硝续煎，待凉至可口，少量分多次口服；每日 1～2 剂。能理气通腑、安蛔驱虫；主治蛔虫性肠梗阻，如腹部略胀，触及可移动性条索状物，可随肠管收缩而变硬，伴有恶心、呕吐，腹软、无排便排气，但无腹膜刺激征。此方治疗 66 例，均可奏效，则免于外科手术。

处方6 ■ 当归木香汤：当归 50g，木香、赤小豆各 15g；取上药加水 600ml 同煎，先用武火、再改用文火续煎 30min，将药汁浓缩成 200ml，分为 2 次口服；成人每日 2～3 剂。高位性肠梗阻，须尽早置入胃管，经此胃管注入汤药。能清热通腑、泻下瘀血；主治瘀结型急性肠梗阻，如剧烈腹痛、发热、腹胀、轻度腹肌紧张、固定压痛、反跳痛、触及包块、肠鸣音亢进、气过水声、无排便排气。用此方治疗 84 例，其治愈率为 75%。

处方7 ■ 皂角麻仁汤：皂角刺 30g，火麻仁 15g，蜂蜜 360g；先取皂角和火麻仁加水 400ml，水煎浓缩成 200ml，紧接着和蜂蜜冲在一起；凉后 1 次口服；每日 1 剂，以连用 6 剂为宜。此方热通腑、泻下瘀血；主治瘀结型急性肠梗阻、麻痹等，如腹痛不甚、腹胀、轻度肌卫、肠鸣音消失、呕吐、无排便、不排气。此方经治 42 例显示，治愈者 30例、显效者 8 例，总有效率为 90%。

注意：一般通过禁食和胃肠减压，即可减轻腹胀、改善肠管血运，有益于恢复肠道蠕动和吸收功能。对发生于 24h 以内的肠套叠性梗阻，可采取空气灌肠复位法治疗，通过注气和加压至 60mmHg，用电透观察进一步确诊后，接着可把注气压力提升至 80mmHg，意在能使套叠的肠管脱套而复位，但须注意注气的最大压力不应超过 100mmHg。在疾病后期，对重症肠扭转或肠套叠型梗阻，需要及时采取手术治疗。观察肠梗阻缓解的重要标志是腹痛、腹胀消失，出现排气排便，肠鸣音高亢及 X 线显示液气平面消失等。矫正水、电解质和酸碱平衡失调时，应遵守"先盐后糖、先快后慢、有尿补钾"的基本原则。

十一、 急性盆腔脓肿

此病主要是继急性腹膜炎之后发生，由于化脓尚未被彻底吸收，从而积聚在盆腔内而产生的化脓感染。可发生大量细菌和脓性污染物被腹壁、盆腔脏器、肠系膜、大网膜及其粘连所包围，并且形成相应的局限性脓肿。在盆腔感染尚未形成脓肿前，患者就已表现持续高热、局部明显肿胀，须给予有效抗感染和消炎治疗，并结合实施热水坐浴诸多理疗措施。感染形成脓肿之后，可借助于直肠肛门指检发现明显的波动性肿块，以及进行穿刺吸脓或手术切开引流。

西医处方

处方1 ■ 适用于体外注射的抗感染治疗

头孢唑林 2.0g｜
注射用水 20ml｜ 静脉注射 每8h 1次 用前皮试

加 0.4%氧氟沙星 每次 100ml 静脉滴注 每日 2次

加 0.2%甲硝唑 每次 250ml 静脉滴注 每日 2次

或 0.4%替硝唑 每次 100～200ml 静脉滴注 每日 2次

处方2 ■ 适用于体外穿刺脓腔冲洗后的注药治疗

0.1%氧氟沙星 每次 100～200ml 于抽脓后注药冲洗

接 生理盐水 每次 500～1000ml 接上法进行彻底冲洗

中医处方

处方1 ■ 活血化瘀片：红藤 30g，牡丹皮、延胡索、赤芍各 20g；上药取其比例增减，研细后制作片剂或胶囊。治疗时每次 3～4片，每日 3次，连服 2周为 1疗程。此方能活血利湿、化瘀消肿；主治瘀毒内结型盆腔炎等。用此方经治 126例显示，治愈者 72例、显效者 28例、好转者 2例，其疗效甚为理想。

处方2 ■ 桂枝慈姑汤：桂枝、山慈菇、莪术、延胡索、香附、鹿角片各 10g；取上药加水 800ml，先用武火、后改文火续煎 30min，浓缩至 400ml，分为 2次口服，每日 1剂。该方能温经散寒；主治血瘀型盆腔炎，如有少腹冷痛、肛门坠胀、带下量多、月经量少、苔白、脉沉迟等。此方经治 42例显示，治愈者 31 例、好转者 10 例，总有效率约 98%。

处方3 ■ 经验组方一：红藤、败酱草各 15g，赤芍、当归、莪术、茯苓各 10g；取上药加水 1000ml，文火煎煮 30min，滤药分 2 次口服，每日 1 剂。此方能清热解毒、利湿化瘀；主治湿热瘀阻型盆腔炎，少腹疼痛、拒按，带下量多、色黄如脓等。此方经治 136 例显示，治愈者 100 例、显效者 28 例，临床疗效令人满意。

注意： 实施脓肿穿刺时，取截面体位，配合使用肛镜显示直肠前壁，在脓肿波动最明显处扎针穿刺；首先获得少量脓液，然后为使脓液排放更为通畅，再沿针道方向切开一横行小口，随即置入好软管进行引流；对此还可配合实施抗生素脓腔冲洗疗法。对于不适合穿刺引流患者，须及时请求妇产科专家会诊处理。

十二、 胆道感染

这是一类较常见的外科急腹症，主要源于细菌和化学性炎症，通常可在胆管和胆囊内发生结石。本病和胆石症二者时常是互为因果。例如，胆石症易于导致胆道梗阻、胆汁淤滞、细菌感染繁殖等，胆道反复感染和发作更容易促进结石形成。患者出现右季胁下方疼痛和压痛，伴有发热、畏寒、嗳气、胃脘灼热、食欲下降等。中医学将本病归属于胁痛、结胸、肝气痛等范畴。胆为中清之腑，以通为用，因而急性胆囊炎主因湿热之邪侵袭肝胆，从而发生肝胆失疏、气血阻滞、腑气不通，患者表现发热、右胁下剧烈绞痛、呕吐，治疗要以清利、疏泄、通滞为主；慢性胆囊炎多由于肝胆疏泄失常，影响脾胃运化功能，多呈虚实夹杂性病证，所以本病以突出右胁下隐痛和脘腹胀满等胃肠道症状为主，治疗时应予选用可以疏肝利胆、健脾和胃类中药。

西医处方

处方1 ■ 适用于无发热或仅轻度右上腹痛的治疗

消炎利胆片　每次 6 片　口服　每日 3 次

加　山莨菪碱片　每次 5～10mg　口服　每日 3 次

加　阿莫西林　每次 250mg　口服　每日 3 次

或　氨苄西林 2.0g｜
　　注射用水 20ml｜　静脉注射　每日 3 次

加　0.2%甲硝唑 250ml　静脉滴注　每日 3 次

处方 2 ■ 用于急性化脓性胆囊炎的治疗

　　33%硫酸镁合剂　每次 10ml　口服　每日 3 次

或　山莨菪碱　每次 10mg　肌内注射　每日 3 次

或　雷尼替丁　每次 150mg　静脉注射　每日 2 次

加　头孢唑林 2.0g｜
　　注射用水 20ml｜　静脉注射　每日 2～3 次

接　0.2%甲硝唑 250ml　静脉滴注　每日 2～3 次

接　0.4%替硝唑 200ml　静脉滴注　每日 1 次

处方 3 ■ 适用于青霉素过敏、耐药时的换药治疗

　　克林霉素 0.6g｜
　　5%葡萄糖盐水 500ml｜　静脉滴注　每日 1 次

接　盐酸左氧氟沙星 0.4g｜
　　5%葡萄糖盐水 500ml｜　静脉滴注　每日 1 次

加　山莨菪碱 10mg｜
　　维生素 C 2.0g｜
　　维生素 K_1 30mg｜　静脉滴注　每日 1 次
　　西咪替丁 1.0g｜
　　10%葡萄糖液 500ml｜

中医处方

处方 1 ■ 大柴胡汤加减：柴胡 12～18g，大黄 9～18g，白芍 10～
30g，延胡索、黄芩、生姜各 12g，枳实、半夏、郁金、木
香各 10g；每剂水煎 2 次，分为 2 次口服；每日 1 剂，连服
7 天为 1 个疗程。湿热甚重者，加茵陈、龙胆；热毒明显
者，可加金银花、蒲公英；兼有瘀血者，可加入川芎、赤

芍。此方能疏肝利胆、通腑泄热；主治急性胆囊炎、慢性胆囊炎急性发作等。经治 158 例显示，治愈者 124 例、显效者 12 例、有效者 17 例，总有效治愈率为 97%。

处方 2 ■ 丹栀逍遥散加减：白芍、当归各 20g，栀子、茯苓各 15g，延胡索 12g，柴胡、牡丹皮、白术、川楝子各 10g，甘草 5g。每剂水煎 2 次，分为 2 次口服，每日 1 剂。大便秘结、口苦、心烦时，加用大黄、枳实、玄明粉；有明显黄疸时，可加入茵陈、金钱草、大枣同煎。能疏肝行气、清热利胆；主治胆囊炎、胆石症，如疼痛明显，并已排除严重梗阻、胆道感染等病。用此方治疗 45 例，结果显示在服药 2 天止痛者 10 例、服药 4 天止痛或基本止痛者 31 例，临床总有效率为 91%。

处方 3 ■ 利胆排石饮：金钱草 45g，红藤 30g，柴胡、生大黄、枳壳、金铃子、黄芩、广郁金各 9g；上药除大黄之外，适量加水煎煮 2 次，取汁混合；再加入生大黄浓煎，稍静置，过滤；接着向滤液内加入适量 0.2% 苯甲酸钠、1% 甜叶菊苷浸膏，调剂后分装在消毒好的 500ml 盐水瓶内，置于 100℃ 下灭菌 30min。应用前用灭菌棉花或纱布过滤，分装于 20ml 塑料安瓿内；每次取 1 支口服，每日 3 次。此方能疏肝行气、利胆化石；主治慢性胆囊炎、胆石症等。此方治疗慢性胆囊炎 650 例，结果显示痊愈者 380 例、显效者 175 例、好转者 50 例，总有效率为 93%。

处方 4 ■ 消炎利胆汤：茵陈 30g，金钱草 30g，金银花、延胡索粉、厚朴各 15g，香附、柴胡、生大黄、白芍、黄柏各 12g，栀子、郁金各 10g，甘草 6g；每剂水煎 2 次，分为 2 次口服，每日 1 剂。急性期内，可加茯苓 12g、车前子 24g；慢性期内，去厚朴，加川楝子 12g、青皮 12g；对急性发作者，可加入车前子 12g、茯苓 12g 同煎。能清热利胆、泻火解毒；主治胆囊炎、胆石症等。经此方加减治疗 120 例，结果显示服 15～20 剂痊愈者 56 例、服 30～50 剂痊愈者 30 例、服 60 剂痊愈者 10 例。

处方5 ■ 胆黄散：鲜绿豆 500g，健猪胆 20 个，大黄 50g，甘草 20g；先将猪胆颈部切开，把绿豆装入猪胆中，用线缝紧，悬吊在干燥通风处，待胆汁浸入绿豆后，要除去胆外污物，连同大黄、甘草一起放入温箱内烤干；然后共研细末、过筛后约为 450g。治疗时，每天早、中、晚各取 10g 口服，连服 15 天为 1 个疗程。能利胆清热；主治慢性胆囊炎。此方经治 62 例显示，痊愈者 38 例、有效者 22 例，总有效率达 97％。

处方6 ■ 胆囊消炎方：金钱草、炒薏苡仁各 40g，炒白芍、槟榔、大黄、郁金各 15g，川楝子、延胡索各 12g，黄芩、青皮、陈皮、枳壳、木香、紫苏梗各 10g，川芎、罂粟壳各 6g，炙甘草 8g；每剂水煎 2 次，分早晚 2 次口服，每日 1 剂。能清热利湿、行气活血；主治急慢性胆囊炎。此方经治 100 例显示，痊愈者 75 例、好转者 25 例，总有效率 100％。

注意：患者伴有左上腹疼痛时，须尽早检查和除外有可能合并的胆源性胰腺炎。治疗时要尽力减少此病发作次数，注意加强休息和清淡饮食、杜绝暴饮暴食、减少大量高蛋白摄入。对尚无明显临床症状者，不一定马上实施手术切除，尤其对那些老年、体弱者，必须更为积极选择有效的临床保守治疗。如果保守治疗无效，伴有严重腹痛、胆囊穿孔、结石嵌顿时，应予考虑实施更加稳妥的手术治疗。使用青霉素治疗前，一定要做皮肤过敏试验。此外，倘若青霉素存在禁忌或耐药时，也可改用克林霉素、阿米卡星、新型氟喹酮类抗菌药等。可是，阿米卡星并不适合用于未成年人、老年人和妊娠妇女。青光眼、前列腺增生症、有出血倾向者，须禁用山莨菪碱（654-2）或阿托品等。

十三、胆道结石

此病指的是发生胆道系统的结石病，包括胆囊结石和胆管内结石。结石之分类和其性质可能不完全一致。本病起因可能与胆汁瘀积、胆道细菌或寄生虫感染、胆固醇代谢失衡等因素有关。若合并急性胆囊炎时，极易导致发热、胆绞痛、胆汁瘀积、胆囊穿孔等，有时疼痛可放射右肩或右肩胛，绞痛者也可伴有恶心、呕吐、大汗淋漓、面色苍白等。本病属中医学胁痛、胆胀等范畴。胆为中精之府、内藏胆汁、胆附于肝。因此，胆汁即是肝之余气、溢入于胆、聚积而成；胆石症形成主要源于肝气郁滞、湿热蕴阻，以致肝失疏泄、胆失通降、胆汁郁积、久积为石。本病治宜选择疏肝利胆、清热利湿、化石排石类中药。

西医处方

处方1 ■ 适用于无发热或无感染时的治疗

　　　　消炎利胆片　每次6片　口服　每日3次

　加　山莨菪碱片（654-2）　每次5～10mg　口服　每日3次

　加　阿莫西林　每次250mg　口服　每日3次

处方2 ■ 适用于合并急性感染时的治疗

　　　头孢唑林2.0g

　　　注射用水20ml｜静脉注射　每日2～3次

　接　0.2%甲硝唑250ml　静脉滴注　每日2～3次

　接　0.4%替硝唑200ml　静脉滴注　每日1次

　　　33%硫酸镁合剂　每次10ml　口服　每日3次

　或　山莨菪碱　每次10mg　肌内注射　每日3次

　或　雷尼替丁　每次150mg　静脉注射　每日2次

处方3 ■ 适用于青霉素过敏、耐药时的换药治疗

　　　克林霉素0.6g

　　　5%葡萄糖盐水500ml｜静脉滴注　每日1次

　接　盐酸左氧氟沙星0.4g

　　　5%葡萄糖盐水500ml｜静脉滴注　每日1次

　加　山莨菪碱10mg

　　　维生素 K_1 30mg

　　　西咪替丁1.0g　　静脉滴注　每日1次

　　　10%葡萄糖液500ml

处方1 ■ 四金化石汤：金钱草30g，海金沙、鸡内金、郁金各20g，香附、广木香、延胡索、大黄各15g，茵陈、黄芩、枳壳各10g，柴胡6g；每剂水煎2次，分为2次口服；每日1剂，连服30天为1疗程。服药时，以药汁冲服琥珀细末3g。有口干、舌红少津时，加乌梅、石斛；合并黄疸者，可加栀子、重用茵陈；合并胆囊炎、胰腺炎时，加用金银花、蒲公英；气虚明显时，须加黄芪、白术；阴虚火旺时，可加知母、黄柏、川楝子等。能清热利湿、行气消石、破结化石；方内金钱草、海金沙、鸡内金、郁金能疏肝解郁、清热利湿、排石、消石破结；方内香附、木香、延胡索、枳壳、柴胡能疏肝理气、化瘀止痛、调理气机、利胆排石；主治胆石症、胆囊炎，如阵发或持续性右上腹和（或）剑突下绞痛或隐痛，甚至放射至右胸或肩背部，伴有脘闷、嗳气、恶心呕吐、腹胀、口苦咽干、渴不欲饮、大便异常。此方加减经治160例显示，痊愈者62例、好转者77例，总有效率约87%。

处方2 ■ 茵陈胆道汤：金钱草、茵陈各30g，栀子、黄芩、柴胡、枳壳、广木香、大黄各16g。每剂水煎2次，分早、晚2次口服，每日1剂。能清热、利胆、排石；主治胆管结石、胆道感染。用此方治疗55例，已证明结石排出者36例，总有效率为65%。现代药学研究表明，本方能明显促进胆汁流量、缓解肝胰壶腹括约肌痉挛，进而产生消炎、抗感染和排石效果。

处方3 ■ 益气消石汤：西党参、生白术各15g，磁石（醋煅先煎）30g，广金钱草20g，枳实、制香附、郁金、生鸡内金、小青皮各10g，生大黄（后下）3g，生甘草9g；加水文火煎煮2次，每次200ml口服，于每日上、下午各温服1次；每日1剂，连用2个月为1疗程。舌苔厚腻者，可加炒莱菔子、姜半夏各10g；舌质淡红时者，加用川石斛

（先煎）30g、知母10g。能疏肝健脾、行气清热、利胆排石；主治气滞郁热型老年胆石症，如出现右上腹胀痛，向右胸或右肩放射；患者无发热，但有口干咽燥、纳差、疲乏无力、小便赤黄、大便秘结、舌质偏红、苔薄黄糙、脉弦细。此方加减经治56例显示，治愈者22例、好转者31例，总有效率为95%。

处方4 ■ 胆石消汤：太子参、黄芪、炙鳖甲（先煎）、金钱草各30g，何首乌、熟地黄各20g，枸杞子、山茱萸、石斛、山药各15g，生地黄12g，姜黄10g，炙甘草3g，芒硝（分开对服）6g；先取鳖甲煎约20min，余药除芒硝外另加清水1000ml略泡，与炙鳖甲前煎药汁混合，再以文火煎至浓汁260ml，每次温服前兑入芒硝3g；每剂分为早、晚饭前2次口服；每日1剂，连用30天为1疗程。湿邪甚重者，宜加茯苓10g；腹痛明显时，可加郁金20g、杭白芍15g；腹胀明显时，可加佛手10g、香附10g。患者若热象，则要加入黄芩10g、栀子10g同煎。能滋阴益气、柔肝化石；主治中老年人胆石症，如右胁隐痛、头晕眼花、口干欲饮、腰酸不适、舌质干红、舌中裂纹、少苔、脉弦脉细。用此方加减经治62例显示，显效者22例、有效者26例，总有效率约77%。

处方5 ■ 化痛排石汤：鸡内金30g，金钱草30～60g，延胡索、郁金、枳实、柴胡各12～15g，皂角刺、三棱、三七各10g；每剂水煎2次，分早、晚2次空腹服；每日1剂，连用7剂为1疗程，间隔休息5～7天。气滞血瘀证，宜加川楝子、姜黄、木香各10g；肝胆湿热证，宜加茵陈20g、连翘20g、金银花30g、黄柏15g；肝郁脾虚证，可加茯苓15g、焦三仙各15g、炒白术及砂仁各10g。上方治疗间隔休息期，还可续服扶正排石汤：选用党参、黄芪、茯苓各15g，炒白术、砂仁、延胡索、甘草各10g，鸡内金、金钱草各30g，予以煎服，每日1剂。能疏肝利胆、化瘀排石；主治胆石症、胆囊炎。此方加减经治81例显示，治愈者 41 例、有效者 13 例，总有效率约 67%。

注意： 此病应加强休息、杜绝暴饮暴食、减少大量高蛋白摄入。因结石产生机械性摩擦，患者极易发生感染、发热甚至急性胰腺炎等。

十四、肾、输尿管结石

泌尿系统结石又俗称为尿结石，主因草酸盐、磷酸盐、尿酸盐等在泌尿系统内沉积所致，以 20～40 岁的男性更为常见。通常，肾结石多形成于肾盂或肾盏，并且向下移动被送至输尿管和膀胱，真正地原发于膀胱的结石甚少。含钙为主的结石约占 80%；与此相反，我国的尿结石以草酸盐结石居多。主要临床表现为腰腹部剧痛或绞痛，有尿频、尿急、排尿困难或尿流中断；部分患者也可出现尿血、脓尿等。对此，还宜配合进行超声波、X 线和 CT 扫描进行确诊。中医学称本病为石淋、砂淋、腰痛、血淋，多是由于湿热蕴结下焦所致。对湿热蕴结证，治宜清热利湿、化石通淋；兼有血热血瘀时，须加用活血化瘀药；对气滞血瘀证，宜行气化瘀、通淋排石；若为脾肾虚证，可选用补益脾肾、利尿通淋类药。

西医处方

处方 1 ■ 适用于结石的解痉止痛治疗

　　阿托品　每次 0.5mg　肌注　立即　并可重复 2～3 次

　或　哌替啶　每次 10～50mg　肌内注射　立即

　加　山莨菪碱　每次 10mg　口服　每日 1～3 次

　加　硝苯地平（心痛定）　每次 10mg　每日 1～3 次

　或　吲哚美辛（消炎痛）　每次 25mg　每日 2～3 次

处方 2 ■ 适用于采取碱化尿液和利尿治疗

　　碳酸氢钠　每次 1.0g　口服　每日 2 次

　或　10% 枸橼酸钾　每次 10～15ml　口服　每日 3 次

　加　呋塞米（速尿）　每次 20mg　静脉注射　每日 2 次

处方 3 ■ 适用于结石合并感染的治疗

　　　　头孢唑林　每次 2g　肌内注射　每日 2 次

　或　头孢唑林　每次 0.25～0.5g　口服　每日 2～3 次

　或　庆大霉素　每次 16 万 U　肌内注射　每日 2 次

　或　氧氟沙星　每次 0.1g　口服　每日 3 次

中医处方

处方 1 ■ 排石汤：金钱草、海金沙、川牛膝各 30g；瞿麦、大黄（后下）、王不留行、冬葵子、鸡内金各 10g，川芎 6g；水煎 2 次混合，分成 2 次口服，每日 1 剂。血尿明显时，宜加白茅根；肾脏剧痛或绞痛者，可加白芍、甘草；恶心呕吐严重时，可加姜半夏。严重瘀血时，宜加失笑散；超声证明出现肾盂积水时，宜加入路路通煎服。能清热利湿、活血通淋、泄浊；主治前尿路结石。此方经治体外震波碎石 96 例，并且随症加减，结果证实显效者 81 例、有效者 9 例，总有效率几乎为 94%。

处方 2 ■ 排石合剂：三棱、生薏苡仁、莪术各 15g，川牛膝 12g，穿山甲、皂角刺、青皮、枳壳各 9g；每剂水煎 2 次，分 2 次口服，每日 1 剂。能活血化瘀、清热利湿、通淋排石；主治各类泌尿系结石。已治疗 172 例，包括肾结石 42 例、输尿管结石 130 例，其疗效十分令人满意。

处方 3 ■ 鸡金胡桃膏：胡桃仁（烤或蒸，轧碎）500g，鸡内金（炮，研细粉）250g、蜂蜜 500g；预先将蜜熬开，加入胡桃仁、鸡内金粉搅匀，续煎 5min，装瓶备用。每次 1 汤匙，于餐前口服，多饮温水，每日 3 次。此方能消石化积；主治泌尿系结石，其疗效比较可靠。

处方 4 ■ 化石利尿合剂：大金钱草 45g，鸡内金 10g，虎杖、滑石、车前草、海金沙各 25g；加入适当防腐剂和糖调味剂，续煎成合剂约 500ml，装瓶备用。每次 25ml 口服；每日 3 次，连服 1～2 个月为宜。能清热利湿、通淋排石；主治各种泌尿系结石。此方经治 57 例显示，有治愈者 52 例，多数于停药后并未复发。

此外，还宜配合阿托品 0.5～1.0mg 加入葡萄糖盐水 1000ml 持续静滴，以便缓解尿道平滑肌痉挛，有益于排石。

处方 5 ■ 石韦散加减：金钱草 60g，滑石 15g，石韦、海金沙、车前子、泽泻各 12g，茯苓、冬葵子各 10g，瞿麦 9g；每剂水煎 2 遍，分为 2 次口服，每日 1 剂。煎服 20 剂后，即可排石。此方能清热利湿、滑窍排石；主治泌尿道结石。若为湿热较盛、尿血者，宜加入猪苓汤与石韦散同煎。

处方 6 ■ 清热化排汤：金钱草、海金沙（包煎）、鱼脑石各 30g，生鸡内金（研末冲服）、瞿麦、黄柏、泽泻、枳实各 10g，萹蓄、赤茯苓各 12g，木通、琥珀末（冲）各 6g。每剂水煎 2 次混合，分 2 次口服，每日 1 剂。恶心明显时，宜去枳实，加枳壳和竹茹；伴有尿血者，可加生地炭、黑栀子、白茅根、大蓟、小蓟；排尿困难、疼痛剧烈时，加入适量甘草梢。方内用毛茛科川木通，不可以用马兜铃科关木通替代，以防产生肝肾功能不全。本方能清热化石、利尿通淋；主治泌尿系结石。此方经治 127 例显示，痊愈者 100 例、未愈者 10 例、复发者 5 例、手术者 4 例。

处方 7 ■ 补肾溶石汤：金钱草 100g，石韦、王不留行、鸡内金、芒硝、琥珀各 30g，川续断、杜仲、滑石各 20g，延胡索、牛膝各 15g，石榴树根、木香 10g；取药水煎 2 次，分 2 次口服；每日 1 剂，连服 20 天为 1 疗程。能清热利尿、行气活血；主治肾结石，经治肾结石 96 例，其疗效比较显著。

处方 8 ■ 金钱草汤：金钱草 30g，加水 300ml 煎煮，冷却后，分早、晚 2 次口服，每日 1 剂。能清热利湿、通淋排石；主治各类泌尿道结石，如有小便窘迫、灼热刺痛、尿中夹有细小结石。此方经治 44 例显示，治愈者 38 例、好转者 5 例，总有效率约为 98％。

处方9 ■ 二子化瘀排石汤：石韦、萹蓄各 30g，急性子、王不留行、川牛膝、枳壳、生鸡内金各 15g；每剂水煎 2 次，分为 2 次口服，每日 1 剂；多饮开水，加以适量活动。川牛膝能散除肝肾瘀血，产生抗凝效果，引药性而至下焦。腰部酸痛甚重者，加川续断、狗脊；肾阴虚时，可加生地黄、墨旱莲；肾阳虚时，可加肉桂、附子，或鹿角霜、淫羊藿等；肾气虚时，宜加入黄芪、党参同煎。能活血化瘀、清热通淋；主治泌尿系结石。经此方治疗 95 例，显示治愈者 65 例、有效者 19 例、无效者 11 例；总有效率可达 88%。

处方10 ■ 化瘀排石汤：金钱草 30g，三棱、莪术、车前子、赤芍各 15g，穿山甲、皂角刺、桃仁、川牛膝、青皮、白芷、枳壳各 9g，厚朴、乳香、没药、生薏苡仁各 6g；加水煎至 200ml，分成 2 次口服，每日 1 剂。能活血化瘀、行气散结、利尿排石；主治泌尿道结石。此方治疗 445 例，总计结石 52 块，总有效率为 92.3%。

处方11 ■ 温阳利水方：熟附块 6g（先煎 2h），川椒、肉桂 3g，黄精 10g，桂枝 9g，补骨脂、川续断各 9g，女贞子、泽泻、车前子、车前草各 30g；每剂水煎 2 次，分为 2 次服；每日 1 剂；煎服 3 个月为 1 疗程。兼有气虚者，宜加党参 12g、黄芪 15g；发生气滞时，可加枳壳 9g、乌药 6g。下焦湿热者，可加黄柏 9g、鸭环草 30g、四季青 30g；血尿明显时，可加侧柏叶 10g、白茅根 12g 或三七粉（吞服）1.5g。肾阴虚证，可去附块、肉桂、川椒，加入生地黄 9g、白芍 9g、墨旱莲 30g 同煎。能温阳利水、排石；主治输尿管结石和肾积水等。经此方治疗 25 例，总痊愈率约为 64%。

处方12 ■ 补肾消石汤：金钱草 100g，石韦、王不留行、鸡内金、芒硝、琥珀各 30g，川续断、杜仲、滑石各 20g，延胡索、牛膝各 15g，石榴树根、木香 10g；每剂水煎 2 次，分 2 次口服；每日 1 剂，连服 20 剂为 1 疗程。能清热利尿、行气活血；主治肾结石。记载石榴树根有小毒，绝不可长期或过量使用。

处方13 ■ 金龙排石汤：鸡内金6～9g，金钱草30g，火硝（冲服）、硼砂（冲服）各3～4g，白芍10～30g，怀牛膝、地龙、泽泻各9～12g，茯苓、车前子（包煎）各10～18g。滑石（包煎）9～24g，生甘草梢9g；取药水煎2次，分早、晚2次口服，每日1剂；绞痛明显或发作频繁时，每日连服2剂为宜。肾阳虚者，可加用淫羊藿、枸杞子、核桃仁；肾阴虚者，可加用熟地黄、山茱萸、当归、黄芪等。当合并严重感染时，须加用蒲公英、金银花。此方能利水、化石、通淋；主治泌尿道结石。此方经治504例显示，临床总排石率大致为73%。

注意： 近来有人报道，解痉止痛可选黄体酮每次20～40mg肌注，配合使用硝苯地平或吲哚美辛的效果比较好。此外，对结石直径不足3cm、肾功能尚可者，若突发肾绞痛时，须酌情选择肾脏体外震波碎石疗法，可是此法须禁用于严重心律失常、妊娠期妇女、有出血性倾向或结石下游已出现梗阻者。若本病已有外科指征，可采取手术或经肾镜或输尿管镜碎石钳石疗法。

十五、 网球肘

网球肘又称肱骨外上髁炎，是一种以提物或前臂扭转时可使疼痛加重的一种综合征，主要病理改变是肱骨外上髁和前臂上端伸肌发炎，本病常见于家庭主妇、网球运动员和电脑操作人员等，由此而导致局部肌肉组织等过劳的慢性炎症。主要症状是局部酸痛无力，提物或扫地时将使酸痛明显加重，查体发现局部微热、压痛，但不红不肿，倘若长期未得到治疗，还可能导致轻微骨骼肌萎缩。中医学认为，此病主因腕和前臂长期过度劳累，跟气血亏虚、血不荣筋等相关，常须依据以下分型进行辨证论治。①风寒阻络证，如肘部酸痛、麻木、屈伸不便、遇寒加重、得温缓解、舌苔薄白、脉弦紧或浮紧；②气血亏虚证，其病程较长、肘部酸痛反复出现、提物无力、喜按喜揉、面色苍白、舌质淡、苔白、脉沉细；③温热内蕴证，肘外侧疼痛明显，有微热、局部压痛、活动后减轻，可伴口渴不饮、舌苔黄腻、脉濡数。

西医处方

处方1 ■ 使用非甾体抗炎镇痛药治疗

吲哚美辛（消炎痛）每次25mg 口服 每日2～3次

或 双氯芬酸钠乳膏（扶他林）涂于局部 每日3～4次

处方2 ■ 适用于局部封闭治疗

0.2％普卡因液1～2ml
地塞米松5～10mg }痛点局部注射 隔日1次

中医处方

处方1 ■ 舒筋活络汤：羌活12g，杜仲10g，威灵仙、徐长卿各15g；上药加水800ml后略泡，先用武火、再改文火续煎30min，滤出药汁1次口服，每日1剂。能祛风散寒、除湿通络；主治肱骨外上髁炎、寒湿痹阻，如肘部酸痛、麻木、屈伸不便、遇寒加重，舌苔薄白、细腻、脉象弦紧。以此方加减治疗40例显示，痊愈者24例、显效者14例，总有效率为95％。

处方2 ■ 仙鹤草汤：仙鹤草、桑枝、金银花藤各30g，白芍20g，片姜黄9g；上药加水700ml后略泡，先用武火煎沸后，另改为文火续煎30min，取药汁1次口服，每日1剂。能祛风散寒、除湿通络；主治肱骨外上髁炎、寒湿痹阻，如肘部酸痛、拘紧麻木、屈伸不利、喜温，舌苔薄白腻、脉象弦紧。治疗94例，已痊愈者59例、好转者29例，总有效率为94％。

处方3 ■ 黄芪川芎汤：黄芪20g，大活血15g，当归、川芎、白芍各9g；取上药加水800ml同煎，先用武火、后用小火续煎20min，滤出药汁1次口服，每日1剂。能补益气血、活血通络；主治肱骨外上髁炎、气血亏虚，得病较久、致肘部酸痛反复、提物无力、喜按喜揉、面色苍白、舌质淡、苔白、脉沉细。

处方4 ■ 芍术玄胡汤：白芍、炒延胡索各30g，党参15g，白术、生甘草各10g；取上药加水800ml后略泡，先用武火、后用文火续煎30min，滤药汁1次口服，每日1剂。能补益气血、活血止痛；主治肱骨外上髁炎，气血亏虚，如肘部反复发作性疼痛、活动后加重、以肘外侧面更重、面苍懒言，舌质淡、苔白、脉沉细。经上方治疗150例显示，痊愈者90例、显效者29例、好转者16例，总有效率为90%。

注意： 局部激素封闭容易继发感染。必要时应同时使用抗生素加以预防。宜加强手的自动休息。

十六、 骨质增生症

此病主要见于中老年人，是由于骨质退行性变、逐渐产生的刺状或唇样骨质增生。如颈椎病、腰椎增生等。骨刺一旦形成，可对软组织产生机械性刺激；有时，还可见于外伤后软组织损伤、出血、肿胀，并导致局部疼痛不适或不耐劳累等。因而，患者时常出现十分错综复杂的临床症状。中医学曾称本症为骨痹等证，治疗时须选用补肾壮骨、活血化瘀、软坚消肿、通经活络类中药。

西医处方

处方1 ■ 适用于对症治疗
吡罗昔康（炎痛喜康） 每次10mg 口服 每日2～3次
或 吲哚美辛（消炎痛） 每次25mg 口服 每日2～3次
或 布洛芬 每次0.2～0.4g 口服 每日3次

处方2 ■ 适用于抗氧化治疗
维生素E 每次100mg 口服 每日2次

加　地巴唑　每次 20mg　口服　每日 3 次

中医处方

处方1 ■ 增生灵：红花、当归、土鳖虫、伸筋草、防风、透骨草、骨碎补、川乌各 12g，花椒、艾叶、甘草各 10g；取上药水煎，再兑入食醋 600ml，趁热外洗；每日煎煮 1 剂，外洗 2 次，每次 10～15min；连用 10 天为 1 疗程。此方法能活血通络、祛风止痛；主治骨质增生症。此方经治 32 例显示，显效者 9 例、好转者 21 例。

处方2 ■ 骨痹四虫汤：乌梢蛇、秦艽各 25g，全蝎、土鳖虫、穿山甲各 10g，当归、丹参、狗脊、木瓜各 15g，补骨脂、苏木、威灵仙各 20g，蜈蚣 3 条；水煎 2 次，混合后，分为 2 次口服；每日 1 剂，连服 15 天为 1 疗程。能祛风湿、通经络、强筋骨；主治骨质增生症。此方经治疗 100 例显示，显效者 75 例、有效者 19 例。

处方3 ■ 骨刺散：独活、桃仁、土鳖虫、生乳香、生没药、生大黄各 15g，当归、牛膝、巴戟天、骨碎补、透骨草、生川乌、生草乌、生半夏各 20g，三七、红花各 12g，细辛、冰片、樟脑各 3g。先将上药研末、制成散剂；每次取 30g，加热后以白酒调成药糊，趁热敷于患处，以纱布固定，每 4～6h 换药一次；一日 1 次，连敷 8～12 天为 1 疗程。能补肾活血、通络止痛；主治腰椎骨质增生症。经治 78 例显示，显效率及有效率分别为 69％和 27％。

处方4 ■ 皂刺汤：皂角刺 50g，当归、红花、山茱萸各 10g，川芎 15g，鸡血藤 30g，威灵仙 12g；每剂水煎 2 次，分为 2 次口服，每日 1 剂。能活血通络、化瘀止痛；主治骨质增生症。此方经治 41 例，总有效率可达 92％。

处方5 ■ 抗骨赘汤：①内服方：木瓜、威灵仙各 15～25g，甘草 10g，三七末（冲服）5g；取药水煎，分为 2 次口服，每日 1 剂，连服 15 天为 1 疗程。能祛风湿、强筋骨。

② 外用方：细辛 30g，鸡血藤 30g，骨碎补 15g，白芍、生川乌各 20g；先将诸药切碎、混匀，放于沙锅内炒热，兑白酒少许，趁热烫敷患处，每次 30min，每日 1～2 次。能补肾温经、止痛。

处方 6 ■ 白芍木瓜汤：白芍 30g，鸡血藤、威灵仙各 15g，木瓜、甘草各 12g；取药用水煎煮，分 2～3 次口服，每日 1 剂。颈椎增生明显，宜加葛根 12g；胸椎增生明显，可加狗脊 12g；腰椎增生明显，可加杜仲 12g、怀牛膝 12g。能祛风通络、缓急止痛；主治骨质增生症。此方已治疗 160 例，包括颈椎增生 85 例、腰椎增生 60 例、其他骨关节 15 例。结果显示痊愈者 109 例，显效者 42 例、改善者 9 例，分别各占 68%、26% 和 6%。

注意：上述药物治疗，须酌情实施有效的牵引和神经根或动脉松解术。

十七、急性腰扭伤

此病多由于姿势不正确、用力过度、腰部肌肉用力失调等原因所致，临床上时常伴有肌肉、韧带、筋膜甚至椎间小关节过度牵拉或扭伤，患者表现持续性剧痛、活动时加重，口服一般镇痛药无效。中医学认为，本病乃跌扑闪挫，从而导致局部气滞血瘀、经脉受阻、不通则痛，治疗原则是行气活血、化瘀止痛，或治宜从风论治，采取舒筋活络手法进行理筋治疗，否则，疼痛的缓解仍有一定困难。

西医处方

处方 1 ■ 局部涂搽消炎镇痛药
　　　　双氯芬酸钠乳膏（扶他林）　涂于局部　立即
　或　花露水　局部搽洗　立即
　加　吲哚美辛（消炎痛）　每次 25mg　每日 2～3 次

或　伤湿镇痛膏　局部外敷　每天换药 1 次

处方 2 ■ 适用于疼痛剧烈难耐时的治疗

美沙酮（美散痛）　每次 5～10mg　口服或肌注　立即

或　奈福泮（平痛新）　每次 20mg　肌注　必要时可每隔 3～5h 1 次

中医处方

处方 1 ■ 身痛逐瘀汤：川芎 12g，羌活、没药、当归、五灵脂（炒）、桃仁、香附、牛膝、地龙各 9g，秦艽、红花、甘草各 6g；每剂水煎 2 次，混合后分服，每日 1 剂；煎后留渣，再适量加入食醋和水，煮沸进行熏洗。老年体弱时，须加黄芪、党参；局部剧痛宜加入延胡索、重楼等药同煎。此方能行气活血、通络止痛；主治急性腰扭伤。此方经治 15 例显示，治愈者 8 例、显效者 3 例、好转 3 例。

处方 2 ■ 插骨散：炒白术、白芍、川芎、肉桂、牛膝、木香、乳香、甘草各 15g，米酒适量；每剂水煎 2 次，分为 2 次口服；每日 1 剂；连用 7 天为 1 疗程。能行气活血、缓急止痛；主治急性腰扭伤。以此方治疗 104 例，总有效率可达 93%。

处方 3 ■ 土鳖红花酒：土鳖虫 10g，红花 10g，白酒适量。急性扭伤治疗，先将中药置入白酒 200ml 略泡，再兑水至 200ml，接着以文火煎煮 60min，分 3 次温服。慢性扭伤治疗，取上药共研细末，兑入白酒适量，分 2～3 次饮服。此方能化瘀止痛；主治急慢性腰扭伤。用此方治疗 49 例，已获得满意疗效。

处方 4 ■ 治腰扭伤验方一：海风藤、川续断、怀牛膝、桑寄生各 15g，独活、防风、延胡索、降香、枳壳各 10g，细辛 3g，小茴香、甘草各 5g；每剂水煎 2 次，分为 2 次口服；每日 1 剂，连服 10 剂为 1 疗程。能祛风通络、补肾强筋；主治急性腰部损伤，临床总有效率为 95%。

注意：伤后不宜进行热敷，意在防止发生局部内出血；待3日后才可考虑结合进行热敷。

十八、 腰椎间盘突出症

此病是因某种外力造成的纤维环破坏、髓核突出，于是可因压迫或刺激神经根或硬膜囊所致，主要特征为腰痛和下肢放射性疼痛，好发于20～50岁的青壮年。病变区域是以腰5或腰4至骶1居多，以腰3至腰4比较少见。部分病例在受凉后易于发病，但无明显的外伤病史、或只因为腰背肌肉痉挛所致。局部钝痛，随后渐重，可产生放射性痛，由臀部、大腿后外侧、小腿外侧直至足跟、足背部疼痛。X线摄片检查，腰椎间隙变窄、前窄后宽和左右不等；CT扫描显示，腰椎与硬膜囊和神经根横断面异常。中医学认为，此病是由经脉痹阻所致，辨证论治须以除痹通络为主。①瘀血内阻证，如痛有定处、日轻晚重、俯仰旋转受限、舌暗紫、有瘀斑、脉弦紧或濡缓；②湿热风蕴证，如出现腰痛腿软，天气阴雨时加重、活动后减轻，相伴恶热口渴、小便赤少、舌苔黄腻、脉濡或弦数；③寒湿痹阻证，腰腿冷痛、转侧不便、阴雨时加重、肢体发冷、检查舌淡、苔白腻、脉沉紧或濡缓；④肝肾亏虚证，如有腰酸、腿软、动重卧轻、心烦失眠、阳痿早泄、妇女带下清稀、舌质红、苔少、脉弦细数。

西医处方

处方 ■ 适用于对症处理

　　哌替啶　每次10～50mg　肌内注射　立即

　加　硝苯地平（心痛定）　每次10mg　每日1～3次

　加　地西泮　每次5mg　口服　每日3次

中医处方

处方1 ■ 麻苡参甘汤：麻黄、党参各15g，薏苡仁40g，木通、甘草各 12g；取上药加水 800ml 略泡，先用武火煎沸，再改为文火续煎 30min，滤出药汁 1 次口服，每日 1 剂。能祛风散寒、渗湿止痛；主治椎间盘突出症、风寒痹阻，如腰腿冷痛、游走不定、转侧不便、阴雨加重、恶寒怕冷、舌质淡、苔薄白、脉弦。用此方治疗 50 例，总有效率为 91%。服药后可使心率加快，则不适于痛症、神经官能症和重症心血管病。

处方 2 ■ 蝎蛇散：乌梢蛇、蜈蚣、全蝎各 10g；先将上药焙干，共研成末，分成 8 个药包；首日治疗上、下午各服 1 包，次日治疗每日上午口服 1 包，连服 7 日为 1 疗程。能活血化瘀、通络止痛；主治各种坐骨神经痛，如腰腿痛，日轻晚重、舌质暗紫、有瘀斑、脉弦紧或脉涩。已用此方治疗 54 例，其疗效令人满意。

处方 3 ■ 五虎散：地龙 21g，全蝎、穿山甲、乌梢蛇、土鳖虫各 9g。急性期采取煎服，加水 800ml 略泡，先用武火、后改文火续煎 30min，滤出药汁 1 次口服，每日 1 剂；慢性期选用粉剂口服，先将上药焙干、共研细末，每次取 3～4g 口服，每日 2 次。能活血化瘀、舒筋通络；主治椎间盘突出症、瘀血证，腰腿刺痛、日轻晚重、腰部板硬、痛处拒按、舌质暗紫、苔薄腻、脉弦紧或涩，多在服药 2～3 天即可治愈，总有效率为 93%。

处方 4 ■ 乌附汤：制何首乌、乌附片、北细辛、嫩桂枝、淡干姜各 10g；取上药加水 800ml 后略泡，先用武火、后用文火续煎 30min，滤出药汁 1 次口服，每日 1 剂。能温经散寒、除痹通络；主治落枕、风寒痹阻证，腰腿冷痛、渐成恶风、转侧不便、静卧仍痛、肢体发冷，舌质淡、苔白、脉沉紧或濡缓。经上方治疗 100 例患者，总有效率为 95%。

处方 5 ■ 加味芍药甘草汤：白芍 15g，牛膝、当归、杜仲、地龙各 10g；取上药加水 800ml 略泡，先用武火、再改文火续煎 30min，取药汁 1 次口服，每日 1 剂。能补益肝肾、固本止痛；主治椎间盘突出症、肝肾亏虚证，如腰腿酸痛、无力、活动后更甚，并伴有阳痿早泄、白带清稀、舌质淡、脉细沉。已治疗 33 例患者，均可获得满意疗效。

注意： 此病诊断明确时，须绝对卧床休息 2～3 天，保守治疗无效，应尽早推荐采取手术治疗。

十九、 跟痛症

此病通常是指源于慢性损伤或部分患者跟骨结节前缘骨刺等引起的跟骨底面病变。本病临床起病缓慢，于晨起站立时疼痛更甚，行走活动片刻后可以减轻；然而，倘若行走时间延长，反而也会致使疼痛加重；检查发现足跟底部有压痛。对此，宜选用活血止痛、补肾壮骨类中药治疗。

西医处方

处方 1 ■ 吲哚美辛（消炎痛） 每次 25mg 口服 每日 3 次
　　加 地巴唑 每次 20mg 口服 每日 3 次
　　加 维生素 E 每次 100mg 口服 每日 2 次

处方 2 ■ 布洛芬 每次 0.2～0.4g 口服 每日 3 次
　　　地巴唑 每次 20mg 口服 每日 3 次
　　加 维生素 B_1 每次 10mg 口服 每日 3 次
　　加 维生素 E 每次 300mg 口服 每日 3 次

中医处方

处方 1 ■ 跟骨刺方：熟地黄 30g，木瓜 18g，薏苡仁、牛膝各 15g，川芎、五加皮、当归各 12g，木通、穿山甲各 10g；上药加水煎煮，分为 2 次口服，每日 1 剂，连用 14 天为 1 疗程。能补肾活血、通络止痛；主治足跟痛。上方经治 59 例显示，治愈者 35 例、显效者 16 例。为防止发生肾功能障碍，不宜应用马兜铃科关木通。

处方 2 ■ 加味活络效灵丹：当归、丹参、牛膝、威灵仙、鹿角霜、川续断、五加皮各 15g，乳香、没药、木瓜各 10g；用水煎煮 2 次、混后，分 2 次口服，每日 1 剂。阴虚者，宜加石斛 15g、生地黄 15g、黄柏 12g；气虚者，可加黄芪、党参各 12~15g。此方能补肾壮骨、活血止痛；主治足跟痛。此方经治 60 例，年龄介于 30~70 岁，已见治愈者 45 例、显效者 14 例。

处方 3 ■ 三生散：生南星、生半夏、生草乌各等份。将 3 味药研细、过筛，装瓶备用。治疗时，取其适量药粉，用鸡蛋清调匀，涂搽足跟患处，并嘱患者卧床休息，每日换药 1~2 次，通常在治疗 1 个月后奏效。能消肿止痛；主治足跟痛。此方经治 656 例显示，痊愈者 492 例、显效者 144 例。但须提醒患者或家人，此方有毒，严禁误入口中。

注意： 跟骨痛多系骨质增生和（或）骨内压增高，对此可采取破骨减压术治疗，平素只宜进行对症处理，以减轻局部疼痛为主。

二十、 软组织挫伤

软组织损伤主因跌扑、压轧、挤扭等外力作用于人体后，从而损及脉络，发生血流淤滞、脉络破损、血溢脉外，瘀聚积皮下、筋膜、肌腠之间，造成局部肿胀和疼痛，皮肤瘀紫。基本疗法宜行气活血、消肿止痛，瘀热者伍用凉血散瘀药，出现寒滞时要伍用温经通络类中药。当严重膝关节或软组织损伤，患者还易于出现膝关节渗出性滑膜炎、关节腔内积液等，并由此产生膝部肿胀、疼痛和活动受限等。急性期治疗应限制活动、加强休息，抽出瘀血后采取加压和包扎治疗。

西医处方

处方 1 ■ 布洛芬胶囊　每次 0.2~0.4g　口服　每日 3 次

处方 2 ■ 伤湿镇痛膏　局部外敷　每天换药 1 次

处方 3 ■ 实施物理疗法　每次 15min　每日 1 次

中医处方

处方 1 ■ 消炎散：乳香、没药、赤芍、白芷、栀子、黄柏、桃仁、川芎各 30g。将上药研为细末、过筛，做成散剂，以 75％ 酒精或白酒调成药糊；每次 20～40g 敷于患处，每日 1 次；伤口破溃时，限敷其周围，以退红肿热痛最佳。此方能清热化瘀、消肿止痛；主治各类软组织扭挫伤。此方经治 250 例显示，痊愈者 210 例、明显好转者 28 例，分别各占 84％和 11.2％。

处方 2 ■ 茯苡渗湿汤：茯苓 20g，薏苡仁 40g，生黄芪 45g，生白术、木瓜各 10g；取上药加水 800ml 后，略加浸泡，先用武火、后改文火续煎 30min，滤药汁 1 次服下，每日 1 剂。能利水渗湿、通络消肿；主治慢性膝关节滑膜炎，如肿痛、局部触及棉絮样波动、舌质淡、苔白腻、脉弦滑。

处方 3 ■ 活络祛痛膏：赤芍、大黄、五倍子、没药、延胡索、樟脑各等份；取上药共研细粉，加凡士林调膏，摊敷于患处、固定，每日换药 1 次。能行气活血、消肿止痛；主治软组织扭挫伤。此方经治 39 例显示，治愈者 31 例、显效者 8 例。

处方 4 ■ 桂芍知母汤：桂枝、芍药、知母、防风各 12g，白术 15g；上药加水 800ml，浸泡 15min，先用武火、后用文火续煎 30min，滤汁 1 次口服，每日 1 剂。能清热利湿、活血消肿；主治湿热内蕴型膝关节滑膜炎，如局部红、肿、热、痛，拒按，活动受限，舌质红、苔黄腻、脉濡数。以此方经治 60 例显示，治愈者 48 例、显效者 10 例，总有效率可达 97％。

处方 5 ■ 生栀子散：生栀子 30～50g，鸡蛋清 1 个，面粉适量；将生栀子研末，以蛋清与面粉调制药糊；治疗时，敷于扭伤处，覆盖上纱布，以绷带固定，每日换药 1 次。能消肿止痛；主治肢体软组织扭伤。此方经治 300 例患者，包括踝关节扭伤 207 例、腰关节扭伤 23 例、腕关节扭伤 60 例，结果表明贴敷 1 次即愈者共 298 例；于敷药后次日即可以肿消痛止。

处方 6 ■ 五行药膏：炒紫荆皮 4 份，炒独活、炒赤芍、白芷各 2 份，石菖蒲、细辛、香附、炒没药、炒乳香各 1 份；上药共研细末，制成药膏；治疗时，敷贴于患处、固定，每隔一日换药 1 次。能温经活血、消肿止痛；主治急性踝关节扭伤。此方经治 30 例显示，痊愈者 21 例、好转者 8 例。

注意：伤后 3 天内不宜进行热敷，以防止出血；针对重症患者，须及时实施 X 线摄片检查，以除外有无骨折。

二十一、外伤性骨折

众所周知，人体共有骨 206 块，包括了颅骨 29 块、四肢骨 126 块、躯干骨 51 块，当各个相应部位遭受外力伤害时，也可致使骨骼完整性和连续性遭到破坏。骨折患者，中医学传统上采用手法复位、小夹板局部固定、中药外敷、中药内服和施以功能锻炼等综合疗法，即能获得较为妥善的处理效果。本节重点介绍中药外敷和内服的部分验方。对闭合性骨折，可分成三期进行中医中药治疗：①骨折初期，局部瘀血凝结、肿胀疼痛，宜采取行气活血，治宜消肿止痛法；②中期瘀化肿消，骨折断端已初步连接，治宜接骨续筋、和营通络；③后期为骨折最终愈合阶段，治宜补益肝肾、益气养血。辨证论治，宜临证灵活实施。

西医处方

处方 1 ■ 适用于需要进行镇静和止痛的治疗

对乙酰氨基酚　每次 1 片　口服　必要时

加　地西泮　每次5mg　口服　每日3次

或　地西泮　每次10mg　肌注　立即

处方2 ■ 适用于开放性骨折、内脏出血的治疗

加　卡巴克洛（安络血）　每次20mg　肌注　每日2～3次

或　氨甲苯酸（止血芳酸）　每次100～200mg　肌注　每日2～3次

处方3 ■ 适用于预防创面继发性感染的治疗

阿莫西林胶囊　每次0.25g　口服　每日3次

或　琥乙红霉素（利君沙）　每次0.25g　口服　每日3次

或　头孢噻肟钠1.0～2.0g　｜静滴（20min滴毕）　每日2～

10%葡萄糖液250ml　｜3次

中医处方

处方1 ■ 健骨丸：生龙骨、鸡蛋壳（炒黄）各100g，生牡蛎10g，生黄芪、骨碎补、补骨脂、炒川续断、熟地黄各60g，当归、赤芍、桃仁、红花各30g，川芎、苏土鳖虫、制没药、木香各15g，制乳香1.5g；将上药共研为细末，炼蜜为丸，每丸重9g；治疗每次1丸口服，日服2次，连服2个月为1疗程。能补肾壮骨、益气养血；主治骨折迟缓性愈合。用此方治疗79例患者，男性51例、女性28例，年龄为25～65岁，其病程最短2个月、最长14个月；通常在治疗2个月后，骨折端出现压痛、传导痛、异常活动消失，骨折线模糊或有骨痂生成。

处方2 ■ 川红接骨汤：当归、土鳖虫、骨碎补、川续断、鸡血藤、杜仲各9g，自然铜（煅制）12g，接骨木、牛膝6g，赤芍、白芍、川芎、红花各4.5g；将药加水800ml，浸泡约20min；先用武火、后改文火续煎30min，滤其药汁，分为2次口服，每日1剂。留药渣续煎后洗浴。能活血理气、接骨续筋；主治骨折中期，经治30例均已获得明显疗效。

处方 3 ■ 平乐接骨丹：三七、土鳖虫各 9g，龙骨、自然铜各 15g，乳香、没药各 5g，云麝香 0.3g。上药共细末，做成胶囊，每次 1.5g 吞服，每日 3 次。能活血化瘀、消肿止痛；主治骨折淤滞疼痛。用此方治疗 264 例，骨折愈合平均天数为 42 天。

处方 4 ■ 生骨活血散：胎盘、三七粉各 30g，鹿茸 15g，蟹粉 20g；为 1 疗程用量。取上药共研细末、和匀后，装入可服性胶囊，每粒约重 0.3g；治疗每次 4 粒口服，每日 2 次；以上为成人用量，小儿用量应酌减。能补肾养血、活血通络；主治骨折中后期。此方经治 18 例显示，服药 1 疗程愈合 11 例、服药 2 疗程愈合 4 例、服药 3 疗程愈合 2 例，总有效率高达 94.4%。

处方 5 ■ 股骨颈接骨验方一：当归、桃仁、牛膝、络石藤、丹参、紫苏木、土鳖虫各 9g，红花、川芎、乳香、没药、陈皮、枳壳各 4.5g；上药加水 800ml 略泡，先用武火、后用文火续煎 30min，混合，分为 2 次口服，每日 1 剂。能活血化瘀、消肿止痛；适用于治疗骨折初期、瘀血内结型。经治 48 例患者，总有效率约为 94%。

处方 6 ■ 股骨颈接骨验方二：全当归、大熟地黄、白芍、川芎各 9g，党参、黄芪各 6g，川续断、补骨脂、淫羊藿、桑椹、鸡血藤各 9g，秦艽、陈皮各 5g；取上药加水 800ml，略泡，每剂水煎 2 次、混液，分为 2 次口服，每日 1 剂。能补肝肾、健筋骨；主治骨折后期的恢复不良者。经此方治疗 26 例，总有效率约为 90%。

注意：临床中，必须根据骨关节脱位和骨折的类型，及时采取手法或外科手术予以复位。复位越早越好；复位越准确越稳固，预后越好。

二十二、 化脓性骨髓炎

这是由于金黄色葡萄球菌或溶血性链球菌感染所致，产生骨膜、骨质或骨髓的炎症。急性期出现严重局部和全身中毒症状，一旦合并败血症时还将危及其生命。慢性期骨髓炎多由急性期炎症失治、病程迁延而成。病变好发于胫骨、股骨、桡骨等长骨骨髓端。患者病初，突然高热、寒战、头痛等，白细胞计数显著增加，局部红肿热痛，经3～4周可穿破皮肤，形成脓性窦道。患者晚期，可见长骨部有1个或多个窦道、反复流脓、使得疮口长久不愈。局部四周皮肤及皮下组织常造成坚硬而粗厚的瘀脓，当脓液引流不畅，会导致患者局部肿痛加剧。配合X线摄片检查，可见骨破坏程度及死骨等。中医学称此病为附骨疽、咬骨疽或附骨流毒等。主因湿热邪毒内蕴、留于筋骨，故能导致血凝毒聚、经络阻塞、瘰热蕴蒸等，久病还会造成肝肾不足、气血两虚、无力抗邪等，治疗时选用益气养血、清热化湿类中药。

西医处方

处方1 ■ 适用于一般性抗感染治疗

阿莫西林胶囊　每次0.25g　口服　每日3次

或　林可霉素（洁霉素）　每次0.5g　口服或肌注　每日3～4次

或　琥乙红霉素（利君沙）　每次0.25　口服　每日3次

或　头孢噻肟钠1.0～2.0g｜
10%葡萄糖液250ml｜静滴（20min）　每日3～4次

处方2 ■ 适用于加强性抗感染治疗

林可霉素（洁霉素）　每次0.5g　口服或肌注　每日3～4次

加　美罗培南（米洛培南）1.0g｜
5%葡萄盐水溶液500ml｜静滴　每日2次

或　氧氟沙星（氟嗪酸）　每次0.2～0.3g　静滴　每日2次

接　5%葡萄盐水溶液　每次500ml　静滴　每日2次～3次

中医处方

处方1 ■ 骨髓炎糊剂：白及50g，绿豆粉500g，黄连、细辛、冰片、制乳香、制没药、儿茶、血竭各 25g；将上药研成细粉、过筛。治疗时，取适量药粉，用开水调制成药糊，立即敷于患处，涂药面积宜超出病灶 5～10cm，随后覆上一层纱布或薄纸；每间隔 5～7 天换药 1 次。能提毒拔脓、消肿散结；主治各种化脓性骨髓炎。此方经治 32 例，已表明此方能提毒拔脓、消肿止痛、生肌收口，具有促进病骨修复的功效。

处方 2 ■ 茯苓车前汤：茯苓、车前子、紫花地丁各 30g，金银花 10g，牛膝 6g；上药加水 600ml 同煎，先用武火、后改文火续煎 30min，滤出其药汁，分为 3 次口服；每日 1 剂，连服 6～10 天为 1 疗程。能清热化湿、化瘀通络；主治湿热瘀阻证骨髓炎，如高热、寒战、肢痛、拒按、多汗、小便赤黄。

处方 3 ■ 银花蜈蚣散：金银花 60g，干蜈蚣 100 条，三七 45g；上药共研细末，分成 60 包，每次取 1 包冲服，每日 2 次。能清热化湿、化瘀通络；主治骨髓炎，特别是表现为高热、寒战、肢痛者。

处方 4 ■ 透脓散：生黄芪 30g，当归、川芎、皂角刺、炮穿山甲各 10g；上药加水 600ml 同煎，先用武火、后用文火续煎 30min，滤出药汁 1 次口服；每日 1 剂，连服 6～10 剂为 1 疗程。能清热化湿、和营拔毒；主治骨髓炎、热盛肉腐，恰如病变中期，患肢红肿、骨胀明显，伴烦躁口渴、身热不退。此方已治疗 42 例，表明可提脓、止痛、生肌收口，总有效率大致为 91%。

处方 5 ■ 复方蜈蚣散：蜈蚣 60g，淫羊藿 30g，黄芪、肉桂各 10g，生甘草 5g；上药共研细粉，过 100 目筛，装瓶备用。每次 15～20g，温开水送服，每日 2 次。能益气养血、清热化湿；主治骨髓炎，如气血亏虚、病灶溃破、迟迟不敛、淋漓难尽、窦道形成和朽骨等。

处方 6 ■ 蛇蜕蜂血汤：蛇蜕 60g，露蜂房 100g，黄芪、血余炭各 10g；取上药共研细末，装瓶备用；治疗时，每次 30g，

黄酒送服，每日 2 次。能益气养血、解毒化湿；主治血
亏虚证骨髓炎，如发生溃破、大量脓液外溢，迟不敛口
甚至产生朽骨和瘘管。

注意： 此病治疗有一定困难，易于反复发作。须在提供有效抗感染
和加强营养的前提下，及早采取有效的外科手术治疗。

第十六章

五官科常见疾病

一、急性感染性结膜炎

此病又俗称"红眼病"，系由细菌、病毒侵害和物理化学刺激等因素引起。患者表现结膜血管扩张、渗出和细胞浸润，伴有异物感、烧灼或眼睑胀痛等。检查时见结膜充血、水肿、分泌物增多、结膜下出血等，病情严重易见耳前淋巴结肿大等。治疗时须及时消除病因、局部点滴眼药，对个别病例还需配合全身用药治疗。中医学曾称本病为天行赤眼或暴风客热等。按照以下分型辨证论治。①疠气外浸型，如表现结膜充血，有黏液性或水样分泌物、涩痒交作，周身症状不太明显；②肺胃积热型，表现患眼灼痛、眼睑红肿、结膜显著充血、大量黏液性或脓性分泌物，伴有头痛烦躁、便秘尿赤、苔黄脉数；③疫热伤络型，眼部症状基本同前，并同时可见结膜点片状出血，其分泌物呈水样；④肝胆火旺型，眼部症状同前，逐渐变轻，无出血，但偶见角膜点状浸润、口苦咽干、便秘、苔黄、脉弦数等。

西医处方

处方1 ■ 用于急性细菌卡他期结膜炎的治疗

　　　　0.3%诺氟沙星滴眼液　点双眼　每日4～6次

　　或　0.5%四环素眼膏　点双眼　每日3～4次

或　0.3%氧氟沙星滴眼液　点双眼　每日3～6次

或　0.5%妥布霉素滴眼液　点双眼　每日3～4次

加　红霉素　每次0.5g　口服　每日4次　共用4天

加　四环素　每次0.5g　口服　每日4次　共用14天

处方2 ■ 适用于流行性病毒性角-结膜炎的治疗

0.1%碘苷滴眼液　点双眼　每日4～6次

或　0.1%阿昔洛韦滴眼液　点双眼　每2h1次

加　吗啉胍（病毒灵）　每次0.2g　口服　每日3次

加　维生素C　每次0.2g　口服　每日3次

处方3 ■ 适用于流行性出血结膜炎的治疗

0.1%利巴韦林眼液　滴眼　每日4～6次

或　0.1%羟苄唑眼液　滴眼　每日4～6次

或　4%吗啉胍眼液　滴眼　每日4～6次

加　吗啉胍（病毒灵）　每次0.2g　口服　每日3次

或　利巴韦林（病毒唑）　每次0.1g　口服　每日3次

加　维生素C　每次0.2g　口服　每日3次

处方4 ■ 用于迁延或复发性病毒结膜炎的治疗

0.1%阿昔洛韦眼液　点眼　每2h1次

接　干扰素滴眼液　点眼　每2h1次

加　吗啉胍（病毒灵）　每次0.2g　口服　每日3次

加　维生素C　每次0.2g　口服　每日3次

处方5 ■ 适用于包涵体性结膜炎的治疗

0.1%利福平滴眼液　点双眼　每日4～6次

或　0.4%洛美沙星滴眼液　点双眼　每日3～4次

或　0.3%氧氟沙星滴眼液　点双眼　每日3～6次

加　罗红霉素　每次0.15g　口服　每日3次

或　多西环素（强力霉素）　每次0.1g　口服　每日2次

处方6 ■ 适用于淋菌性结膜炎的治疗

0.4%庆大霉素滴眼液　点双眼　每日3～6次

或　0.3%氧氟沙星滴眼液　点双眼　每日3～6次

或　0.5%妥布霉素滴眼液　点双眼　每日3～4次

加　多柔比星（阿霉素）　每次 1.0g　口服　每日 2 次　共用
　　　7 天

处方 7　■ 适用于对过敏性结膜炎的治疗
　　　0.5％可的松滴眼液　点双眼　每日 4～6 次
或　0.1％地塞米松滴眼液　点双眼　每日 4～6 次
或　0.3％氧氟沙星滴眼液　点双眼　每日 3～6 次
加　氯苯那敏　每次 4mg　口服　每日 2 次
或　阿司咪唑（息斯敏）　每次 3mg　口服　每日 2 次
或　异丙嗪（非那根）　每次 25mg　口服　每日 2 次

中医处方

处方 1　■ 桑菊双花汤：桑叶、野菊花各 20g；先取石膏加入冷水
　　　500ml，浸泡 30min，大火煎煮 10min，取药汁 1 次顿服，
　　　每日 2 剂；随后留药渣，再兑水用上法续煎，取液熏洗
　　　双眼，每日 3～4 次。能祛风、散邪清热；主治感染性结
　　　膜炎疠气外浸型，如结膜充血、黏性分泌物增多、涩痒
　　　交作。

处方 2　■ 柴胡蒺藜汤：桑叶 15g，白蒺藜、麻黄、赤芍、吴茱萸各
　　　10g；上药加冷水 500ml 浸泡 30min，先用武火煎沸，再
　　　改为文火续煎 20min，混合，分为 2 次口服，每日 1～2
　　　剂。能祛风散寒、散邪解毒；主治急性感染性结膜炎疠
　　　气外浸型，如眼结膜充血、色淡红、水样分泌物增多、
　　　涩痒交作。

处方 3　■ 泻肺清胃汤：石膏 20g，黄芩、赤芍、桑白皮各 10g，防
　　　风 6g；上药加入水约 600ml 后浸泡 30min，先以武火煎
　　　沸，再改文火续煎熬 20min，混后分 2 次口服，每日 2
　　　剂。能清胃泻肺、解毒散邪；主治急性感染性结膜炎肺
　　　胃积热型，眼部灼痛、重症结膜充血、黏性或脓性分泌
　　　物增多等。

处方 4　■ 连菊公英方：黄连 9g，菊花、蒲公英各 30g；煎前加冷水
　　　600ml 浸泡 30min，先用武火煎沸，再改为文火续煎

15min，混合后分为 2 次口服，每日 1 剂。能清热解毒、散邪；主治肺胃积热型感染性结膜炎，如眼部热痛、结膜充血明显、分泌物增多。

处方 5 ■ 四顺清凉饮：当归、赤芍各 12g，酒大黄 8g，生甘草 6g；将上药加水 600ml 略泡后，先以武火煎沸，再用文火续煎 10min；取其药汁，兑水 300ml 用文火另煎 20min；将液混合，分为早、中、晚 3 次口服，连用 6 剂为 1 疗程。能清热凉血、解毒明目；主治疫热伤络型急性感染性结膜炎、如眼部灼痛、结膜充血和点状出血、流泪不止。此方经治 600 例，多在口服 4 天后治愈。

处方 6 ■ 归尾菊芩汤：菊花、当归尾、黄芩各 9g；上药加水 600ml 后浸泡 30min，先以武火煎沸，再改文火续煎 8min，分为 2 次口服；每日 1 剂，连用 6 剂为宜。能清热凉血、活血散邪；主治疫热伤络型病例，如畏光流泪、结膜充血或点状出血。

处方 7 ■ 柏连汤：谷精草 15g，秦皮 12g，黄柏 10g，黄连 6g；上药加水 600ml 浸泡 30min，先以武火煎沸，再改文火续煎 10min，取汁分为 2 次口服，每日 1 剂。上方能泻火解毒、清肝明目；主治肝胆火旺型感染性结膜炎，如畏光、刺痛、流泪、结膜充血、角膜浅点状浸润。上方经治 100 例显示，痊愈者 80 例、好转者 16 例。

注意： 结膜位于眼的前方表面，局部点入眼药，其治疗浓度较高，即可获得较为满意的疗效。若为慢性感染细菌性结膜炎，可选用抗感染眼药点滴双眼；对屈光不正、用眼过度的患者，当及时去除其病原后即可以好转或治愈。针对于过敏性或春季性慢性结膜炎，须在及时去除病因的同时，给予适当的抗组胺和抗过敏药物治疗。

二、病毒性角膜炎

这是由于病毒引起的一种感染性眼病，常见于流感之后，角膜特征性改变多种多样，如在角膜表面见有细小颗粒状小泡、地图性角膜炎、盘状角膜炎等。仅就疱疹性角膜炎来讲，则是由于外源或内源性致病因素作用于角膜上皮的病变，如外伤、基质水肿、细胞浸润甚至坏死等，从而形成一种严重的致盲性眼病。单纯疱疹性角膜炎可分为地图状角膜炎、盘状角膜炎、坏死性角膜基质炎。本病应以抗病毒治疗为主，并结合相应的角膜保护性措施；一般认为，盘状角膜炎还适用于糖皮质激素治疗。此病中医学归属于聚星障、混清障范畴，主因外邪犯目、肝火炽盛、湿浊围阻、正虚邪恋所致。如肝炽热型，见有角膜渐扩和加深，结合膜混合充血、羞明流泪、灼热刺痛，伴有头痛、口苦、舌质红、苔黄、脉弦数等，治疗时要选取清肝泻火、解毒明目类中药。

西医处方

处方1 ■ 适用于地图状角膜炎的治疗

　　　　0.1%碘苷（疱疹净）滴眼液　点双眼　每日4～6次

　或　0.4%碘苷眼膏　涂双眼　每日2次

　加　1%阿昔洛韦滴眼液　点双眼　每日6次

处方2 ■ 适用于盘状角膜炎的治疗

　　　　1%阿昔洛韦滴眼液　点双眼　每日4～6次

　加　1%泼尼松龙滴眼液　点双眼　每日4次

处方3 ■ 适用于复发疱疹性角膜炎的治疗

　　　　1%阿昔洛韦滴眼液　点双眼　每日4～6次

　接　干扰素滴眼液　点双眼　每日4～6次

　加　阿昔洛韦　每次0.2g　口服　每日4次

　加　聚肌胞注射液0.5ml　球结膜下封注　隔日1次

中医处方

处方1 ■ 公英三味饮：蒲公英50g，板蓝根20g，薄荷10g；先取前两味药，加冷水600ml浸泡30min，用武火煎药煮10min，再入薄荷续煎5min，分为2次口服，每日1剂。此方能驱风热、清头目；主治外邪犯目型病毒性角膜炎，如有羞明涩痛、角膜呈星状浑浊、睫状出血，相有发热和咽痛等。

处方2 ■ 公英蒺藜汤：蒲公英30g，白蒺藜18g；上药加冷水600ml后浸泡30min，先用武火、再改文火续煎20min，滤药汁分2次口服，每日2次。能清热祛风、退翳明目；主治外邪犯目或风热上犯型病毒性角膜炎，如出现羞明，见角膜点状浑浊等。

处方3 ■ 清热退翳方：大青叶15g，金银花、知母各10g，生大黄5g；取前3味药加水500ml后浸泡30min，以武火煎沸，后改文火续煎20min，接下来兑入大黄，再续煎5min，取汁混合，分2次口服，每日1剂。能清热解毒、泻火通便；主治肝火积盛型病毒性结膜炎，如病变扩展和加深，伴有混合性结膜充血、灼热刺痛、畏光流泪、口苦及便秘等。

处方4 ■ 复方银花液：连翘、黄芪、党参各15g，金银花12g；上药煎前加入冷水600ml浸泡30min，先用武火、再改文火煎40min，混合后，分2次口服，连续煎服6剂。能益气扶正、解毒散邪；主治正虚邪恋型慢性病毒性角膜炎，患者久病，眼角膜病变轻微、自觉症状不太明显。

处方5 ■ 羌蓝木贼汤：羌活15g，板蓝根20g，木贼草10g；上药加水600ml浸泡30min，先以武火、再文火续煎10min，分2次口服；每天1剂，连用8剂。能祛风散寒、解毒退翳；主治外邪犯目或风寒上犯型病毒性角膜炎，如畏光、流泪和异物感，角膜浅点状浑浊和睫状充血。

处方6 ■ 苍桂术附汤：茯苓、白术各30g，桂枝、生甘草、熟附子各10g；先取熟附子加水600ml略泡，先以武火煎沸后，改用文火续煎30min；然后，兑入其他中药续煎30min，分成2次口服，每日1剂。能散寒除湿、温阳补火；主治单纯疱疹病毒性角膜炎，如病程长、已有角膜病灶污浊或基质水肿者。

注意： 应以采取局部用药治疗为主。给予碘苷点眼，对地图状角膜炎效果较好，对慢性溃疡实质层疱疹性角膜炎效果较差。再则，使用阿昔洛韦治疗上皮性和实质性疱疹病毒性角膜炎较好，而且还能降低该病的复发率。如果选择二药配合交替使用，每间隔60min以二药分别交替点眼1次。地图状角膜炎患者须禁用糖皮质激素。恰与相反，对盘状角膜炎，则应给予抗病毒药加1‰泼尼松龙滴眼液点眼，每日3～4次。此时，如有青光眼及白内障时，也应避免因使用激素或阿托品等，后者可以用来预防有可能伴发的虹膜睫状体炎等。

三、 老年白内障

　　通常将晶状体浑浊称为白内障。此病多在中老年以后发病，并且有逐年增多之趋势，目前80岁以上老年人的发病率几乎为100％，很可能与老年人的晶状体退行性改变相关。疾病最初多表现眼前有固定不变的黑影，而且进行性加重，最终可出无痛性视力下降和屈光改变。老年白内障以皮质性病变居多，倘若治疗过晚，过于成熟，还可导致溶解性青光眼和晶状体蛋白过敏性葡萄膜炎等。因此，本病也是老年人失明的一个主要原因。本病属于中医学圆翳内障的范畴，应按以下类型进行辨证论治，如肝肾亏虚型、脾胃气虚型、阴虚阳亢型等。如肝肾亏虚者，常有不同程度的晶状体浑浊、视力减退、出现近视或单眼复视等，同时伴发头晕、耳鸣、腰酸背痛、舌质淡、脉细弱，应选用补益肝肾类中药治疗。

西医处方

处方1 ■ 可以试用的滴眼药物治疗

　　　　吡诺可辛（白内停） 点双眼　每日4～6次

　或　法可林滴眼液（法可灵） 点双眼　每日4～6次

　或　4％谷胱甘肽眼液 点双眼　每日4～6次

　或　奥视明滴眼液 点双眼　每日4～6次

处方2 ■ 可以试用治疗的内服药物

维生素 C　每次 0.2g　口服　每日 3 次

加　维生素 E　每次 100mg　口服　每日 3 次

或　复合维生素 B　每次 2 片　口服　每日 2 次

加　葡萄糖酸锌　每次 10mg　口服　每日 2 次

加　苄吲酸-赖氨酸　每次 0.5g　口服　每日 3 次

中医处方

处方 1 ■ 明目治障饮：桑椹、枸杞子各 100g，五味子 60g，刺蒺藜、谷精草各 80g；加入冷水 2000ml 略泡，先用武火煎药煮沸，逐渐把药汁浓缩至 500ml；加入适量食糖续煎 5min，取汁备用；每次 50ml 口服，每日 3 次。此方能补肝益肾、明目治障；主治肝肾亏虚型老年白内障，如视力减弱、腰酸膝软、舌淡苔薄、脉细无力等。

处方 2 ■ 补肾汤：熟地黄 80g，黄精、何首乌各 100g，桑螵蛸 60g；上药加冷水 2000ml 后略加浸泡；先用武火、后改文火续煎，使药汁浓缩至 500ml；每次 50ml 口服；每日 2 次；连服 3 个月为 1 疗程。能补益肝肾、消障明目；主治肝肾亏虚型老年白内障，如晶状体浑浊、伴头晕、耳鸣、腰膝酸软等。

处方 3 ■ 蠲翳饮：决明子 30g，草决明、枸杞子、女贞子各 10g，白芍 15g；取上药加水 500ml 左右，以武火煎沸后，改为文火续煎，每剂水煎 2 次，混合药汁，分 2 次温水送服；每日 1 剂，以连服 3 个疗程为宜。能养阴平肝、蠲翳明目；主治阴虚阳亢型老年白内障，如头痛、头晕、口干、舌质红、苔少及脉细。

注意：白内障形成与氧化作用密切相关，患者体内自由基改变，是导致晶体氧化变性的重要起因。因此须选用滴眼药和口服各种自由基清除剂进行治疗，后者如维生素 C、维生素 E 等。然而，可惜的是，不一定能够阻止该病的发展，最终也不得不采取晶状体摘除术加人工晶体置入的处理。使用白内停点眼，可以与白内障醌类物质发生竞争，即可竞争与晶状体水溶性蛋白的结合区；谷胱甘肽不会有益于使之氧化物还原，一并调节或维持晶体的正常新陈代谢。此外，该病还须及时发现和治疗某些老年的全身代谢性疾病，如糖尿病、动脉硬化、营养缺乏症等。

四、老年青光眼

此病通常是指病理性眼压升高引起的视乳头血流灌注障碍。倘若经久不愈，即将发生视神经萎缩和视野缺损，最终也会导致严重的视力障碍。原发性青光眼可细分为闭角和开角型两种。青光眼病因极为复杂，可能与遗传、炎症、药物、情绪等诸多因素有关。急性闭角型青光眼以 50 岁以上老年女性居多。突然眼压升高、明显头痛、视力下降，并相伴出现"虹视"现象。急性开角型青光眼，尽管也可发生眼压升高，但其房角一向是敞开着的，视力下降也是渐进性的，检查时可见视野缺损和视盘下陷。治疗时要抑制房水生成和促进房水排出，以便确保视神经功能损害减慢。对原发性闭角型青光眼，要尽早实施眼科手术治疗。中医学称本病为绿色内障或青风内障等，应按以下类型辨证论治：①风火攻目证，如发病紧急、剧烈眼痛、视力突降、瞳孔散大、恶心、呕吐，苔黄、脉弦数；②痰火升扰证，除上述表现外，可伴有身热面赤、眩晕、苔黄腻、脉滑数等；③阴虚风动证，如劳倦之后，眼部症状加重、头晕眼胀、五心燥热、视物昏朦、红视、舌红苔少、脉细数；④气郁化火证，除上述眼部症状外，另有神志不舒、胸闷嗳气、口苦、舌红、苔黄、脉弦数等；⑤肝肾两亏证，如病久视力下降、视野缩小、眼底凹陷加深、眼压持续升高、头晕耳鸣、精神倦怠、舌淡、苔薄、脉细无力。

西医处方

处方 1 ■ 适用于急性闭角型青光眼的治疗

1% 毛果芸香碱（匹罗卡品）　点眼　每 10min 1 次

或　0.5% 噻吗洛尔滴眼液　点眼　每日 2～3 次

或　0.5%贝特舒滴眼液　点眼　每日2~3次

或　卡替洛尔眼水（美开朗）　点眼　每日2~3次

加　20%甘露醇　每次200~400ml　快速静滴　立即

或　50%甘油盐水　每次100ml　口服　每日2次

或　乙酰唑胺（醋氮酰胺）　每次0.25g　口服　每日3次

处方2 ■ 适用于慢性闭角型青光眼的治疗

1%毛果芸香碱眼药（匹罗卡品）　点眼　每日2次

或　0.5%贝特舒滴眼液　点眼　每日2次

或　0.5%噻吗洛尔滴眼液　点眼　每日2次

或　卡替洛尔眼液（美开朗）　点眼　每日2~3次

加　知柏地黄丸　每次9g　口服　每日3次

或　乙酰唑胺（醋氮酰胺）　每次0.25g　口服　每日2次

处方3 ■ 适用于原发性开角型青光眼的治疗

拉坦前列素滴眼药（适利达）　点眼　每日1次

或　1%毛果芸香碱眼药（匹罗卡品）　点眼　每日1次

或　1%布林佐胺滴眼液　点眼　每日2次

或　0.5%噻吗洛尔滴眼液　点眼　每日2~3次

或　卡替洛尔眼水　点眼　每日2~3次

加　乙酰唑胺（醋氮酰胺）　每次0.25g　口服　每日2次

或　碳酸氢钠片（小苏打）　每次0.5g　口服　每日3次

加　维生素 B_1　每次20mg　口服　每日3次

处方4 ■ 适用于青光眼睫状体炎的治疗

0.5%噻吗洛尔滴眼液　点眼　每日2~3次

或　1%地匹福林滴眼液　点眼　每日3次

或　0.1%双氯芬酸滴眼液　点眼　每日3~4次

加　吲哚美辛（消炎痛）　每次25mg　餐后服　每日3次

或　氟芬那酸（氟灭酸）　每次0.2g　餐后服　每日3次

加　知柏地黄丸　每次9g　口服　每日3次

中医处方

处方1 ■ 绿风羚羊汤：羚羊角0.3g，玄参、黄芩、车前子、制大黄各 10g；先取羚羊角研末备用，另外其他中药加水500ml同煎，取药汁送服羚羊角粉末；每日 1 剂，连用 12 天为 1 疗程。能清热息风、凉肝息风；主治老年闭角性青光眼发作期，如风火攻目型，有剧烈眼痛和偏头痛、角膜呈雾状浑浊、混合性充血、眼压升高等。

处方 2 ■ 绿风安散：芦荟、丁香、牵牛子各 50g，磁石 100g，上药共研细末，混匀后装入胶囊。依据病情，每次 2～3 粒口服，每日早、晚各 1 次，以饭后温水送服为佳。能清热泻肝、降逆和胃；主治各种青光眼，如呕吐泛酸、口苦、舌红、苔黄和脉弦数。临床有效率为 86％、视野扩大率为 92％、视力提高率为 54％。

处方 3 ■ 礞石逐痰饮：青礞石 15g，黄芩、天麻各 10g，陈皮、生大黄各 6g；取前 4 味药加水 600ml 后煎煮，先用武火、后用文火续煎 30min；再加入生大黄续煎 5min；滤药汁温水送服，每日 1 剂，连服 5～7 天。能降火逐痰、平肝息风；主治急性期闭角型青光眼，如出现眩晕、恶心呕吐、舌红、苔黄腻、脉弦滑数。

处方 4 ■ 五苓散：泽泻 12g，茯苓、猪苓各 9g，桂枝、白术各 6g；上药加冷水 600ml 浸泡 30min，先以武火、后改文火续煎 30min，每剂煎分 2 次，每日 1 剂。能温肾通阳、化气利水；主治肝肾亏型慢性青光眼，眼压增高、视乳头苍白区扩大、视野缺损明显。经治 1 周后能使眼压下降的有效率为 90％。

处方 5 ■ 三子草茯汤：女贞子、茺蔚子各 10g，五味子 8g，夏枯草12g，茯苓 15g；上药加水 500ml 后，先用武火、再用文火续煎 10min；滤其药汁时，另外兑水 300ml，再用文火续煎 30min；两煎混合，分成早、晚 2 次口服，每日 1剂，连服 5～7 天。能补益肝肾、利水明目；主治肝肾亏虚型青光眼，如头晕、耳鸣、腰膝酸软、精神欠佳、舌淡、苔薄、脉细无力等。

注意：急性期、头痛明显者，宜用强大脱水甘露醇或甘油盐水治疗；及其能于短期内加以提高血浆渗透压，促使眼组织中，尤其能使玻璃体内水分拉出，从而减少眼内容量，尽快降低其眼压。乙酰唑胺能针对碳酸酐酶产生特异的抑制作用，阻抑和减少房水形成、降低眼压；患者若长期服药可引起手足、口唇发麻，食欲缺乏、尿路结石、肾绞痛、血尿、低血钾及代谢性酸中毒等，则应及时进行补钾。闭角型青光眼患者，绝不可以单独依靠本品的一般性处理降低眼压，尚须注意加用缩瞳药或及时选择眼科手术治疗，以防止耽误病情，致房角发生粘连和失明。

五、视网膜血管病

通常是由视网膜中央静脉主干或其分支血栓形成所致，常见危险因素包括糖尿病、高血压、动脉粥样硬化等。脉络膜视网膜炎系是指眼底脉络膜炎和一并发生的视网膜病变。感染型者可见于结核、梅毒和疱疹病毒感染等；非感染型者或许是由自体免疫反应或遗传性退行性疾病所致。治疗时须改善视网膜营养、加强免疫功能的调节。对结核病可选用链霉素和异烟肼化疗、对感染期梅毒应采用青霉素类抗生素加以驱除梅毒，对疱疹病毒感染者宜使用抗病毒药治疗等。中医学称本病为暴盲、视瞻昏渺、云雾移睛等，须按以下类型辨证论治：①气血瘀阻型，如视力下降、乳头充血和水肿、乳头边缘模糊、眼底静脉迂张，甚至产生大量眼底视网膜出血或水肿，伴有头痛、头晕、胸胁胀痛、脉呈弦涩等；②肝风内动型，患眼表现如上，并伴有头晕、耳鸣、烦躁易怒、口干口苦、腰膝酸软、舌降少苔、脉细弦；③痰热上塞型，患眼症状同前，还可伴有严重头晕、胸闷、烦躁、纳差、恶心、痰稠口苦、舌红、苔黄腻、脉弦滑；④正虚血瘀型，如迁延不愈或反复发作，伴有神疲食少、面色无华、气短心慌、舌质红、苔薄白、脉细弱。

西医处方

处方1 ■ 适用于一般病人的对症治疗

1%三磷腺苷滴眼液　点眼　每日4～6次

或　珍珠明目滴眼液　点眼　每日4～6次

加　维生素B$_1$　每次30mg　口服　每日3次

加　维生素C　每次0.2g　口服　每日3次

加　维生素A　每次5000U　口服　每日3次

加　肌苷片　每次0.2g　口服　每日3次

加　曲可芦丁（维脑路通）　每次0.3g　口服　每日3次

处方2■适用于发生免疫反应时的治疗

1%阿托品滴眼液　点眼　每日1～2次

或　百力特眼药水　点眼　每日3次

加　泼尼松龙　每次60mg　口服　每日1次

中医处方

处方1■桃红积柴汤：红花8g，桃仁、枳壳、赤芍、柴胡各10g；上药加水600ml浸泡30min；用武火、后改文火续煎30min，分成2次口服；每日1剂，连服6剂为宜。能活血化瘀、理气消滞；主治气滞血瘀型视网膜中央静脉阻塞，除有眼部症状外，还伴有情志抑郁、食欲下降、嗳气、舌紫暗、苔薄白、脉弦或涩。

处方2■钩藤菊花饮：枸杞子12g，钩藤20g，菊花、丹参、赤芍各10g；先取前4味药加水500ml煎煮，先用武火、后改用文火续煎15min；滤出药汁，分为早、晚各1次温服，每日1剂。能养阴平肝、凉血散瘀；主治肝风内动型视网膜中央静脉阻塞，如有头晕耳鸣、烦躁易怒、舌红苔少、脉细弦等。

处方3■消血饮：葛根20g，川芎、当归、赤芍、生地黄各10g，防风6g；取上药加水600ml后浸泡30min，先用武火煎沸后，改为文火续煎30min，滤其药汁分次口服，每日1～2剂。能养血活血、凉血散瘀；主治视网膜中央静脉阻塞，患者久治未愈、发生眼底出血、色泽偏淡、头晕眼花、心慌气短、舌淡苔薄、脉细软。现代医药学研究，证明葛根有效成分，能扩张血管和改善微循环，并产生抗血小板、降血压、降糖、降脂及抗氧化作用。

处方4 ■ 益气活血汤：黄芪20g，丹参、川芎、白术、地龙各10g；煎前，应加冷水600ml，浸泡30min；先用武火煎沸后，再改用文火续煎30min，分为2次口服，每日1剂。能益气通络、活血散瘀；主治视网膜中央静脉阻塞，如神疲无力、食少便溏、舌淡苔薄、脉细脉软。

处方5 ■ 疏肝活血汤：当归10g，柴胡、川芎、白芍、牡丹皮各10g；上药加水600ml，先以武火煎沸后，改文火续煎30min，滤出药汁温水送服，每日1剂，连服6～8剂。此方能疏肝理气、活血消肿；主治气滞血瘀型中心性脉络膜视网膜病变，病程已久，黄斑区不清，视网膜中心凹有灰黄色渗出及色素游离。

处方6 ■ 五苓散：茯苓15g，猪苓、桂枝、白术、泽泻各10g；上药加水600ml略泡，先以武火煎沸、改为文火续煎30min，分为2次温服；每日1剂，连服6～8剂。上方能健脾利水；主治脾虚湿泛型中心性浆液性脉络膜视网膜病变，如视物模糊、变形变色、黄斑区有渗出、中心凹反光不清、神疲无力、头重胸闷、纳差、便溏、舌淡苔白、脉弱。

处方7 ■ 活血利水验方：丹参、生黄芪、茯苓各30g，川芎、茺蔚子各10g；上药加水600ml，略加浸泡，用武火煎沸后，改为文火续煎30min，滤药汁温水送服；每日1剂，连服6～8剂。能健脾利水、活血消肿；主治中心性浆液性脉络膜视网膜炎。

处方8 ■ 玉女煎：石膏30g，生地黄15g，麦冬12g，知母、牛膝各10g；先取生地黄加水600ml略泡，使用武火煎沸后，改为文火续煎20min；接着，再加其他中药同煎30min，滤汁后分2次口服，每日1剂。能养阴清热、生津润燥；主治单纯糖尿病视网膜病变，诸如视力下降、眼底微血管瘤、斑片状出血，伴新生血管、口渴、多饮、舌红、苔微黄而燥、脉细数等。

处方9 ■ 滋肾活血汤：生地黄、丹参、葛根各15g，熟地黄、牡丹皮各10g；先取生地黄加入冷水600ml略泡，使用武火煎沸后，改为文火续煎30min；每剂煎取药汁2次，分早、晚各1次口服，每日1剂，连服6～8剂。能滋肾活血、养阴明目；主治单纯糖尿病视网膜病变、增生性糖尿病视网膜病变等；肾阴兼血瘀，静脉曲张偏暗，伴口干乏力、腰酸、尿多、舌质暗红、苔少、脉细涩。

处方10 ■ 增液白虎汤：石膏30g，生地黄、知母、麦冬、玄参各10g；取生地黄加水600ml，先用武火、后改文火续煎20min；接着再加入其他中药续煎30min，滤药汁温开水送服，每日1剂，连服6～8剂。此方能清热生津、养阴明目；主治阴虚燥热型单纯糖尿病视网膜病变，如视力下降、眼底斑片状出血，伴有口渴多饮、舌红、苔黄而燥、脉数等。

注意：此病应首先控制造成感染的各种不同病因。对口服泼尼松龙者，不能突然停药，防止患者病情因突停而加重或复发；对眼前部患有葡萄膜炎者，只限采取局部糖皮质激素和阿托品滴眼液点眼治疗。当患者激素禁忌或其疗效不敏感时，尚可酌情配合进行免疫抑制药治疗，如环磷酰胺，每次50mg口服，每日3次，也可取环磷酰胺0.2g，用生理盐水40ml稀释后缓慢静注，每日1次，连滴7天后即可改为口服。环磷酰胺将抑制和杀灭免疫细胞，从而产生免疫功能的抑制作用，但此药可致白细胞减少、中毒性膀胱炎、脱发、肝功能损害、恶心、呕吐、厌食等，故应定期检验血、尿和肝肾功能等。

六、外耳道炎

此病又称弥漫性外耳道炎，是一种由细菌感染的外耳道皮肤和皮下组织非特异性炎症，有时也可形成外耳道疖肿，既可以是细菌感染也可能由真菌感染等，以夏秋两季易于发病。患者临床表现外耳道灼热、发痒、疼痛，为慢性充血、肿胀、表皮糜烂，伴有浆液性或脓性分泌物；病情严重者，可出现耳周淋巴结肿大、压痛、张口不利等。中医学称本病为耳疮，主证为肝胆湿热夹风，见有局部慢性充血、肿胀、有少许淡黄色分泌物、舌质红、苔黄腻、脉弦数。治疗应予选取清泄肝胆、化湿消肿类中药。

西医处方

处方1 ■ 适用于细菌感染病例的治疗

　　琥乙红霉素（利君沙）　每次 0.25g　口服　每日 3 次

　或　阿莫西林胶囊　每次 0.25g　口服　每日 3 次

　或　头孢拉定　每次 1.0g　口服　每日 3 次　连用 7 天

　或　罗红霉素　每次 150mg　口服　每日 2 次　连用 5 天

　加　10% 鱼石脂甘油　涂于局部　每日 3 次

　或　2% 酚甘油　涂于局部　每日 3 次

处方2 ■ 适用于真菌感染病例的治疗

　　酮康唑　每次 0.2g　口服　每日 2 次

　加　3% 水杨酸酒精　滴耳　每日 3 次　连用 7～10 天

　或　咪康唑乳膏（达可宁）　涂耳　每日 2 次　连用 7～14 天

　或　特比萘芬乳膏（兰美抒）　涂耳　每日 2 次　连用 7～14 天

处方3 ■ 适用于湿疹性病变病例的治疗

　　西替利嗪　每次 10mg　口服　每日 1 次　连用 5～7 天

　或　氯苯那敏（扑尔敏）　每次 4mg　口服　每日 3 次

　加　皮炎平软膏　涂外耳道　每日 3 次　连用 7～10 天

　或　氧化锌软膏　涂外耳道　每日 3 次　连用 7～10 天

中医处方

处方1 ■ 五味消毒饮：金银花、野菊花各 10g，紫花地丁、蒲公英、天葵子各 15g；将上药加水 800ml 同煎，先用武火、后用文火续煎 30min，滤药汁 1 次口服；每剂水煎 2 次分服，每日 1 剂。能疏风清热、解毒消肿；主治肝胆湿热夹风型外耳道炎，如局部灼热、发痒、疼痛，部分病例还有红肿和表皮糜烂等。

处方2 ■ 银花解毒散：金银花、野菊花各 10g，紫花地丁、蒲公英各 15g；取药加水 800ml 浸泡 30min，先用武火、后改换文火续煎 30min，取药汁 1 次口服；每剂水煎 2 次，分次口服，每日 1 剂。能疏风清热、解毒消肿；主治肝胆湿热型外耳道炎，如有外耳灼热、发痒、疼痛，以及慢性充血或外耳道狭窄等。此方经治 34 例显示，有治愈者 22 例、好转者 10 例，疗程最长 26 天、最短仅为 7 天。

注意： 外耳道疖肿形成，将破时宜行局部切开排脓或引流术。疼痛较为剧烈者须加服一般镇静药和镇痛药治疗。如果外耳道炎经久不愈，应予及时除外坏死性病变或糖尿病患者，并酌情实施更为积极的治疗措施。

七、外耳湿疹

　　此病主源于耳郭、外耳道及其周围皮肤对药物等某些过敏物质的刺激，患者产生以耳部皮肤瘙痒、破溃、局部渗出为特征的表现。疾病起初，有外耳皮肤红肿、出现小水疱、流出黄色分泌物；一旦发生皮肤糜烂，还会产生黄色结痂；不断搔抓，容易导致继发性感染，使皮损面积增大、渗液增多，出现不易愈合性溃疡等。长时间不愈，还会导致慢性外耳湿疹，使之表面粗糙、皮肤增厚、出现脱屑、皲裂、颜色加深等。中医学称本病为旋耳疮，辨证论治须按照以下两型制定治疗方案：①风热湿邪浸渍型，如有皮肤潮红、灼热、瘙痒、溃烂或水疱等，见有黄色脂水外溢、黄痂、舌质红、苔黄腻、脉弦数或滑数等；②血虚生火化燥型，患者反复发作、病程较长，皮肤呈苔藓化增厚、粗糙、皲裂或鳞屑等，可见舌质淡红、苔白、脉细缓，应当选用滋阴养血、息风润燥类中药治疗。

西医处方

处方1 ■ 适用于合并感染时的治疗

　　　　阿莫西林胶囊　　每次 0.25g　口服　每日 3 次

　　或　头孢拉定　　每次 1.0g　口服　每日 3 次　连用 7 天

　　加　10％鱼石脂甘油　涂于局部　每日 3 次

　　加　西替利嗪　每次 10mg　口服　每日 1 次　连用 5～7 天

处方 2 ■ 适用于慢性病例的治疗

　　　　氯苯那敏（扑尔敏）　每次 4mg　口服　每日 3 次

　　加　皮炎平软膏　涂外耳道　每日 3 次　连用 7～10 天

　　或　氧化锌软膏　涂外耳道　每日 3 次　连用 7～10 天

中医处方

处方 1 ■ 黄柏苍术汤：黄柏、苍术、蒲公英各 10g，滑石 15g，龙胆 5g；上药加水 800ml 后略泡，先用武火、后改文火续煎 20min，滤出药汁 1 次口服，每日 1 剂。能清热利湿；主治湿热上蒸型外耳湿疹，如局部皮肤潮红、灼热、瘙痒等。

处方 2 ■ 四物汤：熟地黄、当归、白芍各 10g，川芎 6g；上药加水 800ml 同煎，先用武火、后文火续煎 30min，留出药汁 1 次口服，每日 1 剂。能养血滋阴；主治血虚生风或化燥型外耳湿疹，如有苔藓化增厚、粗糙、皲裂状改变。此方加减经治 60 例显示，痊愈者 39 例、有效者 19 例，总有效率可达 97％以上。

注意：急性期须加强抗过敏和对症处理，严防导致合并感染。

八、中耳炎

　　这是一种中耳黏膜以及骨膜、骨质的化脓性炎症。非化脓性中耳炎即指鼓室积液和听力下降的一种非特异性炎症，表现耳部胀痛、耳鸣、听力下降等一般临床症状。化脓性中耳炎是发生在中耳黏膜的化脓菌感染等，在儿童时期发病率居高，常见病原菌为肺炎球菌、溶血性链球菌、流感杆菌、葡萄球菌、铜绿假单胞菌、厌氧菌等感染，患者出现耳痛、听力减退、脓液流出后将使疼痛减轻，并同时伴有发热、乏力等全身性症状；耳科检查可见鼓膜充血、膨隆、穿孔，脓血分泌物从耳内流出等。治疗时须使用足量有效抗生素控制感染，必要时宜进行鼓膜切开术和引流术。本病归属于中医学脓耳范畴。中药内服治疗，重在健脾渗湿、托毒排脓；中药外治须以清热解毒、消肿止痛、敛湿、祛腐生肌滴耳药为主。与此同时，还应清洗耳道，以确保局部脓性分泌物引流通畅。

西医处方

处方1 ■ 适用于急性球菌类感染的治疗

青霉素钠 360 万 U
生理盐水 250ml ｜ 静脉滴注　每日 2 次　用前皮试

或　头孢拉定 2.0g
生理盐水 250ml ｜ 静脉滴注　每日 2 次　连用 7 天

加　3％过氧化氢　清洗耳道　每日 3 次　连用 7 天

加　氧氟沙星滴耳剂　滴耳　每日 3 次　连用 7 天

处方2 ■ 适用于急性杆菌类感染的治疗

氨苄西林 0.5～1.0g
生理盐水 250ml ｜ 静滴　每日 2 次　用前皮试

或　头孢呋辛 1.5g
生理盐水 250ml ｜ 静脉滴注　每日 2 次　连用 7 天

加　3％过氧化氢　清洗耳道　每日 3 次　连用 7 天

加　氧氟沙星滴耳剂　滴耳　每日 3 次　连用 7 天

处方3 ■ 适用于急性鼓膜穿孔前的治疗

头孢拉定　每次 0.5g　口服　每日 3 次

加　3％酚甘油　每次 4 滴　滴耳　每日 3 次

或　0.25％氯霉素滴耳液　滴耳　每日 3 次

处方4 ■ 适用于慢性化脓性中耳炎的治疗

0.3％氧氟沙星滴耳液　滴耳　每日 2 次

或　3％过氧化氢　冲洗耳道　每日 3 次

或　2.5％氯霉素甘油　滴耳　每日 3 次

处方5 ■ 可以选择口服类的药物治疗

　　　　氯苯那嗪（扑尔敏）　每次 4mg　口服　每日 3 次

　加　阿莫西林（阿莫仙）　每次 0.5g　口服　每日 3 次

　或　酮康唑　每次 0.2g　口服　每日 2 次

　加　泼尼松片　每次 30mg　口服　每日 1 次

中医处方

处方1 ■ 四黄耳炎灵：大黄、黄芩、黄连、黄柏、苦参各 20g，冰片 6g，香油 500ml，液体石蜡 1000ml。先将前五味药置入香油锅内、浸泡 24h；接下来加热、炸枯为黑黄色，滤净药渣，再兑入石蜡、冰片细面，搅匀，过滤，分装在眼药水瓶内备用。治疗时用棉签拭净耳内脓液，然后滴入本品 1～2 滴，另可用纱布条蘸药塞入耳内，每日 1～2 次。此方能清热利湿、解毒、止痛；外用时主治化脓性中耳炎。以此方治疗 379 例患者，病程短则 3 天、长则达 13 年之久，其结果为已治愈者 246 例、好转者 112 例。

处方2 ■ 三黄栀子液：黄连 15g，黄柏、黄芩各 9g，栀子 6g；取上药加水，先用文火煎沸，滤取药液；外加 2% 苯甲酸防腐备用，治疗时随时滴入病耳即可。此方能解毒消炎；主治慢性化脓性中耳炎。此方经治 50 例，包括慢性而急性发作者 26 例；已显示痊愈者 32 例、显效者 9 例，总有效率约为 82%。

处方3 ■ 紫参滴耳油：紫草 50g，苦参 5g，香油 500ml，冰片 6g，枯矾 3g。将紫草、苦参置入香油锅内浸泡，经加热炸枯呈黑黄色，再滤出药液，兑入冰片和枯矾细末，搅匀后备用。治疗时，先将患耳内分泌物用消毒棉签蘸 3% 双氧水拭净，然后滴入该药液 1～2 滴，最后以消毒棉浸入本品塞住耳道；每日 1～2 次，连用 3 天为 1 疗程。能清热解毒，收湿敛疮；主治急慢性化脓性中耳炎。以此方治疗 120 例，有急性化脓性中耳炎 120 只耳、慢性化脓性中耳炎 25 只耳；治疗结果表明急性化脓性中耳炎痊愈患耳

112 只、显效患耳 6 只、好转患耳 2 只，慢性化脓性中耳炎痊愈患耳 21 只、显效患耳 2 只、好转患耳 1 只。

注意： 患者一旦发生鼓室积液时，必须及时实施鼓膜穿刺抽液治疗。如在急性期发生穿孔时，须立即停止使用 2%酚甘油，以防本品与脓液混合而释放苯酚腐蚀鼓室黏膜。针对全身和局部症状较重、鼓膜明显凸起、穿孔小脓液引流不畅、经抗感染仍有耳痛和高热不退者，须及早考虑采取鼓膜切开引流术。在外耳道清洗和鼓室脓液引流时，注意不要把粉剂和有色药物误注入鼓室，并禁止使用耳毒性药液。

九、 梅尼埃病

这是发生在内耳的一种非炎性病变，又称为耳源性眩晕或膜迷路积水。患者为发作性眩晕、耳鸣、及波动型听力减退。眩晕患者时常突然呈现旋转性眩晕，并且相伴恶心、呕吐、面色苍白、出汗、血压下降等迷走神经刺激症状，整个发作病程可持续十几分钟或数天。耳科检查可见鼓膜正常，电测时为感音神经性耳聋、重振试验阳性，治疗须卧床休息、采取低盐与低脂饮食、纠正水与电解质失衡、降低患者的心理负担。中医学称本病为眩晕等，主因脾肾两虚、肝阳上亢所致，故可出现本虚标实的临床特点。治疗时，须选取平肝潜阳、健脾化痰、利水补肾类中药。

西医处方

处方 1 ■ 适用于解除明显迷路水肿时的治疗

氟桂利嗪（西比灵） 每次 10mg 口服 每日 1 次 连用 3～5 天

加 维生素 B_1 每次 10mg 口服 每日 3 次

加 三磷腺苷（ATP） 每次 20mg 口服 每日 3 次

加 桂利嗪（西比灵，脑益嗪） 每次 0.2g 口服 每日 3 次

加 山莨菪碱（654-2） 每次 10mg 肌注 每日 2 次 连用

　　　　6 天

　　加　山梨醇 250ml　快速静滴　每日 1 次　连用 3～4 天

处方 2 ■ 适用于本病对症治疗的处理

　　　　硝基地西泮　每次 5mg　口服　每日 2 次

　　或　地芬尼多（眩晕停）　每次 2 片　口服　每日 3 次

　　或　茶苯海明（乘晕宁）　每次 50mg　口服　每日 3 次

　　或　地西泮（安定）　每次 2.5mg　口服　每日 2 次

　　或　氯噻酮片　每次 50mg　口服　每日 1 次

　　或　50%葡萄糖液 60ml
　　　　维生素 B$_6$ 100mg　｜静脉注射　每日 2 次　连用 3 天

　　接　地塞米松 10mg　加入滴壶中静滴　每日 1 次　连用 3 天

　　加　谷维素　每次 20mg　口服　每日 3 次

中医处方

处方 1 ■ 泽泻汤：泽泻、白术各 60g；取药加水 500ml 略泡，煎至 100ml，温开水送服；每日 1 剂，连用 12 剂为 1 疗程。能健脾利湿；主治耳源性眩晕。此方治疗 92 例，年龄为 28～52 岁，已近期被治愈者 51 例、显效者 33 例，总有效率为 91%。

处方 2 ■ 加味血府逐瘀汤：桃仁、红花、川芎、赤芍、枳壳、桔梗、僵蚕各 10g，熟地黄、牛膝、当归、黄芪各 15g，全蝎 5g，蜈蚣 2 条；每剂水煎 2 次，混后，分 2 次口服，每日 1 剂。能益气活血、化瘀通络；主治耳源性眩晕，以此方治疗 40 例，随访 2 年未复发者 32 例，发作次数减少或发作期缩短者 5 例。

处方 3 ■ 平眩汤：泽泻 40g，天麻 15g，丹参、磁石、白术、赭石各 30g；每剂水煎 2 次，混合后，分成早、晚各 1 次口服，每日 1 剂。能平肝潜阳、健脾利湿；主治耳源性眩晕。经治 100 例显示，治愈者 93 例、有效者 7 例。

处方 4 ■ 化痰通窍汤：半夏、石菖蒲各 20g，白术、生南星、泽泻、桂枝、菊花各 12g；每剂水煎 2 次，混合后，分早、晚各 1 次口服，每日 1 剂。头痛加剧宜加蔓荆子；肝火甚旺宜加龙胆、牡丹皮等。对气虚者，可加用黄芪、党参；对耳鸣重听者，应加入郁金、葱白砂仁等。能燥湿化痰、宣邪通窍；主治耳源性眩晕。此方经治 114 例，年龄介于 23～50 岁，症状很快消失、随访 1 年未复发者 103 例，大致占 90%。

处方 5 ■ **定眩汤**：白术、石菖蒲、钩藤各 15g，泽泻、茯苓各 20g，桑叶、天麻、半夏、菊花各 10g，荷叶 10～15g；加水后，水煎 2 次，于每日 3 餐前各分服 1 次，每日 1 剂。肝阳上亢、血压偏高者，须加褚石、生龙骨、生牡蛎各 15～30g；恢复期者，宜选增加益气滋肾、固本类中药。能化痰利湿、平肝潜阳；主治梅尼埃病。此方治疗 42 例，其总有效率为 96%。

注意：此病主要采取药物保守治疗，其效果也较明显，如采取镇静、扩血管、抗胆碱药和对症处理等综合性方案。患者发作中口服药物较困难时，则需要及时改为肌注或静注给药。对呕吐显著者，除使用维生素 B_6 外，还可给甲氧氯普胺（胃复安）每次 10mg 肌注，意在减轻呕吐症状与腹部不适。在整个发作期须叮嘱患者卧床休息，选择高蛋白、低脂、低盐饮食。倘若发作频繁、药物治疗无效时，也可在查清病因以后及早考虑采取相应的外科手术。

十、 鼻前庭病与鼻出血

鼻前庭病以鼻前庭皮肤炎症或伴前庭毛囊发炎常见，严重时也可导致前庭化脓或疖肿；患者有时也可因为干燥而出血。主要源于鼻腔分泌物刺激、粉尘或有害气体刺激，甚至因为患者曾有挖鼻陋习所导致的损伤。鼻腔发炎、干燥或小血管扩张而破裂更容易产生鼻出血，少数病例也可见于全身血凝机制障碍等，出血部位多位于鼻中隔前、下方，出血量依然可导致贫血或出血性休克。中医学称此病为鼻衄，可能与肺经热甚、胃火炽盛、肝火上炎、肝肾阴虚、脾不统血相关。①肺经热甚型，为点滴渗血、鲜红，伴有鼻、咳嗽、发热等，舌质偏红、苔黄、脉数；②血热妄行型，有鼻黏膜充血，出血量中等、深红，伴身热口渴、大便秘结，舌质红、苔黄、脉洪数；③肝火上炎型，出血源于恼怒之后，常伴有头痛、头晕、胸胁、苦闷、咽干，舌质红、苔黄、脉弦数；④肝肾阴虚型，局部出血量小，有咽燥口渴、头晕眼花、手足心热，舌红、苔少、脉细数；⑤脾不统血型，出血量不多，但有面白肢冷、大便溏稀，鼻黏膜色淡、舌质红、苔白、脉数。

西医处方

处方1 ■ 适用于鼻前庭炎的治疗

青霉素钠　每次80万U　肌注　每日2次　用前皮试

或　罗红霉素　每次0.15g　口服　每日2次

或　头孢拉定　每次0.5g　口服　每日3次

加　2.5%碘伏　局部涂擦　每日2～3次

加　10%鱼石脂软膏　局部外涂　每日1～2次

处方2 ■ 适用于鼻前庭湿疹的治疗

氧化锌软膏　局部涂擦　每日3次　连用10～14天

或　氟轻松软膏　涂擦局部　每日3次　连用7～10天

处方3 ■ 适用于鼻腔内疖肿的治疗

青霉素钠　每次80万U　肌注　每日2次　用前皮试

或　氨苄西林胶囊　每次0.5g　口服　每日3次

或　头孢拉定　每次0.5g　口服　每日3次

加　10%鱼石脂软膏　局部外涂　每日2～3次

处方4 ■ 适用于鼻出血止血的治疗

卡巴克洛（安络血）　每次5mg　口服　每日3次

或　酚磺乙胺（止血敏）　每次0.5g　肌注　每日3次

加　维生素C　每次0.2g　口服　每日3次

加　维生素 K_4　每次8mg　口服　每日3次

处方1 ■ 泻白散汤：地骨皮、桑白皮各 15g，甘草 3g，粳米 50g；取上药加水 800ml 后浸泡 15min，先用武火、后改用文火续煎 30min，滤出药汁 1 次服下，每日 1 剂。能清肺泻火、凉血止血；主治鼻衄肺经热盛型，如有鼻滴血，伴有鼻塞、咳嗽等。

处方2 ■ 独圣汤：黄芩 150g；取独品加水 800ml 后浸泡 20min，先用武火煎沸，再改用文火续煎 30min，滤出药汁 1 次口服，每日 1 剂。能清热止血；主治鼻衄血热妄行型，如有鼻出血或汗孔出血。

处方3 ■ 莱菔饮：鲜白萝卜适量，捣碎取汁 150～200ml，加入食盐约 3g，调匀后 1 次顿服，每日 2～3 次。能清热止血；治疗鼻衄肺经热盛型，如患者鼻滴血不止、量少色鲜。笔者曾治疗 20 例，均能取得比较明显的疗效。

处方4 ■ 犀角地黄汤：水牛角、生地黄各 30g，赤芍 12g，牡丹皮 9g；将上药加水 800ml 浸泡 20min，先用武火煎沸后，再改用文火续煎 30min，取药汁 1 次口服，每日 1 剂。若用犀牛角，其疗效会更好。此方能清热、凉血止血；主治鼻衄血热妄行型，鼻血颜色鲜红、量大势急，伴有咽燥口干、发热，舌质红绛、脉弦数有力。按此方加减经治 61 例显示，痊愈者 28 例、显效者 25 例、好转者 7 例，总有效率为 98%。

处方5 ■ 止血立应散：大黄、血余炭各 15g，青黛、槐花各 3g；上药加水 800ml 略加浸泡，先用武火煎沸，后改文火续煎 30min，滤出药汁 1 次口服，每日 1 剂。此方能清热、凉血、止血；主治血热妄行型鼻衄，如出血鲜红、其量甚大，曾经治疗 18 例，均能获得较明显的疗效。

处方6 ■ 镇逆止血汤：生赭石、生地黄、白茅根各 30g，牛膝 10g；取上药加水 800ml 同煎，先用武火煎沸，再改文火续煎 30min，滤出药汁 1 次口服，每日 1 剂。此方能降逆、凉血、止血；

主治肝火上炎型鼻出血，如恼怒发病，有头痛、头晕，胸胁苦满，舌质红、苔黄、脉弦数。用此方加减经治 26 例显示，治愈者 24 例、有效者 2 例，总有效率几乎为 100％。

注意：治疗须及时消除鼻腔刺激性分泌物、控制局部发炎、酌情选用敏感的抗生素治疗。当产生鼻疖时，一定不要强行挤压。若化脓期处理不当易于加重、甚至出现可及生命的颅内感染，如海绵窦血栓性静脉炎或继发性脑脓肿等。鼻出血时，须立即采用外压法、烧灼法、激光凝固法或填塞法进行止血，必要时还配合实施某些止血药治疗。出血量大，当一次出血量＞500ml 者，易于出现头晕、口渴、乏力、面色苍白、血压下降、脉速无力，对此，应抓紧时间进行抢救，防止产生出血性休克。

十一、 急慢性鼻炎

此病主因病毒或继发细菌感染以及变态反应而引起的鼻黏膜发炎。一般而言，本病是在变应原（抗原）作用之下通过免疫机制产生的变态性炎症。本病可分为常年性或季节性两种类型，患者表现鼻痒、喷嚏、流涕、鼻塞，甚至全身不适，严重患者反复发生感染还会导致化脓性鼻窦炎。治疗时针对急性感染性鼻炎，可给予抗病毒和抗生素治疗；针对由变态反应引起的过敏性鼻炎，必须避免与过敏性物质的接触，以及消除急性期鼻腔黏膜水肿等。慢性变态反应性鼻炎，因对某些变应源性物质的反应性增高，常可导致以局部鼻黏膜改变为主的疾病，临床表现也轻重不一，有时还会导致嗅觉障碍。中医学将鼻炎称为鼻鼽等，认为本病主因肺气或脾气虚寒、肾阳亏虚所致，多在卫阳不固或脾肾阳虚基础上发生了外感风寒并乘虚而入以及气不化津或鼻窍阻塞。据此，则需要选取益气固表、温肾、通窍散邪类中药治疗。

西医处方

处方 1 ■ 适用于急性鼻炎初期伴发热的治疗

阿司匹林　每次 0.5g　口服　每日 3 次

加　维生素 C　每次 0.2g　口服　每日 3 次

加　利巴韦林（病毒唑）　每次 0.1g　口服　每日 3 次

或　阿莫西林　每次 0.5g　口服　每日 3 次

加　1%呋喃麻黄液　滴鼻　每日 3～5 次

处方 2 ■ 适用于慢性单纯性鼻炎的治疗

维生素 C　每次 0.2g　口服　每日 3 次

加　氯苯那敏（扑尔敏）　每次 4mg　口服　每日 3 次

加　鼻炎康　每次 10g　口服　每日 3 次

1%麻黄液　滴鼻　每日 3 次

处方 3 ■ 适用于慢性肥厚性鼻炎的治疗

鼻炎康　每次 10g　口服　每日 3 次

藿胆丸　每次 10g　口服　每日 3 次

1%呋喃麻黄液　滴鼻　每日 3～5 次

处方 4 ■ 适用于过敏性鼻炎的治疗

西替利嗪　每次 10mg　口服　每日 1 次

或　氯雷他定　每次 10mg　口服　每日 1 次

或　氯苯那敏　每次 2mg　口服　每日 2 次

或　雷诺考特喷雾剂　喷鼻　每日 2 次　连用 7～14 天

或　伯克纳喷雾剂　喷鼻　每日 1～2 次　连用 7～14 天

或　立复汀喷雾剂　喷鼻　每日 3 次　共用 7～14 天

中医处方

处方 1 ■ 祛风脱敏汤：生黄芪 20g，白术、防风、当归、辛夷花、五味子、石菖蒲各 10g，白芍 15g；蝉蜕、甘草各 6g，细辛 3g；每剂水煎 2 次，分为早、晚各 1 次服，每日 1 剂。头痛剧烈宜加白芷 10g；伴有黄色脓涕可加黄芩 10g。此方能益气固表、通窍散邪；主治过敏性鼻炎，用此方经治 34 例，其总有效率几乎为 100%。

处方 2 ■ 劫敏汤：黄芪、乌梅、诃子肉、干地龙各 10g，柴胡 3g，防风 6g，蜂蜜 30g（和水后服）；取药加水 600ml 煎服，每天 1 剂。寒证，宜加荜茇、细辛；重症，应重用黄芪、柴胡、防风，或加入石榴皮。能益气固表、敛肺通窍；主治变态反应性鼻炎。用此方治疗 58 例，显效者 26 例、好转者 10 例。

处方 3 ■ 玉屏风散：黄芪、白术各 60g，防风 30g；上药加水 800ml 后，持续浸泡 15min，先用武火煎沸后，再改为文火续煎 30min，滤出药汁 1 次口服，每日 1 剂。能益气固表；主治肺气虚寒证变态反应性病例，如有风冷异气、恶风、气短、咳嗽、咳痰、面色苍白、舌苔薄白、脉细数。

处方 4 ■ 固表止嚏汤：生黄芪 20g，白术、防风各 15g，柴胡、苍耳子、五味子、防己、黄芩、乌梅各 10g，生甘草、炙麻黄各 6g；每剂水煎 2 次口服，每一周煎服 4 剂。此方能益气固表、敛肺止嚏；主治过敏性鼻炎。用此方治疗 87 例，临床总有效率可达 97％。

处方 5 ■ 鼻敏宁：黄芪、党参各 12g，白术 10g，防风、乌梅、柴胡各 6g，五味子 5g，细辛 3g；将上药提取物或浸膏制成口服胶囊，每粒约含 0.4g；治疗时，每次 5 粒口服，每日 3 次，连用 4～6 周为 1 疗程。再则，此方也可煎汤口服，每日 1 剂。能益气固表、敛肺通窍；主治变态反应性鼻炎，以此方治疗 198 例显示，显效者 130 例、有效者 45 例，总有效率约为 88％。现代药理学研究已表明，此方抗变态反应性作用强大，能抑制抗原抗体反应、减轻局部炎症及改良细胞结构。

处方 6 ■ 黄芪乌梅汤：黄芪 15g，乌梅、当归各 10g，甘草 5g；上药加水 800ml，先用武火、再改文火续煎 30min，滤出药汁 1 次口服，每日 1 剂。此方能益气固表、敛肺脱敏；主治变态反应性鼻炎、肺气虚寒证，如冷风异气，清涕淋漓不止等。以此方治疗 500 例，临床总有效率为 90％。

处方 7 ■ 脱敏验方：黄芪、白术各 10g，防风、辛夷、甘草各 6g；取药后加水 800ml 略泡，先用武火煎沸，随后改用文火续煎 30min，取出药汁 1 次口服，每日 1 剂。能益气固表、敛肺通窍；主治变态反应性鼻炎、肺气不足或卫表不固证，以此方治疗 500 例，临床总有效率可达 90%。

十二、鼻窦炎

此病又称副鼻窦炎，既可以是单个，也可能是多个鼻窦一起发炎，如双侧上颌窦炎、双侧额窦炎等。本病大多继发于急慢性鼻炎、呼吸道感染，主要致病菌包括肺炎双球菌、葡萄球菌、流感杆菌，可同时伴有厌氧菌感染等。患者出现有规律性头痛、鼻塞、脓涕、嗅觉减退，并伴有畏寒、发热、食欲减退、乏力等全身临床症状。慢性鼻窦炎多是因急性期治疗不彻底或其分泌物引流不畅所致。须叮嘱患者加强休息、镇痛、退热、高营养素饮食，及时提供足量有效抗生素控制感染，并配合滴鼻、喷鼻、红外线照射、电透热法等项局部治疗；若有必要，宜可实施上颌窦穿刺术冲洗治疗。本病属于中医学鼻渊的范畴，主因脾胃湿热或肝胆郁火所致，以至于循经上犯、蟠灼气血、化浊为涕、停聚窦窍。治宜清热解毒、清利湿热，并佐以活血通窍排脓之大法。

西医处方

处方 1 ■ 适用于急性化脓性鼻窦炎的治疗

青霉素钠 360 万 U
生理盐水 250ml ｜ 静脉滴注　每日 2 次　用前皮试

或　头孢噻肟钠 2.0g
生理盐水 250ml ｜ 静脉滴注　每日 2 次　用前皮试

或　琥乙红霉素　每次 0.25g　口服　每日 3 次

加　环丙沙星　每次 100mg　静脉滴注　每日 2 次　连用 6 天

加　1% 麻黄液　滴鼻　每日 3～4 次

或　5% 链霉素液　滴鼻　每日 3～4 次

处方 2 ■ 适用于慢性化脓性鼻窦炎的治疗

　　　　琥乙红霉素　每次 0.25g　口服　每日 3 次　连用 10 天
　加　稀化黏素胶囊　每次 0.3g　口服　每日 2 次　连用 7 天
　加　鼻窦炎口服液　每次 10ml　口服　每日 2 次　连用 10 天
　或　鼻渊舒口服　每次 10ml　口服　每日 2 次　连用 10 天
　加　1％麻黄液　滴鼻　每日 3 次
　或　5％链霉素液　滴鼻　每日 3 次

中医处方

处方 1 ■ 苍耳散加味：鱼腥草 20g，苍耳子、重楼各 10g，辛夷、白芷、黄芩、甘草各 6g；每剂水煎 2 次，分早、晚各 1 次口服，每日 1 剂。鼻塞、头痛明显者，宜加川芎、薄荷、细辛；咽干口苦者，应加生地黄、焦栀子；发生内热便秘者，可加用全瓜蒌、白茅根、藕节、白术等。本方能清热排脓、疏风通窍；主治鼻渊、鼻窦炎。用此方治疗 106 例，总体治愈率大致为 90％。此方外加鱼腥草、重楼、黄芩时，还具有清热排脓、宣通鼻窍之功效。

处方 2 ■ 鱼腥草合剂：鱼腥草 10g，桔梗 5g，甘草 3g；每剂水煎 2 次，混合后分 3 次口服；每日 1 剂，连用 2～3 周为 1 疗程；儿童用量应减半。能清热解毒、宣肺排脓；主治鼻渊、鼻窦炎，以此方治疗 400 例，痊愈者 378 例、好转者 20 例。

处方 3 ■ 苍耳鼻渊汤：炒苍耳子 30g，连翘、玄参、桑白皮各 20g，桔梗、藿香、牡丹皮、生石膏各 15g，白芷、辛夷花各 12g，荆芥 10g，炙麻黄、甘草各 6g；每剂水煎 2 次，分早、中、晚餐后口服，每日 1 剂。儿童剂量应予酌减。兼有发热恶寒者，须加用金银花、黄芩；兼有口苦咽干者，可加用龙胆、栀子等。能清热解毒、宣肺通窍；主治鼻渊、鼻窦炎等。此方经治 77 例显示，临床治愈者 45 例、好转者 31 例，总有效可高达 99％。

处方 4 ■ 谷精合剂：谷精草、决明子、草决明各 30g，桑叶 20g；木贼草、钩藤（后下）、栀子、白芷、蔓荆子、菊花、甘

草各 10g；每剂水煎 2 次，分早、晚各 1 次口服；每日 1
剂，连服 9 天为 1 疗程。能祛风止痛、清肝泄热；主治
鼻渊、鼻窦炎。用此方治疗 44 例，结果表明上述症状消
失，随访半年未曾复发者 18 例，随访 3 个月未再复发者
20 例，总有效率可达 86%。

处方5 ■ 黄白公英煎：生黄芪、白花蛇舌草各 20g，玄参 25g，皂
角刺、白芷、金银花、蒲公英、紫花地丁各 15g，当归、
穿山甲、川芎各 12g，牛蒡子、辛夷各 10g，苍耳子 6g，
甘草 4g；每剂水煎 2 次，混合后，分成早、晚各 1 次口
服；每日 1 剂，连服 7 天为 1 疗程。能清热解毒、透脓、
宣通肺窍；主治鼻渊、化脓性鼻窦炎。此方经治 57 例，
包括上颌窦炎 38 例、额窦炎 19 例，结果表明在服药 1～
3 疗程获得痊愈者 41 例、有效者 12 例，总有效率约
为 93%。

注意： 针对急性化脓性鼻窦炎，最主要是有效地控制感染，但又要
注意防止产生细菌耐药，条件许可时最好于细菌培养加药敏试验结
果指导下选择抗生素。患者倘若合并厌氧菌感染，还须应配合使用
甲硝唑或替硝唑等。稀化黏素又称吉诺通，是由桃金娘科树叶内提
取的一种生物碱，它能直接碱化呼吸道黏膜黏液，促进黏液溶解，
刺激并增加黏膜纤毛的清除能力。如果上颌窦炎一旦被确诊，均应
及时采取上颌窦穿刺冲洗，旨在有效地清除感染灶和及时解除患者
头痛症状。

十三、 异物感症

这是指患者主观上的一种异物样梗阻感，并经多次细心检查并
不能见到器质性疾病。咽部异物感明显时，以致严重地影响患者的
情绪，常自认为是得了一个"不治之症"。此病以中年轻妇女多见，
其临床特征是自觉咽部不适、空咽动作中更为明显、吐之不出、吞
之不下，可伴胸闷、气促等；在经咽喉部检查或配合上消化道钡透

中不曾见到异常征象。中医学称此病为梅核气，多因痰气互结、肝郁气滞、心脾气虚所致。如痰气互结型，表现咽部异物吞之不下、吐之不出，伴嗳气、恶心、呃逆、胸脘胀满、脉弦滑；肝郁气滞型，自觉咽中发生梗阻，嗳气频频、胁下胀闷、嗳气后稍舒、苔薄白、脉弦；心脾气虚型，自觉咽中异物、口中无味、不思饮食，可见面白神疲、惶恐不安、小便清长、大便溏稀、舌质淡、苔白、脉弱。

西医处方

处方 1 ■ 适用于一般性炎症者的治疗

青霉素钠　每次 80 万 U　肌注　每日 2 次　用前皮试

或　氨苄西林胶囊（安必仙）　每次 0.5g　口服　每日 3 次

或　琥乙红霉素　每次 0.25g　口服　每日 3 次

加　度米芬含片　每次 2 片　含服　每日 4～6 次

或　复方草珊瑚含片　每次 2 片　含服　4～6 次

处方 2 ■ 适用于变态反应时的治疗

泼尼松片　每次 30mg　口服　每日 1 次

加　康泰克胶囊　每次 10mg　口服　每日 2 次

加　谷维素　每次 30mg　口服　每日 1 次

加　复方硼酸液　每次 10ml　含漱　每日 4 次

或　1∶5000 呋喃西林　每次 10ml　含漱　每日 3 次

中医处方

处方 1 ■ 四逆散：郁金、芍药各 10g，枳实、制香附各 6g，柴胡、甘草各 3g；上药加水 600ml，先用武火煎沸、改为文火续煎 30min，滤药汁 1 次口服，每日 1 剂。能疏肝和脾、解郁利咽；主治梅核气、肝郁气滞，如咽梗阻感、胁下胀闷、频频嗳气或呃逆、苔薄白、脉弦。此方加减经治38 例显示，治愈者 36 例、有效者 2 例，总有效率 100％。

处方 2 ■ 甘麦大枣汤：甘草 10g，小麦 15g，大枣 10 枚；取上药加水 500ml 后，先用武火煎沸，再用文火续煎 30min，滤药汁 1 次口服，每日 1 剂。能养心安神、补脾益气；主治心脾气虚型梅核气，如有咽内异物感、纳差、面白神疲、少气懒言，舌淡苔白、脉弱。

处方3 ■ 越鞠丸：苍术、香附、川芎、神曲、栀子各10g；取上药加水600ml，浸泡约15min，先用武火、再用文火续煎30min，滤出药汁1次口服，每日1剂。能行气解郁；主治气阴不足型梅核气，如咽干不舒、或异物感等。此方经治32例显示，治愈者24例、好转7例，总有效率为97%。

处方4 ■ 四七汤：半夏、茯苓各10g，紫苏叶、厚朴各9g；上药加水500ml略泡，先用大火煎、再改用小火续煎30min，滤药汁1次口服，每日1剂。能行气开郁、降逆化痰；主治痰气互结型梅核气，如咽中炙脔、咽之不下、吐之不出，伴胸脘胀闷、嗳气或呃逆，苔薄白、脉弦滑。

处方5 ■ 清化丸：贝母30g，杏仁15g，青黛3g；上药制成丸剂，为一日剂量，每次5g口服，每日3次。能降火逐痰；主治梅核气、痰气互结，如咽中炙脔、咽之不下、吐之不出，伴有身热便秘、舌苔黄腻、脉数。

处方6 ■ 瓜蒂明矾散：瓜蒂、明矾各等份；上药共研细末，每次取1g，用白糖水冲服，每日1次。能理气化痰；主治梅核气、痰气互结型，感到咽中炙脔、咽之不下、吐之不出、嗳气、呃逆、胸闷胀痛、欲吐等。

处方7 ■ 礞石滚痰丸：礞石30g，沉香15g，酒大黄、黄芩各250g；将上药研细末、做成药丸，每次取5g口服，每日2～3次。能降火逐痰；主治痰郁化火型梅核气，如出现咯吐黄痰、有身热便秘、舌质红、苔腻等。

注意：此病炎症期宜使用抗生素治疗，采取免疫抗变态反应治疗措施，以及进行暗示和对症处理等。

十四、急慢性咽喉炎

急性咽类是指喉及其周围黏膜的急性炎性病变，系一种常见的呼吸道传染性疾病，多是继发于急性鼻炎和急性咽炎。急性喉炎以在 6 个月至 3 岁婴幼儿的发病率最高，此期生理性喉腔狭小、喉软骨松软、黏膜下组织松弛、黏膜淋巴管丰富。喉炎急性发作时因为肿胀而阻塞，患者伴发热、咳嗽、喉部疼痛、声音嘶哑，而导致局部分泌物咳出障碍和极度呼吸困难等，若抢救不当仍会危及到患者的生命。然而，此病还须与传染性白喉加以鉴别，后者的传播甚快、病情进展更为迅猛。

急性咽炎即指咽黏膜及其黏膜下组织或淋巴结炎性病变。本病通常是由急性鼻炎向下蔓延所致，只有很少一部分患者是源于咽部黏膜的直接感染。主要病原体多是由于病毒或细菌的感染。患者突然出现咽痛、随咽下动作而加重，可伴有食欲减退、发热或全身不适等。慢性咽炎多因急性期治疗不够彻底所致，并分为慢性单纯性和慢性肥厚性咽炎两种。急性咽炎治疗原则是控制感染、以及加强对症处理。患者也可长时期存在慢性黏膜、黏膜下和淋巴组织的弥漫性炎症。本病以成人更为常见，其主要特征为咽部不适、发痒、发干、灼热、刺痛、咽部黏稠分泌物较多，归属于中医学记载的喉痹范畴。主因肝肾阴虚、虚火上炎所致；其次是由反复外感、风热留邪、迁延不愈而成，因而患者还时常伴有慢性喉炎。治疗时，应以滋阴清热、化痰利咽为主，并须禁忌烟酒和刺激性食物，适当应用抗生素或糖皮质激素，按照中医临床分型加以辨证论治。

西医处方

处方 1 ■ 适用于成人急性喉炎的治疗

　　　青霉素钠　每次 80 万 U　肌内注射　每日 2 次　用前皮试

　或　生理盐水 40ml ｜
　　　氨苄西林 2.0g ｜　静注　每日 2 次　用前皮试

　接　5％葡萄糖盐水 20ml ｜
　　　地塞米松 10mg ｜　静脉注射　每日 2 次

　或　泼尼松片　每次 30mg　口服　每日早晨 1 次

处方 2 ■ 适用于婴幼儿急性喉炎的治疗

头孢哌酮（先锋必）　每次 1.0g　肌注　每日 2 次　用前皮试

或　氨苄西林 1.0g

生理盐水 30ml │　静脉滴注　每日 2 次　用前皮试

接　地塞米松 5mg　缓慢静注　立即

处方 3 ■ 适用于慢性喉炎的口服抗生素治疗

复方磺胺甲噁唑　每次 2 片　口服　每日 2 次

或　头孢拉定　每次 0.2g　口服　每日 3 次

或　罗红霉素　每次 0.15g　口服　每日 3 次

或　头孢氨苄片（先锋Ⅳ号）　每次 0.5g　口服　每日 3 次

或　薄荷喉症片　每次 2 片　含服　每日 6 次

加　地塞米松　每次 3mg　喉内点滴　每日 1 次　连用 7 天

或　庆大霉素 8 万 U │　超声雾化吸入　每日 1 次　连用

地塞米松每次 5mg │　7 天

处方 4 ■ 适用于成人咽炎急性复发者的治疗

青霉素钠　每次 80 万 U　肌注　每日 2 次　用前皮试

或　阿莫西林　每次 0.5g　口服　每日 3 次　连用 5～7 天

或　头孢拉定　每次 0.5g　口服　每日 3 次　连用 5～7 天

加　利巴韦林　每次 0.2g　口服　每日 3 次　连用 5～7 天

加　度米芬含片　每次 1～2 片　含服　每日 4～6 次

或　复方草珊瑚含片　每次 1～2 片　含服　4～6 次

处方 5 ■ 常用中成药治疗

六神丸　每次 6 粒　含服　每日 3～4 次

或　金嗓利咽丸　每次 10g　含服　每日 2 次

或　金嗓清音丸　每次 10g　含服　每日 2 次

或　银黄含片　每次 1～2 片　含服　每日 4～6 次

或　薄荷含片　每次 1～2 片　含服　每日 4～6 次

中医处方

处方 1 ■ 清音汤：玄参、麦冬、生地黄各 10g，薄荷、桔梗各 5g，生甘草 3g；每剂水煎 2 次，分早、晚各 1 次口服，每日 1 剂。此方，若外加北沙参，还可进一步增进临床疗效。此方能清热利咽、养阴生津；主治慢性咽喉炎。此方经治 138 例显示，被彻底治愈者 108 例，其总有效率约 78%。

处方 2 ■ 通咽利喉汤：玄参、沙参各 15g，山豆根 12g，射干、白芍、僵蚕、佛手各 9g，桔梗 6g，生甘草 4g；每剂水煎 2 次，分为 3 次温服，每日 1 剂。声音嘶哑时，可加用胖大海、藏青果；若有胸闷时，宜加枳壳、郁金、全瓜蒌。能清热解毒、养阴利咽；主治慢性咽喉炎。此方经治 210 例显示，治愈者 90 例、显效者 60 例、生效者 40 例，总有效率可达 90%。

处方 3 ■ 咽炎灵：金银花 20～30g，法半夏、厚朴各 10～12g，茯苓 15～30g，柴胡 6～12g，连翘、川贝母、枳壳、陈皮各 10～15g；将上药加水 400ml 浸泡 30min，水煎后取其浓汁 50ml 左右，借助超声雾化吸入；每日 1 剂，连吸 10 天为 1 疗程。有时还可同时配上其他清热解毒、利咽类药。此法能行气化痰、清热利咽；主治慢性咽炎。以此法经治 42 例显示，治愈者 30 例、好转者 11 例。

处方 4 ■ 金马利咽汤：叠锦灯笼 10g，玄参、麦冬各 12g，桔梗、北豆根各 10g，马勃（包煎）、木蝴蝶、蝉蜕各 3g，薄荷（后下）、甘草各 5g；加水 600ml 同煎，滤药汁 400ml，分成 2 次温水送服，每日 1 剂。须忌食辛辣、烟酒等刺激品。此方能清热养阴、解毒利咽；主治慢性咽炎。咽部充血、肿胀者，宜加赤芍、桃仁、浙贝母；出现心烦不眠者，可加黄连、肉桂、生酸枣仁；伴有声音嘶哑者，可加用瓜蒌仁、杏仁、浙贝母、青果或胖大海。此方经治 180 例，结果显示治愈者 127 例、显效者 45 例，总有效率可达 96%。

处方 5 ■ 咽炎喷雾剂：鱼腥草注射液 2ml，维生素 C 注射液 0.25g；薄荷和生甘草各适量。先取鱼腥草注射液与维生素 C 注射液混匀，然后兑入注射用水 10ml，作为一次应用剂量。接下来，另将薄荷和生甘草研成细粉，经100 目过筛后备用。治疗时，每次首先朝向咽、喉区喷入水剂，随即再喷入适量薄荷及生甘草细粉；每日治疗1 次，连续 7 次为 1 疗程。能清热利咽；主治慢性咽炎。此法经治 66 例显示，痊愈者 50 例、好转者 16 例，总有效率 100%。

处方 6 ■ 金果饮：生地黄 20g，玄参 15g，胖大海 10g；将上药制成可口服用糖浆。治疗时，每次 15ml 口服；每日 3 次，连服 28 天为 1 疗程。能养阴清热、化痰利咽；主治慢性咽炎。以此方治疗 371 例，已显示痊愈者 39 例、显效者155 例、有效者 164 例，临床显效率约为 96%。

注意： 此病于急性期应提供有效抗感染治疗和对症处理。部分患者除采用含服药物治疗外，还应施以心理疏导治疗，主动说服患者消除咽部异物感的症状，倘若其疗效不够明显，也可考虑采取硝酸银、激光、电凝固烧灼处理，以便切除曾已增生的淋巴滤泡等，并须警惕患者偶可罹患喉癌。对伴有明显咽喉肿痛者，须同时配合使用糖皮质激素治疗。若经久不愈或出现声带息肉时，宜推荐彻底实施显微外科摘除术；对被切除下来的组织标本要认真进行病理细胞学检查。

十五、失 声

此病常由声带息肉和声带小结所致，极少数患者可因脑神经功能核受损。主要临床特征是声音嘶哑，以至于出现失音。本病以中青年人更为常见，尤以歌唱演员、讲解员、教师的发病率较高。中医学将此病称为慢性喉瘖或久瘖证。治疗时须采用养阴清肺、化痰散结、活血化瘀类中药，服药期间要加强声带休息或者绝对禁声，及时纠正患者的不良发音习惯、禁止吸烟饮酒或摄入辛辣刺激性食物。

西医处方

处方1 ■ 适用于婴幼儿急性炎症时的治疗

头孢哌酮（先锋必） 每次1.0g 肌注 每日2次 用前皮试

或 氨苄西林1.0g｜
生理盐水30ml｜ 静脉滴注 每日2次 用前皮试

处方2 ■ 适当选用激素治疗

地塞米松5mg 缓慢静注 立即

接 5%葡萄糖盐水20ml｜
地塞米松10mg｜ 静脉注射 每日2次

或 泼尼松片 每次30mg 口服 每早1次顿服

中医处方

处方1 ■ 海藻玉壶汤：海藻、昆布各15g，牡蛎30g，当归、赤芍、川芎、麦冬各12g，蒲公英、金银花各20g，大贝母、陈皮各9g；水煎2次分服，每日1剂，连用10天为1疗程。此方能清热化痰、软坚散结；主治声带小结引发的失音症。此方经治37例显示，治愈者26例、显效者9例，总治愈率几乎为95%。

处方2 ■ 消结响声汤：玄参、威灵仙、生牡蛎各30g，生地榆20g，桔梗、射干、僵蚕、姜半夏、熟大黄、山慈菇、炮穿山甲（先煎）、胖大海各10g，天花粉、赤芍各12g，象贝母15g；每剂水煎2次分服，每日1剂，连用30天为1疗程。能清热利咽、化痰散结；主治因声带小结引发的声音嘶哑、失音症。此方经治32例声带小结显示，痊愈者28例、好转者3例。

处方3 ■ 加味二陈汤：昆布、海藻各20g，煅瓦楞子、夏枯草各15g，陈皮、茯苓、姜半夏各10g，苍术、白术、枳实、芥子、甘草各6g，五味子3g；每剂水煎2次分服，每日1剂。能燥湿化痰、软坚散结；主治因声带小结或息肉引发的失音症。此方经治 53 例，其年龄介于 20～45 岁，结果显示治愈者 19 例、显效者 14 例、有效者 13 例，临床总有效率为 87％。

处方 4 ■ 加味麦冬汤：麦冬、粳米各 15g，天花粉、百合、大枣各 10g，人参、诃子、蝉蜕各 5g；法半夏、木蝴蝶、生甘草各 3g；每剂水煎后分服，每日 1～2 剂。虚火上炎者，加用玄参、知母、黄柏；局部瘀血明显时，可加赤芍、牡丹皮、茜草根同煎。能养阴润肺、清热利咽；主治声音嘶哑、肺燥阴虚证，已治疗 30 例患者，服药 10 天能使声嘶消失者 25 例、能使声嘶明显减轻者 5 例，总有效率几乎为 100％。

处方 5 ■ 菖蒲复音汤：石菖蒲、藿香、板蓝根、玄参各 12g，桔梗、射干各 10g，甘草 6g；每剂水煎 2 次，分为 2 次口服，每日 1 剂。此方能清热利咽、化湿祛痰；主治失音症、有肺热痰浊者。已报道治疗 160 例，兼有咳嗽咽痛者 69 例，结果显示痊愈者 126 例、好转者 30 例。

注意： 使用糖皮质激素治疗时，一定要配合有效抗生素治疗。并须叮嘱患者进行有效的语音强化训练。

十六、 口腔溃疡

此病俗称为"复发性口疮"，这是一种临床上十分常见、以反复发作为特征的口腔黏膜疾病，据不完全统计，正常人群患病率可超过 20％，其病因可能与感冒、消化不良、内分泌失调、免疫功能下降、精神紧张等因素相关。本病易于发生在口腔黏膜未角化或角化程度较差的区域，如以唇、颊、舌、软腭等黏膜组织，局部有烧灼样痛；一开始只是黏膜充血不适，为粟粒大小的红点，继发一圆形或椭圆形溃疡，直径为 2～3mm，其表面还有一层薄薄的黄色假膜、四周红晕。倘若不伴其他感染，通常在经过 7～10 天自愈、不留瘢痕，但时常复发则不能根除。中医学称此病为口疮，主因心脾积热、阴虚火旺、气血亏虚所致，须按下列分型辨证论治。①心脾积热型，发生口内疼痛，伴口渴、小便短赤、大便秘结、舌红、苔黄、脉数；②阴虚火旺型，发生口内疼痛、口干、手足心热、疲乏无力，舌红、苔少、脉细数；③气血亏虚型，发生口内疼痛、不渴，伴有畏寒、大便溏稀，溃疡四周尚无充血、舌质红、苔薄白、脉细弱。

西医处方

处方1 ■ 适用于口腔溃疡的局部物疗法

金霉素药膜　每次1片　贴于患处　每日3次

或　10%干扰素溶液　每次20ml　饭前含服　每日2次

或　0.5%达可罗宁液适量　涂布患处　每日2次

或　口泰漱口液　每次10ml　漱口　每间隔1h1次

或　锡类散　涂布患处　每日2次

处方2 ■ 宜可采用的激素与免疫增强药治疗

泼尼松　每次5mg　口服　每日2次

或　地塞米松　每次0.75mg　口服　每日3次

加　左旋咪唑　每次50mg　口服　每日3次

加　胸腺素注射液　每次5mg　肌注　每日1次

或　胎盘球蛋白　每次3~6ml　皮下注射　每周1次

中医处方

处方1 ■ 黄连升麻汤：黄连3g，升麻9g；取药加水600ml同煎，先用大火、后用小火续煎30min，滤药汁1次口服，每日1剂。能清热泻火；主治心脾积热型口腔溃疡，如口内疼痛、口渴、小便短赤、大便秘结、舌红、苔黄、脉数。

处方2 ■ 二辛汤：细辛9g，生石膏30g；取上药加水500ml略泡，先用武火煎沸后，改用文火续煎30min，滤药汁1次口服，每日1剂。能清热泻火；主治心脾积热型口腔溃疡，如有口痛、口渴、口臭、小便短黄、大便秘结、舌红、苔黄、脉数。此方经治26例显示，治愈者19例、显效者

4例、有效者2例，总有效率为96％。

处方3 ■ 导赤散：生地黄、生甘草、竹叶各10g，木通3g；将上药加水500ml略泡，先用武火煎沸，再以文火续煎30min，取药汁1次口服，每日1剂。能清热泻火；主治心脾积热型口腔溃疡。如表现口痛、口渴、口臭、小便短黄、大便秘结、口疮量多、局部充血明显、舌质红、苔黄、脉数，经治31例显示，临床效果令人满意。

处方4 ■ 玄参汤：玄参、天冬、麦冬各10g；取上药加水600ml略泡，先用武火、后再文火续煎30min，滤出药汁1次口服，每日1剂。能滋阴降火；主治阴虚火旺型口腔溃疡，如口痛、口干、手足心热、无力、舌红、苔少、脉细数。此方经治36例，临床治愈率为76％，总有效率可达94％。

注意： 此病治疗并不困难，但极易复发；因此，需注意调节自身免疫功能，并确保生活起居规律和心情舒畅；患病期间清淡饮食，避免使用过热和辛辣刺激性食物，适当补充维生素A等各种复合维生素；对便秘者，可以加服蜂蜜或复方芦荟胶囊等协助排便。

十七、口腔白色念珠菌病

这是一种常见的口腔真菌感染性疾病，好发于婴幼儿和老年，与患者时常应用广谱抗生素或免疫抑制药有关。本病可分为急性假膜型、慢性萎缩型和慢性增殖型念珠菌病。急性假膜型念珠菌病又称为鹅口疮，主要表现口干、烧灼感以及疼痛不适等；慢性的念珠菌病，萎缩性病变多发生在上颌义齿承托区的黏膜，产生局部充血与红肿、表面不平或白色点，增生性病变为灰白色或白色斑块、黏膜弹性下降、出疹区周边充血，好发于面颊部黏膜。本病须采取全身的抗真菌疗法。中医学称此病为雪花疮、口糜等，须按心火上炎、脾气虚弱、肝郁化火等分别辨证论治。

处方 1 ■ 适用于全身的抗真菌药物疗法

制霉菌素 每次 50 万 U 口服 每日 3 次

或 克霉唑（三苯甲咪唑） 每次 0.5g 口服 每日 3 次

或 氟康唑（大扶康） 每次 0.2g 口服 每日 3 次

处方 2 ■ 可以选用漱口疗法

4％碳酸氢钠液 每次 10ml 漱口 每隔 1h 1 次

或 0.05％氯己定（洗必泰）液 每次 10ml 清洗口腔
每小时 1 次

中医处方

处方 1 ■ 金银花乌梅汤：金银花 10g，乌梅、甘草各 5g；取药加水
800ml 同煎，滤出药汁频饮，每次 6ml，每日 6～8 次。

处方 2 ■ 参苓白术散：薏苡仁、生山药各 30g，茯苓 20g，党参、
白术、白扁豆各 15g，砂仁、莲子、陈皮各 10g，桔梗、
炙甘草各 6g；取上药加水 600ml 略泡，先用武火煎沸、
后改文火续煎 20min，滤药汁分 2 次口服，每日 1 剂。若
湿浊明显，须加苍术 15g；阴虚明显时，宜易党参为太子
参；当出现湿郁化热时，须加黄连、黄芩、苦参各 10g。
经此治疗 36 例显示，临床总有效率为 90％。

处方 3 ■ 蓖麻散：蓖麻、吴茱萸各 30g，大黄、制南星各 6g；将上
药共研细末，以鸡蛋清调成糊状，每剂分成 6 等份使用。
治疗时，取 1 份于晚睡前贴敷在涌泉穴即可，次日晨起后
取下，每日 1 次，连用 2 剂为 1 疗程；临床总有效率可达
92％以上。

处方 4 ■ 经验组方一：茜草 15～20g；将上药加水 600ml 略泡，用
文火续煎 30min，滤药汁分早、中、晚 3 次口服，每日 1
剂。倘若患者唾液黏稠，可于服药前使用 2％苏打液漱
口，以保持口腔清洁。此经治 28 例显示，临床总有效率
大致为 88％。

注意： 此病采用全身抗真菌药疗法时，须细致观察和处理服药时的不良反应，如恶心、呕吐、纳差、腹泻、头晕、发冷、发热，甚或偶尔出现的过敏反应。患者曾存在肝功能异常时，使用全身抗真菌药治疗时一定要慎重，非用不可者须注意药品制剂和用量；另外，用药期间还应定期进行血细胞分析、血脂含量和肝肾功能检测等。

十八、 牙源性感染

牙源性感染主要包括根尖周脓肿、骨膜下和黏膜下脓肿、冠周炎等。根尖周脓肿，脓液局限于根尖部，主要致病菌为甲型溶血性链球菌或葡萄球菌等，患者主要表现牙自发性、持续性跳痛，有时肿胀并不明显。本病除进行全身抗感染治疗外，还应配合实施根管治疗。骨膜下和黏膜下化脓明显，可发生脓液扩散，经骨髓腔穿过致密骨板，滞留在骨膜下方，从而形成骨膜下脓肿；如果脓液突破骨膜到达黏膜下方时，也可形成黏膜下脓肿。冠周炎早期以局部症状为主，仅表现患侧磨牙区胀痛不适，随病情不断进展，出现局部自发性跳痛，并可波及耳颞神经分布区反射性疼痛以及淋巴结肿大等。

西医处方

处方1 ■ 适用于牙尖周脓肿（牙槽脓肿）的治疗

生理盐水 100ml ｜
头孢氨苄 2.0g ｜ 静脉滴注　每日2次　用前皮试

或　头孢拉定胶囊　每次 0.5g　口服　每日3次

加　甲硝唑　每次 0.2g　口服　每日3次

加　口泰漱口液　每次 10ml　漱口　每日4次

加　0.2%氯己定（洗必泰）10ml　漱口　每日4次

处方2 ■ 适用于冠周疾病的治疗

生理盐水 100ml ｜
头孢氨苄 2.0g ｜ 静滴　每日2次　用前皮试

接　10％葡萄糖 500ml｜
　　维生素 C 1.0g　　　静脉滴注　每日 1 次　连用 6 天

加　甲硝唑　每次 0.2g　口服　每日 3 次

加　5％葡萄糖盐水 500ml｜
　　地塞米松 10mg　　　静脉滴注　每日 1 次　连用 5 天

加　口泰漱口液　每次 10ml　漱口　每日 4 次

处方 3 ■ 适用于牙周病、牙龈出血的治疗

　　四环素　每次 0.5g　口服　每日 2 次

或　乙酰螺旋霉素　每次 0.3g　口服　每日 3 次

加　维生素 C　每次 100mg　口服　每日 3 次

　　维生素 B$_1$　每次 10～20mg　口服　每日 3 次

加　甲硝唑　每次 0.2g　口服　每日 3 次

加　1％过氧化氢 10ml　漱口　每日 3 次

中医处方

处方 1 ■ 双地芍芩汤加减：生地黄、熟地黄各 20g，白芍、黄芩、牡丹皮、桔梗、山药、地骨皮各 12g，栀子、麦冬、甘草各 10g；将上药加水煎服，每日 1 剂。此方能滋阴清热、泻火；主治各种牙龈组织感染等。若有肝阳虚火，宜加生龙骨、生牡蛎；阴虚甚者，可加知母、黄柏；若有脾湿时，须加茯苓、泽泻等。临床治疗总有效率 92％。

处方 2 ■ 经验组方一：蒲公黄 30g，生地黄、黄芩、牡丹皮、牛膝、续断、骨碎补各 12g，取上药加水煎煮 2 次，滤药混汁后，分为 2 次口服，每日 1 剂。此方能清胃泻火、益精固齿；主治各种牙龈组织感染等。

注意：此病须采取有效的全身抗生素治疗，也包括积极实施局部的处置措施，如一旦有脓肿形成则应进行切开引流、龈袋冲洗和以口泰漱口液漱口等。估计阻生牙已不便正常萌出时，应在感染得到控制后尽早予以拔除。一般情况下，要定期清除齿龈上、下结石，消除局部刺激因素，用碘甘油或碘酚漱口，以及实施牙周袋上药治疗。

十九、 急性扁桃体炎

此病是指腭扁桃体的急性非特异性炎症，同时多数病例尚伴有咽炎等，以 20 岁左右人群更为常见。主要病原体是乙型溶血性链球菌、肺炎球菌、流感杆菌，部分病例也可能是由细菌和病毒一起的混合感染。倘若反复发作，治疗不彻底，很容易成为慢性扁桃体炎，有人认为本病还可能与患者自身变态反应有关。一般情况下，上述病原体可以存在正常咽部及其隐窝当中，如果患者机体抵抗力下降就容易发生各种感染。患者通常表现咽痛剧烈，不敢吞咽，有时疼痛还可向耳部放射，并伴有寒战、发热等全身症状。局部检查可见腭扁桃体充血、明显肿胀、脓栓或脓性分泌物等。长期反复发病还会产生急性肾小球肾炎、全心炎、风湿性关节炎等。本病治疗重点是选用敏感性抗生素治疗，并结合卧床休息、流质饮食、多饮水和及时退热。严重时可使扁桃体及其周围产生化脓。本病脓肿未形成前应加大有效抗生素治疗，脓肿形成后要及时切开引流或穿刺抽脓等。

西医处方

处方 1 ■ 适用于急性扁桃体炎的治疗

　　青霉素钠　每次 80 万 U　肌注　每日 2 次　用前皮试

　或　头孢氨苄（先锋Ⅳ号）　每次 0.5g　口服　每日 3 次

　或　青霉素钠　320 万 U ⎫
　　　5％葡萄糖液 1000ml ⎭ 静滴　每日 2 次　用前皮试

　加　泼尼松片　每次 30mg　口服　每日 1 次

　加　康泰克胶囊　每次 10mg　口服　每日 2 次

　加　复方硼酸液　每次 10ml　含漱　每日 4 次

　或　1：5000 呋喃西林　每次 10ml　含漱　每日 3 次

处方 2 ■ 适用于慢性扁桃腺炎的治疗

　　琥乙红霉素　每次 0.25g　口服　每日 3 次

或　氨苄西林胶囊（安必仙）　每次 0.5g　口服　每日 3 次

加　抗病毒口服液　每次 20ml　口服　每日 3 次

加　度米芬含片　每次 2 片　含服　每日 4～6 次

或　复方草珊瑚含片　每次 2 片　每日含服　4～6 次

加　复方硼酸液　每次 10ml　含漱　每日 4 次

处方 3 ■适用于急性扁桃体炎化脓时的治疗

青霉素钠 320 万 U
5％葡萄糖盐水 1000ml　　静脉滴注　每日 2 次

加　头孢氨苄（先锋Ⅳ号）　每次 0.5g　口服　每日 3 次

加　复方磺胺甲噁唑　每次 2 片　口服　每日 3 次

加　替硝唑片　每次 0.2g　口服　每日 3 次

或　0.04％替硝唑 100～200ml　缓慢静滴　每日 3 次

中医处方

处方 1 ■黄花赤芍汤：连翘 8g，一枝黄花、鱼腥草各 15g，大黄 3g，赤芍、荆芥各 6g，桔梗、甘草各 5g；每剂水煎 2 次，分为 4 次缓慢咽服，每日 1 剂。对不同年龄的患者，须随时增减。出现外感风热，宜加薄荷、牛蒡子；出现高热烦渴，应加生石膏、金银花；一旦产生化脓，须加用白芷、皂角刺同煎。能清热解毒、消肿利咽；主治小儿急性扁桃体炎，如出现发热、咽喉红肿和疼痛者。以本方辨证加减，治疗本病 57 例。观察结果发现，煎服 1～3 剂后治愈者 39 例，煎服 4～6 剂后治愈者 18 例。现代药理学研究已表明，一枝黄花煎剂，能对金黄色葡萄球菌、肺炎杆菌等产生抑菌作用，同时伍用他药还可治疗上呼吸道感染、急性扁桃体炎及咽喉炎等。

处方 2 ■通泻利咽汤：生大黄 6～10g（后下），柴胡、黄芩、蒲公英各 6～9g，金银花 10～15g，连翘 10～15g，射干 10g，夏枯草 10g；每剂水煎 2 次，分为 3～4 次口服，每日 1 剂。表热盛者，宜加用薄荷；里热盛者，可加生石膏、黄连。若为外感风热，应加薄荷、牛蒡子；若有高热烦渴，须加金银花、生石膏、白芷、皂角刺等。能清热解毒、利咽排脓；主治小儿急性扁桃体炎。用本方辨证加减治疗 52 例，其中 32 例于服药 3 天即可热退身凉，周身症状及局部扁桃体红肿和脓性分泌物减少。

处方 3 ■ 蒲公黄芍汤：鱼腥草、一枝黄花各 15g，连翘 8g，赤芍、荆芥各 6g，大黄 3g，桔梗、甘草各 5g；每剂水煎 2 次，分为 4 次口服，徐徐咽下，每日 1 剂。以上仅是 5 岁儿童的煎汤用量，有时也可酌情增减。能清热解毒、消肿利咽；主治小儿急性扁桃体炎，如有发热、咽喉红肿、疼痛等。以此方治疗 57 例患者，未加西药，煎服 1～3 剂后治愈者 39 例，煎服 4～6 剂后治愈者 18 例。现代医学研究证明，此煎剂对金黄色葡萄球菌、肺炎杆菌等均能产生不同程度的抑菌作用。

处方 4 ■ 通泻利咽汤：生大黄（后下）6～10g，柴胡、黄芩各 6～9g，金银花、连翘、蒲公英各 10～15g，射干、夏枯草各 10g；每剂水煎 2 次，分 3～4 次口服，每日 1 剂。患儿表热时，可加薄荷；里热盛重时，可加生石膏、黄连等。能清热解毒、利咽排脓；主治小儿急性扁桃体炎。以此方辨证加减治疗 52 例，有痊愈者 46 例，煎服 3 天后方能热退身凉、使红肿和脓性分泌物消失。

处方 5 ■ 乳蛾 1 号：大青叶、金银花各 15g，赤芍 10g，板蓝根、马勃各 5g，锦灯笼、桔梗、牛蒡子、玄参、牡丹皮、薄荷、黄芩、甘草各 6g，青蒿、蒲公英各 10g；取上药加清水浸泡 30min，一煎煮沸 8min，二煎煮沸 20min，两煎凉却后 1 次顿服，每日 1 剂。能疏散风热、清热解毒；主治急性扁桃体炎。以此方随症加减，治疗 84 例，有显效者 58 例，服药 1 天退热，2～4 天后能使充血和分泌物消失，总有效率约 89%。

处方 6 ■ 分消利咽汤：生大黄 5～12g，柴胡、黄芩、牛蒡子、山豆根、射干、木通各 5～9g，金银花 15～30g，生甘草 5g；每剂水煎 2 次，取药汁 1 次口服，每日 1 剂。表热甚盛者，可加薄荷、连翘；里热甚盛者，应加生石膏、黄连；热毒甚盛者，可加蒲公英、紫花地丁等。此方能疏表利咽、清热解毒；主治小儿急性化脓性扁桃体炎。用此方治疗 50 例患儿，年龄为 5～14 岁，病程为 1～7 天，痊愈者 50 例，体温下降天数最短为 1 天、最长为 5～6 天。

注意： 此病炎急性期也有一定传染性，治疗期间最好要采取隔离性治疗。急性期抗生素治疗 3 天后，倘若全身和局部症状和体征改善不明，应予试换其他抗菌药或辅加某些抗病毒药物治疗。对扁桃体炎反复急性发作者，应该尽早考虑进行手术切除治疗，甚至考虑采用免疫抗变态反应性治疗措施，欲增强免疫力时可肌注胎盘球蛋白、胸腺素转移因子，口服左旋咪唑等。一旦腭扁桃体化脓，必须及时加强抗感染治疗，若无过敏可大剂量静滴青霉素钠，以及伍用复方磺胺甲噁唑、替硝唑、头孢拉定或环丙沙星等。此外，宜含服华素片、西瓜霜与草珊瑚含片等，这些药也有局部杀菌、抑菌、清热解毒、消肿、止痛的作用。如果感染控制失败而致脓肿形成者，须尽早穿刺或切开排脓，并应注意严防细菌感染的血行扩散。

参 考 文 献

[1] 赵洪钧著. 医学中西医结合录. 北京：人民卫生出版社，2009.

[2] 张泽生主编. 常见病中医良方精选. 北京：学苑出版社，2006.

[3] 汤文浩主编. 外科临床医嘱手册. 第 2 版. 南京：江苏医药技术出版社，2004.

[4] 尤昭玲，雷磊主编. 妇科病特色方药与用法. 北京：人民卫生出版社，2006.

[5] 宋立人，祁公任主编. 临床验方手册. 福州：福建科学技术出版社，2004.

[6] 胡献国主编. 百病中成药疗法. 北京：科学技术文献出版社，2007.

[7] 王士才，赵燕芬，李思虹主编. 常见病专家经典处方. 北京：人民军医出版社，2007.

[8] 张及丰，孙子林主编. 临床医嘱手册. 第 2 版. 南京：江苏医药技术出版社，2004.

[9] 张阳德，张宪安主编. 全科医生处方手册. 第 2 版. 北京：化学工业出版社，2007.

[10] 李庆业编著. 中医处方方法学. 北京：人民军医出版社，2006.

[11] 纪承寅，戚仁铎等主编. 实习医师必备. 北京：人民军医出版社，2009.

[12] 王辰英，王秀芬，张新平主编. 中西医结合验方集锦. 北京：科学技术文献出版社，2007.

[13] 邹回龙，纪承寅等主编. 基层医师急救手册. 北京：科学技术文献出版社，2009.

[14] 何月光主编. 临床用药剂量速查. 北京：北京科学技术出版社，2008.